内科疾病诊断分析与应用

主编◎王爱华　刘　品　吴庆辉
倪　婷　朱　刚　赵　静

黑龙江科学技术出版社
HEILONGJIANG SCIENCE AND TECHNOLOGY PRESS

图书在版编目(CIP)数据

内科疾病诊断分析与应用 / 王爱华等主编. -- 哈尔滨：黑龙江科学技术出版社，2023.10（2024.3 重印）
ISBN 978-7-5719-2159-0

Ⅰ. ①内… Ⅱ. ①王… Ⅲ. ①内科-疾病-诊疗 Ⅳ. ①R5

中国国家版本馆CIP数据核字(2023)第196823号

内科疾病诊断分析与应用
NEIKE JIBING ZHENDUAN FENXI YU YINGYONG

作　　者　王爱华　刘　品　吴庆辉　倪　婷　朱　刚　赵　静
责任编辑　蔡红伟
封面设计　张顺霞
出　　版　黑龙江科学技术出版社
　　　　　地址：哈尔滨市南岗区公安街70-2号　邮编：150007
　　　　　电话：（0451）53642106　传真：（0451）53642143
　　　　　网址：www.lkcbs.cn
发　　行　全国新华书店
印　　刷　三河市金兆印刷装订有限公司
开　　本　787mm × 1092mm　1/16
印　　张　20.5
字　　数　483千字
版　　次　2023年10月第1版
印　　次　2024年3月第2次印刷
书　　号　ISBN 978-7-5719-2159-0
定　　价　68.00元

《内科疾病诊断分析与应用》
编委会

主　编

王爱华　临沂市人民医院
刘　品　汶上县人民医院
吴庆辉　梁山县人民医院
倪　婷　青岛市市南区金湖路街道山东路社区卫生服务中心
朱　刚　山东省菏泽市牡丹区疾病预防控制中心
赵　静　日照市岚山区高兴卫生院

副主编

张龙兴　太原钢铁（集团）有限公司总医院
额尔敦　内蒙古自治区人民医院
王　丹　山东省菏泽市曹县中医院
冯子轩　南昌大学玛丽女王学院
魏　霞　泰安市岱岳区大汶口镇卫生院
姚寿鹏　郓城县妇幼保健院
崔文涛　费县梁邱中心卫生院
李首洪　重庆市铜梁区人民医院
高文才　巨野县万丰镇卫生院
周　静　山东省第二人民医院
孟德芹　章丘区人民医院
赵志敏　衡水市第六人民医院
康玉杰　沧县医院
马秀娥　沧县医院

编　委

杨新坡　牡丹区中医院
张　晗　连云港市第一人民医院
孙佳慧　牡丹江医学院附属第二医院

前　言

近年来随着基础医学理论与技术的蓬勃发展，临床医学内容的不断更新与深入，国人生活的环境条件不断变化，临床上常见病的疾病谱也在逐渐改变，疾病的诊断、治疗手段也在不断进步。为此，作者翻阅众多文献，并总结自身临床之经验而编写出本书，以力求从临床实用的角度出发，围绕常见病、多发病充实新技术和新理论。

本书主要以内科常见病、多发病及作者深入了解的疾病为主。以疾病概述、临床特点、诊断要点、鉴别诊断、临床治疗等为体例，力求定义准确、概念清楚、结构严谨、层次分明。全书主要包括呼吸系统疾病、消化系统疾病、神经系统疾病、循环系统疾病、内分泌系统疾病以及血液系统疾病等内容。本书涵盖内容广泛，条理清晰，具有科学性、实用性等特点。本书的编者均从事内科临床多年，具有丰富的诊疗经验和深厚的理论功底，希望本书能为各级医院内科医师及相关科室医护同仁使用。

当然，因编写时间及执笔人员风格不尽一致，简繁程度也不尽相同，加上个人学识及时间有限，不妥之处在所难免，还望读者指正！

编　者

2023 年 1 月

目　　录

第一章　呼吸系统疾病

第一节　支气管哮喘

支气管哮喘是由多种细胞(嗜酸粒细胞肥大、细胞 T、淋巴细胞、中性粒细胞等)和细胞组分参与的慢性气道炎症。这种慢性气道炎症引起的气道高反应性，通常表现为广泛多变的可逆性的气道受限，反复发作的喘息，气促、胸闷和咳嗽等症状，多在夜间或凌晨发作，症状可自行缓解或经治疗后缓解。自 20 世纪 70 年代以来，在整个世界范围内哮喘患病率已增加了45%以上，而增加最多的是近年来经济增长较快的发展中国家。许多哮喘患者对支气管哮喘缺乏认识或是认识停留在 20 世纪七八十年代的水平，直接导致了哮喘的治疗缺乏规范。治疗的不规范导致了支气管哮喘病情不能得到很好的控制。有些患者直到支气管哮喘发展到慢性阻塞性肺疾病的阶段才来就诊，延误了病情，使其生活质量明显下降。随着近年来对哮喘的发病机制、诊断与治疗出现了新的发展变化，我们对支气管哮喘这一古老的疾病必须有新的认知、新的理解。

一、支气管哮喘病因及发病机制的新进展

(一)病因

支气管哮喘的病因目前尚不清楚，研究发现支气管哮喘的发生与个人体质和外界环境影响有重要关联。有些患者在更换居住地后就会出现哮喘发作，而回到原居住地后即使不用药物，哮喘症状亦会消失。在某些发展中国家中，环境污染严重，哮喘发病率逐年增高。大量研究发现特异性变应原(如尘螨、花粉、真菌、动物毛屑等)和非特异性吸入物(硫酸二氧化硫、氯气甲醛、甲酸等)可诱发支气管哮喘的发生。而源于煤炭、石油、化工、汽车尾气排放出的有害化学物质、悬浮颗粒等可引起呼吸道变态反应和炎症；室内环境中某些挥发性有害化学物质也是哮喘发病的重要诱因。除了以上两点之外，遗传因素也在哮喘的发病上起着重要的作用。国际哮喘遗传学协作研究组的研究结果显示，哮喘候选基因大多定位于 5p15、5q23～31、6p23、11p15、12q12～24、13q23.1、14q11.2～13 等。这些遗传性特征不仅是哮喘发病机制的危险因素，还决定哮喘的治疗效果。IL-4、IL-5、IL-13 白介素基因多态性与变应性哮喘有一定的关系。但是迄今为止可能没有一个基因是所谓的“哮喘”基因，这是基因－基因、基因－环境之间相互作用的结果。还有学者从表观遗传学方面对支气管哮喘进行了研究。研究发现哮喘发生的表观遗传学调控包括 DNA 甲基化、组蛋白修饰、染色质重塑、非编码 RNA 调控等，各种表观遗传修饰相互影响、调控，构成一个完整的复杂的表观遗传调控网络。目前在哮喘表观遗传学研究中主要集中在两种调控方式。其一为 DNA 甲基化，这是目前最主要的表观遗传修饰形式。异常的甲基化或去甲基化均会导致疾病的发生。在哮喘患者中甲基化和去甲基化就出现了明显得异常。其二为组蛋白修饰，组蛋白是真核生物染色体内的基本构成蛋白。很多

体内和体外试验阐明了组蛋白修饰在哮喘中的重要作用。多项流行病学研究证实肥胖和超体质量可增加哮喘发生的危险性。肥胖者能量调节激素也参与哮喘与肥胖的关联，其中最为重要的是瘦素和脂联素。

（二）发病机制

支气管哮喘的发病机制主要是免疫一炎症机制。机体的免疫系统中体液免疫和细胞免疫均参与了支气管哮喘的发病过程。支气管哮喘的发病机制同 $CD4^+$ T 细胞的异常有密切关系。$CD4^+$ T 淋巴细胞是支气管哮喘发病过程中最主要的调控者，可分为 Th1 细胞和 Th2 细胞两大类。Th1/Th2 细胞平衡失调，机体正常的免疫功能受到损伤，从而导致免疫细胞及其成分对机体自身组织结构和功能的破坏，是支气管哮喘发病的关键。Th1 细胞主要释放 IFN-1、IL-2、IL-3、TNF-β 等细胞因子产生机体的免疫应答。而 Th2 细胞可产生 IL-4、1L-5、IL-10、IL-13 等细胞因子进一步激活 B 淋巴细胞，后者合成特异性 IgE，参与支气管哮喘的发病和气道炎症的形成。当支气管哮喘发病时，体内 Th1 型免疫反应减弱，Th2 型免疫反应则异常增强，可见 Th2 细胞水平的异常增高在哮喘发病机制中尤为重要。在炎症反应中会产生很多细胞因子和细胞介质，它们组成复杂的网络，这个网络对哮喘的发展十分重要。其中白三烯是哮喘发生发展过程中的主要炎性反应介质，近年来研究较多。白三烯生物学活性十分广泛，可参与哮喘发病过程中的多个环节，并可促进多种细胞因子及炎性反应介质的释放。近年来大量研究发现一种活化的 $CD4^+$ T 细胞亚群 Th17 细胞亚群在慢性气道炎症性疾病的发生发展中发挥着重要作用。在炎症起始阶段，这类细胞能大量分泌 IL-17，引起进一步的炎症因子级联反应。IL-17 是哮喘发病相关细胞因子网络的重要成员之一，且间接参与哮喘气道重构，而 Th17 细胞亚群能诱导产生 IL-17 且并不依赖于 Th1 和 Th2 细胞亚群，需要今后进一步深入研究。除了 T 细胞，树突状细胞在哮喘的发生中亦有很重要的作用。研究发现树突状细胞免疫应答的始动者具有很强的异质性。体内不同的 DC 亚群发挥着不同的作用，其中淋巴组织中的树突状细胞与支气管哮喘密切相关。哮喘患者的气道在慢性炎症的刺激下，可发生细胞外基质聚集、平滑肌细胞增生、新生血管形成、炎症细胞浸润和腺体肥大，被称为气道重塑或气道重建。基质金属蛋白酶 9（MMP9）和基质金属蛋白酶组织抑制剂-1（TIMP-1）参与了气道重塑的过程。当然除了免疫一炎症机制还有神经因素及气道的高反应性参与了支气管哮喘的发病过程。

二、支气管哮喘的诊断

随着对支气管哮喘认识的深入，目前支气管哮喘的完整诊断包括哮喘的诊断标准、分期、分级、控制水平以及哮喘急性发作期的诊断。完整的诊断对支气管哮喘诊治方案有更好的参考价值。

（一）诊断标准

当出现反复发作喘息、气急、胸闷或咳嗽，多与接触变应原、冷空气、物理性刺激，化学性刺激以及病毒性上呼吸道感染、运动等有关。发作时在双肺可闻及散在或弥散性以呼气相为主的哮鸣音，呼气相延长。上述症状和体征可经治疗缓解或自行缓解，除外其他疾病所引起的喘息、气急、胸闷和咳嗽即可诊断为支气管哮喘。而当临床表现不典型者（如无明显喘息或体征），应至少具备以下一项试验阳性：①支气管激发试验或运动激发试验阳性。②支气管舒张试验阳性，FEV_1增加≥12%，且FEV_1增加值≥200mL。③呼气流量峰值（PEF）昼夜变异率≥20%，特别是咳嗽变异性哮喘目前被认为是一种特殊类型的不典型哮喘或是支气管哮喘的早期阶段，咳嗽是其唯一或主要临床表现，无明显喘息、气促等症状或体征，但有气道反应性增高。临床主要表现为刺激性干咳，通常咳嗽比较剧烈，夜间咳嗽为其重要特征。感冒、冷空气、灰尘、油烟等容易诱发或加重咳嗽。其诊断标准为：①慢性咳嗽，常伴有明显的夜间刺激性咳嗽。②支气管激发试验阳性，或呼气峰流速昼夜变异率≥20%，或支气管舒张试验阳性。③支气管舒张剂治疗有效，且排除其他呼吸系统疾病。

（二）分期

根据临床表现哮喘可分为急性发作期、非急性发作期（慢性持续期和临床缓解期）。慢性持续期是指每周均不同频度和（或）不同程度地出现症状（喘息、气急、胸闷或咳嗽），临床缓解期是指经过治疗或未经治疗症状、体征消失，肺功能恢复到急性发作前水平，并维持3个月以上。

（三）分级

按照支气管哮喘病情的严重程度分级：主要用于治疗前或初始治疗时严重程度的判断，在临床研究中更有其应用价值。

（四）控制水平分级

这种分级方法更容易被临床医师掌握，有助于指导临床治疗，以取得更好的哮喘控制。

（五）急性发作期的诊断

支气管哮喘急性发作是指喘息、气促、咳嗽、胸闷等症状突然发生，或原有症状急剧加重，常有呼吸困难，以呼气流量降低为其特征，常因接触变应原、刺激物或呼吸道感染诱发。只要符合某一严重程度的某些指标，而不需满足全部指标，即可提示为该级别的急性发作。

三、支气管哮喘的治疗

（一）支气管哮喘的药物治疗

近年来随着对支气管哮喘的研究深入，治疗药物也有了新的进展。哮喘治疗药物可分为控制或预防哮喘发作的药物和缓解哮喘发作的药物：①控制或预防哮喘发作的药物，主要通过非特异性抗感染作用使哮喘维持临床控制，包括糖皮质激素、白三烯调节剂等。②缓解药物可以缓解哮喘症状，包括β_2受体激动剂、抗胆碱药物、茶碱类等。

1.控制或预防哮喘发作的药物

（1）糖皮质激素：糖皮质激素作用广泛而复杂，且随剂量不同而异。生理情况下所分泌的糖皮质激素主要影响物质代谢过程。糖皮质激素能增加肝糖原、肌糖原含量并升高血糖，促进淋巴组织和皮肤等处的蛋白质分解，抑制蛋白质的合成，促进脂肪分解，抑制其合成，长期使用能增高血胆固醇含量。糖皮质激素有强大的抗感染作用，能对抗各种原因如物理、化学、生理、免疫等所引起的炎症。糖皮质激素抗感染作用的基本机制在于糖皮质激素（GCS）与靶细胞质内的糖皮质激素受体（GR）相结合后影响参与炎症的一些基因转录而产生抗感染效应。糖皮质激素的靶细胞广泛分布于肝、肺、脑、骨、胃肠平滑肌，骨骼肌、淋巴组织、成纤维细胞、胸腺等处。各类细胞中受体的密度也各不相同。因为口服激素的副作用大，因而目前临床上主要推荐使用吸入性的糖皮质激素。吸入性的糖皮质激素可以以某种蛋白质为载体，以易化扩散的方式穿过气道内的各种炎性细胞的膜，在胞内与糖皮质激素受体结合发挥作用。吸入性的糖皮质激素副作用小，作用明确。是治疗支气管哮喘的重要药物。目前临床上常用的吸入性糖皮质激素为二丙酸倍氯米松、布地奈德和氟替卡松。选用干粉吸入剂或加用储雾器优于气雾剂。新型糖皮质激素包括环索奈德和糠酸莫米松。环索奈德(是由德国赛诺菲一安万特和阿尔塔那制药公司开发的一种可定位活化，吸入用新一代皮质类固醇抗哮喘药，用于治疗成人及4岁以上儿童和青少年不同程度的哮喘，可以直接进入肺部，活化后在局部起效。它以非活性形式给药，达到靶器官肺时，被气道的内源性酯酶活化后，转化成活性成分。一旦被活化，环索奈德体现出很高的局部抗感染活性。其非活性部分与血浆蛋白结合后，被肝脏有效清除。所以毒副作用极低。环索奈德 160μg/d 疗效与布地奈德 400μg/d 相似。大剂量即便使用至 1600μg/d 亦不会抑制肾上腺皮质激素水平，且由于它在口咽部没有活性，口咽部不良反应小。糠酸莫米松(MF)是先灵葆雅公司研发的新型吸入性激素，2005 年被美国 FDA 批准上市。MF 是目前抗感染活性最强的 ICS 之一。其抗感染活性超过布地奈德，与氟替卡松大致相等。其口服生物利用度与氟替卡松相似。临床常用的吸入糖皮质激素的每日剂量与互换关系药物。

(2)白三烯调节剂：白三烯调节剂包括半胱氨酰白三烯受体拮抗剂和5-脂氧化酶抑制剂。除吸入激素外，是唯一可单独应用的长效控制药，可做为轻度哮喘的替代治疗药物和中重度哮喘的联合治疗用药。目前在国内应用主要是半胱氨酰白三烯受体拮抗剂，代表药物有扎鲁司特、孟鲁司特和异丁司特，口服使用方便，副作用少。此类药物尤适用于阿司匹林哮喘、运动性哮喘和伴有过敏性鼻炎哮喘患者的治疗。因白三烯受体拮抗剂抗感染范围相对较窄，所以其不适合单独用于治疗重度哮喘。但对于单用吸入中、大剂量激素疗效不佳的中、重度哮喘联用白三烯受体拮抗剂可增强疗效。虽然有文献报道接受这类药物治疗的患者可出现Churg-Strauss 综合征，但其与白三烯调节剂的因果关系尚未肯定，可能与减少全身应用激素的剂量有关。白三烯受体拮抗剂扎鲁司特每次 20mg，每日 2 次；孟鲁司特每次 10mg，每日 1 次；异丁司特每次 10mg，每日 2 次。而 5-脂氧化酶抑制剂齐留通可能引起肝脏损害，需监测肝功能，通常口服给药。其中孟鲁司特目前在国内应用较多，是一种强效选择性白三烯受体拮抗剂，它能与人体呼吸道中半胱氨酰白三烯受体高度选择性结合，从而阻断白三烯的病理作用。目前全球哮喘防治创议已将白三烯受体拮抗剂作为包括 5 岁以下幼儿轻度以上持续哮喘患儿的可选择药物之一。

(3)其他药物：酮替芬和新一代的抗组胺药物如阿司咪唑、曲尼斯特对控制和预防哮喘发作有一定的作用。阿司咪唑为强力和长效 H1 受体拮抗剂，由于它不易通过血脑屏障，因此它不具有中枢的镇静作用，也没有抗胆碱作用。它与组织中释放的组胺竞争效应细胞上的 H_1 受体，从而制止过敏作用，可用于治疗过敏性哮喘。曲尼斯特能稳定肥大细胞和嗜碱粒细胞的细胞膜，阻止脱颗粒，从而抑制组胺和5-羟色胺等过敏介质的释放，对支气管哮喘，过敏性鼻炎等疾病有较好的治疗作用。

2.缓解药物

(1)β_2 受体激动剂：β_2 受体激动剂通过对气道平滑肌和肥大细胞等细胞膜表面的 β_2 受体的作用，舒张气道平滑肌，减少肥大细胞和嗜碱粒细胞脱颗粒和介质的释放，降低微血管的通透性，并增加气道上皮纤毛的摆动，从而缓解哮喘症状。此类药物根据药物作用时间可分为短效制剂和长效制剂，根据起效时间又可分为速效（数分钟起效）和缓慢起效（30 分钟起效）2 种。短效 β 受体激动剂（简称 SABA）常用的药物如沙丁胺醇和特布他林。这些药物起效时间快，多以吸入给药，亦可口服。有些药物可以皮肤贴用如妥洛特罗。妥洛特罗为选择性 β_2受体激动剂，对支气管平滑肌具有较强而持久的扩张作用，对心脏的兴奋作用较弱。临床试验表明妥洛特罗除有明显的平喘作用外，还有一定的止咳、平喘作用，而对心脏的兴奋作用极微。由于采用结晶储存系统来控制药物的释放，药物经过皮肤吸收，因此可以减轻全身不良反应，每日只需贴敷 1 次，效果可维持 24h。长期、单一应用 β_2受体激动剂可造成 β_2受体功能下调，表现为临床耐药现象，故应予避免。长效 β_2受体激动剂（简称 LABA）舒张支气管平滑肌的作用可维持 12h 以上。目前在我国临床使用的吸入型 LABA 有两种：沙美特罗和福莫特罗。沙美特罗起效较慢，而福莫特罗起效迅速，可按需用于哮喘急性发作时的治疗，但目前不推荐长期单独使用 LABA。目前较新的药物有卡莫特罗、茚达特罗及阿福特罗。卡莫特罗是用于治疗哮喘的一种新型超长效 β_2受体激动剂，每日只使用一次，应用时吸入和口服两种途径都能产生很好的平滑肌松弛和支气管扩张作用。由于涉及支气管平滑肌收缩的肥大细胞位于紧靠气道内腔的地方，吸入途径更易于到达，因此经吸入途径的药物比口服途径可提供更好的支气管保护作用。这种药物起效迅速，动物实验显示其对气管保护的作用大于福莫特罗和沙美特罗，而对支气管肌肉的选择性比心肌组织大 100 倍以上，故其对患者的安全性和耐受性均较好，没有产生临床相关的全身性副作用。茚达特罗作用时间可以长达 24h，每日只需使用 1 次，能够快速起效。阿福特罗是一种安全有效的支气管扩张剂，但作用持续时间小于 24h，临床研究显示大剂量阿福特罗雾化吸入可改善 FEV_1。

（2）茶碱类：茶碱类具有舒张支气管平滑肌作用，并具有强心、利尿、扩张冠状动脉兴奋呼吸中枢和呼吸肌等作用，而低浓度茶碱还具有抗感染和免疫调节作用。茶碱类药物在支气管哮喘的治疗中拥有悠久的历史，如氨茶碱及二羟丙茶碱在临床上应用非常广泛，而近年来多索茶碱在临床上应用较多。多索茶碱是甲基黄嘌呤的衍生物，通过抑制平滑肌细胞内的磷酸二酯酶等作用松弛平滑肌，从而达到缓解哮喘发作的作用。

（3）抗胆碱能药物：吸入型抗胆碱能药物目前临床上应用的主要有溴化异丙托品和噻托溴铵等，可阻断节后迷走神经传出支，通过降低迷走神经张力而舒张支气管。为支气管哮喘的二线用药，其与 β_2受体激动剂联合应用具有协同互补作用。

3.*其他治疗药物*

（1）可能减少口服糖皮质激素剂量的药物：包括口服免疫调节剂（甲氨蝶呤、环孢素，金制剂等），某些大环内酯类抗生素（克拉霉素）。其疗效尚待进一步研究。

（2）抗 IgE 抗体治疗：重组人源化单克隆 IgE 抗体（奥马佐单抗）安全、有效、可降低血清 IgE 水平，减少 IgE 受体数目，有助于哮喘控制及减少糖皮质激素用量。可应用于血清 IgE 水平增高且用大剂量吸入激素和 LABA 联合治疗后仍不能达到病情控制的难治性哮喘患者。该药远期疗效与安全性有待进一步观察，价格昂贵也使其临床应用受到限制。

（3）变应原特异性免疫疗法（SIT）：通过皮下给予常见吸入变应原提取液（如尘螨），可减轻哮喘症状和降低气道高反应性，适用于变应原明确但难以避免的哮喘患者，但其安全性尚待进一步研究与评价,变应原制备的标准化也有待加强。SIT 适用于吸入性过敏原筛查阳性的患者。对于食物变应原,则大多采用避免再次接触或进行特定的脱敏治疗。哮喘患者应用此疗法应在医师严格指导下进行。目前已试用舌下给药的变应原免疫疗法。SIT 应该是在严格的环境隔离和药物干预无效(包括吸入激素)情况下考虑的治疗方法。

(4)中医中药:传统医学认为,肺为气之主,肾为气之根。当哮喘病发作时,肺道不能主气,肾虚不能纳气,则气逆于上,而发于喘急。脾为生化之源,脾虚生痰,痰阻气道,故见喘咳,气短。因此,哮喘病是肾、肺、脾,三虚之症。哮喘要根据患者寒热、虚实各证候辨证施治。在急性发作时,用汤剂收效较快。寒痰阻肺,喉有喘鸣,痰多而不易咳出舌苔薄白,脉浮滑,可用麻黄、桂枝、半夏、细辛、干姜等治疗。痰热阻肺,咳喘,有喘鸣、胸闷、痰稠黄、不易咳出,苔黄腻,脉滑数,可用麻黄、杏仁、黄芪、葶苈子、苏子、桑白皮、款冬花、射干、前胡等治疗。在哮喘缓解期,要健脾、补肾、扶正。肺脾气虚,哮喘发作已久,面色苍白,疲乏,出汗多,易感冒,食欲差,大便稀,舌质淡,苔薄白,脉缓而弱,可用玉屏风散(白术、防风、黄芪)及人参健脾丸等。肾虚气喘,久病体虚,怕冷,下肢发冷,面色苍白,心跳气短,夜间尿多,大便稀,舌质淡,舌苔白,脉细弱,可用参蛤散加减,党参、蛤蚧、五味子研粉混合。

4.支气管哮喘吸入治疗的装置选择

吸入疗法是哮喘治疗的重要手段。目前临床上用于吸入的装置种类繁多,使用方法不尽相同。吸入装置主要分 3 类:定量气雾吸入器(MDI)和储雾罐、干粉吸入器(DPI)以及雾化吸入器。定量吸入器是通过操作过程中液化气体在突然减压瞬间急剧氧化而将药物切割成微粒并分散在空气中由患者吸入呼吸道和肺内的一种方法。由药物、推进剂、表面活性物质或润滑剂等多种成分组成。密封的贮药罐内盛有药物和助推剂[常用氟利昂(氟氯化碳)],由于其初始速度快,上呼吸道口咽部惯性沉积多,而沉积在下呼吸道仅 10%左右。代表者是沙丁胺醇气雾剂。定量吸入器加储雾罐,它先将药物喷入储雾罐,然后通过患者反复多次吸气,将药物吸入肺内。储雾罐可防止喷雾散失而提高吸入药量和治疗效果,使吸入肺部的药液量增加到 33%,克服了单用 MDI 的不足,且明显减少了口咽部药物的沉积量,提高了用药的安全度。干粉吸入器中胶囊吸入器将胶囊置于储药凹槽,按压两侧按钮刺破胶囊,用力吸气,胶囊随气流高速旋转,同时释放药物,目前临床上以吸乐(内装噻托溴铵)为代表,但用于 COPD 的治疗。准纳器中蝶剂是新型多剂量型 DPI,其将药物的微粉密封在铝箔制成的盘状输送带的囊泡内,通过内部的 1 个塑料转盘输送。扳动操作杆刺破其中 1 个囊泡,即可吸入。药物是单独包装并密封,有计数窗可提示药量。代表为舒利迭。而都保是一种贮存剂量型 DPI,不用添加剂,通过激光打孔的转盘精确定量。采用了独特的双螺旋通道,气流在局部产生湍流,以利于药物颗粒的分散,增加了微颗粒的输出量和吸入肺部的药量。装置的内在阻力略高,属中阻力型,入量与流速相关,尽可能采用快速峰流速吸气方式吸药。雾化器中喷射式雾化器为临床上最常用的气溶胶发生装置之一。以压缩空气或氧气为动力,它可喷雾多样药物,较少需要患者呼吸协调动作,且无须氟利昂作为助推剂,携带方便、易操作;但雾化器易污染而导致交叉感染,吸入药物浪费严重,需要高压气流作为动力,治疗时间较长等因素而限制了其广泛使用。而超声波雾化器由于存在产生的气溶胶的密度大,吸入后呼吸道内氧分压相对偏低,长时间吸入可引起呼吸道湿化过度而致呼吸困难或支气管痉挛,有缺氧或低氧血症的患者不宜使用等不足;

且会破坏糖皮质激素的结构，影响疗效，故现在已很少用于哮喘的治疗。在平时应用中一般在非急性发作期患者多应用干粉吸入剂，而在平时多备用定量气雾吸入器防止急性发作所导致的气道痉挛。在急性发作期多以喷射式雾化器治疗为主。

(二)支气管哮喘的非药物治疗

1.支气管热成型

支气管热成型治疗主要通过向支气管壁释放射频能量，加热支气管壁，减轻平滑肌的肥厚，从而达到降低气道反应性，增加气流流速，明显改善哮喘症状，减少药物使用的目的，但具体机制不详。已有国外临床研究将支气管热成型治疗用于哮喘患者，结果显示接受治疗患者对支气管热成型治疗操作过程耐受良好，无临床不良反应。另有临床试验表明对于中重度持续性哮喘患者，支气管热成型治疗的介入治疗比单纯应用吸入皮质激素联合长效 β_2受体激动剂能够达到更好的哮喘控制，而在停用长效 B2 受体激动剂、单独吸入皮质激素后，仍能维持对支气管哮喘的控制。近年来这种治疗技术发展迅速，很有可能打破哮喘治疗中传统的单独用药物控制的局面。

2.支气管哮喘的康复治疗

支气管哮喘的康复治疗与慢性阻塞性肺疾病的康复治疗相类似。康复治疗包括教育、物理治疗、职能治疗、营养咨询、心理康复、呼吸治疗等。物理治疗有呼吸训练，教导患者腹式呼吸、圆唇吐气及呼吸节律，使患者气体交换功能更为有效。体位引流有助于帮助患者排除肺部积痰，心肺功能训练可使患者的体能及运动耐力增加，适时使用非侵袭性呼吸辅助器，可让过度疲劳的呼吸肌得到休息而重获生机。营养咨询可帮助患者获得充分的营养，以免因营养不足而导致呼吸肌更无力。心理康复可有助于患者重新认识自己，重拾自信。呼吸治疗可减轻患者呼吸困难之症状，有助患者的舒适感。患者可以根据自身情况参与合适的康复项目。

(三)支气管哮喘治疗方案的选择

1.长期治疗方案的确定

支气管哮喘的治疗应该按照患者病情严重程度为基础，根据其控制水平选择适当的治疗方案。哮喘药物的选择既要考虑药物的疗效及其安全性，也要考虑患者的经济收入和当地的医疗资源等。要个体化制订患者的治疗方案。哮喘患者长期治疗方案分为 5 级，对以往未经，规范治疗的初诊哮喘患者可选择第 2 级治疗方案，患者哮喘症状明显，可直接选择第 3 级治疗方案。在每一级中缓解药物均可按需使用，以迅速缓解哮喘症状。如果使用的治疗方案不能使哮喘得到控制，治疗方案可升级直至达到控制为止。当哮喘控制并维持至少 3 个月后，治疗方案可考虑降级。降级方案推荐如下：①单独应用中一高剂量吸入激素的患者将吸入激素剂量减少 50%。②单独应用低剂量吸入激素的患者可改为每日 1 次用药。③联合吸入激素和长效 β_2受体激动剂的患者将吸入激素剂量减少 50%，仍继续使用长效 Pr 受体激动剂联合治疗。当达到低剂量联合治疗时可改为每日 1 次联合用药或停用长效 β_2受体激动剂，单用吸入激素治疗。若患者使用最低剂量控制药物达到哮喘控制 1 年，并且哮喘症状不再发作，可考虑停用药物。

2.哮喘急性发作期的处理

哮喘急性发作时的治疗取决于患者发病时的严重程度以及对治疗的反应。治疗的目的在于尽快缓解症状、解除气流受限和低氧血症，同时还需要制订长期治疗方案，以预防再次急性发作。轻度和部分中度急性发作可以在家庭中或社区中治疗。治疗为重复吸入速效 β_2受体激动剂。如果对吸入性 β_2受体激动剂反应良好，通常不需要使用其他的药物。如果治疗反应不完全，尤其是在控制性治疗的基础上发生的急性发作，应尽早口服激素，必要时到医院就诊。部分中度和所有重度急性发作均应到急诊室或医院治疗。治疗包括氧疗，重复使用速效 β_2受体激动剂，并使用静脉茶碱。尽早使用全身激素，必要时可予经鼻(面)罩无创机械通气，若无效应及早行气管插管机械通气。

3.妊娠期支气管哮喘的处理

妊娠期支气管哮喘是哮喘的一种特殊情况，是影响孕妇及其胎儿的主要呼吸系统疾病之一。既要控制好哮喘使孕妇顺利度过孕产期，又要避免药物对胎儿的危害。未控制的妊娠哮喘可以导致围生期并发症和哮喘急性发作，而这对于母亲和胎儿都是危及生命的。妊娠哮喘患者应当接受正规的哮喘药物治疗。

妊娠妇女建议每个月评估 1 次哮喘病史和肺功能。对于哮喘控制不理想者和中、重度哮喘患者，可以考虑在孕 32 周时开始连续进行超声监测。重度哮喘发作恢复后进行超声检查也是有帮助的。避免接触变应原和刺激物，尤其重要的是避免接触吸烟可以明显改善孕妇身体状况，减少哮喘治疗药物的应用。

目前临床主要根据美国食品药品管理局(FDA)妊娠期药物分类帮助医师安全地处方药物给孕妇。美国 FDA 将妊娠期药物分为 5 类：A 类，研究证明对妊娠妇女和胎儿没有风险；B 类，对人类无明显危害性；C 类，未排除危险性；D 类，对人类有一定危险；X 类，妊娠期禁止使用。首先吸入性糖皮质激素(ICS)是最有效的哮喘控制药物，可以显著降低妊娠期哮喘急性发作的危险，并且显著降低出院妊娠哮喘妇女的再住院率。其中仅有布地奈德(普米克都保)属于妊娠 B 类药物。其他的吸入性糖皮质激素都属妊娠 C 类药物。研究已证明妊娠早期吸入布地奈德并不增加婴儿发生先天性异常的危险，也不影响孕龄、出生体质量、出生身长和死胎率。妊娠期哮喘治疗首选布地奈德，但是其他吸入性糖皮质激素在妊娠期并非不安全，所以如果孕妇妊娠前应用其他糖皮质激素可以很好地控制哮喘，则可以继续应用。而全身使用糖皮质激素需要慎重，有可能会出现胎儿畸形。对于白三烯调节剂来说，白三烯受体拮抗剂孟鲁司特和扎鲁司特均属妊娠 B 类药物，可以减轻轻、中度持续哮喘患者的症状、改善肺功能、缓解支气管痉挛，它们的应用不增加早产危险。但由于目前对白三烯调节剂对孕妇的研究很少，故不考虑首选。β_2受体激动剂中只有特布他林属于妊娠 B 类药物。近年来的多项临床研究结果证明沙丁胺醇安全性好，虽然属于妊娠 C 类药物，但亦经常使用。其他短效及长效 β_2受体激动剂(福莫特罗和沙美特罗)均属妊娠 C 类药物。而长效 β_2受体激动剂对于正在应用吸入皮质激素的妊娠哮喘患者可做为首选的添加药物。对于那些应用中剂量吸入皮质激素控制不佳的哮喘孕妇和那些怀孕前对沙美特罗反应良好的中、重度哮喘孕妇，推荐应用沙美特罗。因为沙美特罗有效性和耐受性均远好于茶碱类，推荐应用沙美特罗代替茶碱类药物。色甘酸钠和奈多罗米钠均属于妊娠 B 类药物，但临床应用较少。茶碱类属妊娠 C 类药物，临床需慎用。总体来说，支气管哮喘的孕妇只要用药合理，完全能较好地控制哮喘，安全度过妊娠期。

4.特殊类型哮喘的治疗

(1)咳嗽变异性哮喘:咳嗽变异性哮喘的发病率逐年增高,目前慢性咳嗽的主要病因之一即是咳嗽变异性哮喘。咳嗽变异性哮喘目前被认为是一种特殊类型的哮喘或是支气管哮喘的早期阶段,咳嗽是其唯一或主要临床表现,无明显喘息、气促等症状或体征,但有气道反应性增高。临床主要表现为刺激性干咳,通常咳嗽比较剧烈,夜间咳嗽为其重要特征。感冒、冷空气、灰尘、油烟等容易诱发或加重咳嗽。其诊断标准:①慢性咳嗽,常伴有明显的夜间刺激性咳嗽。②支气管激发试验阳性,或呼气峰流速昼夜变异率>20%,或支气管舒张试验阳性。③支气管舒张剂治疗有效,且排除其他呼吸系统疾病。咳嗽变异性哮喘治疗原则与支气管哮喘治疗相同。大多数患者吸入小剂量糖皮质激素联合支气管舒张剂(β受体激动剂或氨茶碱等)即可,或用两者的复方制剂如布地奈德/福莫特罗、氟替卡松/沙美特罗,必要时可短期服用小剂量糖皮质激素治疗。治疗时间多不少于8周。有报道抗白三烯受体拮抗剂治疗咳嗽变异性哮喘有效,但观察例数较少。

(2)难治性哮喘:目前对难治性哮喘的定义及诊断标准尚未完全统一。全球哮喘防治创议(GINA)将除外其他因素后,需要第4步(缓解药物如短效的β_2肾上腺素受体激动剂加2种或更多的控制药物如吸入型激素、抗白三烯类药等)及以上治疗,仍未达到可控制水平的哮喘患者,诊断为难治性哮喘。英国胸科学会(BTS)亦是以激素治疗后的临床反应作为主要诊断指标。BTS认为,每日需要联合使用高剂量的吸入型糖皮质激素(丙酸倍氯米松≥800μg/d),长效的β_2肾上腺素受体激动剂并其他辅助治疗者,就称难治性哮喘患者。而美国胸科学会对难治性哮喘的描述为:在排除其他导致哮喘加重的因素后,符合一条以上的主要标准加2条次要标准即可诊断。主要标准为:①需要持续或接近持续(1年中>50%的时间)使用口服激素治疗。②需要大剂量吸入型激素治疗,如倍氯米松>1260μg/d,布地奈德>1200μg/d,氟替卡松>880μg/d等。次要标准为:①除需要持续使用激素治疗外,还需要使用长效β_2肾上腺素受体激动剂、茶碱或抗白三烯类药治疗。②每日或近乎每日均需要使用短效β_2肾上腺素受体激动剂缓解症状。③持续气道阻塞(FEV_1<80%预计值,每日PEF变异>20%)。④每年急诊就诊次数>1次。⑤每年需要使用≥3次的口服激素冲击治疗。⑥口服或吸入糖皮质激素减量≤25%症状立即恶化。⑦既往有濒死的哮喘发作史。这一定义从病史、治疗及肺功能方面进行评估,提供了明确的数据标准。治疗首先积极寻找病因和处理相关影响因素。临床医师们在处理所谓的"难治性哮喘"时,应首先明确该患者是否是支气管哮喘,还是由非支气管哮喘的气道疾病或其他系统疾病引起的喘息,比如心源性哮喘、慢性阻塞性肺病(COPD)气道或纵隔肿瘤、变态反应性支气管肺曲霉菌病、肉芽肿性肺部疾病、声带功能障碍、闭塞性细支气管炎等。其次,需要对患者进行系统评价,排除各种影响因素如:过敏性鼻炎或鼻窦炎、胃食管反流、持续存在的吸入性变应原等相关疾病。最后,更要除外患者因为不规范治疗而造成的"难治性哮喘"。只有在解决上述所列问题的基础之上才能通过调整药物来治疗难治性哮喘。难治性哮喘药物治疗的主要方法与支气管哮喘相同。近几年药物治疗方面有了一定的进展,如免疫抑制剂(如环孢素、甲氨蝶呤、硫唑嘌呤等)可以通过干扰T淋巴细胞的传递通道而抑制其功能,对哮喘症状控制和提高患者生活质量有积极的作用。但是这些药物只有约60%的患者有效,且不能改善肺功能,毒副作用较大。抗IgE单克隆抗体例如奥马佐单抗,亦是有效治疗药物。2006 年 GINA 将奥马佐单抗作为哮喘规范化治疗的第 5 步用药，用于大剂量吸入型激素和联合治疗不能控制的重症哮喘和难治性哮喘。TNFα 的抑制剂依那西普通过抑制此类作用来治疗难治性哮喘，但有研究显示抗 TNFα 会增加患者患恶性肿瘤、重症感染和心力衰竭的机会，其在临床上的应用尚有一定的争论。抗 IL-5 单克隆抗体（如：美泊利单抗）通过有效降低血液及痰液中的嗜酸粒细胞水平，抑制其炎症反应来治疗难治性哮喘，该类药物具有较广阔的应用前景，但仍需进行大规模的临床试验。有报道表明大环内酯类抗生素对难治性哮喘亦有较好作用，它能显著改善难治性哮喘患者的气道炎症，其中非嗜酸细胞性哮喘患者获益最大。目前仍有一些新药如 IL-4Ra 拮抗剂、EDN-1 拮抗剂等在临床研究中。支气管热成型治疗主要通过向支气管壁释放射频能量，加热支气管壁，减轻平滑肌的肥厚，从而达到降低气道反应性、增加气流流速，明显改善哮喘症状，减少药物使用的目的。其可以作为难治性哮喘的治疗手段。另外还有康复治疗等有待于我们更进一步的研究。

四、支气管哮喘的管理

首先我们明确支气管哮喘是一种慢性气道疾病，目前无法根治，但是可以通过有效的管理，实现对支气管哮喘的良好控制。GINA 提出的哮喘治疗目标是：①有效控制急性症状并维持最轻的症状，最好是无任何症状。②防止哮喘的加重。③尽可能使肺功能维持在正常或接近正常水平。④保持正常活动（包括运动）的能力。⑤避免哮喘药物治疗的不良反应。⑥防止发生不可逆的气流受限。⑦防止哮喘死亡，降低哮喘病死率。而中华医学会呼吸分会哮喘防治指南提出成功的哮喘管理目标是：①达到并维持症状的控制。②维持正常活动，包括运动能力。③维持肺功能水平尽量接近正常。④预防哮喘急性加重。⑤避免因哮喘药物治疗导致的不良反应。⑥预防哮喘导致的死亡。两者的目标是相似的。而近年国际上多接受“获得理想的哮喘控制（GOAL）”全球多中心临床试验中所设定的完全控制和良好控制两种概念两种标准。完全控制的标准是：没有白天症状、夜间觉醒、急性加重、急诊，不需要使用短效 β_2 受体激动剂，每日清晨最大呼气流速（PEF）≥80％预计值，而且不出现与治疗相关的不良反应，不需要因此而改变治疗方案。良好控制的标准：没有夜间觉醒，急性加重、急诊治疗，而且没有与治疗相关的不良反应，但白天允许有轻度的症状，但白天症状积分＞1 的天数≤2；按需使用短效 β_2 受体激动剂的频率每周≤2 天或≤4 次；每日清晨（PEF）≥80％预计值，以上 3 项中符合 2 项再加上前面的必须达到的几项标准，就可评为达到良好控制。哮喘治疗目标和理想的哮喘控制之间是相互联系的而又含义不同的两个概念。哮喘的治疗目标是实现“对哮喘理想控制”的方向；而“哮喘的理想控制”是衡量患者的治疗是否有效，是否达到理想的目标。要想达到哮喘的良好控制必须建立良好的医患关系。这是实现对哮喘有效的管理的首要措施。患者在专科医师的指导下对自己的哮喘治疗制订一个个体化的方案。这个方案包括自我监测，周期性评估、自我调整以期达到对哮喘的良好控制。其中又以对患者进行哮喘教育是最基本的环节。哮喘教育对各年龄段的哮喘患者都有作用。医患之间的良好沟通是提高患者后续治疗依从性的必要基础。促进沟通的关键因素为：建立亲和力（友好、幽默、关心）参与互动对话，鼓励和赞扬，同情、安慰、及时处理患者担心的所有问题，提供合适（个性化）的信息，树立共同目标等。对医院、社区、专科医师、全科医师及其他医务人员进行继续教育，通过培训哮喘管理知识，以提高他们与患者的沟通技巧，可以明显改善与患者的沟通效果，包括增加患者满意度、增进健康，减少卫生保健资源使用。

根据哮喘防治指南其中教育内容包括10点：①通过长期规范治疗能够有效控制哮喘。②避免触发、诱发因素方法。③哮喘的本质、发病机制。④哮喘长期治疗方法。⑤药物吸入装置及使用方法。⑥自我监测：如何测定、记录、解释哮喘日记内容：症状评分，应用药物，PEF，哮喘控制测试（ACT）变化。⑦哮喘先兆、哮喘发作征象和相应自我处理方法，如何、何时就医。⑧哮喘防治药物知识。⑨如何根据自我监测结果判定控制水平，选择治疗。⑩心理因素在哮喘发病中的作用。而教育方式包括：①初诊教育。初诊教育是最重要的基础教育和启蒙教育，在初诊时，必须给哮喘患者提供以下信息；哮喘的诊断；现有治疗类型；建议患者进行特殊治疗干预的理由；避免接触哮喘症状触发因素的方法。给患者演示各种吸入装置，鼓励患者参与决定哪种吸入装置最适合自己。并预约复诊时间，提供教育材料。②随访教育和评价。随访教育和评价是长期管理方法，评估最初疗效。定期评价及纠正吸入技术和监测技术，评价书面管理计划，理解实施程度，反复提供更新教育材料。③集中教育。定期开办哮喘学校、学习班、俱乐部、联谊会进行大课教育和集中答疑。④自学教育。通过阅读报纸、杂志、文章、看电视节目、听广播进行。⑤网络教育。通过中国哮喘联盟网，全球哮喘防治创议网等或互动多媒体技术传播防治信息。⑥互助学习。举办患者防治哮喘经验交流会。⑦定点教育。与社区卫生单位合作，有计划开展社区、患者、公众教育。⑧调动全社会各阶层力量宣传普及哮喘防治知识。

支气管哮喘的教育是一个长期的过程，需要各方面的协同合作，需要长效机制确保其有效运转。在教育过程中要特别重视以下关键点，首先是查明并避免危险因素的接触。因为很多哮喘的发作都有触发因素存在，比如说变应原、病毒感染、污染物、烟草烟雾、药物（如阿司匹林）等。早期确定致敏因素并防止患者进一步接触，是哮喘管理的重要部分。防病重于治病。其次是对病情的评估、治疗和监测。必须牢固建立评估哮喘控制、治疗以达到控制，以及监测以维持控制这样一个三位一体的循环过程，而且要反复强化直到形成习惯。

在评估哮喘控制方面，我们推荐一些经过临床验证的行之有效的哮喘控制评估工具，如：哮喘控制测试（ACT）、哮喘控制问卷（ACQ）、哮喘治疗评估问卷（ATAQ）等，也可用于评估哮喘控制水平。其中以哮喘控制测试（ACT）目前在临床上应用最为广泛。

哮喘的随访也有一定的要求。通常要求患者在初诊后2～4周回访，以后每1～3个月随访一次。出现哮喘发作时应及时就诊，发作后2周至1个月内进行回访。当患者已经处于规范化分级治疗期间，哮喘病情严重程度应根据哮喘的控制水平来判断。

随着对哮喘研究的深入，哮喘管理和随访的进一步规范，我们有理由相信哮喘是完全可以达到理想控制水平的。

第二节　慢性阻塞性肺

慢性阻塞性肺疾病（COPD）是一种具有气流受限为特征的可以预防和治疗的疾病。这种气流受限常呈进行性发展，并伴有肺部对有害尘粒或气体（吸烟）呈异常的炎症反应。尽管

COPD影响肺,但同时对全身会产生影响,伴有显著的肺外效应,肺外效应与患者疾病的严重性相关。重视对COPD病因的干预可以预防COPD的发生,早期发现COPD和去除病因(如戒烟),可以预防COPD的进展。目前的治疗方法可以改善COPD的症状,也有一些研究的结果显示可以改善COPD的长期预后。

COPD与慢性支气管炎和肺气肿关系密切。慢性支气管炎患者每年咳嗽、咳痰3个月以上,并连续2年,并能排除心、肺其他疾患而反复发作而能确诊。肺气肿是一种病理改变,指的是肺部终末细支气管远端气腔出现持久的扩张,包括呼吸性细支气管、肺泡管、肺泡囊和肺泡气腔增大,并伴有腔壁破坏性改变,而无明显的肺纤维化。COPD患者咳嗽,咳痰常先于气流受限许多年出现;但不是所有的咳嗽、咳痰症状的患者均会发展为COPD。当慢性支气管炎、肺气肿患者出现不能完全可逆的气流受限时,则能诊断为COPD。如患者元气流受限,则不能诊断为COPD,只能诊断为"慢性支气管炎"或者"肺气肿"。部分患者仅有不可逆气流受限改变而无慢性咳嗽、咳痰症状,根据肺功能的检测同样可以诊断为COPD。

虽然哮喘与COPD都是慢性气道的炎症性疾病,但两者的发病机制不同,临床表现,治疗方法及其预后均不同。哮喘患者的气流受限具有显著的可逆性,是其鉴别于COPD的一个关键特征;但是,部分哮喘患者随着病程延长,可出现较明显的气道重塑和结构改变,导致气流受限,临床很难与COPD相鉴别。COPD和哮喘常常可以发生于同一位患者。

病因明确或具有特异病理表现的气流受限性疾病,如支气管扩张症、肺结核纤维化病变、肺囊性纤维化、弥散性泛细支气管炎以及闭塞性细支气管炎等,均不属于COPD范畴。

一、临床表现

(一)症状

起病隐匿,慢性咳嗽咳痰为早期症状,冬季较重;病情严重者,咳嗽咳痰终年存在。通常咳少量黏液痰,部分患者在清晨较多;合并感染时痰量增多,呈脓性痰。早期无气短或呼吸困难,或者仅于劳力时出现,以后逐渐加重,严重者走平路甚至休息说话也感气短。部分患者尤其是重度患者有喘息,胸部紧闷感通常于劳力后发生。在疾病的进展过程中,可能会发生食欲减退、体重下降、肌肉萎缩和功能障碍、精神抑郁和焦虑等。

(二)体征

COPD早期可以没有体征。随着疾病进展,可以出现胸廓形态异常,如胸部过度膨胀、前后径增加,肋间隙饱满,严重者如桶状胸;呼吸浅快缩唇呼吸、下肢水肿、肝脏增大。心相对浊音界缩小或消失,肝上界下移,肺部叩诊可呈过度清音。两肺呼吸音语音减低,呼气时相延长,有时可闻干性啰音或者湿性啰音,心音遥远,剑突部心音较清晰响亮。

(三)并发症

(1)慢性呼吸衰竭:常发生在COPD急性加重期或重度患者,症状明显加重,出现低氧血症和(或)高碳酸血症,可具有缺氧和二氧化碳潴留的临床表现。

(2)自发性气胸:如有突然加重的呼吸困难,并伴有明显的发绀或者胸痛,患侧肺部叩诊为鼓音,听诊呼吸音减弱或消失,应考虑并发自发性气胸,通过X线检查可以确诊。

(3)慢性肺源性心脏病:由于COPD肺病变引起肺血管床减少及缺氧致肺动脉痉挛、血管重塑,导致肺动脉高压、右心室肥厚扩大,最终发生右心功能不全。

(4)胃溃疡。

(5)睡眠呼吸障碍。

(6)继发性红细胞增多症。

(四)实验室检查

1.肺功能检查

肺功能目前仍然是判断气流受限的客观指标，对 COPD 的诊断、严重程度分级、预测疾病进展、预后及疗效等均有重要作用。气流受限通常是以 FEV_1 和 FEV_1/FVC 来确定。吸入支气管扩张剂后 $FEV_1/FVC<70\%$者，可确定为气流受限，即可诊断 COPD。FEV_1/FVC 很敏感，轻度气流受限也可检出。实际 FEV_1 占预计值的百分比是气流受限分级指标，变异性小。COPD 气流受限使肺总量(TLC)、功能残气量(FRC)和残气容积(RV)增高，肺活量(VC)减低。COPD 者弥散功能也受损。

随着年龄的变化，肺容量会有所改变。老年人存在轻微的 COPD 以及肺容量的下降都是正常的。而采用固定比率(FEV_1/FVC)作为肺功能参考值，会导致对老年人的过度诊断；对于年龄<45 岁的个体，这一固定比率可能会导致诊断不足。

2.影像学检查

(1)胸部 X 线摄片：COPD 早期 X 线胸片可无明显变化，后期可出现肺纹理增多、紊乱等改变；典型 X 线征为肺过度充气，肺野透亮度增高，体积增大，胸腔前后径增长，肋骨走向变平，肋间隙增宽，横膈位置下移，膈肌穹窿变平。心脏悬垂狭长，肺门血管纹理呈残根状，肺野外周血管纹理纤细稀疏，也可见肺大疱形成。

(2)胸部 CT 检查：早期 CT 检查比胸部 X 线摄片敏感，高分辨率 CT 对鉴别小叶中心型和全小叶型肺气肿及确定肺大疱的大小和数量有很高的特异性，对评估肺大疱切除术和外科减容手术等的效果有一定价值。

(3)血气分析：对确定 COPD 呼吸衰竭有重要价值。临床中可以出现动脉血 $PaO_2<8kPa$ (60mmHg)或伴动脉血 $PaCO_2>6.65kPa$(50mmHg)。是呼吸衰竭治疗中临床重要的监测指标。

(4)其他实验室检查：血常规对评判合并感染和红细胞增多症有价值。细菌培养等微生物检查对确定致病微生物有意义。

二、诊断和鉴别诊断

(一)全面采集病史进行评估

诊断 COPD 时，首先应全面采集病史，包括症状、既往史和系统回顾、接触史。症状包括慢性咳嗽、咳痰、气短。既往史和系统回顾应注意除外哮喘、变态反应性疾病、感染及其他呼吸道疾病史，如结核病史；COPD 和呼吸系统疾病家族史；COPD 急性加重和住院治疗病史；有相同危险因素(吸烟)的其他疾病，如心脏、外周血管和神经系统疾病；不能解释的体重下降；其他非特异性症状，喘息、胸闷、胸痛和晨起头痛；要注意吸烟史(以包年计算)及职业、环境有害物质接触史等。

(二)诊断

COPD 的诊断应根据临床表现、危险因素接触史、体征及实验室检查等资料综合分析确定。考虑 COPD 的主要症状为慢性咳嗽、咳痰、气急、气促、气短、喘息和(或)呼吸困难等，生活质量逐渐下降，常常受各种诱因诱发急性发作。

COPD 患病过程应有以下特征：

1.吸烟史

多有长期较大量吸烟史或者被动吸烟史。

2.职业性或环境有害物质接触史

如较长期粉尘、烟雾、有害颗粒或有害气体接触史。

3.家族史

COPD 有家族聚集倾向。

4.发病年龄及好发季节

多于中年以后发病，症状好发于秋冬寒冷季节，常有反复呼吸道感染及急性加重史。随病情进展，急性加重愈见频繁。

5.慢性肺源性心脏病史

COPD 后期出现低氧血症和(或)高碳酸血症，可并发慢性肺源性心脏病和右心衰竭。存在不完全可逆性气流受限是诊断 COPD 的必备条件。

肺功能测定指标是诊断 COPD 的金标准。用支气管舒张剂后 $FEV_1/FVC<70\%$ 可确定为不完全可逆性气流受限。凡具有吸烟史及(或)环境职业污染接触史及(或)咳嗽、咳痰或呼吸困难史者均应进行肺功能检查。COPD 早期轻度气流受限时可有或无临床症状，提高认识和开展肺功能检查是早期发现 COPD 的重要措施。胸部 X 线检查有助于确定肺过度充气的程度及与其他肺部疾病鉴别。部分早期 COPD 可以完全没有症状。单纯依据临床表现容易导致漏诊。

(三)鉴别诊断

COPD 应与支气管哮喘、支气管扩张症、充血性心力衰竭、肺结核等鉴别。与支气管哮喘的鉴别有时存在一定困难。COPD 多于中年后起病，哮喘则多在儿童或青少年期起病；COPD 症状缓慢进展，逐渐加重，哮喘则症状起伏大；COPD 多有长期吸烟史和(或)有害气体、颗粒接触史，哮喘则常伴过敏体质、过敏性鼻炎和(或湿疹等，部分患者有哮喘家族史；COPD 时气流受限基本为不可逆性，哮喘时则多为可逆性。

然而，部分病程长的哮喘患者已发生气道重塑，气流受限不能完全逆转；而少数 COPD 患者伴有气道高反应性，气流受限部分可逆。此时应根据临床及实验室所见全面分析，必要时作支气管舒张试验和(或)峰流速(PEF)昼夜变异率来进行鉴别。在少部分患者中这两种疾病可以重叠存在。吸烟史(以包年计算)及职业、环境有害物质接触史。

(四)分级

1.严重程度分级

按照病情严重度 COPD 分为 4 级。分级主要是依据气流受限的程度，同时参考心肺功能状况。FEV_1/FVC 是诊断气流阻塞的敏感指标，目前的各种指南均采用 GOLD 提出的吸入支气管扩张剂后 $FEV_1/FVC<70\%$ 这一固定值为标准，同时可以避免 COPD 的过度诊断。气流受限是诊断 COPD 的主要指标，同时也反映了病理改变的严重程度。由于 FEV_1 下降与气

流受限有很好的相关性，因此 FEV_1 的变化是分级的主要依据。而且随着 FEV_1 降低，病死率增高。但是依据 FEV_1 变化分级也有其局限性，FEV_1 相同的患者往往有不同的临床表现，气急、健康状况、运动耐力、急性加重均不同。

2.其他分级方法

COPD 影响患者不仅与气流受限程度有关，还与出现的临床症状严重程度、营养状态以及并发症的程度有关。GOLD 引入了多种参数对 COPD 进行全面评估。

BMI 等于体重(kg)除以身高(m)的平方，BMI＜21kg/m^2 的 COPD 患者病死率增加。

(1)功能性呼吸困难分级：可用呼吸困难量表来评价，0 级：除非剧烈活动，无明显呼吸困难；1 级：当快走或上缓坡时有气短；2 级：由于呼吸困难比同龄人步行得慢，或者以自己的速度在平地上行走时需要停下来呼吸；3 级：在平地上步行 100m 或数分钟后需要停下来呼吸；4 级：明显的呼吸困难而不能离开房屋或者当穿脱衣服时气短。

(2)BODE 指数：如果将 FEV_1 作为反映气流阻塞的指标，呼吸困难分级作为症状的指标，BMI 作为反映营养状况的指标，再加上 6 分钟步行距离作为运动耐力的指标，将这 4 方面综合起来建立一个多因素分级系统(BODE 指数)，作者将 4 个指标根据严重程度依次评分，归纳后的综合评分以 10 分划分。分值低者，患者症状轻；分值高者，患者症状重；生存者分值低，死亡者分值高，两者有显著差异，COPD 患者死亡与 BODE 指数高分值相关。因而认为 BODE 指数可比 FEV_1 更好地预测患者的全身情况、生活质量和病死率，反映 COPD 的预后。

(3)生活质量评估：广泛应用于评价 COPD 患者的病情严重程度、药物治疗的疗效、非药物治疗的疗效(如肺康复治疗、手术)和急性发作的影响等。生活质量评估还可用于预测死亡风险，而与年龄、FEV_1 及体重指数无关。

3.分期

COPD 病程可分为急性加重期与稳定期。COPD 急性加重期是指患者出现超越日常状况的持续恶化，并需改变基础 COPD 的常规用药者，通常在疾病过程中，患者短期内咳嗽、咳痰、气短和(或)喘息加重，痰量增多，呈脓性或黏脓性，可伴发热等炎症明显加重的表现。COPD 患者每年急性加重平均次数＞3 次/年(3～8 次/年)，为频繁加重；平均加重次数＜3 次/年(0～2 次/年)，为非频繁加重。频繁加重患者需住院治疗的比例显著高于非频繁加重者(43%vs11%)。COPD 病史越长，每年发生急性加重次数越多，频繁的急性加重显著降低患者生活质量。频繁的急性加重提高 COPD 患者病死率。

稳定期则指患者咳嗽、咳痰、气短等症状稳定或症状轻微。气流受限的基本特征持续存在，如果不作长期有效的防治，肺功能将进行性恶化。此外长期咳嗽排痰不畅，容易引起细菌繁殖，导致急性加重期发作更频繁和更严重，最终使慢阻肺的病情加速恶化。

三、治疗

COPD 治疗计划包括 4 个部分：①疾病的评估和监测。②减少危险因素。③稳定期的治疗。④加重期的治疗。

预防 COPD 的产生是根本，但进行有效的治疗在临床中举足轻重，合理的治疗能够得到如下效果：①减轻症状，阻止病情发展。②缓解或阻止肺功能下降。③改善活动能力，提高生活质量。④降低病死率。⑤预防和治疗并发症。⑥预防和治疗急性发作。

COPD 的防治包括如下方面。

(一)减少危险因素,预防疾病进展

确定危险因素,继而减少控制这些危险因素是所有疾病预防和治疗的重要途径。COPD 的危险因素包括:吸烟、职业粉尘和化学物质、室内外空气污染和刺激物等。

(二)COPD 稳定期治疗

COPD 稳定期是相对的稳定,本质上炎症是进行性发展的。因此,COPD 稳定期治疗应该强调以下观点:①COPD 强调长期规范治疗,应该根据疾病的严重发展,逐步增加治疗,哮喘治疗中强调降阶梯治疗的方法不适合于 COPD。COPD 稳定期强调整体治疗,慢阻肺全球倡议据此提出根据病情轻重,应用支气管舒张剂和抗感染剂的阶梯治疗方案。②如果没有明显的副作用或病情的恶化出现,应该继续在同一水平维持长期的规律治疗。③不同患者对治疗的反应不同,应该随访观察,及时地调整治疗方案。

1.教育与管理

(1)教育与督促患者戒烟和防止被动吸烟,远离有毒有害空气,迄今能证明有效延缓肺功能进行性下降。欧洲国家推荐,除非有禁忌证,应当为计划戒烟的 COPD 患者适当提供尼古丁替代治疗(NRT)、伐尼克兰或安非他酮,并酌情给予支持项目以优化戒烟率。

(2)教育要以人为本,形式多样,注意个体化,循序渐进,不断强化,逐渐深入和提高,将 COPD 的病理生理与临床基础知识传授给患者。

(3)掌握一般和部分特殊的治疗方法,学会如何尽可能减轻呼吸困难症状。

(4)学会自我控制病情,合理地锻炼,如腹式呼吸及缩唇呼吸锻炼等,增强体质,提高生活质量。

(5)了解赴医院就诊的时机。

(6)社区医生定期随访指导管理,建立健全定期预防和评估制度。

(7)自我管理和评估是一个有机整体,COPD 患者每人每年至少应测定 1 次全套肺功能,包括 FEV_1、肺活量、深吸气量、残气量、功能残气量、肺总量和弥散功能,以便了解肺功能下降的规律,预测预后和制订长期治疗方案。

(8)临终前有关事项。

2.控制职业性或环境污染

避免或防止职业粉尘、烟雾及有毒有害气体吸入。

3.药物治疗

COPD 稳定期炎症仍在进行,药物治疗可以控制症状和预防急性加重,减少急性加重的发生频次和降低发作的严重程度,提高运动耐力和生活质量。

(1)支气管舒张剂:支气管舒张剂是控制 COPD 症状的主要药物(A 类证据),可以松弛支气管平滑肌、扩张支气管、缓解气流受限。还可以改善肺的排空,减少肺动态充气过度,提高生活质量。短期按需应用可缓解症状,长期规律应用可预防和减轻症状,增加运动耐力,但不能使所有患者的 FEV_1 都得到改善。而且有时这些改变与 FEV_1 的改善并不相匹配。长期规律应用支气管舒张剂不会改变 COPD 肺功能进行性下降这一趋势。与口服药物相比,吸入剂不良反应小,因此多首选吸入治疗。

支气管舒张剂主要有 β_2 受体激动剂、抗胆碱药及甲基黄嘌呤类。短效支气管舒张剂较为便宜，但是规律应用长效支气管舒张剂，不仅方便，而且效果更好（A 类证据）。如何选择或者如何联合用药，取决于药物是否可以获得以及不同个体的反应。联合用药可增强支气管舒张作用、减少不良反应。短期按需使用支气管舒张剂可缓解症状，长期规律使用可预防和减轻症状。β_2 受体激动剂、抗胆碱药物和（或）茶碱联合应用，肺功能与健康状况可获得进一步改善。

1）β_2 受体激动剂：β_2 受体激动剂主要作用于支气管黏膜上的 β_2 肾上腺素能受体，扩张支气管，按作用时间持续长短可分为两大类，即短效 β_2 激动剂，主要用于轻度 COPD 作按需短期使用。长效 β_2 激动剂（LABA），可用于中度以上 COPD 长期治疗，或用于糖皮质激素联合治；疗。按照起效时间和持续时间将 β_2 激动剂分为 4 类：①起效快，作用时间长：如吸入型富马酸福莫特罗干粉吸入剂，4.5μg/喷。②起效较慢作用时间长：如沙美特罗粉吸入剂，50μg/喷。③起效慢，作用时间短：如口服特布他林，口服沙丁胺醇，口服福莫特罗等。④起效快，作用时间短：如吸入型特布他林，包括气雾剂（250μg/喷）和沙丁胺醇，包括气雾剂 100μg/喷，主要有沙丁胺醇数分钟内开始起效，15～30min 达到峰值，维持疗效 4～5h，主要用于缓解症状，按需使用。福莫特罗、沙美特罗为长效定量吸入剂，作用持续 12h 以上。福莫特罗为完全受体激动剂，速效长效，吸入后 1～3min 迅速起效，常用剂量为 4.5～9μg，每日 2 次。副作用：可引起心动过速、心律失常、骨骼肌震颤和低钾血症（尤其是与噻嗪类利尿剂合用时）。另外，静息状态下可使机体氧耗量增加，血 PaO_2 可能有轻度下降。虽然对于 β_2 激动剂和远期预后的关系，在很多年前就已提出了质疑，但目前的研究表明：长期使用 β_2 激动剂不会加速肺功能的进行性下降，也不会增加病死率，更不能改变肺功能长期下降的趋势（A 级证据）。

2）抗胆碱药：主要品种有溴化异丙托品和噻托溴铵，可阻断 M 胆碱受体。定量吸入时开始作用时间比沙丁胺醇等短效 β_2 受体激动剂慢，但持续时间长，30～90min 达最大效果。维持 6～8h，剂量为每次 40～80μg（每喷 20μg），每日 3～4 次。该药不良反应小，长期吸入可改善 COPD 患者健康状况。噻托溴铵选择性地作用于 M_3 和 M_1 受体，为长效抗胆碱药，作用长达 24h 以上，吸入剂量为 18μg，每日 1 次。长期吸入可增加深吸气量，减低呼气末肺容积，进而改善呼吸困难、提高运动耐力和生活质量，也可减少急性加重频率。对于长效抗胆碱能药物噻托溴铵的疗效，2009 版 GOLD 的一项大规模、长期临床试验证实，在其他标准治疗中加入噻托溴铵，并未能对肺功能减退比率产生影响，并且也没有心血管风险的证据。

3）茶碱类药物：茶碱是甲基黄嘌呤的衍生物，主要有氨茶碱、喘定、多索茶碱等。它是一种支气管扩张剂，可直接作用于支气管，松弛支气管平滑肌。茶碱的支气管扩张作用部分是由于内源性肾上腺素与去甲肾上腺素释放的结果。茶碱能增强膈肌收缩力，增强低氧呼吸驱动，降低易疲劳性，因此有益于改善呼吸功能。尚有微弱舒张冠状动脉、外周血管和胆管平滑肌作用；有轻微增加收缩力和轻微利尿作用。另外，还有某些抗感染作用，对 COPD 有一定效果。血茶碱浓度＞5mg/L 即有治疗作用，安全的血药浓度范围在 6～15mg/L。血茶碱浓度＞15～20mg/L，早期多见的有恶心、呕吐、易激动、失眠、心动过速、心律失常，血清中茶碱超过 40μg/mL，可发生严重的不良反应。地尔硫革、维拉帕米、西咪替丁、大环内酯类和氟喹诺酮类等药物可增高其血药浓度或者增加其毒性。

对于 COPD 患者，茶碱能增强常规剂量的吸入 β_2 激动剂沙丁胺醇、沙美特罗、福莫特罗或溴化异丙托品等的作用。能够显著地提高吸入制剂所形成的 FEV_1 峰谷水平、改善症状。联合治疗的效果优于单独使用异丙托品或联合使用茶碱及沙丁胺醇。

4)糖皮质激素:COPD 炎症存在于疾病各阶段,即使在疾病早期同样有炎症存在。COPD 炎症越重,病情越重。肺部炎症通过全身炎症,引起全身效应。糖皮质激素可以减少细胞因子、C 反应蛋白、炎症细胞的产生。糖皮质激素可以减轻气道黏膜的炎症、水肿及分泌物亢进;上调 β_2 肾上腺受体激动剂的敏感性,降低气道高反应性;减少气流受限,减少治疗失败率,减少复发率,推迟并发症的产生,延长患者生命。长期规律的吸入糖皮质激素较适用于 FEVI<50%预计值伴有临床症状而且反复加重的 COPD 患者,治疗中能够获得良性的肺功能反应,改善生活质量。但是,COPD 稳定期长期应用糖皮质激素吸入治疗并不能阻止其 FEV_1 自然降低的趋势。这一治疗可减少急性加重频率,减少急诊发生率,减少住院率,减少住院患者的住院天数,改善生活质量。联合吸入糖皮质激素(ICS)和 β_2(LABA)受体激动剂,比各自单用效果好,其协同作用机制在于 LABA 和 ICS 两者的作用部位不同(LABA 主要作用于平滑肌细胞,而 ICS 则主要针对气道上皮细胞及炎性细胞等)和作用方式不同(ICS 以针对气道炎症方面为主,LABA 以针对平滑肌功能异常为主),因此决定了两者在治疗方面具有互补的作用。同时,在分子水平上,两者又具有协同效应目前已有福莫特罗/布地奈德、氟地卡松/沙美特罗两种联合制剂。主张沙美特罗/氟替卡松用 50/500μg 剂型。联合吸入治疗可以改善 FEV_1<60%患者肺功能减退的比率,但是联合治疗也有增加肺炎的可能性,并且对患者病死率并无显著影响。不推荐Ⅲ级和Ⅳ级患者长期口服糖皮质激素治疗。

5)祛痰药(黏液溶解剂):COPD 气道内可产生大量黏液分泌物,容易继发感染,并影响气道通畅,应用祛痰药似有利于气道痰液排出,改善通气。常用药物有盐酸氨溴索能使痰液中酸性糖蛋白减少,从而降低痰液稠度,易于咯出;还能刺激黏膜反射性增加支气管腺体分泌,使痰液稀释。乙酰半胱氨酸可使痰液中糖蛋白多肽链的二硫键断裂,对脱氧核糖核酸纤维也有裂解作用。故对白色黏痰或脓痰均能起溶解效应,使痰液黏度下降,易于咯出。并且还有抗感染以及抗脂质过氧化作用。桃金娘油,有较好的综合作用:调节气道分泌,增加浆液比例,恢复黏液清除功能;碱化黏液,降低其黏度;刺激纤毛运动,加快黏液运送;有一定抗感染和杀菌作用。此外,高渗氯化钠溶液(2%~3%)和高渗碳酸氢钠溶液(2%~7%)雾化吸入也可稀化痰液、降低黏滞度,促进痰液外排。

(2)抗氧化剂:COPD 气道炎症使氧化负荷加重,加重 COPD 的病理、生理变化,反过来对炎症和纤维化形成起重要作用。应用抗氧化剂谷胱甘肽(GSH)、N-乙酰半胱氨酸、维生素 C、维生素 E 及胡萝卜素等可降低疾病反复加重的频率。但目前尚缺乏长期、多中心临床研究结果,有待今后进行严格的临床研究考证。

(3)免疫调节剂:能提高免疫力,降低呼吸道感染的机会,临床常用药物有胸腺素、核酪注射液、卡介苗,对降低 COPD 急性加重严重程度可能具有一定的作用。

(4)替代治疗:有严重 α_1 抗胰蛋白酶缺乏的患者,可进行替代治疗,对 COPD 稳定期治疗有一定作用。需每周静脉注射该酶制剂,但价格较高。

(5)疫苗:流感疫苗可减少 COPD 患者的严重程度和死亡。肺炎球菌疫苗含有 23 种肺炎球菌荚膜多糖,已在 COPD 患者中应用,但尚缺乏有力的临床观察资料。慢性阻塞性肺病患者应每年接种流感疫苗，每 6 年接种一次肺炎球菌疫苗。

(6)中医治疗：辨证施治是中医治疗的基本原则，对 COPD 的治疗亦有相当疗效。具有祛痰、支气管舒张、免疫调节等作用。

(7)其他用药：白三烯拮抗剂，磷酸二酯酶-4 抑制剂，可能有一定疗效。

4.氧气治疗

COPD 长期家庭氧疗适应证：慢性呼吸衰竭稳定期，睡眠型低氧血症，运动型低氧血症。长期家庭氧疗(LTOT)对具有慢性呼吸衰竭的患者可延长稳定期 COPD 患者生存期；减轻呼吸困难；增强运动能力；提高生活质量；降低肺动脉压；改善血流动力学、血液学特征、肺生理和精神状态。

长期家庭氧疗应在Ⅳ级(极重度)COPD 患者应用，具体指征为血气分析：① $PaO_2 \leqslant$ 7.3kPa(55mmHg)或动脉血氧饱和度(SaO2)≤88%，伴有或没有高碳酸血症。② PaO_2 7.3～8kPa(55～60mmHg)，或 PaO_2<89%，并有肺动脉高压、心力衰竭水肿或红细胞增多症(血细胞比容>0.55)。长期家庭氧疗一般是经鼻导管吸氧，低流量 1.0～2.0L/min，吸氧持续时间每日 15h。长期氧疗的目的是使患者在海平面水平，静息状态下，达到 $PaO_2 \geqslant$ 8kPa(60mmHg)和(或)使 PaO_2 升至 90%以上，这样才可维持重要器官的功能，保证周围组织的氧供。一般氧疗 4～6 周后，因缺氧引起肺动脉痉挛而导致的肺动脉高压可以获得缓解。

5.康复治疗

康复治疗可以帮助重症患者改善活动能力、提高生活质量，是 COPD 患者一项重要的治疗措施。它包括：①呼吸生理治疗，协助患者咳嗽咳痰，促进分泌物排出。缩唇呼吸促进气体交换，以及避免快速浅表的呼吸以帮助克服急性呼吸困难等措施。②肌肉训练，步行、登楼梯、踏车、腹式呼吸增强膈肌功能，全身运动提高肌肉的协调性。③营养支持，合理营养，合理饮食结构，避免高碳水化合物饮食和过高热量摄入，防止过多的二氧化碳产生，达到理想体重。④精神治疗和教育等多方面措施。

6.手术治疗

手术的总体疗效为术后长达 24 个月内，术后肺活量、患者的氧分压(PaO_2)得以提高，6 分钟行走距离增加，运动平板测试期间氧气使用减少。此外，手术还可减少患者静息、用力及睡眠状态下氧气的使用。

(1)肺大疱切除术：肺大疱压迫肺组织，挤压正常的肺组织影响通气，加重患者的负担，应行外科手术治疗，肺大疱在有指征的患者，术后可减轻患者呼吸困难的程度并使肺功能得到改善。术前胸部 CT 检查、动脉血气分析及术前评估是手术成败的关键。手术的原则是既要切除肺大疱、解除压力，又要尽可能保存有功能的肺组织。

(2)肺减容术(LVRS)：单肺减容术和双肺减容术都有疗效，双肺减容术比单肺减容术效果更佳。通过切除部分通气换气效率低下的肺组织，减少肺过度充气，使得压缩的肺组织通气血流比得以改善，减少做功，提高患者通气换气效率，提高生活质量，但无延长患者寿命的证据。主要适应于上叶明显非均质性肺气肿，康复训练运动能力得到改善极少的部分患者。

(3)肺移植术：国外自 1983 年肺移植成功后，至今已做了各种肺移植术 1 万余例，已经积累了丰富的经验，手术技术基本成熟，我国虽然起步晚，但发展迅速。

肺移植术适合于COPD晚期。选择的患者年龄不超过55～60岁，肺功能差，活动困难，在吸氧状态下能参加室内活动，无心、脑、肝、肾疾病，FEV_1＜25％预计值，PCO_2≥7.3kPa(55mmHg)，预计自身疾病存活期不足1～2年。肺移植术可改善生活质量，改善肺功能，但寻找供体困难，且术后存在排斥反应，终身需用免疫抑制剂，并长期测血药浓度，还要随时预防肺部感染等，费用高。闭塞性支气管炎是术后的主要并发症，一年术后生存率80％，5年术后生存率50％，10年生存率35％。

肺移植禁忌证：左心功能严重不全，冠心病，不可逆的肝肾病变，HIV(＋)；明显的肺外全身性疾病又无法治疗的；活动性肺外感染，又不能治愈的。

(4)慢性阻塞性肺病并发自发性气胸的胸腔镜治疗：慢性阻塞性肺病并发自发性气胸临床处理不当有较高的病死率，经胸腔镜手术治疗可提高治愈率，治愈率可达90％。且并发症少，手术安全可靠。

胸腔镜辅助下小切口手术治疗自发性气胸、肺大疱，小切口具有等同于VATS创伤性小、并发症少、美观及恢复快的优点，且可以降低手术费用及缩短手术时间。

(三)COPD急性加重期的治疗

1.确定COPD急性加重的原因

确定引起COPD加重的原因对确定治疗方案有很大的作用。COPD急性加重的原因包括支气管－肺部感染、肺不张、胸腔积液、气胸、心律失常、左心功能不全、电解质紊乱、代谢性碱中毒、肺栓塞等，而且这些原发的疾病又酷似COPD急性发作的症状，需要仔细鉴别。认为，对于急性加重患者，如果症状严重到需要入院治疗，就应该考虑肺栓塞的诊断，特别是对于那些肺栓塞概率为中度到高度的患者。

2.非住院治疗

COPD频繁加重严重影响患者的生活质量，并显著提高患者的病死率。对于对COPD加重早期进行干预，可以降低住院费用，缩短住院时间，减慢肺功能的下降，减少发病的频度。

轻症患者可以在院外治疗，但应根据病情变化，决定继续院外治疗还是送医院治疗。COPD加重期的院外治疗包括适当增加支气管舒张剂的剂量及增加使用频次。如果未曾使用过抗胆碱能药物，可以使用短效的异丙托溴铵或长效的噻托溴铵吸入治疗。对较重的患者，可以用大剂量的雾化吸入治疗。如沙丁胺醇2500μg，异丙托溴铵500μg，或沙丁胺醇1000μg加异丙托溴铵250～500μg雾化吸入，每日2～4次。静脉或者口服使用糖皮质激素对加重期重症治疗有效，可迅速缓解病情和恢复肺功能。基础肺功能FEV_1＜50％预计值的患者，应同时使用支气管舒张剂，并且口服泼尼松龙每日30～40mg，连续用7～10d。吸入支气管舒张剂(特别是吸入β_2激动剂加用或不加用抗胆碱能药)和口服糖皮质激素是有效治疗COPD急性加重的手段(证据A)。糖皮质激素联合长效β_2受体激动剂雾化吸入是理想的治疗方法，尤其是3～5日之后全身激素已发挥效果。对于中重度COPD急性加重并需要入院治疗的患者，雾化吸入布地奈德8mg/d与静脉应用泼尼松龙40mg/d的疗效相当。吸入激素治疗是最佳的序贯治疗方法是一种有效、安全的替代全身性激素治疗COPD急性加重的方法，FEV_1、PaO_2改善速度较快，对血糖影响较小。患COPD病程越长，每年加重的次数越频繁，COPD症状加重期及并发症常怀疑与感染有关，或者咳痰量增多并呈脓性时应及早给予抗感染治疗。

选择抗生素可以依据常见的致病菌或者患者经常复发时的细菌谱，或者结合患者所在地区致病菌及耐药流行情况，选择合适的抗生素。

3.住院治疗

COPD急性加重病情严重者需住院治疗。COPD急性加重到医院就诊或住院治疗的指征：①症状显著加剧，如突然出现的静息状况下呼吸困难。②出现新的体征或原有体征加重（如发绀、外周水肿）。③新近发生的心律失常。④有严重的伴随疾病。⑤初始治疗方案失败。⑥高龄COPD患者的急性加重，⑦诊断不明确。⑧院外治疗条件欠佳或治疗不力。COPD急性加重收大重症监护病房（ICU）治疗的指征：①严重呼吸困难且对初始治疗反应不佳。②精神障碍，嗜睡，昏迷。③经氧疗和无创性正压通气（NIPPV）后，低氧血症［PaO_2＜6.65kPa（50mmHg）］仍持续或呈进行性恶化，和（或）高碳酸血症［$PaCO_2$＞9.31kPa（70mmHg）］无缓解甚至有恶化，和（或）严重呼吸性酸中毒（pH＜7.30）无缓解，甚至恶化。COPD加重期主要的治疗方案如下。

（1）保持气道通畅：清除口腔或气道的分泌物，部分患者痰多严重阻塞气道需要气管插管或者气管切开。

（2）控制性氧疗：及早氧疗是治疗COPD加重者的最重要的手段。应根据患者缺氧的严重程度确定给氧的浓度，如果患者发绀，呼吸微弱，或者低氧血症导致意识不清或者昏迷，应给予高浓度吸氧，达到氧合水平［PaO_2＞8kPa（60mmHg）或SaO_2＞90%］。对待CO_2潴留及呼吸性酸中毒的患者，应该控制吸氧的浓度，防止高浓度氧疗导致低氧对呼吸中枢的刺激减少，引起呼吸抑制导致CO_2潴留进一步加重。氧疗30min后应观察病情的变化、复查动脉血气，适时调整氧疗浓度。

（3）抗生素治疗：COPD急性加重除了与劳累心功能衰竭等有关外，主要由感染引起，AlbertoPapi等研究表明，在COPD重度急性加重患者中，感染因素占78%，其中细菌感染占29.7%，病毒感染占23.4%，混合感染占25%，非感染因素占22%。常见的细菌有肺炎链球菌、流感嗜血杆菌、卡他莫拉菌和支原体衣原体等，治疗初始，尚无微生物药物敏感试验结果。当怀疑是有感染引发急性加重时，应结合当地区常见致病菌类型及耐药流行趋势和药物敏感情况尽早选择敏感抗生素。获得微生物药物敏感性资料后，应及时根据细菌培养及药敏试验结果调整抗生素。肺炎链球菌对青霉素相对耐药，提高剂量有时能获得治疗效果。第二、第三代头孢菌素以及高剂量阿莫西林、阿莫西林/克拉维酸等对大多数中度敏感肺炎链球菌有效。高耐药菌株可选择喹诺酮类（如左氧氟沙星、莫西沙星）或其他类抗生素；流感嗜血杆菌对氨苄西林耐药，可选择喹诺酮类药物治疗。通常COPDⅠ级或Ⅱ级患者急性加重时，主要致病菌多为肺炎链球菌、流感嗜血杆菌及卡他莫拉菌。Ⅲ级及Ⅳ级的COPD急性加重时，除以上述细菌外，还可以有肠杆菌科细菌、铜绿假单胞菌及耐甲氧西林金黄色葡萄球菌。发生铜绿假单胞菌的危险因素有：近期住院、频繁应用广谱抗生素、既往有铜绿假单胞菌寄植的历史等。酶抑制剂的复方制剂、第四代头孢菌素、碳青霉烯类联合氨基糖苷类或喹诺酮类是常规推荐的治疗方案。抗菌治疗应尽可能将细菌负荷降低到最低水平，以延长COPD急性加重的间隔时间。长期应用广谱抗生素和糖皮质激素易继发深部真菌感染，应密切观察真菌感染的临床征象并采用防治真菌感染措施。

为了合理经验性选择抗生素，也有将 COPD 急性加重（AECOPD）患者按病情严重程度分为 3 组，A 组：轻度加重，无危险因素者。主要病原菌为肺炎链球菌、流感嗜血杆菌、卡他莫拉菌、肺炎支原体和病毒；B 组：中度加重，有危险因素。主要病原菌为 A 组中的病原菌及其耐药菌（产 β 内酰胺酶细菌、耐青霉素酶的肺炎链球菌）和肠杆菌科（肺炎克雷伯菌、大肠埃希菌、变形杆菌及肠杆菌属等）；C 组：重度加重，有铜绿假单胞菌感染的危险因素。主要病原菌在 B 组基础上加铜绿假单胞菌。

(4)支气管舒张剂：解除气道痉挛，改善通气功能，可选择短效速效或长效速效 β_2 受体激动剂。若效果不显著，加用抗胆碱能药物（为异丙托溴铵、噻托溴铵等）。对于较为严重的 COPD 加重者，还可考虑静脉滴注茶碱类药物。β_2 受体激动剂、抗胆碱能药物及茶碱类药物的作用机制不同，药代学及药动学特点不同，且分别作用于不同大小的气道，所以联合应用可获得更大的支气管舒张作用，并且可减少单一药物较大剂量所产生的不良反应。

(5)糖皮质激素：糖皮质激素治疗 COPD 加重期疗效显著，宜在应用支气管舒张剂基础上，同时口服或静脉滴注糖皮质激素，激素的应用与并发症减少相关。口服泼尼松 30～40mg/d，连续 7～10d 后逐渐减量停药。也可以静脉给予甲泼尼龙 40mg，每日 1 次，3～5d 后改为口服。或者给予雾化吸入糖皮质激素。

(6)机械通气：无创正压机械通气（NPPV）。COPD 患者呼出气流受限，肺泡内残留的气体过多，呼气末肺泡内呈正压，称为内源性呼气末正压（PEEPi），增大了吸气负荷，肺容积增大压迫膈肌影响膈肌收缩，辅助呼吸肌参与呼吸，而且增加了氧耗量。部分患者通气血流比改变，肺泡弥散功能下降。COPD 急性加重时上述异常进一步加重，氧耗量和呼吸负荷显著增加，超过呼吸肌自身的代偿能力使其不能维持有效的肺泡通气，从而造成缺氧及 CO_2 潴留，严重者发生呼吸衰竭。应用机械通气的主要目的包括：改善通气和氧供，使呼吸肌疲劳得以缓解，通过建立人工气道以利于痰液的引流，在降低呼吸负荷的同时为控制感染创造条件。

NPPV 通过鼻罩或面罩方式将患者与呼吸机相连进行正压辅助通气，NPPV 是 AECOPD 的常规治疗手段。随机对照研究及荟萃分析均显示，NPPV 应用于 AECOPD 成功率高。可在短时间内使 pH、$PaCO_2$、PO_2 和呼吸困难改善，长时间应用可降低气管插管率，缩短住院日。因此，NPPV 可做为 AECOPD 的一项常规治疗手段。早期 NPPV 成功率高达 93%，延迟 NPPV 的成功率则降为 67%，推荐及早使用。

NPPV 并非对所有的 AECOPD 患者都适用，应具备如下条件：神志基本清楚，依从度好，能配合和有一定的理解能力，分泌物少和咳嗽咳痰能力较强，血压基本稳定。对于病情较轻[动脉血 $pH>7.35$，$PaCO_2>6kPa(45mmHg)$]的 AECOPD 患者宜早期应用 NPPV。对于出现轻中度呼吸性酸中毒（$7.25<pH<7.35$）及明显呼吸困难的 AECOPD 患者，推荐使用 NPPV。对于出现严重呼吸性酸中毒（$pH<7.25$）的 AECOPD 患者，在严密观察的前提下可短时间（1～2h）试用 NPPV。对于伴有严重意识障碍的 AECOPD 患者不宜行 NPPV。

机械通气初始阶段，可给高浓度氧，以迅速纠正严重缺氧，若不能达上述目标，即可加用 PEEP、增加平均气道压，应用镇静剂或肌松剂接触人机对抗；若适当吸气压力和 PEEP 可以使 $SaO_2>90\%$，应保持最低的 FiO_2。依据症状体征、PaO_2、PEEP 水平、血流动力学状态，酌情降低 FiO_2 50%以下，并维持 $SaO_2>90\%$。

NPPV 可以避免人工气道导致的气道损伤、呼吸机相关性肺炎的不良反应和并发症，改善预后；减少慢性呼吸衰竭呼吸机的依赖，减少患者的痛苦和医疗费用，提高生活的质量。但是由于 NPPV 存在漏气，使得通气效果不能达到与有创通气相同的水平，临床主要应用于意识状态较好的轻、中度的呼吸衰竭，或自主呼吸功能有所恢复、从有创撤机的呼吸衰竭患者，有创和无创的效果并不似彼此能完全替代的。

NPPV 禁忌证：①误吸危险性高及气道保护能力差，如昏迷、呕吐、气道分泌物多且排除障碍等。②呼吸、心搏停止。③面部、颈部和口咽腔创伤、烧伤、畸形或近期手术。④上呼吸道梗阻等。

NPPV 相对禁忌证：①无法配合 NPPV 者，神志不清者。②严重低氧血症。③严重肺外脏器功能不全，如消化道出血、血流动力学不稳定等。④肠梗阻。⑤近期食管及上腹部手术。

常用 NPPV 通气模式以双水平正压通气模式最为常用。呼气相压力(EPAP)从 0.196～0.392kPa(2～4cmH_2O)开始，逐步上调压力水平，以尽量保证患者每一次吸气动作都能触发呼吸机送气；吸气相压力(IPAP)从 0.392～0.784kPa(4～8cmH_2O)开始，待患者耐受后再逐渐上调，直至达到满意的通气水平。

应用 NPPV，要特别注意观察临床表现和 $SPaO_2$，监测血气指标。治疗有效时，1～2h 后，患者的症状、体征和精神状态均有改善；反之可能与呼吸机参数设置(吸气压力、潮气量)不当、管路或漏气等有关，应注意观察分析并及时调整。并且注意是否有严重胃肠胀气、误吸、口鼻咽干燥、面罩压迫和鼻面部皮肤损伤、排痰障碍、恐惧(幽闭症)、气压伤。有创正压机械通气(IPPV)：AECOPD 患者行有创正压通气的适应证为危及生命的低氧血症[PaO_2＜6.65kPa(50mmHg)或 PaO_2/FiO_2＜26.6kPa(200mmHg)]，$PaCO_2$进行性升高伴严重的酸中毒(pH≤7.20)。严重的神志障碍(如昏睡、昏迷或谵妄)。严重的呼吸窘迫症状(如呼吸频率＞40 次/分、矛盾呼吸等)或呼吸抑制(如呼吸频率＜8 次/分)。血流动力学不稳定。气道分泌物多且引流障碍，气道保护功能丧失。NPPV 治疗失败的严重呼吸衰竭患者。

第三节　急性呼吸窘迫综合征

急性肺损伤[ALD/急性呼吸窘迫综合征(ARDS)]是一种常见的危重症，其病因复杂，涉及多个临床学科，病死率极高，严重威胁患者的生命并影响其生存质量。

一、定义

ARDS 是因严重感染、创伤、休克、误吸等多种肺内或肺外的严重疾病引起肺泡和肺毛细血管膜炎症性损伤，通透性升高，继发非心源性肺水肿和顽固性、进行性的低氧血症。ALI 和 ARDS 是性质相同但程度不同的连续病理过程，ALI 代表较早期阶段，ARDS 代表晚期阶段。1994 年美欧 ARDS 联合委员会提出了新的 ALI/ARDS 诊断标准：①急性起病。②氧合指数(PaO_2/FiO_2)≤40kPa(300mmHg)。③正位胸片示双侧肺部浸润影。④毛细血管楔压(PCWP)≤2.39kPa(18mmHg)或临床上无左心房高压的证据。诊断 ARDS 的标准除 PaO_2/

$FiO_2 \leqslant 200mmHg$外，其他同 ALI 标准。

ARDS 不是一种疾病，而是一种综合征，发病率和病死率均很高，流行病学调查显示 ALI/ARDS 是临床常见危重症，研究显示，ALI/ARDS 发病率分别在每年 79/10 万和 59/10 万。提示 ALI/ARDS 发病率居高不下，明显增加了社会和经济负担。美国每年的发病患者数约为 16 万，在欧美病死率 40%～50%。

二、病因和危险因素

ARDS 病因复杂，有约 100 多种疾病可以引起 ARDS。直接原因主要包括：肺挫伤、误吸、淹溺、弥散性肺部感染、吸入有毒气体等；间接原因主要包括：脓毒血症、严重创伤、休克、急诊大量输血、重症胰腺炎、DIC、药物过量、体外循环等。在导致直接肺损伤的原因中，国外报道以胃内容物吸入和多发创伤为主要原因（这可能与西方国家人群酗酒和滥用药物有一定关系），而我国以重症肺炎占首位。病因不同，发生 ALI/ARDS 概率也明显不同。严重感染时 ALI/ARDS 患病率可高达 25%～50%，大量输血时可达 40%，多发性创伤可达到 11%～25%，而发生误吸时，ARDS 患病率也可达 9%～26%。同时存在 2 个或 3 个危险因素时，ALI/ARDS 患病率可能会进一步升高。总体而言脓毒血症是引起 ARDS 最常见的原因，其次是误吸、严重创伤和休克、DIC、大量输血等。

三、临床表现与实验室检查

（一）临床表现

1.症状

起病多急骤，常在严重感染、休克、严重创伤等疾患治疗过程中发生。一般发生损伤后 4～6h 内以原发病表现为主，呼吸频率可增快，但无典型呼吸窘迫；在损伤后 6～48h，逐渐出现呼吸困难、呼吸频率加快、呼吸窘迫、发绀，并呈进行性加重；患者常烦躁不安，严重者出现神经精神症状如嗜睡、谵妄、昏迷等。顽固性低氧血症不能用其他原发心肺疾病来解释，而且常规氧疗无效。

2.体征

ARDS 早期肺部体征不明显，心率可增快；以后肺部听诊可闻及干、湿啰音或哮鸣音，后期出现痰鸣音，或呼吸音降低，肺实变体征等。

（二）实验室检查

1.肺功能检查

常表现为过度通气，肺功能检查发现分钟通气量明显增加，可超过 20L/min。肺静态顺应性可降至 153～408mL/kPa（15～40mL/cmH_2O），功能残气量显著下降。

2.血气分析

PaO_2进行性降低，吸入氧浓度大于 50%（$FiO_2 > 0.5$）时，PaO_2低于 8.0kPa（60mmHg）；早期 $PaCO_2$可正常或因过度通气而降低，至疾病晚期方增高；肺泡－动脉氧分压差显著增加，肺内分流量 Qs/Qt 常超过 30%，$PaO_2/PAO_2 \leqslant 0.2$。因 PaO_2数值易受吸入氧浓度干扰，临床常以计算氧合指数（PaO_2/FiO_2）来反映吸氧状态下机体的缺氧情况，它与 ARDS 患者的预后相关，常用于 ARDS 的评分和诊断。

3.血流动力学监测

血流动力学监测对于 ARDS 的诊断和治疗具有重要意义。通过 Swan-Ganz 导管监测，ARDS 的血流动力学常表现为：肺毛细血管楔压（PCWP）常常<1.6kPa（12mmHg），心排出量正常或稍高，PAP 可正常或升高，这有助于和心源性肺水肿鉴别。通过 PCWP 监测可以直接指导 ARDS 液体治疗。

4.胸部 X 线检查

早期（发病<24h）胸片可无异常表现；进而表现为双肺纹理增多并呈网格样，边缘模糊，可间有小斑片状阴影。发病的第 1～5d，X 线表现以肺实变为主要特征，肺内的斑片状阴影常相互融合成大片状致密阴影，可见支气管充气征；病变多为两侧分布，左右病变可不对称，少数发生于单侧，上下肺野均可受累，但常以中下肺野和肺野外带较重。发病 5d 以后，X 线表现为双肺密度呈广泛均匀增高，甚至与心影密度相当，简称“白肺”。机械通气尤其是应用 PEEP 时，通过防止肺泡陷闭的方法，可使肺部阴影面积减少，但仍存在严重的弥散功能障碍，且治疗过程中可因“气压伤”，表现为纵隔气肿、气胸。

5.肺部 CT 扫描

CT 扫描不仅提高了我们对 ARDS 病理生理过程的认识，而且便于对此病治疗的形态学效果（体征的改变、机械通气和应用 PEEP）进行评估。在 ARDS 的早期，肺部的特征是血管通透性均匀增高，因此水肿呈非重力性分布（均一性肺）。肺的重量由于水肿而增加，在重力的作用下，造成沿垂直轴肺区带（由腹侧到背侧）水肿程度逐渐加重或通气量的进行性减少，以基底部肺区带的病变最为明显，导致水肿呈现重力依赖性的非均匀性的分布。由于 PEEP 的应用或患者体位改变，肺单位可重新开放并在随后的呼气过程中保持开放状态。但在 ARDS 晚期，病变又渐趋均匀，而较少有压缩性肺不张。与常规正位胸片相比，CT 扫描能够更准确地反映肺内病变区域大小，便于病情评估。CT 能较早发现间质性气肿和少量气胸等气压伤早期表现，这也是常规胸片所无法比拟的。

6.支气管肺泡灌洗

支气管肺泡灌洗和保护性支气管毛刷有助于确定肺部感染病原体，对于治疗有一定意义。

7.肺水肿液蛋白质测定

该检测项目检测难度较大，主要难度在于肺水标本的取材，目前临床尚未推广使用。方法是采用标准的 14～18F 的导管经气管导管楔入到右下肺段或亚段支气管内，不能前进时再用尽可能低的负压[通常为 5kPa（50cmH_2O）左右]吸引肺水肿液至集液器内；如果吸不出，可改变患者体位，依赖重力帮助水肿液流出；同时采取血标本，同时测定水肿液和血浆的蛋白浓度。对于气道分泌物较多的肺部感染患者，此法不适用。ARDS 属于高通透性、非心源性的肺水肿，肺毛细血管通透性增加，水分和大分子蛋白质进入间质或肺泡，使水肿液蛋白质含量与血浆蛋白含量之比增加，其比值通常>0.7。

四、诊断标准与鉴别诊断

目前 ALI/ARDS 诊断仍广泛沿用欧美 ARDS 联席会议提出的诊断标准。中华医学会呼吸病分会提出我国的 ALI/ARDS 诊断标准（草案）则在此基础上加上：①有发病的高危因素。②急性起病，呼吸频数和（或）呼吸窘迫。如果患者居住在高海拔区域，标准中的氧合指数

(PaO_2/FiO_2)则无法进行准确评价，特别是在不同海拔高度时；此时建议采用受海拔高度影响小的肺泡氧分压(PaO_2)/FiO_2<0.2 代替 PaO_2/FiO_2≤26.6kPa(200mmHg)作为评价标准。PCWP<2.4kPa(18mmHg)可排除心源性肺水肿，PCWP>2.4kPa(18mmHg)不能只诊断为心源性肺水肿，因为 ARDS 和心源性肺水肿可以并存。肺水肿液与血浆蛋白浓度比值也有助于鉴别高通透性和高压性肺水肿。高压性且无高通透性肺水肿；两者比值通常<0.6；高通透性且无高压性肺水肿，两者比值通常>0.7；两者并存时，两者比值通常在 0.6～0.7。

五、急性呼吸窘迫综合征的治疗

急性呼吸窘迫综合征的治疗应强调综合治疗的重要性，包括：针对原发病及其并发症的治疗，针对 SIRS 和 CARS 的治疗，降低肺血管通透性和炎症反应，改善氧合和纠正组织缺氧，保护其他器官等。

(一)原发病的治疗

积极寻找原发病灶并予以彻底治疗是预防和治疗 ARDS 最关键的措施。严重感染是导致 ARDS 的最常见原因，同时 ARDS 也易并发肺部感染，所以对于所有 ARDS 患者都应怀疑感染的可能，在治疗上宜选择广谱、强效抗生素。同时应积极抢救休克；尽量少用库存血；伴有骨折的患者应及时骨折复位、固定；避免长时间高浓度的氧吸入。

(二)肺外脏器功能的支持和营养支持

近年来，呼吸支持技术的进步使许多 ARDS 患者不再死于低氧血症，而主要死于 MODS。ARDS 常是 MODS 重要组成部分，ARDS 可加重其他的肺外器官的功能障碍；反之亦然。因此治疗 ARDS 时应具有整体观念，改善氧合必须以提高和维持氧输送为目标，不能单纯以改善动脉血氧分压为目标，要重视机械通气可能对心脏、肺、胃肠道以及肾脏功能造成的损害。同时加强肺外器官功能支持和全身营养支持治疗也是治疗 ARDS 的必要手段。

1.液体管理

液体管理是 ARDS 治疗的重要环节。高通透性肺水肿是 ALI/ARDS 的病理生理特征，肺水肿的程度与 ALI/ARDS 的预后呈正相关，因此，通过积极的液体管理，改善 ALI/ARDS 患者的肺水肿具有重要的临床意义。

目前观点认为 ARDS 患者的肺"干一些"比"湿一些"要好。ARDS 肺水肿主要与肺泡毛细血管通透性有关，肺毛细血管静水压升高会加重肺水肿。研究表明通过利尿和适当限制补液保持循环系统较低的前负荷可减少肺水的含量，可以缩短上机时间和降低病死率。因此适当的补液量和利尿治疗既要能维持有效循环血量和重要脏器的灌注，又不能增加肺毛细血管静水压而加重肺水肿。最好采用 Swan-Ganz 导管监测 PCWP，一般 PCWP 不宜超过 1.8～2.1kPa(14～16mmHg)。ARDS 患者采用晶体还是胶体液进行液体复苏一直存在争论。大规模 RCT 研究显示，应用清蛋白进行液体复苏，在改善生存率、脏器功能保护、机械通气时间及 ICU 住院时间等方面与生理盐水无明显差异。对于无或轻度低蛋白血症患者建议以晶体液为主，每日入量应限制在 2000mL 内，并严格限制补充胶体液，因为补充清蛋白等胶体液可能外渗加重肺水肿。但低蛋白血症也是严重感染患者发生 ARDS 的独立危险因素，而且低蛋白血症可导致 ARDS 病情进一步恶化，并使机械通气时间延长，病死率也明显增加。两个多中心 RCT 研究显示，对于存在低蛋白血症(血浆总蛋白<50～60g/L)的 ALI/ARDS 患者，与单

纯应用呋塞米相比，尽管清蛋白联合呋塞米治疗未能明显降低病死率，但可明显改善氧合、增加液体负平衡，并缩短休克时间。因此，对存在明显低蛋白血症的，尤其是严重感染的 ARDS 患者，有必要输入清蛋白，提高胶体渗透压。补充清蛋白后辅以利尿剂促进液体排出，使出入量保持适当的负平衡，并改善氧合。人工胶体对 ARDS 是否也有类似的治疗效应，需进一步研究证实。

2.加强营养和代谢支持，维持内环境稳定

ARDS 患者机体处于高分解代谢状态，易致营养不良和内环境紊乱而使机体免疫功能下降，故应加强营养支持治疗。可采用鼻饲和静脉补充营养，总热量按 25～30kcal/kg 补充，蛋白 1.5～3g/kg，脂肪占总热量 20%～30%，同时注意维持水电解质和酸碱平衡。

3.注重胃肠道功能的恢复

胃肠道是人体最大的免疫器官。MODS 发生时，往往合并胃肠道功能障碍。胃肠道黏膜屏障受损后，细菌易位会成为肺部炎症的主要原因，同时导致机体内毒素血症。因此应尽早恢复胃肠道进食，修复胃黏膜屏障，纠正肠道菌群失调是 ARDS 治疗的重要一环。尽早由胃肠道进食的主要目的不是补充营养，而主要是有助于恢复胃肠道功能和恢复大量应用抗生素和禁食时急剧减少的正常菌群如乳酸杆菌、双歧杆菌、大肠埃希菌等，纠正肠道菌群失调。口服谷胺酰胺可以帮助胃肠黏膜的更新，建立完整的肠道黏膜屏障。

(三)呼吸支持治疗

1.氧疗

针对 ALI/ARDS 患者进行呼吸支持治疗的目的是为了改善低氧血症，使动脉血氧分压(PaO_2)达到 8～10.6kPa(60～80mmHg)。可根据低氧血症改善的程度和治疗反应调整氧疗方式，可首先使用鼻导管，当需要较高的吸氧浓度时，可采用可调节吸氧浓度的文丘里面罩或带贮氧袋的非重吸式氧气面罩。

2.机械通气

ARDS 患者往往低氧血症严重且顽固，大多数患者一旦诊断明确，常规的氧疗常常难以纠正低氧血症，机械通气仍然是最主要的呼吸支持治疗手段。呼吸支持治疗对于 ARDS 的病因而言虽不是特异而有效的治疗手段，但它是纠正和改善 ARDS 顽固性低氧血症的关键手段，使患者不至于死于早期严重的低氧血症，为进一步的综合支持治疗赢得时间。同时在掌握 ARDS 呼吸力学改变特点的基础上，合理的使用机械通气技术对于提高 ARDS 的抢救成功率具有重要意义。机械通气的方式分为无创和有创两种。

(1)无创机械通气：无创机械通气(NIV)可以避免气管插管和气管切开引起的并发症，随机对照试验(RCT)证实 NIV 治疗慢性阻塞性肺疾病(COPD)和心源性肺水肿导致的急性呼吸衰竭的疗效肯定，但在 ALI/ARDS 中的应用却存在很多争议。迄今为止，尚无足够的资料显示 NIV 可以作为 ALI/ARDS 导致的急性低氧性呼吸衰竭的常规治疗方法。

不同研究中 NIV 对急性低氧性呼吸衰竭的治疗效果差异较大，可能与导致低氧性呼吸衰竭的病因不同有关。应用 NIV 可使多数合并免疫抑制的 ALI/ARDS 患者如艾滋病或器官移植患者发生严重卡氏肺孢子菌或巨细胞病毒等感染，以及冠状病毒感染(如严重急性呼吸综合征)避免有创机械通气，这些患者大多气道内分泌物不多，NIV 通过可正压减轻肺内渗出和水肿,改善缺氧,且呼吸机相关性肺炎和呼吸及相关性肺损伤的发生率较有创通气降低,并可能改善预后,因而 NIV 较有创通气具有明显的优势。因此,对于免疫功能低下的患者发生 ALI/ARDS,早期可首先试用 NIV。一项 NIV 治疗 54 例 ALI/ARDS 患者的临床研究显示,70%患者应用 NIV 治疗无效。逐步回归分析显示,休克、严重低氧血症和代谢性酸中毒是 ARDS 患者 NIV 治疗失败的预测指标。也有研究显示,与标准氧疗比较,NIV 虽然在应用第一小时明显改善 ALI/ARDS 患者的氧合,但不能降低气管插管率,也不改善患者预后。可见,ALI/ARDS 患者应慎用 NIV。

现一般认为,ALI/ARDS 患者在以下情况时不适宜应用 NIV:①神志不清。②血流动力学不稳定。③气道分泌物明显增加而且气道自洁能力不足。④因脸部畸形、创伤或手术等不能佩戴鼻面罩。⑤上消化道出血、剧烈呕吐、肠梗阻和近期食管及上腹部手术。⑥危及生命的低氧血症。尤其是 ARDS 患者的低氧血症严重且不易纠正,呼吸频率快,呼吸功耗大,使用经口面罩的 NIV 一方面难以实现良好的人机配合,另一方面也难以达到较高的吸氧浓度和呼吸支持水平。因此在应用 NIV 治疗 ALI/ARDS 时应严密监测患者的生命体征及治疗反应。如 NIV 治疗 1～2h 后,低氧血症和全身情况得到改善,可继续应用 NIV。若低氧血症不能改善或全身情况恶化,提示 NIV 治疗失败,应及时改为有创通气。

(2)有创机械通气:一般而言,大多数 ARDS 患者应积极使用有创机械通气。气管插管和有创机械通气能更有效地改善低氧血症,降低呼吸功,缓解呼吸窘迫,防止肺外器官功能损害。但 ARDS 患者的正常通气功能的肺泡明显减少,且病变分布具有不均一性,在应用有创机械通气时易发生呼吸机相关性肺损伤(VILI)。研究证明,ARDS 治疗效果欠佳与 VILI 的发生有密切关系,而采用相应的肺保护性通气不仅可以减少 VILI 的发生,而且有助于改善 ARDS 患者的预后。因此 ARDS 机械通气的目标是:在保证基本组织氧合的基础上,注重预防和减少 VILI 的发生。关于 ARDS 的通气策略,低容量低压力肺保护通气策略是趋势。近年来提出的肺复张策略,也是以肺保护性通气策略为核心和基础建立起来的,目的是在防止 VILI 的基础上,重新开放无通气功能肺泡。目前机械通气治疗 ARDS 主要包括以下方面。

1)小潮气量和严格限制吸气平台压:小潮气量通气的肺保护性通气策略可使 ARDS 患者避免或减轻 VILI。目前小潮气量的设置标准多参照美国国立卫生研究院建议,把 6mL/kg 作为机械通气时的理想潮气量。一项大规模随机对照临床研究证实,采用小潮气量治疗 ARDS 可将病死率从 39.8%降至 31%。潮气量减少后,可通过适当增加呼吸频率来代偿,但不应超过 25 次/分。研究显示气压伤的实质主要是容积伤而非压力伤,但若吸气平台压超过 3kPa($30cmH_2O$),仍有可能造成肺泡损伤。目前存在的争议:由于 ARDS 存在明显异质性(病因、病变类型和病变累及范围不同,塌陷肺泡分布不均)和个体差异,所以 6mL/kg 的小潮气量通气不能适用于所有 ARDS 患者,制订个体化小潮气量通气方案成为 ARDS 保护性通气策略的发展方向。如何制订个体化小潮气量通气方案目前尚处在研究阶段。①根据肺顺应性设置潮气量:并非所有 ARDS 患者均须小潮气量通气。对 ARDSnet 研究的进一步分析发现,基础呼吸系统顺应性不同的 ARDS 患者所需的潮气量各异。对于肺顺应性较好患者,其参与通气肺泡数目较多,机体所需潮气量较大,6mL/kg 潮气量并未降低病死率。反之,对于肺顺应性较差患者,其塌陷肺泡较多,参与通气肺泡较少,机体所需潮气量较小,6mL/kg 的小潮气量可降低患者病死率。因此，肺顺应性是决定潮气量大小的重要因素之一，有助于判读 ARDS 患者对潮气量的需要量。然而，令人遗憾的是，目前临床尚缺乏关于肺顺应性降低程度与潮气量大小相关性的研究。近年来，电阻抗断层成像技术（EIT）被认为是具有广泛应用前景的床旁呼吸监测技术。EIT 不仅无辐射和无创伤，而且可准确反应肺不同区域气体分布状态和容积改变情况，故 EIT 可能是实现 ARDS 患者床旁个体化选择潮气量的重要手段。②结合平台压设置潮气量：结合 ARDS 患者气道平台压设置潮气量可能更为合理。气道平台压能够客观反映肺泡内压，控制气道平台压能更好地控制肺泡过度膨胀和防止呼吸机相关肺损伤。目前，临床上普遍观点为，对 ARDS 患者实施机械通气时应采用肺保护性通气策略，气道平台压不应超过 2.94～3.43kPa（30～35cmH_2O）。即便是 ARDS 患者已使用 6mL/kg 小潮气量，若其气道平台压＞2.94kPa（30cmH_2O），则仍须要进一步降低潮气量。泰拉尼等研究显示，在部分重症 ARDS 患者潮气量被降至 4mL/kg 左右及气道平台压控制在 2.45～2.74kPa（25～28cmH_2O）时，其肺部炎症反应和肺损伤显著减轻。由此可见，结合患者气道平台压设置潮气量可能更为客观，重症 ARDS 患者可能需要更小潮气量。

2）肺复张策略（RM）：临床医师在采用肺保护性通气策略的同时实施肺复张是十分必要的。肺复张具有时间依赖性和压力依赖性。研究表明，在气道压力达 3.92kPa（40cmH_2O）时，约 50％的肺泡完全复张；在气道压力达 5.88kPa（60cmH_2O）时，≥95％的肺泡完全复张。另一方面，随时间延长，复张肺组织逐渐增多。通常在肺复张持续时间≥10 个呼吸周期时，大部分塌陷肺组织可完全复张。而治疗 ARDS 采用上述肺保护性策略所给予的驱动压往往不能使更多的萎陷肺泡开放。此外，长时间的小潮气量的通气也会导致肺不张和进行性的肺泡萎陷。然而，有关肺复张的临床随机对照研究均显示肺复张可改善氧合和临床指标，但未降低 ARDS 患者病死率。究其原因可能是，肺复张压力、肺复张持续时间、肺复张时机和频率、ARDS 病因及病程早晚、肺可复张性及复张后呼吸末正压通气 PEEP 选择均可影响肺复张效果。因此，对所有 ARDS 患者采用统一肺复张手段的治疗方法显然不妥，甚至是有害的。这可能是肺复张临床研究难以获阳性结果的主要原因。目前认为，肺的可复张性与肺复张策略实施密切相关。对于具有高可复张性肺的患者，医师应积极实施肺复张，肺复张后可选用较高水平 PEEP，维持肺泡开放。对于具有低可复张性肺的患者，医师不宜应用肺复张和选择较高水平 PEEP，反复实施肺复张不但不能将塌陷肺泡复张，反而导致非依赖区肺泡过度膨胀和加重机械通气导致的肺损伤。由于 ARDS 患者的肺可复张性存在显著差异，故对肺可复张性的准确判断是实施肺复张的前提和保障。目前临床医师常通过依赖影像学、功能学和力学判断肺的可复张性。虽然 CT 是评价和测定肺可复张性的金标准，但其难以在床边开展。EIT 的出现为床边肺可复张性评估的开展带来希望。EIT 可在床旁即时反映整体及局部肺容积变化，从而直观快速反映肺复张效果，指导肺复张的实施。肺复张法不良反应较大，尤其对于血流动力学影响较大，且施行时患者常需深镇静和麻醉。对于 ARDS 早、中期患者、肺顺应性较好者，此法疗效较佳，而对于重症 ARDS 或合并 MOFS、循环不稳定的患者宜慎重。

3）最佳 PEEP 的选择：通过 PEEP 作用可防止肺泡塌陷，改善氧合，其作用与其压力水平密切相关。但 PEEP 水平过高则会导致肺泡过度膨胀，加重肺损伤，并对循环系统产生不利影响。所谓最佳 PEEP 应当是治疗作用最佳而副作用最小时的 PEEP。适当的 PEEP 一方面可改善氧合,另一方面还可以减少肺萎陷伤和气压伤。但如何选择恰当的 PEEP 以维持肺泡开放是一个让临床医师非常困惑的问题。最佳 PEEP 与 ARDS 病程、肺可复张性及肺损伤分布类型等因素密切相关。传统方法多为通过静态 PV 曲线 LIP 法选择最佳 PEEP。在 ARDS 患者,呼吸静态 PV 曲线常呈"S"形。在曲线开始段有一向上的拐点称为低位拐点(LIP),此时的 PEEP 值恰好高于气道闭合压,可使小气道和肺泡在呼气末保持开放。使用略高于此压力水平的 PEEP,可以使较多的肺泡维持在开放状态,避免了终末气道和肺泡反复开合所造成的剪切伤。目前多数学者认为将 P_{LIP} ＋0.196～0.294kPa(2～3cmH_2O)的压力水平作为最佳 PEEP,并以此指导 PEEP 的调节。需要注意的是,有少数肺损伤不均匀分布或实变范围较大的 ARDS 患者可能无法描记出理想的 PV 曲线,这部分患者是无法使用 LIP 法选择最佳 PEEP。在无条件记录 PV 曲线的条件下,可先将 PEEP 设定在 1.96kPa(20cmH_2O)处,然后逐次下降 0.196～0.294kPa(2～3cmH_2O),以无 PaO_2 下降的 PEEP 值为最佳 PEEP 值。但在近期,梅卡(Mercat)等对 37 个 ICU 内 767 例患者需机械通气的急性肺损伤(ALI)/成人呼吸窘迫综合征(ARDS)患者进行了研究。所有患者在小潮气量通气(6mL/kg)基础上,随机接受中 PEEP[0.49～0.88kPa(5～9cmH_2O)]或高 PEEP[增加 PEEP,同时将平台压限制在 2.74～2.94kPa(28～30cmH_2O)]。结果显示,与中 PEEP 组比较,高 PEEP 组患者的 28d 病死率虽未降低,但脱机早,脏器功能衰竭后恢复时间较短,而且高 PEEP 组患者气压伤发生率并未增加。这与肺泡复张数量增加后肺顺应性提高、氧合改善和辅助用药减少直接相关,本研究最大特点在于,采用小潮气量通气的同时,参考平台压确定 PEEP 水平,与既往主要参照 P－V 曲线低位拐点对应压力选择 PEEP 水平不同,这可能是患者气压伤发生率并未增加的主要原因。

最新观点认为:最佳 PEEP 的选择应建立在个体化原则基础上,据患者肺的可复张性进行选择。对于具有高可复张性肺的患者,高水平 PEEP 显著增加肺复张容积,改善肺顺应性,提示高水平 PEEP 可维持此类患者肺容积和防止肺泡塌陷;对于具有低可复张肺的患者,高水平 PEEP 不仅不能增加肺复张容积,反而降低肺顺应性,提示 PEEP 过高可能使患者止常通气肺组织过度膨胀和肺损伤加重。

4)容许性高碳酸血症:保护性肺通气时的低潮气量和低通气压力常引起肺通气量下降,高碳酸血症及呼吸性酸中毒。允许一定的 CO_2 潴留($PaCO_2$ 8.0～10.7kPa)和呼吸性酸中毒(pH7.20～7.30)。如果 $PaCO_2$ 上升速度不快[＜1.33kPa(10mmHg/h)],而肾脏代偿机制正常,维持 pH＞7.25,且不伴有低氧血症和高乳酸血症,机体通常可以耐受。但当pH＜7.2 则需用碳酸氢钠进行纠正。高碳酸血症造成呼吸性酸中毒,可使氧解离曲线右移,促进血红蛋白释放氧,交感神经兴奋性增高,心排出量提高,降低外周阻力,改善内脏器官灌注,增加脑血流灌注和颅内压。毕竟高碳酸血症是一种非生理状态,清醒患者不易耐受,需使用镇静剂和肌松剂。对于颅内压升高患者禁用,左心功能不全者也应慎重。尽管高碳酸血症有较多弊端,但作为保护性肺通气的直接效应,其利大于弊,而且通过适当提高呼吸频率,减少机械无效腔,气管内吹气等方法可以使 $PaCO_2$ 下降。另外通过床旁体外膜肺氧合(ECMO)和小型 ECMO(Mini-ECMO)可有效清除二氧化碳,从而使高碳酸血症不再成为限制小潮气量实施的障碍,但这些治疗费用昂贵,目前临床尚难推广。

5)延长吸气时间或反比通气:通过增加吸呼比(增加吸气相时间)可使气道峰压和平台压

降低，平均气道压增加，气体交换时间延长，并可诱发一定水平的内源性 PEEP，因而在减小气压伤发生的可能性的同时，还可使氧合改善。但过高的平均气道压仍有可能引起气压伤和影响循环功能，故平均气道压以不超过 1.47kPa（15cmH_2O）为宜（在 PEEP 基础上）；当 PEEP 疗效欠佳或气道压力过高时，可配合压力控制模式使用反比呼吸。压力控制反比通气时，吸气时间长于呼气时间，有可能加重 CO_2潴留。

6）其他呼吸支持手段的使用：对于胸肺顺应性较差的患者，在采取小潮气量通气、限制气道压、加用 PEEP、延长吸气时间等通气策略的同时，由于严格限制了通气水平，常常会造成 CO_2潴留和氧合不满意。此时可以使用以下一些辅助手段。①俯卧位通气（PPV）：将患者置于俯卧位呼吸机通气治疗 ARDS 已有 20 多年历史，PPV 以其不良反应小而成为一项重要的辅助性治疗措施。英国的一项研究表明，PPV 患者 PaO_2升高范围为 3.07～10.7kPa，平均值为 5.47kPa，且 PaO_2随 PaO_2/FiO_2比值升高而升高，PaO_2/FiO_2比值升高范围为 7～161，平均升高 76。PPV 患者在第 1 小时内氧合改善有效率达 59%～70%。肺动力学研究表明，肺静态顺应性和血流动力学指标改变无统计学意义，但是胸壁顺应性明显下降，且有统计学意义。PPV 增强氧合作用可能主要是通过以下机制实现的：a.前认为俯卧位时肺内气体得到重新分布是治疗有效的主要机制。急性呼吸衰竭时胸膜腔负压梯度加剧可致重力依赖区肺组织的通气变差，甚至萎陷。仰卧位时主要为背侧肺组织萎陷。由仰卧位变为俯卧位时，胸膜腔负压梯度减小，负压变得较为一致，肺内气体的分布变得更为均匀，从而使背侧肺组织的通气得到改善；同时，肺内血流又优先分布到背侧肺组织，因此背侧肺组织的 v/o 比值改善，气体交换增加，氧合程度改善。b.仰卧位时，心脏对肺组织的压迫达 16%～42%，且 ARDS 患者心脏明显增大、增重，进一步加重了对肺组织的压迫；俯卧位时，心脏对肺组织的压迫仅为 1%～4%，故有利于萎陷肺泡复张，从而改善氧合。c.仰卧位腹腔内脏器的重量直接压迫双肺背侧后部区域，使其处于膈肌和胸壁的挤压之下，俯卧位时腹内脏器重量向腹侧或尾端移动，减少了对胸腔和背侧肺的压力，从而改善相应部位的通气。虽然该方法可以改善患者的缺氧状态，但治疗过程中护理非常困难，问题较多，且患者生存率亦无明显提高。②气管内吹气（TGD）：TGI 是一种新的机械通气辅助措施，即在气管插管旁置入通气管道，尖端距隆突 1cm，以 2～6L/min 吹气流量输送新鲜气流。主要目的是解决小潮气通气条件下机械通气时 CO_2潴留问题，减少高碳酸血症对机体的不利影响。TGI 技术目前尚未广泛应用于临床；主要副作用包括气道湿化不良、防止气道内压骤升、气道黏膜损伤、气道分泌物潴留等。③体外呼吸支持：体外气体交换的目的是让受损肺获得充分休息，促进受损肺组织愈合，避免 VILI。主要技术包括体外膜氧合 ECMO、体外 CO_2去除 $ECCO_2R$ 和腔静脉氧合 IVOX、$ECCO_2R$ 和 IVOX 创伤较小。理论上说体外呼吸支持是一种理想的 ARDS 替代治疗方法，但目前应用该方法治疗 ARDS 的结果并不理想，同时由于该方法耗费大、操作复杂、并发症较多，也限制其在临床的应用。④液体通气（LV）：液体通气是近年来出现的一种新的通气方式，可以明显改善 ARDS 动物的低氧血症，副作用小，有望临床应用于 ARDS 临床治疗。液体通气可分为：全液体通气和部分液体通气两种。全液体通气是在整个通气回路中充满了液体；部分液体通气是指在肺内注入相当于功能残气量的液体，并结合常规机械通气进行通气治疗，又称全氟化碳（PFC）相关气体交换。部分液体通气以功能残气量的液体加潮气量气体为介质，普通呼吸机作为通气机，操作简便易推广。而全液体通气需特殊液体呼吸机,液体在体外循环氧合,比较复杂,技术要求高。目前认为 LV 改善肺内气体交换的机制为:a.PFC 均匀分布于肺泡表面,降低肺泡的表面张力,使萎陷肺泡复张,改善肺的顺应性,降低肺内分流和气压伤发生率。b.PFC 具有较高的气体溶解度,气体转运功能良好。c.明显降低局部炎症程度,减轻肺损伤。d.促进内源性肺泡表面活性物质产生。目前使用液体通气的主要问题是 PFC 的安全性和 PFC 的用量问题。⑤镇静、镇痛与肌松:机械通气患者应考虑使用镇静镇痛剂,以缓解焦虑、躁动、疼痛,减少过度的氧耗。合适的镇静状态、适当的镇痛是保证患者安全和舒适的基本环节。镇静方案包括镇静目标和评估镇静效果的标准,根据镇静目标水平来调整镇静剂的剂量。临床研究中常用 Ramsay 评分来评估镇静深度、制订镇静计划,以 Ramsay 评分 3～4 分作为镇静目标。每日均需中断或减少镇静药物剂量直到患者清醒,以判断患者的镇静程度和意识状态。RCT 研究显示:与持续镇静相比,每日间断镇静患者的机械通气时间、ICU 住院时间和总住院时间均明显缩短,气管切开率、镇静剂的用量及医疗费用均有所下降。可见,对于实施机械通气的 ARDS 患者应用镇静剂时应先制订镇静方案,并实施每日唤醒。

对机械通气的 ARDS 患者,不推荐常规使用肌松剂。危重患者应用肌松药后,可能延长机械通气时间、导致肺泡塌陷和增加 VAP 发生率,并可能延长住院时间。机械通气的 ARDS 患者应尽量避免使用肌松药物。如确有必要使用肌松药物,应监测肌松水平以指导用药剂量,以预防膈肌功能不全和 VAP 的发生。

(四)连续性血液净化治疗(CBP)

目前认为,肺内炎症介质和抗感染介质的平衡失调,是急性肺损伤和 ARDS 发生、发展的关键环节。ALI/ARDS 患者体内存在大量中分子的炎症介质,如肿瘤坏死因子 TNFα、IL-1、IL-6、IL-8 等,可加重或导致肺及其他脏器功能障碍或衰竭。因此只有通过下调炎症瀑布反应,避免其他炎症因子的激活,才能达到控制全身炎症反应,以及减轻肺局部炎症的目的。CBP 不仅能有效地清除体内某些代谢产物、外源性药物或毒物、各种致病体液介质,而且可以改善组织氧代谢,保持体内水电解质酸碱平衡,清除体内多余的液体以减少血管外肺水和减轻肺间质水肿,改善肺泡氧合以及提供更好的营养支持。因此 CBP 已日益成为治疗 ARDS 的一种重要手段。另有研究表明将血液净化与 ECMO 结合起来,形成一体化多功能血液净化和膜氧合器,可进一步增强其疗效并扩大其应用范围,但是确切疗效尚待临床进一步评估。

(五)药物治疗

1.血管扩张剂

主要是吸入一氧化氮(NO)或前列腺素 Er。低浓度 NO 可选择性扩张有通气肺区的肺血管,改善通气/血流比率,减少肺内分压,降低肺动脉压。目前应用在新生儿和成年人肺动脉高压颇为有效,同时 NO 半衰期短,不影响体循环血压。多中心循证研究结果显示发现吸入 NO 治疗 ARDS 时虽可见到若干生理指标的改善,但不能降低病死率及减少机械通气疗程,故目前国际上已不再推荐使用该制剂治疗 ARDS;加上又缺少临床实用的安全应用装置,从而限制了其临床应用。目前认为该制剂可能在抢救难治性低氧血症方面起急救治疗作用。前列腺素 Ei 与 NO 有同样的作用机制,理论上说,吸入 PGEI 一段时间后,由于在体循环中的缓慢蓄积可以产生静脉用药类似的降低血压作用,但在实际研究中并未发现此类不良反应。

2.促进肺泡水肿液吸收的药物

现认为肺泡水肿液吸收为一主动 Nat 转运过程，肾上腺能激动剂对此过程具有促进作用，包括沙美特罗、特布他林和多巴酚丁胺等，但尚缺乏临床对照资料。此外，肾上腺能激动剂的作用与肺损伤程度相关，在损伤程度较轻时能够促进肺泡水肿液吸收，而损伤严重时的作用不明显。

3.表面活性物质(PS)

目前 PS 用于新生儿肺透明膜病(新生儿呼吸窘迫综合征)的治疗效果已得到公认。ARDS 肺泡内表面活性物质生成减少，理论上说补充外源性 PS 能够降低受损肺泡表面张力，防止肺泡萎陷，达到改善通气，提高肺顺应性，防止肺部感染的目的。但目前多项有关旨在研究表面活性物质治疗 ARDS 的作用的随机对照临床试验，显示出相互矛盾的结果。近年来发现表面活性物质尚具有一定的抗感染作用，其临床应用价值尚待进一步研究。目前认为肺泡表面活性物质的应用仍存在许多尚未解决的问题，如最佳用药剂量、具体给药时间、给药间隔和药物来源等。因此，尽管早期补充肺表面活性物质，有助于改善氧合，还不能将其作为 ARDS 的常规治疗手段。有必要进一步研究，明确其对 ARDS 预后的影响。

4.抗感染治疗药物

理论上已阐明 ARDS 是一种炎症性肺损伤，抑制炎症反应的药物当是从根本上治疗 ARDS 的途径已有很多药物或炎症介质拮抗剂被研究，但尚无一种能显示其临床实用价值。欧美多个前瞻性对照研究证明，不论是 ARDS 的早期治疗还是预防脓毒血症并发 ARDS 治疗，糖皮质激素均是无效的，而又在早期 ARDS 和脓毒血症患者应用激素会导致严重不良后果，包括机械通气时间延长、医院感染和死亡。有报道认为在 ARDS 的后期纤维化期间应用糖皮质激素可能有效，提倡在此阶段应用激素。最近一项小样本随机对照试验评估了在晚期和未消散的 ARDS 持续使用甲泼尼龙治疗的结果支持同样的结论。但近期澳大利亚的一项荟萃分析表明，小剂量糖皮质激素：甲泼尼龙 0.5～2.5mg/(kg·d)或等量激素可改善急性肺损伤/急性呼吸窘迫综合征(ALI/ARDS)患者的病死率和发病率，并且未增加不良反应。应用小剂量糖皮质激素还使患者自主通气时间、ICU 住院时间、多器官功能障碍综合征发生率、肺损伤评分和氧合指数均有所改善。患者的感染率、神经肌病和严重并发症发病率未增加。总之，关于糖皮质激素应用问题，仍存在较大争议。

进展迅速的严重感染性疾病，如严重急性呼吸综合征(SARS)及重症禽流感病毒并发呼吸衰竭实际上也属病毒性感染引起的 ALI/ARDS，但使用糖皮质激素是抢救患者的有效也是主要措施之一。因此在 ALI/ARDS 的救治中虽不主张常规使用激素，但应依据其原发病因，对于病毒、过敏及误吸等所致的进展迅速、弥散性肺部损伤的患者，应该在治疗原发病的基础上，考虑早期、短期、适量应用糖皮质激素。

5.重组人活化蛋白 C(thAPC)

thAPC 具有抗血栓、抗感染和纤溶特性，已被试用于治疗严重感染。Ⅰ期临床试验证实，持续静脉注射 thAPC24μg/(kg·h)×96h 可以显著改善重度严重感染患者(APACHEII＞25)的预后。基于 ARDS 的本质是全身性炎症反应，且凝血功能障碍在 ARDS 发生中具有重要地位，thAPC 有可能成为 ARDS 的治疗手段。但 rhAPC 治疗 ARDS 的相关临床试验尚在进行。因此,尚无证据表明 rhAPC 可用于 ARDS 治疗,当然,在严重感染导致的重度 ARDS 患者,如果没有禁忌证,可考虑应用 rhAPC。rhAPC 高昂的治疗费用也限制了它的临床应用。

6.鱼油

鱼油富含 ω-3 脂肪酸,如二十二碳六烯酸(DHA)、二十碳五烯酸(EPA)等,也具有免疫调节作用,可抑制二十烷花生酸样促炎因子释放,并促进 PGE 生成。研究显示,通过肠道给 ARDS 患者补充 EPA、γ 亚油酸和抗氧化剂,可使患者肺泡灌洗液内中性粒细胞减少,IL-8 释放受到抑制,病死率降低。对机械通气的 ALI 患者的研究也显示,肠内补充 EPA 和 γ 亚油酸可以显著改善氧合和肺顺应性,明显缩短机械通气时间,但对生存率没有影响。新近的一项针对严重感染和感染性休克的临床研究显示,通过肠内营养补充 EPA、γ 亚油酸和抗氧化剂,明显改善氧合,并可缩短机械通气时间与 ICU 住院时间,减少新发的器官功能衰竭,降低了 28d 病死率。此外,肠外补充 EPA 和 γ 亚油酸也可缩短严重感染患者 ICU 住院时间,并有降低病死率的趋势。因此,对于 ALI/ARDS 患者,特别是严重感染导致的 ARDS,可补充 EPA 和 γ 亚油酸,以改善氧合,缩短机械通气时间。

7.其他药物

抗内毒素抗体、氧自由基清除剂,细胞因子单克隆抗体或拮抗剂(抗 TNF-α、IL-1、IL-8、PAF 等)、N 乙酰半胱氨酸、环氧化酶抑制剂(布洛芬等)、内皮素受体拮抗剂、酮康唑等药物都曾被使用,但还没有一种药物被证实在减少 ARDS 患者病死率方面有明显作用。

虽然近年来针对 ARDS 的治疗手段取得了长足的进展,但 ARDS 的病死率并未明显下降。需要注意的是,由于呼吸支持治疗方式的改进,这些患者大多并非死于单纯的 ARDS(10%～16%),而死于感染性休克和 MOFS。缺乏对于失控性全身炎症反应有效的干预措施,是目前病死率居高不下的主要原因。因此现阶段在 ARDS 的治疗过程中必须格外强调综合治疗和积极防治 MOFS 的重要性。毫无疑问,针对失控性全身炎症反应的免疫调节治疗方法将是未来针对 ARDS 治疗的主要研究方式。

第四节　慢性咳嗽

咳嗽是最常见的呼吸道症状之一,以咳嗽为主诉者占呼吸专科门诊患者的 70%～80%,其中慢性咳嗽约占 1/3。造成咳嗽的原因众多,且不仅限于呼吸系统,尤其是慢性咳嗽诊治难度较大,误诊、误治严重。据广州呼吸病研究所进行的一项关于慢性咳嗽诊治现状的流行病学研究显示,慢性咳嗽患者平均诊治时间 5 年以上,超过 80%的患者误诊为“慢性支气管炎”或“慢性咽炎”等。慢性咳嗽患者由于长期诊断不明,不仅得不到有效治疗,给患者的工作、生活及心理带来严重的负担;而且反复地进行胸片、胸部 CT 等检查,滥用抗生素,增加了患者的经济负担。指南的建立,极大地提高了广大临床医生特别是呼吸专科医生对慢性咳嗽的认识和诊疗水平。

一、慢性咳嗽定义

慢性咳嗽病因较多，通常根据胸部X线检查有无异常分为两类：一类为X线胸片有明确病变者，如肺炎、肺结核、支气管肺癌等；另一类为X线胸片无明显异常者。通常所说的慢性咳嗽是指以咳嗽为主或唯一症状者，时间超过8周，胸部X线检查无明显异常的不明原因的咳嗽。

二、慢性咳嗽的病因

慢性咳嗽常见病因包括：①咳嗽变异性哮喘（CVA）。②上气道咳嗽综合征（UACS）。③胃食管反流性咳嗽（GERC）。④嗜酸粒细胞性支气管炎（EB）。⑤变异性咳嗽（AC）。这些病因占呼吸内科门诊慢性咳嗽病因的70%～95%。其他还包括气管一支气管结核、ACEI诱发的咳嗽等。关于慢性咳嗽常见病因的发病率有明显地区差异。我国的流行病学研究显示，慢性咳嗽病因常见病因依次为：CVA占32.6%，UACS占18.6%，EB占17.3%，AC占13.2%，GERC占4.6%，不明原因咳嗽达8.5%；少见病因（如气道结核）也可致慢性咳嗽。与英国和美国相比，我国CVA引起的咳嗽更常见，是我国慢性咳嗽的首位病因。与美国相比，我国UACS和GERC引起的咳嗽较少。而与日本相比，CVA和AC（日本AC的定义包含了EB）的发病率接近。

三、常见慢性咳嗽病因的诊断和治疗

（一）咳嗽变异性哮喘（CVA）

1.定义与发病机制

CVA是一种特殊类型的哮喘，咳嗽是其唯一或主要临床表现，无明显喘息、气促等症状或体征，但有气道高反应性。CVA的病因尚未明确，目前认为它的病因与哮喘类似，受遗传和环境理化因素的双重影响。其发病机制也与哮喘相似，存在气道高反应性，是多种炎症细胞、炎症因子和神经体液因素参与的气道慢性炎症，只是程度较轻微。CVA之所以主要表现为咳嗽而非气喘，原因可能是：①CVA患者的咳嗽敏感性较高，即使吸入激素治疗后，咳嗽反应性仍较高。②CVA气道反应性较典型哮喘患者低。③CVA患者的喘鸣阈值较高。我国广州呼吸病研究所最新的流行病学调查资料显示，CVA是最常见的慢性咳嗽病因（占32.6%）。

2.临床表现

主要表现为刺激性干咳，通常咳嗽比较剧烈，夜间咳嗽为其重要特征。感冒、冷空气、灰尘、剧烈运动及接触刺激性气味等容易诱发或加重咳嗽。CVA导致的咳嗽具有哮喘的一些特点，即反复发作、季节性和时间规律性；通常于春秋季节或者天气换季时反复发作，夜间或清晨症状较明显，可伴有胸闷、呼吸不畅感。CVA患者常在幼年有反复咳嗽史，伴有过敏性疾病（如过敏性鼻炎、湿疹及荨麻疹等）和过敏性疾病家族史，可合并有UACS和GERC（详见后描述）。

3.辅助检查

（1）血常规：白细胞总数正常，可有外周血嗜酸粒细胞计数增高。

（2）血IgE：血清总IgE增高，特异性IgE（针对粉尘螨、屋尘螨、花粉、烟曲霉等）增高，说明患者对某种特异性抗原过敏。

（3）皮肤点刺试验：有助于明确变应原，可以针对多种变应原检测，操作简便，安全性高，价格低廉，易于推广。

(4)呼出气一氧化氮(FeNO)检测：呼出气一氧化氮检测水平能反映气道炎症水平，可做为气道炎症的无创标志物，可将其作为抗感染药物治疗调整的依据。

(5)气道反应性测定：支气管激发试验是针对气道高反应性最常用的检测方法，主要适用于肺功能相对较好的患者(FEV_1＞70%正常预计值)。常用的激发试验药物为组胺或醋甲胆碱。该试验存在假阳性的问题，即支气管激发试验阳性不一定就是哮喘，仍需观察治疗后反应。支气管舒张试验主要适用于肺功能已经有所下降的患者(FEV_1＜70%正常预计值)，但CVA患者绝大多数属于早期哮喘，常规肺通气功能检查往往是正常的，因此需行支气管舒张试验者很少。

(6)胸部X线检查：多数患者无异常，但如并发呼吸道感染，可出现相应的影像学表现。

4.诊断

诊断的原则是综合考虑上述临床特点，对常规感冒药、止咳化痰药和抗感染治疗无效，支气管激发试验或支气管舒张试验阳性，支气管舒张剂治疗可以有效缓解咳嗽症状。需要强调的是气道反应性增高不一定就是CVA，只有经过相应治疗后咳嗽症状缓解才能诊断。诊断标准如下：

(1)慢性咳嗽，常伴有明显的夜间刺激性咳嗽。

(2)支气管激发试验阳性，或呼气峰流速日间变异率＞20%，或支气管舒张试验阳性。

(3)支气管舒张剂治疗有效。

5.治疗

CVA治疗原则与支气管哮喘治疗相同。大多数患者吸入小剂量糖皮质激素联合支气管舒张剂(β_2受体激动剂或氨茶碱等)即可，或用两者的复方制剂如布地奈德/福莫特罗、氟替卡松/沙美特罗，必要时可短期口服小剂量糖皮质激素治疗。治疗时间不少于8周。有报道抗白三烯受体拮抗剂治疗CVA有效，但观察例数较少。对于多数患者而言，如果不进行规范的治疗，多年以后可发展成为典型哮喘；积极规范治疗，CVA患者生活质量一般不受影响，可以正常的工作和生活。

(二)上气道咳嗽综合征(UACS)

1.定义与发病机制

由各种鼻部、咽部、喉部疾病引起咳嗽为主要表现的疾病总称为UCAS，是急、慢性咳嗽的常见病因。既往常将鼻部疾病引起的慢性咳嗽称之为鼻后滴流综合征(PNDS)，但除了鼻部疾病外，UACS还常与咽喉部的疾病有关，如变应性或非变应性咽炎、喉炎、咽喉部新生物、慢性扁桃体炎等。目前UACS引发咳嗽的机制尚未完全明确，临床相关研究已证实主要是由于机械刺激作用于上呼吸道的咳嗽反射传人支所致。可能的机制包括：①鼻腔或鼻窦的分泌物逆流到咽、喉部，从而刺激了该区域的咳嗽感受器。②UACS患者的咳嗽反射的敏感性增加。③一些物理或化学刺激物直接刺激咳嗽反射的传入神经，增强了咳嗽中枢的反应。④分泌物的微量吸入下呼吸道，刺激下呼吸道的咳嗽感受器诱发。我国广州呼吸病研究所最新的流行病学调查资料显示，UACS是第二大最常见的慢性咳嗽病因(占18.6%)。

2.临床表现

(1)主要症状:阵发性咳嗽、咳痰,以白天咳嗽为主;鼻塞、鼻腔分泌物增加、鼻音重;频繁清嗓、咽喉部瘙痒、咽后黏液附着、鼻后滴流感。变应性鼻炎表现为鼻痒、打喷嚏、流水样涕、眼痒等。鼻窦炎表现为黏液脓性或脓性涕,可有疼痛(面部痛、牙痛、头痛)、嗅觉障碍等。变应性咽炎以咽痒、阵发性刺激性咳嗽为主要特征。非变应性咽炎常有咽痛、咽部异物感或烧灼感。喉部炎症、新生物通常伴有声音嘶哑。

(2)体征:变应性鼻炎的鼻黏膜主要表现为苍白或水肿,鼻道及鼻腔底可见清涕或黏涕。非变应性鼻炎鼻黏膜多表现为黏膜肥厚或充血样改变,部分患者口咽部黏膜可见卵石样改变或咽后壁附有黏脓性分泌物。

3.辅助检查

慢性鼻窦炎影像学表现为鼻窦黏膜增厚、鼻窦内出现液平面等。咳嗽具有季节性或提示与接触特异性的变应原(如花粉、尘螨)有关时,变应原检查有助于诊断。

4.诊断

UACS/PNDS 涉及鼻、鼻窦咽、喉等多种基础疾病,症状及体征差异较大,且很多无特异性,难以单纯通过病史及体格检查做出明确诊断,针对基础疾病治疗能有效缓解咳嗽时方能明确诊断,并注意有无合并下气道疾病、GERC 等复合病因的情况。诊断线索包括:

(1)发作性或持续性咳嗽,以白天咳嗽为主,入睡后较少咳嗽。

(2)鼻痒、鼻塞、打喷嚏、鼻后滴流感和(或)咽后壁黏液附着感。

(3)有鼻炎、鼻窦炎、鼻息肉或慢性咽喉炎等病史。

(4)检查发现咽后壁有黏液附着、鹅卵石样观。

(5)经针对性治疗后咳嗽缓解。

5.治疗

治疗应依据导致患者 UACS/PNDS 的基础疾病而定。病因明确者需要进行针对性治疗,病因不明者,可进行经验性诊断性药物治疗。

(1)非变应性鼻炎:伴有鼻塞、鼻后滴流者,治疗首选第一代抗组胺剂和减充血剂,也可使用中枢性镇咳药或复方止咳制剂(如复方甲氧那明等),大多数患者在初始治疗后数日至两周内产生疗效;使用抗胆碱能药物(如异丙托溴铵等)鼻腔吸入治疗也有一定疗效。

(2)变应性鼻炎:首选鼻腔吸入糖皮质激素和口服抗组胺药治疗,丙酸倍氯米松(每侧鼻孔 50μg/次)或等同剂量的其他吸入糖皮质激素(如布地奈德、莫米松等),每日 1～2 次。各种抗组胺药对变应性鼻炎的治疗均有效果,首选无镇静作用的第二代抗组胺药,如氯雷他定等。避免或减少接触变应原有助于减轻变应性鼻炎的症状。必要时可加用白三烯受体拮抗剂,可短期鼻用或口服减充血剂等。症状较重、常规药物治疗效果不佳者,特异性变应原免疫治疗可能有效,但起效时间较长。

(3)细菌性鼻窦炎:多为混合性感染,抗感染是重要治疗措施,抗菌谱应覆盖革兰阳性菌、阴性菌及厌氧菌,急性患者应用不少于 2 周,慢性患者建议酌情延长使用时间,常用药物为阿莫西林/克拉维酸、头孢类或喹诺酮类抗生素。长期低剂量大环内酯类抗生素对慢性鼻窦炎具有治疗作用。同时联合鼻吸入糖皮质激素,疗程 3 个月以上。减充血剂可减轻鼻黏膜充血水肿，有利于分泌物的引流，鼻喷剂疗程一般<1 周。建议联合使用第一代抗组胺药加用减充血剂，疗程 2～3 周。内科治疗效果不佳时，建议咨询专科医师，必要时可经鼻内镜手术治疗。

(三)嗜酸细胞性支气管炎(EB)

1.定义与发病机制

一种以气道嗜酸粒细胞浸润为特征的非哮喘性支气管炎，患者肺通气功能正常，无气道高反应性，主要表现为慢性刺激性咳嗽，对糖皮质激素治疗反应良好。该病病因尚未明确，发病可能与过敏因素有关，但临床发现仅有部分患者存在变应性因素，与吸入性变应原如尘螨、花粉、真菌孢子等以及职业接触史有关，与吸烟没有确切关系。临床上针对气道炎症研究的主要方法包括诱导痰、支气管肺泡灌洗以及支气管一肺活检。诱导痰检查主要反映大气道的炎症变化，支气管肺泡灌洗液主要反映外周气道炎症的变化，支气管黏膜活检(主要通过纤维支气管镜行支气管黏膜活检)目前被认为是反映气道黏膜炎症变化最可靠的方法。众多研究显示 EB 与支气管哮喘的气道炎症病理特点相似，主要炎症细胞均包括嗜酸粒细胞、肥大细胞等，而临床表现却有明显差别，这可能与炎症细胞的密度和活性状态、气道反应水平以及炎症部位不同有关。EB 的气道炎症程度相对于哮喘更轻且范围局限。有研究发现哮喘患者的肥大细胞在黏膜和黏膜下层以及气道平滑肌层浸润数量明显增加，而 EB 患者的肥大细胞浸润主要位于黏膜和黏膜下层，提示这可能是导致 EB 与哮喘不同临床表现的一个重要机制。我国广州呼吸病研究所最新的流行病学调查资料显示，EB 是第三大最常见的慢性咳嗽病因(占 17.3%)。

2.临床表现

本病可发生于任何年龄，多见于青壮年，男性多于女性。主要症状为慢性刺激性咳嗽，而且常是患者唯一的临床症状。一般为干咳或咳少许白色黏液痰，可在白天或夜间咳嗽。部分患者对油烟、灰尘、异味或冷空气比较敏感，常为咳嗽的诱发因素；部分患者可伴有过敏性鼻炎、皮肤湿疹等其他系统过敏性疾病的表现。患者元气喘、呼吸困难等症状；肺通气功能及呼气峰流速变异率正常，无气道高反应性的证据；外周血嗜酸粒细胞数量多元异常；呼出气 NO 水平增高，但不能用以与哮喘等慢性气道炎症鉴别。

3.诊断

EB 的临床表现缺乏特征性，部分表现类似 CVA，体格检查无异常发现，诊断主要依靠诱导痰细胞学检查。具体标准如下：

(1)慢性咳嗽，多为刺激性干咳或伴少量黏痰。

(2)X 线胸片正常。

(3)肺通气功能正常，气道高反应性检测阴性，呼气峰流速日间变异率正常。

(4)诱导痰细胞学检查嗜酸粒细胞比例≥2.5%。

(5)排除其他嗜酸粒细胞增多性疾病。

(6)口服或吸入糖皮质激素有效。

4.治疗

EB 对糖皮质激素治疗反应良好，治疗后咳嗽症状很快消失或明显减轻，诱导痰中嗜酸粒细胞数量也会明显下降。通常采用吸入糖皮质激素治疗，二丙酸倍氯米松(每次 250～500μg)

或等效剂量的其他糖皮质激素，每日 2 次，持续应用 4 周以上，但总的治疗时间尚无定论。初始治疗可联合应用泼尼松口服，每日 10～20mg，持续 3～5d。多数患者治疗后症状消失，部分患者会出现复发，大多预后良好，偶有患者发展成为支气管哮喘。咳嗽复发患者应注意有无持续接触变应原或合并 GERC、UACS 等慢性咳嗽疾病。

（四）胃食管反流性咳嗽（GERC）

1.定义与发病机制

因胃、十二指肠内容物反流进入食管，导致以咳嗽为主要表现的临床综合征，称为胃食管反流性咳嗽（GERC），属于胃食管反流性疾病的一种特殊类型，是慢性咳嗽的常见原因。正常人也可存在一定程度的反流，通常出现在饱餐后，反流时间＜1h/24h 且没有任何反流症状称为生理性 GER。GERD 与多种呼吸系统疾病关系密切，反流和误吸会刺激咽喉部或气道黏膜，引起气道痉挛，诱发哮喘、咽喉炎、肺炎及肺脓肿等多种呼吸系统疾病。GERD 在欧美国家十分常见，人群中有 7%～15%的患者有胃食管反流症状，而我国 GERD 的发病率则相对较低。GERD 包括反流性食管炎（RE）、非糜烂性反流病（NERD，又称为内镜阴性的胃食管反流病）和 Barrett 食管（BE），其中以 NERD 最为常见，临床上引发 GERC 的也主要是 NERD。与欧美国家不同，在我国由于 GERD 的发病率较低，GERC 在慢性咳嗽中所占的比例也较低。根据我国广州呼吸病研究所最新的流行病学调查资料，GREC 是第五大最常见的慢性咳嗽病因（占 4.6%）。因该病常与其他慢性咳嗽疾病混杂，诊断条件要求较高，诊断过程较为复杂，加之很多临床医师对此病的认识不足，在临床上极易误诊或漏诊。

GERD 的发病机制主要与以下多种因素有关，包括：①食管抗反流功能下降。目前认为一过性食管下段括约肌松弛（TLESR）是引起胃食管反流的主要因素。②食管清除能力下降。③食管黏膜屏障功能受损。④胃排空延迟等。有多种因素可以加重或诱发 GERD，包括药物因素：①口服糖皮质激素。②口服茶碱类药物。③钙通道阻滞剂。④硝酸酯类药物。⑤吗啡和哌替啶。⑥前列腺素类。⑦阿屈膦酸盐类（治疗骨质疏松的药物）。⑧口服抗胆碱能类药物等。还有生活方式：如吸烟、饮酒和咖啡因，以及进食高脂食品、巧克力、辛辣等刺激性食品、酸性饮料等。此外，剧烈咳嗽和运动、肥胖、妊娠、多种呼吸系统疾病，如支气管哮喘、睡眠呼吸暂停综合征等，以及长期胃肠减压、硬皮病、糖尿病、腹膜透析等，都可加重或诱发 GERD。

GERC 与 GERD 相关联的发病机制主要涉及以下方面：

（1）微量误吸：GERD 可导致微量的胃液或十二指肠液进入咽喉或气管，尤其是胃酸，对气管和喉部的刺激作用比食管更严重；除胃酸外，少数患者还与胆汁反流有关。

（2）食管－支气管反射与气道神经源性炎症：目前认为这一机制在 GERC 起主要作用。24h 食管 pH 监测发现大部分 GERC 患者仅存在食管下段反流，仅有少数人发生近端反流和误吸，因此不能仅以微量酸吸入来解释 GERC。气管与食管胚胎发育期起源于同一部位（前肠），有共同的神经支配，反流物流经食管的部位分布有咳嗽相关的受体，当反流发生时，刺激迷走神经反射性地引起支气管反应。可能的机制包括：①沿迷走神经刺激咳嗽中枢。②神经冲动直接传递到气管，刺激咳嗽感受器。③神经冲动沿迷走神经传出纤维从脑内传到下呼吸道，引起黏液分泌增加或释放神经肽类物质，这些物质，直接刺激呼吸道咳嗽感受器，并可产生神经源性炎症，释放的炎症介质反作用于迷走神经再不断产生神经肽类物质，导致神经源性炎症加重,反复刺激咳嗽感受器产生和加重咳嗽。

2.临床表现

GERC 的临床表现分为两部分。

(1)典型反流症状:主要表现为胃灼热(胸骨后烧灼感)、反酸、嗳气、胸骨后胸闷和胸痛等,可向后背放射,严重者酷似心绞痛,多在餐后或平卧时出现。

(2)呼吸道症状:在出现反流症状的同时,发生反复的咳嗽,可与进食和体位有明显的关系。咳嗽大多为干咳或咳少量白色黏痰,进食酸性、油腻食物容易诱发或加重咳嗽。患者在睡眠中可因反流刺激而呛醒甚至有窒息感,严重影响患者的睡眠质量。有不少患者伴有类似咽喉炎的症状,如咽喉部异物感、咽喉灼痛、声音嘶哑等表现。需要注意的是有不少 GERC 患者没有典型的反流症状,而仅以咳嗽作为唯一的表现。

3.辅助检查

(1)内镜检查:内镜检查是诊断 RE 的重要方法,但对于无黏膜糜烂的 NERD 无诊断价值,也不能确定反流与咳嗽的相关性。

(2)24h 食管 pH 监测:24h 食管 pH 监测被公认为诊断 GERD 的"金标准",是目前判断胃食管反流的最常用和最有效的方法,但不能检测非酸性反流。食管正常 pH 为 5.5~7.0,pH<4.0 时提示存在酸反流。以 Demeester 积分及其 6 项参数作为判断指标,即 24h 内:①食管 pH<4 占总监测时间百分比。②最长反流时间。③反流大于 5min 的次数。④24h 食管pH<4 的次数。⑤直立位 pH<4 的百分时间。⑥仰卧位 pH<4 的百分时间。24h 食管 pH 监测系统可以实时记录反流相关症状,同时计算 Demeester 积分,还可获得反流与咳嗽症状的相关概率(SAP),确定反流与咳嗽的关系,这是目前诊断 GERC 最敏感、最特异的方法。但该方法不能检测非酸反流如胆汁反流,或者酸反流合并碱反流,因此结果阴性不能排除 GERC 诊断。非酸性反流常采用食管腔内阻抗或胆红素监测。最终确诊 GERC 需要根据抗反流治疗疗效来判断。

4.诊断

诊断标准如下。

(1)慢性咳嗽,可伴有反流症状。

(2)24h 食管 pH 监测 Demeester 积分≥12.70 和(或)SAP≥75%。

(3)抗反流治疗后咳嗽明显减轻或消失。

但需要注意,少部分合并或以非酸反流(如胆汁反流)为主的患者,其食管 pH 监测结果未必异常,此类患者可通过食管阻抗检测或胆汁反流监测协助诊断。目前抗反流治疗有效被认为是诊断 GERC 的最重要的标准,对于许多没有食管 pH 监测的单位或经济条件有限的慢性咳嗽患者,具有以下指征者可考虑进行诊断性治疗:①患者有明显的进食相关的咳嗽,如餐后咳嗽、进食咳嗽等。②患者伴有典型的胃灼热、反酸等反流症状。③排除 CVA、UACS 及 EB 等疾病,或按这些疾病治疗效果不佳。服用标准剂量质子泵抑制剂(如奥美拉唑 20mg,每日 2 次),治疗时间不少于 8 周。抗反流治疗后咳嗽消失或显著缓解,可以临床诊断 GERC。在诊断和治疗 GERC 的同时,需注意是否合并有 CVA、EB 及 UACS 等其他常见的慢性咳嗽病因。

5.治疗

(1)调整生活方式:体重超重患者应减肥,避免过饱和睡前进食,避免进食酸性、油腻食物,避免饮用咖啡类饮料及吸烟。

(2)制酸药:常选用质子泵抑制剂(如奥美拉唑、兰索拉唑、雷贝拉唑及埃索美拉唑等)或H_2受体拮抗剂(雷尼替丁或其他类似药物),以质子泵抑制剂效果为佳。

(3)促胃动力药:如有胃排空障碍者可使用多潘立酮等。单用制酸剂效果不佳者,加用促胃动力药可能有效。

(4)胃黏膜保护剂:如硫糖铝、枸橼酸铋、达喜等可通过增强黏膜屏障功能发挥作用,而且对于非酸反流有一定的疗效。

临床药物治疗常为联合用药,单一使用药物疗效差别大。内科治疗时间要求3个月以上,一般需2～4周方显疗效。咳嗽症状消失以后建议继续治疗3个月,再逐步停药。上述治疗疗效欠佳时,应考虑药物剂量及疗程是否足够,或是否存在复合病因。必要时咨询相关专科医师共同研究治疗方案,少数内科治疗失败的严重反流患者,抗反流手术治疗可能有效,因术后并发症及复发等问题,应严格把握手术指征。

(五)变应性咳嗽(AC)

1.定义

临床上某些慢性咳嗽患者,具有一些特应症的因素,抗组胺药物及糖皮质激素治疗有效,但不能诊断为支气管哮喘、变应性鼻炎或EB,将此类咳嗽定义为变应性咳嗽。其与变应性咽喉炎、UACS及感染后咳嗽的关系、发病机制等有待进一步明确。该疾病由日本学者定义,目前只有日本和我国承认该诊断;但定义有所差别。日本定义的AC包含有NAEB,因此在日本的慢性咳嗽指南中AC是最主要的慢性咳嗽病因。根据我国广州呼吸病研究所最新的流行病学调查资料,AC是第四大最常见的慢性咳嗽病因(占13.2%)。

2.临床表现

AC常表现为刺激性干咳,多为阵发性,白天或夜间均可咳嗽,油烟、灰尘、冷空气、讲话等容易诱发咳嗽,常伴有咽喉发痒。辅助检查:肺通气功能正常,支气管激发试验阴性;诱导痰细胞学检查嗜酸粒细胞比例不高;呼出气NO正常;变应原皮试检查常呈阳性;血清总IgE或特异性IgE常增高;咳嗽敏感性增高。

3.诊断标准

目前尚无公认的标准,以下标准供参考:慢性咳嗽,多为刺激性干咳;肺通气功能正常,气道高反应性阴性;具有下列指征之一:①有过敏性疾病史或过敏物质接触史。②变应原皮试阳性。③血清总IgE或特异性IgE增高。④咳嗽敏感性增高。

4.治疗

对抗组胺药物治疗有一定效果,大约60%的患者治疗有效,但抗组胺药物治疗往往不能完全消除咳嗽,临床上常常加入糖皮质激素治疗,首选吸入性糖皮质激素。咳嗽剧烈或不适合使用吸入性糖皮质激素者,可短期(1周左右)口服糖皮质激素,泼尼松20～30mg/d。抗白三烯类药物孟鲁司特治疗无效。本病预后良好,对肺功能影响不大,但易复发。

(六)气管－支气管结核

气管－支气管结核是发生在气管－支气管黏膜或黏膜下层的结核病，过去国内习惯称为支气管内膜结核。气管－支气管结核在慢性咳嗽病因中所占的比例尚不清楚，女性发病率高于男性；患者大多为青中年，且多合并有肺内结核，也有不少患者仅表现为单纯性支气管结核。其主要症状为慢性咳嗽，干咳或仅有少量黏痰；常有反复咯血；可伴有低热、盗汗、消瘦等结核中毒症状；有些患者咳嗽是唯一的临床表现，查体有时可闻及局限性吸气相干啰音。X线胸片常无明显异常改变。该病在国内并不罕见，临床上极易误诊及漏诊。

对怀疑气管－支气管结核的患者应首先进行普通痰涂片找抗酸杆菌。部分患者结核分枝杆菌培养可阳性。X线胸片的直接征象不多，可见气管、主支气管的管壁增厚、管腔狭窄或阻塞等病变。CT特别是高分辨率CT显示支气管病变征象较X线胸片更为敏感，尤其能显示叶以下支气管的病变，可以间接提示诊断。支气管镜检查是确诊气管－支气管结核的主要手段，镜下常规刷检和组织活检阳性率高。治疗原则与肺结核相同，需要进行规范化的全身抗结核治疗。诊断时间和治疗时机是决定预后的关键因素，早期以炎性浸润为主，疗效明显，如出现肉芽肿增生或纤维瘢痕组织形成，疗效不佳，易出现支气管狭窄、肺不张及反复的肺部感染。

(七)ACEI诱发的咳嗽

ACEI是目前治疗各类高血压疾患的主要用药。咳嗽是服用ACEI类降压药物的常见不良反应，发生率在10%～30%，占慢性咳嗽病因的1%～3%。其中，亚洲人群咳嗽发病率要高于欧美，女性多于男性。ACEI诱发的咳嗽以阵发性干咳为主，咳嗽与剂量无关；咳嗽发生时间与用药时间关系不定，通常在服药1周左右出现，短则服药后数小时即发作，长则治疗后数周或数月才出现；停用ACEI后咳嗽可以缓解，但再次服药后，咳嗽可重新出现甚至加重。诊断要点：①目前在服用ACEI。②停药后咳嗽明显减轻或消失可以确诊，通常停药4周后咳嗽基本消失。可用血管紧张素Ⅱ受体拮抗剂替代ACEI类药物。

(八)其他引起慢性咳嗽的原因

如慢性支气管炎、支气管扩张症、肺间质纤维化、结节病、肺癌等，虽可有慢性咳嗽，但严格而言不属于影像学阴性的慢性咳嗽范畴。因具有其相应的或特征性的临床表现，临床易于诊断。

四、慢性咳嗽病因诊断程序

(一)慢性咳嗽的病因诊断

应遵循以下几条原则：

(1)重视病史，包括耳鼻咽喉和消化系统疾病病史。

(2)根据病史选择有关检查，由简单到复杂。

(3)先检查常见病，后少见病。

(4)诊断和治疗应同步或顺序进行。如不具备检查条件时，可根据临床特征进行诊断性治疗，并根据治疗反应确定咳嗽病因，治疗无效时再选择有关检查。治疗部分有效，但未完全缓解时，应除外复合病因。

(二)慢性咳嗽病因诊断程序如下

(1)详细询问病史和查体：有时病史可直接提示相应病因，通过病史询问缩小诊断范围。

内容应包括:吸烟史、暴露于环境刺激因素或正在服用ACEI类药物。有特殊职业接触史应注意职业性咳嗽的可能。

(2)X线胸片:建议将X线胸片作为慢性咳嗽患者的常规检查。X线胸片有明显病变者,可根据病变的形态、性质选择进一步检查。X线胸片无明显病变者,如有吸烟、环境刺激物暴露或服用ACEI,则戒烟、脱离刺激物接触或停药观察4周。若咳嗽仍未缓解或无上述诱发因素者,则进入下一步诊断程序。

(3)肺功能检查:首先进行通气功能检查,如果存在明确的阻塞性通气功能障碍(FEV_1低于70%正常预计值),则进行支气管舒张试验判断气道阻塞的可逆性;如果FEV_1高于70%正常预计值,可通过支气管激发试验检测是否存在气道高反应性。24h峰流速变异率测定有助于哮喘的诊断与鉴别。通气功能正常、支气管激发试验阴性,有条件者应进行诱导痰细胞学检查,以帮助诊断EB。

(4)病史存在鼻后滴流或频繁清喉时,可先按UACS/PNDS治疗,联合使用第一代抗组胺药和减充血剂。对变应性鼻炎可鼻腔局部使用糖皮质激素。治疗1~2周症状无改善者,可摄鼻窦CT或行鼻咽镜检查。

(5)如上述检查无异常,或患者伴有反流相关症状,有条件者可考虑进行24h食管pH监测。无条件进行pH监测且高度怀疑者可进行经验性治疗。

(6)怀疑变应性咳嗽者,可行变应原皮试、血清IgE和咳嗽敏感性检测。

(7)通过上述检查仍不能确诊,或经验治疗后仍继续咳嗽者,应考虑做肺部高分辨率CT、支气管镜和心脏等方面检查,以除外支气管扩张症、肺间质病变、支气管结核、肿瘤、支气管异物及左心功能不全等少见的肺内及肺外疾病。

(8)经相应治疗后咳嗽缓解,病因诊断方能确立。但需注意部分患者可同时存在多种病因。若治疗后患者咳嗽症状仅部分缓解,应考虑是否同时合并其他病因。

五、慢性咳嗽的经验性治疗

上述诊断流程是慢性咳嗽诊断治疗的基础,可减少治疗的盲目性,提高治疗成功率。但病因诊断需要一定的设备和技术条件,在很多条件有限的医院或经济条件有限的患者难于实施。因此,经验性治疗可以作为一种替代措施。

慢性咳嗽的经验性治疗主要应遵循以下六条原则。

(1)治疗必须是针对慢性咳嗽的常见病因。国内外研究结果显示,慢性咳嗽的常见病因为CVA、UACS/PNDS、EB、AC和GERC等。

(2)根据病史推测可能的慢性咳嗽病因。如患者的主要表现为夜间刺激性咳嗽,则可先按CVA治疗;咳嗽伴有明显反酸、嗳气、胃灼热者,则考虑按GERC治疗;如感冒后继发咳嗽迁延不愈,可按感染后咳嗽进行处理。咳嗽伴流涕、鼻塞、鼻痒、频繁清喉、鼻后滴流感者,先按UACS/PNDS进行治疗。

(3)推荐使用覆盖范围较广、价格适中的复方制剂进行经验治疗,如美敏伪麻溶液、复方甲氧那明等,这些制剂对UACS/PNDS、变应性咳嗽、感染后咳嗽等均有一定的治疗作用。怀疑CVA及EB者(排除GERD者),可予小剂量口服糖皮质激素3~5d,然后予吸入性糖皮质激素联合β_2受体激动剂治疗。

(4)咳嗽、咳脓痰或流脓鼻涕者可用抗生素治疗。多数慢性咳嗽病因与感染病因无关,经验治疗时应避免滥用抗生素。

(5)UACS、CVA、EB或AC的经验性治疗常为1～2周,GERC至少2～4周。口服糖皮质激素一般不超过1周。经验治疗有效者,继续按相应咳嗽病因的标准化治疗方案进行治疗。

(6)经验性治疗无效者,应及时到有条件的医院进行相关检查明确病因。密切随访,避免漏诊早期支气管恶性肿瘤结核和其他肺部疾病。

虽然我国在慢性咳嗽方面的研究起步较晚,但疾病资源丰富。在借鉴欧美研究经验的同时,结合近几年国内的病因诊断、流行病学等相关研究结果,我国医学界也已陆续推出了两版咳嗽诊治指南,对于提高慢性咳嗽诊治水平意义重大。慢性咳嗽规范化诊治在很大程度上减少了患者的就诊时间和频率,降低医疗费用,节约医疗资源。我国人口众多,医疗资源有限,诊治水平极不均衡,大多数慢性咳嗽患者在基层医院就诊,慢性咳嗽规范化诊治工作的普及仍然任重道远。

第五节 肺 癌

肺癌是我国最常见的恶性肿瘤之一,亦是世界范围内肿瘤死亡的首位原因。

肺癌又称原发性支气管肺癌,指的是源于支气管黏膜上皮的恶性肿瘤,生长在叶、段支气管开口以上的肿瘤称为中央型肺癌;位于段以下支气管的肺癌称为周围型肺癌。生长在气管或其分叉处的为气管癌,比较少见。根据生物学特性和组织学类型,肺癌可分为非小细胞肺癌(NSCLC)和小细胞肺癌(SCLC)两大类,前者包括鳞癌、腺癌、大细胞肺癌和鳞腺癌。肺癌患者中80%～85%为NSCLC,且多数患者在初次诊断时已处于晚期(Ⅲb/Ⅳ期),80%的肺癌在诊断后的1年内死亡。如果不予以相应的治疗,晚期NSCLC的中位生存期只有5～6个月,患者1年生存率不到10%。

一、诊断

肺癌疗效得不到有效提高的主要障碍是诊断时疾病往往已处于晚期,提高早期诊断率对提高患者预后非常重要。临床医师应具有高度警惕性,详细采集病史,对肺癌症状、体征、影像学检查有一定经验,及时进行细胞学及纤支镜等相关检查,可使80%～90%的肺癌患者得到确诊。

(一)早期肺癌的症状和体征

应对具有以下临床特征的患者,尤其是年龄大于40岁,有吸烟史的患者,尽早进行相应检查并做出相应诊断和鉴别诊断:①持续2周以上的持续性咳嗽,治疗无效。②原有慢性呼吸道疾病,近期出现咳嗽性质改变。③单侧局限性哮鸣音,不因咳嗽改变。④反复同一部位肺炎,特别是肺段肺炎。⑤原因不明的肺脓肿,无异物吸入史和中毒症状,抗生素治疗效果差。⑥原因不明的关节疼痛及杵状指(趾)。⑦影像学发现局限性肺气肿,肺段或肺叶不张,相同支气管有可疑狭窄。⑧孤立性圆形、类圆形病灶和单侧肺门阴影增大、增浓。⑨原有稳定性肺结核病灶，其他部位出现新病灶，抗结核治疗后病灶反而增大或形成空洞，痰结核菌阴性。⑩不明原因的迁移性、栓塞性下肢静脉炎。

（二）影像学检查

有5%～10%的肺癌患者可无任何症状，单凭X线检查发现肺部病灶。怀疑肺癌的患者应常规进行胸部正侧位片检查，胸部正侧位片检查是发现、诊断肺癌和提供治疗参考的重要基本方法。对于胸部正侧位片疑诊肺癌的患者，应常规进行胸部CT检查。与X线相比，胸部CT的优点在于能发现小于1cm和常规胸片难于发现的位于重叠部位的肺部病变，判断肺癌与周围组织器官的关系，对肺门尤其是纵隔淋巴结的显示也比常规X线检查更好。胸部CT检查目前已成为估计肺癌胸内侵犯程度及范围的常规方法，尤其是在肺癌的分期上，更有无可替代的作用。其他部位包括脑、肝，肾上腺的CT或MRI检查，主要目的用于明确肺癌的远处转移，一般是在临床有怀疑转移时或进行术前分期才进行检查。临床诊断为肺上沟瘤，建议行脊柱＋胸廓入口的MRI检查，以了解锁骨下动脉和椎动脉与肿瘤的解剖关系。

（三）细胞学检查

痰细胞学检查对肺癌的诊断有很大帮助，如果收集痰标本得当，3次以上的系列痰标本可使中央型肺癌的诊断率达到80%，周围型肺癌的诊断率达到50%。另外，纤支镜检查时的灌洗物、刷检物、浅表淋巴结穿刺，经皮或经纤支镜穿刺标本的细胞学检查也可对诊断提供重要帮助。对于有胸腔积液的患者，可行胸腔穿刺抽液后，离心沉淀涂片找癌细胞。

（四）纤维支气管镜检查

已被广泛用于肺癌的诊断。对于纤支镜可见的支气管内病变，刷检的诊断率可达92%，活检的诊断率可达93%。其缺点在于得到的标本量少，特别是在处理黏膜下病变时，常不能取得恶性细胞。经纤维支气管镜针吸活检（TBNA）作为纤维支气管镜的重要辅助检查手段，具有创伤小、使用便捷、阳性率高的特点，可对气管周围、隆突下和肺门旁淋巴结进行活检，同时对黏膜下病变、肺周围结节和肿块的支气管内病变进行活检，其运用在一定程度上可减少创伤大、费用高的纵隔镜和开胸活检的必要性。经支气管镜肺活检（TBLB）可显著提高周围型肺癌的诊断率，对于病变直径大于4cm，诊断率可达到50%～80%，对于直径小于2cm的病变，诊断率仅有20%左右。支气管肺泡灌洗液（BAL）中收集的脱落细胞对于弥散型和周围型肺癌的诊断亦有较大的价值。经纤维支气管镜腔内超声（EUS）是将微型超声探头通过纤支镜进入支气管管腔，通过实时超声扫描，获得管壁层次的组织学特征及周围邻近器官的超声图像，有助于精确定位并提高诊断水平。目前联合两者的支气管内镜超声一透壁针吸活检（EBUS-TBNA）已经被证实在疾病分期和纵隔病灶诊断方面具有一定的优势。还可通过血卟啉荧光纤支镜或自发荧光检查来定位诊断肉眼未能观察到的原位癌或隐形肺癌。

（五）针吸细胞学检查

可在超声波、X线或CT引导下进行经皮或经纤支镜进行针吸细胞学检查。

1.浅表淋巴结针吸细胞学检查

可在局麻下对体表肿大或怀疑转移的淋巴结进行针吸细胞学检查。特别是质地硬、活动度差的淋巴结可得到很高的诊断率。

2.经皮针吸细胞学检查

对于病变靠近胸壁者可在超声或CT引导下进行穿刺针吸或活检。同样,由于取得的活检组织量少,可出现假阴性结果。可重复检查以提高阳性率。对于高度疑似恶变的患者,应重复多次活检,直到病理支持或排除恶性病变。经皮针吸细胞学检查的常见并发症为气胸,发生率为25%~30%,处理同自发性气胸。

3.经纤支镜针吸细胞学检查

对于周围型病变和气管、支气管旁淋巴结肿大或肿块,可经纤支镜针吸细胞学检查,与TBLB合用时,可将中央型肺癌的诊断率提高到95%,以弥补活检钳对于黏膜下病变的不足之处。

(六)其他活组织检查

可手术摘除浅表淋巴结判断有无肿瘤转移及明确肿瘤病理类型,以明确肿瘤分期。纵隔镜检查被认为是评估纵隔淋巴结是否转移的金标准,通过纵隔镜检查明确有无纵隔淋巴结转移,对判断手术切除肿瘤可能性颇有帮助。胸腔镜下胸膜活检或肺活检也可明确病理类型。

对于高度疑恶的患者,经上述检查方法或临床经验性治疗无效的,不能明确诊断的,应及时剖胸探查,以免失去手术切除机会。

(七)核医学检查

某些核素,如^{67}镓(^{67}Ga)-枸橼酸、^{169}镱(^{169}Yb)-枸橼酸、^{57}钴(^{57}Co)-博来霉素、^{113}铟(^{113}In)-博来霉素,或^{99m}锝(^{99m}Tc)-博来霉素等有亲肿瘤特性,在正常和非肿瘤部位聚集较少,可以此来鉴别肺部肿瘤的良恶性,但特异性差,诊断价值有限。正电子发射断层成像(PET)能对生命分子18F-FDG(荧光脱氧葡萄糖)直接成像,利用正常组织与肿瘤组织的代谢差异对肿瘤做出诊断,其借助SUV值的量化分析及高分辨CT形态学特点,可明显提高肺癌的确诊率。一般来说,SUV≥2.5的患者高度疑恶。与CT相比,PET具有更高的敏感性和特异性,已被用于评估肿瘤侵犯范围,对肺癌进行更精确的分期,属于既能定位又能定性的检查。对于怀疑淋巴结转移或远处转移者建议做此项检查,对于PET/CT扫描纵隔淋巴结阳性,需经病理证实。而对于怀疑骨转移的患者,如果不能做PET/CT则应做骨扫描。

(八)肿瘤标志物检查

部分肺癌患者的血清和切除的肿瘤组织中,含有一种或多种生物活性物质,如激素、酶、抗原和癌胚抗原等。其中癌胚抗原(CEA)在30%~70%肺癌患者中异常升高,肺腺癌中阳性率更是高达60%~80%,小细胞肺癌患者亦有20%~60%出现异常升高,可用于判断疾病预后及对治疗的应答。神经特异性烯醇化酶(NSE)在小细胞肺癌中的阳性率可达40%~100%,敏感性为70%,且与肿瘤的分期、肿瘤负荷密切相关,可考虑作为小细胞肺癌的血清标志物,亦可做为评价治疗效果的指标。鳞癌相关抗原(SCC)和细胞角蛋白19片段(CY211)对于诊断及鉴别诊断、疗效评估亦有所帮助,但其敏感性不高。胸腔积液中的肿瘤标志物的诊断价值有时高于血清检查。

(九)免疫组化染色

免疫组化在鉴别原发性肺腺癌和转移性肺腺癌、鉴别恶性胸膜间皮瘤和肺腺癌、确定肿瘤的神经内分泌状况方面极具价值。癌胚抗原(CEA)、B72.3、Ber-EP4和MOC31在胸膜间皮瘤染色阴性，而腺癌染色为阳性。胸膜间皮瘤对 WT-1、钙结合素、D2-40 和角蛋白 5/6 染色敏感，呈特异性表达。TTF-1 是 NKX2 基因家族中的一个包含同源结构域的核转录蛋白，大部分原发性肺腺癌 TTF-1 阳性，而肺的转移性腺癌 TTF-1 阳性，而肺的转移性腺癌 TTF-1 通常为阴性。原发性肺腺癌通常 $CK7^{+}$ 而 $CK20^{-}$，结直肠腺癌肺转移 $CK7^{-}$ 而 $CK20^{+}$，两者可鉴别。CDX-2 是转移性肠道肿瘤的一个高度特异和敏感的标志物，可用于鉴别原发肺癌和胃肠道肿瘤肺转移。检测嗜铬素和突触素可用于诊断肺的神经内分泌肿瘤，所有的典型和不典型类癌均为嗜铬素和突触素染色阳性，而小细胞肺癌中 25％染色为阳性。

二、分期

肺癌的分期对制订治疗方案和判断预后极为重要。TNM 分期系统独立的基于疾病解剖学程度，反映的是病变的解剖部位，大小，肺外生长情况，有无局部、肺门和纵隔淋巴结的转移和远处脏器的转移。

关于 SCLC 的分期，由于确诊时大部分患者已达到晚期，故 TNM 分期系统很少应用，目前较多采用的局限和广泛两期分类。局限期指肿瘤局限于一侧胸腔内，包括有锁骨上和前斜角肌淋巴结转移的患者，但无明显上腔静脉压迫、声带麻痹和胸腔积液。对局限期 SCLC 应进一步按 TNM 分期进行临床分期，以能更准确地对不同期别的患者给予个体化的综合治疗。广泛期则指超出上述范围者。

三、治疗

肺癌的治疗应根据患者的身体状况、肿瘤的具体部位、病理类型、侵犯范围(病期)和发展趋向，结合细胞分子生物学的改变，有计划地、合理地应用现有的有效的多学科综合治疗手段，制订个体化治疗方案，以最适合的经济费用取得最好的治疗效果，最大限度地改善患者的生活质量。

(一)NSCLC

1.早期(Ⅰ期和Ⅱ期)NSCLC

(1)手术切除：根治性手术是早期 NSCLC 患者的首选治疗手段。对于隐形肺癌患者详细检查确定肿瘤部位再决定手术方式。Ⅰ期($T_1N_0M_0$ ⅠA 期和 $T_1N_0M_0$ ⅠB 期)肺癌首选治疗为肺叶切除加肺门纵隔淋巴结清扫术。切缘阳性的不完全性切除Ⅰ期肺癌，应再次手术。Ⅱ期($T_1N_1M_0$ ⅡA 期和 $T_2N_1M_0$、$T_3N_0M_0$ ⅡB 期)肺癌的治疗方法仍以手术为主，可行肺叶切除、双叶切除或全肺切除术加肺门纵隔淋巴结清扫术等。肺功能较差不能耐受肺叶切除者考虑更小范围的切除。对于完全切除的 N_1 Ⅱ期肺癌，推荐辅助化疗。T_3 Ⅱ期肺癌的特点是没有淋巴结转移、原发性肿瘤有外侵但有可能切除无须重建，按其外侵范围将其分为 4 类：侵犯胸壁、侵犯纵隔、侵及距隆突$<$2cm 的主支气管和肺上沟瘤。T_3 Ⅱ期肺癌仍以手术切除为主要手段。如果侵犯胸壁或纵隔或接近气管的 T_3 Ⅱ期肺癌术前评价可切除，首选治疗方法为包括受侵软组织在内的肺叶或全肺切除和纵隔淋巴结清扫。肺上沟瘤位置较为特殊，肿瘤若直接侵犯脊柱或椎管、臂丛神经上千(颈 8 或以上)或包绕锁骨下动脉为 T_4，否则为 T_3。T_3 期肺上沟瘤应在同步化放疗后行手术切除，并序贯辅助化疗。

对于Ⅰ期和Ⅱ期纵隔淋巴结阴性而不能手术者，可行根治性放疗或局限性手术切除。局限性手术切除包括肺段切除术(首选)或楔形切除术，仅用于三类特殊人群：①可保留肺组织很少或者因其他重要并发症而不能接受根治术。②周围型结节≤2cm，并至少符合组织学类型为单纯细支气管肺泡癌或 CT 显示结节毛玻璃样改变≥50%中的一项。③影像学随诊证实肿瘤倍增时间≥400d。对于切缘阳性的患者建议再次手术，否则应给予放疗联合化疗。

(2)放疗和化疗：完全性切除的ⅠA 期及非高危ⅠB 期肺癌，无须辅助化疗或放疗，而肿瘤直径>4cm 的 IB 期应考虑辅助化疗。TA 期术后切缘阳性的患者应首选再次手术。对肿瘤>4cm、脏层胸膜受累、Nx(无法评价淋巴结状态)的高危ⅠB 期或ⅠB 期切缘阳性的患者，由于手术切缘距离肿瘤偏近，可能导致切除不充分，而 Nx 则提示淋巴结可能清扫不足，故应进行术后辅助化疗。

对于有不良因素(淋巴结清扫不充分、淋巴结囊外侵犯、多站淋巴结阳性以及切缘不足)并且切缘阴性的ⅡA、ⅡB 期患者应行同步放化疗。T_3Ⅱ期包括>7cm 的肿瘤、同一肺叶卫星结节以及直接侵犯胸壁或纵隔胸膜的 T_3。对于病灶>7cm、同一肺叶中有分开的结节的Ⅱ期患者的治疗模式为完全性切除＋术后辅助化疗。如果对于侵犯胸壁纵隔或接近气管的 T_3Ⅱ期肺癌术前评价为不可切除，首选同期放化疗，2～3 个周期化疗和 40Gy 放疗后重新评估手术切除可能性，如果可切除则行手术，如果不可切除则继续放化疗。对部分基础条件差的患者无法行根治性手术，若能行根治性放疗或局限性手术切除，可提高其 5 年生存率。

2.局部晚期 NSCLC(LANSCLC)的治疗

Ⅲ期肺癌也称局部晚期 NSCLC(LANSCLC)，是指已有纵隔淋巴结转移(N_2)或侵犯纵隔重要结构(T_4)或有锁骨上淋巴结转移(N_3)的非小细胞肺癌，包括 $T_3N_1M_0$、$T_{1\sim3}N_2M_0$、$T_{any}N_3M_0$、$T_4N_{any}M_0$ 患者。侵犯纵隔重要结构是指侵犯心包、心脏、大血管、食管和隆突的 NSCLC。局部晚期 NSCLC(LANSCLC)可从治疗角度分为可切除和不可切除两大类。

ⅢA 期 NSCLC 包括：$T_{1\sim2}N_2M_0$，$T_1N_{1\sim2}M_0$，$T_1N_{0\sim1}M_0$，具有手术根治的可能。其中同侧纵隔淋巴结转移(N_2)是Ⅲ期 NSCLC 主要的一个临床期别。N_2淋巴结阳性包括两类，一为“偶然性”N_2阳性，即术前未发现而在术后病理检查中发现阳性，此类患者称为“偶然性”ⅢA 期 NSCLC，应行术后辅助化疗序贯放疗，因其常可局部复发，应尽早行放疗。另一为术前即已评价为 N_2阳性，可行新辅助化疗后手术切除，但诱导化放疗后外科切除并不能提高总体生存率，其中接受肺叶切除者生存率优于直接同步化放疗，但全肺切除者生存劣于直接同步化放疗。对肿瘤>7cm 的 $T_3N_2M_0$患者应在新辅助化放疗或诱导化疗后进行手术可能性评估，而对其他 $T_3N_2M_0$则推荐行根治性同步化放疗。而对 $T_4N_{0\sim1}$ⅢA 期患者，应由有经验的外科医生评价手术可能性，对可切除肿瘤的首选治疗手段为手术，也可选择术前行新辅助化放疗或化疗，以达到降期及减少潜在微转移、改善无病生存的目的。如为完全性切除，则应考虑第三代含铂方案的术后辅助化疗，化疗不宜超过 4 个周期；如切缘阳性，则应术后放疗和化疗。

不可切除的局部晚期 NSCLC 主要是指局部病灶太晚期(ⅢB 期)不适合手术切除或者患者心肺功能差不能耐受手术切除的Ⅰ期 NSCLC，其规范治疗方案为同步放化疗。其适应证包括：病理确诊，分期明确的 LANSCLC；PS 评分 0～1；年龄<70 岁、无胃溃疡、糖尿病、高血压；以往肿瘤史者需已无病生存超过 3 年；实验室检查：白细胞计数≥1.8×10^9/L，血小板≥100×10^9/L，血红蛋白≥100g/L，肺功能≥1.5L，肝功能 AST、ALT 均<2.5 倍正常值上限，胆红素正常，肾功能正常。禁忌证包括：不稳定心绞痛；心肌梗死或心力衰竭且 6 个月内住院；急性细

菌、真菌感染;慢性阻塞性肺病发作,且 3 个月内因此住院者;肝功能不全造成的黄疸、凝血障碍;对同步放化疗中的化疗药物过敏。同步放化疗的方案有:①顺铂 50mg/m^2,d1、8、29、36,VP-16 50mg/m^2,d1～5,29～33,同步胸部放疗总剂量为 61Gy。②顺铂 100mg/m^2,d1、29,长春碱每周 5mg/m^2,共 5 周,同步胸部放疗总剂量为 60Gy。③卡铂 AUC=2,30 分钟以上,紫杉醇每周 45～50mg/m^2,1h 以上,同步胸部放疗总剂量为 63Gy/34f,7 周完成。同步放化疗的疗效优于单纯放疗及序贯放化疗,但其毒副作用亦相应增加,

3.Ⅳ期 NSCLC 的治疗

Ⅳ期 NSCLC 的标准治疗方案是以化疗为主的综合治疗,治疗目的为延长生命,提高生活质量。

(1)手术切除:在伴有远处转移的 IV 期 NSCLC 患者中存在一个孤立性转移的亚型,对于肺癌孤立转移瘤患者来说,手术治疗无疑是改善预后的重要方式。①肺内转移:对侧肺或同侧肺其他肺叶的孤立结节,可分别按两个原发瘤各自的分期进行治疗。②脑转移:如未接受有效治疗,肺癌患者一旦发现脑转移,预后极差,目前治疗肺癌脑转移的一线方案仍为全颅放疗,但是大剂量全颅放疗后极易出现慢性神经损伤,且接受治疗后中位生存期也仅有 3～6 个月,全颅放疗给患者带来的生存受益实际有限。对于原发病灶已控制的肺癌脑转移患者,接受手术联合全颅放疗比单独全颅放疗,可明显延长患者的生存期。③肾上腺转移:肾上腺是肺癌常见的转移位置,发生率可达 18%～42%。由于即使使用 MRI 扫描或 PET－CT 扫描都很难对其良恶性进行鉴别,因此,对于可疑的肾上腺肿块影应在肺手术前进行组织病理学分析。对于孤立性肾上腺转移而肺部病变又为可切除的非小细胞肺癌,肾上腺病变应手术切除,而肺部原发病变则按分期治疗原则进行。由于放疗(三维适形放疗或 SBRT)或射频消融对于不能手术的肺癌可以带来积极的生存获益,对肾上腺转移灶的处理除手术之外尚可选择放疗或射频消融等治疗方法。

(2)化疗:对 PS≤2 分的Ⅳ期 NSCLC 患者,应当首选一线含铂两药联合方案,尤其是铂类联合第三代化疗药物包括:紫杉类(紫杉醇、多烯他赛)、长春瑞滨、依托泊苷、培美曲塞和吉西他滨,可进一步提高临床疗效,其总缓解率可达 50%,中位生存期可达 14.2 个月,1 年生存率达 30%～40%。对 PS>2 分的Ⅳ期 NSCLC 患者,并不能从联合化疗中获益,首选单药化疗或最佳支持治疗。

以上含铂二药方案具有相似的客观缓解率和生存率,在毒性反应、使用方便性和费用上略有差异,临床医师可根据患者的情况施行个体化治疗。每化疗两个周期应评价肿瘤反应,对于缓解或稳定的患者可继续化疗,总疗程以 4～6 周期。延长治疗周期并不能改善生存期,反而增加毒副作用。化疗常见的毒副作用:①骨髓抑制。出现红细胞、白细胞、血小板一系或三系下降,可予以红细胞生成素、粒细胞集落刺激因子(或巨粒细胞集落刺激因子)、IL-11 等对症处理,必要可输注红细胞悬液、单采血小板等。监测出血或感染的征象,并根据最低粒细胞计数调整化疗药物剂量。还可应用化疗保护剂(如:氨磷汀)以保护正常组织免于化疗药物的影响。②恶心、呕吐、食欲降低、腹泻等胃肠道不适。可予以 5-羟色胺受体拮抗剂、糖皮质激素、甲氧氯普胺(胃复安)等缓解症状,同时可予以甲羟孕酮改善食欲。③脏器功能损害。a.肾脏毒性:早期可无明显症状,尿素氮、肌酐升高往往是慢性或急性肾功能不全的征兆。使用大剂

量的铂类药物治疗时，必须足量水化、碱化利尿以保护肾脏；b.肝脏毒性：轻者出现腹胀、恶心、食欲缺乏甚至黄疸等，严重者出现肝脏功能障碍；c.心脏毒性：可导致出现心肌损害、心律失常，严重者出现心力衰竭。④过敏反应。轻症表现为瘙痒、皮疹、药物热等，严重者表现为气管痉挛、呼吸困难和低血压等，故常于药物（如紫杉醇、多烯紫杉醇、培美曲塞等）静脉滴注之前，应用地塞米松。

(3)维持治疗：晚期 NSCLC 的维持治疗是指 NSCLC 患者在完成标准周期化疗且疾病治疗已客观缓解或稳定后再接受的治疗。对于 NSCLC 患者接受 4～6 个周期的一线化疗方案后是观察随访还是维持治疗，成为近年关注焦点，维持治疗作为提高肺癌长期生存的一个新的重要手段已经引起了临床工作者的极大重视。维持治疗可分为两类：①继续维持治疗，指在一线治疗 4～6 个周期之后，如果无疾病进展，使用至少一种一线治疗曾用药物进行治疗。②换药维持治疗，指在一线治疗 4～6 个周期之后，若无疾病进展，使用另一种不包含在一线方案中的药物进行治疗。一般不推荐传统的细胞毒药物用于继续维持治疗。目前用于继续维持治疗药物包括：①贝伐珠单抗：须在 4～6 个周期含铂两药化疗联合贝伐珠单抗治疗后使用。②西妥昔单抗：须在 4～6 个周期顺铂＋长春瑞滨联合西妥昔单抗治疗后使用。③培美曲塞：仅针对非鳞癌患者。用于换药维持治疗的药物包括：①培美曲塞。仅针对非鳞癌患者。②厄罗替尼。目前对于多西他赛用于维持治疗的分歧较大。

(4)靶向治疗：NSCLC 靶向治疗药物中研究最多的是表皮生长因子受体（EGFR）和血管内皮生长因子（VEGF）。以 EGFR 为靶点的靶向药物主要有两类：酪氨酸激酶抑制剂（TKI）和抗 EGFR 单克隆抗体，前者包括厄罗替尼和吉非替尼等；后者主要为西妥昔单抗。VEGF 类靶向治疗药物为 VEGF 单克隆抗体：贝伐单抗；而作用于 VEGFR 的 TKI 尚未进入临床。

1)EGFR-TKI：吉非替尼为首个用于临床的 EGFR-TKI，其单药治疗或联合化疗虽然可以改善复发的 NSCLC 患者的总体有效率，但并不能改善总体生存时间。吉非替尼可能较适宜作为晚期转移或复发的 NSCLC 患者的二线或三线治疗药物，尤其亚裔、非吸烟、腺癌、EGFR 突变（＋）的 NSCLC 患者可能获益更大。相比于吉非替尼，厄罗替尼单药治疗能够延长晚期转移或复发 NSCLC 患者的生存时间，且总体缓解率与其他二线化疗方案（如多西他赛、培美曲塞等）相似，但不良反应显著减小，可做为经至少一种化疗方案治疗失败的晚期 NSCLC 患者的二线或三线治疗药物或用于晚期 NSCLC 的维持治疗。其最常见不良反应为轻度皮疹和腹泻。厄罗替尼相关性皮疹的发生率为 70％，然而皮疹严重程度与疾病缓解率和患者生存时间有关，且皮疹越严重 MST 越长。

西妥昔单抗为嵌合型抗 EGFR 单克隆抗体，西妥昔单抗联合 NP 方案可用于晚期 NSCLC 的一线治疗。不良反应主要为皮疹、腹泻和输液反应，其中皮疹的严重程度也和患者的生存时间成正相关，西妥昔单抗联合 NP 方案引起中性粒细胞减少性发热的发生率明显增高。

2)VEGF 单克隆抗体：目前批准用于临床的抗 VEGF 类靶向治疗药物为 VEGF 单克隆抗体，而作用于 VEGFR 的 TK1 尚未进入临床。贝伐珠单抗为抗 VEGF-A 的单克隆抗体，联合化疗用于 NSCLC 患者治疗的临床疗效已得到多项Ⅱ期临床研究的支持，贝伐单抗主要的不良反应包括高血压、蛋白尿、出血、中性粒细胞减少性发热、低钠血症、皮疹和头痛等，而出血（包括肺出血、胃肠道出血、中枢神经系统出血等）是其最严重的不良反应，鳞癌可能是严重肺出血的危险因素，贝伐单抗并不增加经治疗脑转移患者发生颅内出血的风险。贝伐单抗联合PC方案可做为非鳞癌NSCLC的一线治疗方案。

EGFR和VEGF是调节肿瘤发生发展的两种不同途径。激活EGFR信号通路可诱导血管生成因子（包括VEGF）生成，而VEGF途径活化却可导致EGFR-TKI耐药，同时抑制VEGF和EGFR可改善EGFR靶向药物的耐药。因此，抗EGFR和VEGF类靶向治疗药物联合应用可能发挥协同作用。目前研究最多的是贝伐单抗联合埃罗替尼用于晚期NSCLC患者，可以延长患者总体生存率和无疾病进展时间，且不良反应的发生率较低，并取得了令人鼓舞的结果。

3）多靶点TKI：酪氨酸激酶不仅存在于EGFR，也是癌细胞增生、浸润和转移等相关细胞信号通路的关键酶，在血管内皮细胞增生及肿瘤新生血管的生成过程中，酪氨酸激酶均起到关键的作用。多靶点TKI在肿瘤细胞和肿瘤血管生长不同环节抑制肿瘤生长和肿瘤微环境的形成。多靶点TKI有以下优点：①可口服给药。②半衰期较短，调整剂量方便，可减轻毒副反应。③可抑制多种信号通道的酪氨酸激酶活性，作用强于单克隆抗体。目前正在研究的用于NLCLC的多靶点TKI包括凡德他尼、索拉非尼、舒尼替尼和拉帕替尼等，多处于临床研究阶段。

分子靶向治疗药物显示了其在晚期NSCLC的治疗中良好的应用前景，但对其适应证仍有严格的限制，如：吉非替尼、埃罗替尼对于亚裔、非吸烟、腺癌、EGFR突变（+）的NSCLC患者获益更大；贝伐单抗联合化疗用于晚期NSCLC的一线治疗适应证为非鳞癌、无咯血史、无未经治疗的中枢神经系统转移灶，而西妥昔单抗联合长春瑞滨/顺铂用于晚期NSCLC一线治疗的标准为Ⅲb/Ⅳ期、免疫组化检测的EGFR表达（≥1个阳性肿瘤细胞）、≥18岁、PS评分0～2、无明确的脑转移灶、既往未接受过化疗或抗EGFR治疗。随着临床研究不断深入，特别是肿瘤分子生物学的研究进展，基于生物学标志物或耐药基因检测的个体化治疗是今后非小细胞肺癌的主要治疗模式，其中尤以根据EGFR的基因检测指导Ⅳ期NSCLC的一线治疗最受瞩目：对于EGFR突变者，优先考虑EGFR-TKI治疗，而对于EGFR未突变者，则首选联合化疗。

（5）放疗：对有远处转移的Ⅳ期NSCLC，放射治疗可做为原发灶或远处转移灶的姑息治疗方法。如果患者出现阻塞性肺炎上呼吸道或上腔静脉阻塞症状应当考虑放疗，也可对无症状的患者给予预防性治疗，防治胸内病变进展（详见复发和转移性NSCLC的治疗）。

（6）复发和转移性NSCLC的治疗：对于化疗后出现复发或转移的NSCLC患者，应根据PS状态进行进一步分组。化疗期间疾病进展但PS评分≤2分者，可考虑二线治疗方案：多西紫杉醇（75mg/m^2，q3w）或培美曲塞（500mg/m^2，q3w）单药治疗，或靶向治疗埃罗替尼、吉非替尼等。而对于PS评分＞2分者，则以采用最佳支持治疗为主，包括姑息性放疗、增进食欲、营养支持、维持内环境稳定、止痛治疗和心理－社会支持等。在全身治疗基础上针对具体的局部情况选择恰当的局部治疗方法以求改善症状、提高生活质量。

1）肺癌所致的胸腔积液除进行全身化疗外，应当进行胸腔穿刺抽液，中等以上积液应考虑胸腔内置管引流。成功的胸腔内治疗的前提是尽量引流干净胸腔积液。目前胸腔内治疗的药物包括：化疗药物、细胞因子、细菌制剂和中药制剂等。常用方法是经胸腔穿刺排液后注入化疗药物,必要时可相隔1周再次注入。包括:顺铂、卡铂、博来霉素等。细菌制剂有短小棒状杆菌假单胞菌注射液等;中药制剂有榄香烯、香菇多糖等。生物制剂的主要不良反应为胸痛、发热,少部分伴恶心呕吐等。亦可向胸腔内注射滑石粉、四环素等,其共同的特点是引起强烈的化学性胸膜炎而产生相应部分胸膜发生无菌性炎症,致使胸膜腔粘连闭锁。近年来也有用电视胸腔镜技术(VAST)及喷粉装置使滑石粉均匀覆盖于胸膜表面,进一步提高疗效。

2)肺内的转移性结节与恶性浆膜腔积液或其他脏器转移相比,预后明显不同,可手术切除,有治愈的可能。肺内的转移性结节可分为3种:与原发灶同一肺叶(T_3)、同侧肺但不同肺叶(T_4)以及对侧肺内转移(M_{1a})。对于前两者,如果原发灶可切除,应当考虑行手术治疗,对术后切缘阴性者行辅助化疗,对切缘阳性、能耐受者建议行同步化放疗。对于对侧肺内转移,可根据情况选择以下两种治疗模式之一。一为术前行新辅助治疗(包括诱导化放疗或诱导化疗),术后切缘阴性者可观察,或根据患者对术前化疗的敏感性和耐受性选择辅助化疗方案;切缘阳性者若术前未行放疗,术后应先行放疗,否则进行挽救化疗。另一为直接手术治疗,对术后切缘阴性者行辅助化疗,切缘阳性者则行同步化放疗序贯化疗。对于孤立性肺转移,如果原发灶和转移灶均可治愈,可按原发癌分别进行处理。

3)支气管阻塞的局部复发造成呼吸困难者,可考虑的治疗方法包括激光、支架、手术;近距离放疗;光动力学治疗。

4)上腔静脉阻塞的局部复发,可考虑外照射放疗或上腔静脉内置支架。

5)可切除的局部复发,可考虑再手术切除或外照射。

6)局部复发引起的严重血痰,可考虑外照射放疗;近距离放疗;激光治疗;光动力学治疗;支气管动脉栓塞;手术治疗。

7)多发脑转移可考虑姑息性全脑放疗。

8)全身骨转移可考虑姑息性外照射治疗和双磷酸盐药物治疗,必要时使用整形外科固定术。

9)远处转移伴局部症状可考虑局部的姑息性外照射。

10)孤立性转移灶可考虑手术切除或外照射。

4.支气管肺泡细胞癌

支气管肺泡细胞癌(BAC)是一种特殊病理类型的非小细胞肺癌。病理上沿着肺泡结构鳞片状扩散,没有基质、血管和胸膜侵犯的肿瘤,被称为单纯的BAC,可分为非黏液型(60%~65%)、黏液型(20%~25%)和混合型(12%~14%)3种。具有支气管肺泡细胞癌特征但侵犯基质、脉管和胸膜的肺癌应归类为腺癌。因此,支气管肺泡细胞癌伴局部浸润、具有支气管肺泡细胞癌特征的腺癌实际上是腺癌的混合型亚型。影像学上,支气管肺泡细胞癌可分为:孤立型(单个周围型结节)、多结节病灶型(3个以上病灶)、肺炎型3种类型。

这3种病理类型的肺癌具有相似的临床过程,即相对较长的生存期、较高的胸内复发、较少的远处转移和容易发生第二原发性肺癌。非黏液型的BAC预后最好,黏液型BAC倾向形成卫星结节和肺炎型,预后差于非黏液型的BAC。具有支气管肺泡细胞癌成分的腺癌预后好于单纯的腺癌,而且支气管肺泡细胞癌成分越多,预后越好。治疗上,小于2cm的孤立型非浸润性BAC可为手术切除治疗。多结节病灶型支气管肺泡细胞癌可分为可切除和不可切除型两大类。如能完全切除，同一肺叶或同一侧肺的结节病灶型支气管肺泡细胞癌应积极地手术治疗。不宜手术的孤立型或局部复发的单病灶支气管肺泡细胞癌首选放疗。而对于不能手术切除的晚期支气管肺泡细胞癌，化疗仍是值得考虑的一线全身治疗方案，其对一线化疗方案的有效率低于其他类型的 NSCLC，但生存期却好于其他类型的 NSCLC，亦可采用 EGFR-TKI 靶向治疗。只有极少部分的 BAC 患者可能从肺移植中获益。

(二)SCLC

SCLC 是一种恶性程度高、倍增时间短、生长速度快、远处转移早、预后极差的病理类型，占所有新发肺癌的 16%～20%，且绝大多数患者为长期吸烟者。在发现时多已转移，难以通过外科手术根治，主要依赖化疗或放化疗综合治疗。未经治疗的 SCLC 的中位生存期为 6～17 周，联合化放疗可以延长患者中位生存期至 40～70 周。无论是局限期还是广泛期 SCLC，化疗都是其主要治疗手段。

1.手术切除

SCLC 患者在接受手术之前，应行纵隔镜淋巴结活检术或其他的外科分期方法，以排除隐匿性 N_2 区淋巴结转移，手术方式为肺叶切除十纵隔淋巴结清扫术，如术后病理显示有纵隔淋巴结转移者，推荐全身化疗同时加纵隔野的放疗。临床分期为 $T_{1\sim2}N_0M_0$ Ⅰ期的局限期小细胞肺癌，应首选手术切除，术后给予化放疗。Ⅱ期 SCLC 患者先给予诱导同步放化疗，而后重新手术评估，如果疗效确切，可考虑手术。ⅢA 期患者如果考虑进一步手术，术前纵隔镜淋巴结活检术明确纵隔淋巴结有无转移，如果放化疗后 N_2 区淋巴结仍为阳性，则不应选择手术。对于常规放化疗后未获缓解的局限期 SCLC，且可完全切除的，应手术切除。对于复合型 SCLC 或二次原发的 SCLC 可考虑手术切除。

2.化疗

(1)对于局限期 SCLC，与无法接受治疗的患者相比，有效的联合化疗能提高患者的中位生存期 4～5 倍。目前最佳的联合化疗方案的总缓解率可达 80%～90%，完全缓解率 40%～50%，中位生存期可达 20 个月。对于广泛期 SCLC，联合化疗方案的有效率大约为 60%，中位生存期 7～9 个月，有效率和生存率均低于局限期 SCLC。大多数 SCLC 患者在化疗后 10～12 个月内复发。目前依托泊苷联合铂类方案(EP 方案)仍是治疗各期 SCLC 的标准方案，伊立替康、拓扑替康等新的细胞毒药物联合顺铂亦为 SCLC 的治疗提供新的方向。

(2)复发 SCLC 的治疗：由于复发的 SCLC 预后差，减轻症状和保持生活质量是二线治疗的主要目的，但是延长生存时间仍为终极目标。要根据复发的 SCLC 患者 PS 状态和对一线治疗的敏感性，评估化疗耐受程度、一线治疗的累积毒性，权衡二线治疗对患者获益与风险，来制订个体化的治疗方案。大多数 SCLC 患者在化疗后 10～12 个月内复发。6 个月以内的复发被称为早期复发，对此类患者二线方案治疗是否有效存在较大争议。一般认为，3 个月以内复发，应考虑改换化疗方案，可选择异环磷酰胺、紫杉醇、多烯紫杉醇、吉西他滨。3～6 个月复发者，可选药物托泊替康、伊立替康、环磷酰胺/多柔比星/长春新碱、吉西他滨、紫杉类药物，口服依托泊苷、长春瑞滨。而对于 6 个月以后复发者称为晚期复发 SCLC，可考虑选用初始治疗有效的方案。对于一般状况差的患者考虑减量及加强支持治疗。

3.放疗

由于化疗并未明显提高长期生存率，局部病灶复发率高，且由于SCLC对放射线高度敏感，胸部放射治疗可以提高肿瘤的局部控制率，因此，局限期SCLC的标准治疗方案为同步放化疗。对于不适合手术的$cT_{1\sim2}N_0$ Ⅰ期的局限期SCLC，应同步放化疗的治疗模式。除了$cT_{1\sim2}N_0$。以外的局限期SCLC，如果PS≤2，推荐同步放化疗的治疗模式。如果PS＞2，推荐首选化疗，必要时加上放疗。传统的局限期SCLC的照射野包括整个化疗前的肿瘤范围以及肿瘤周围1.5～2cm的亚临床病变及肺门，纵隔区及双侧锁骨上淋巴结引流区。但由于放疗范围较大，容易产生正常组织的严重放射性损伤。随着现代影像学技术和计算机的高速发展，与三维放射治疗计划系统（TPS)的结合，可最大限度地精确设计适形照射野，尽可能避免正常组织的放射损伤。同步放化疗模式优于序贯放化疗，一般于化疗的第1周或第2周开始。放射治疗的剂量为1.5Gy，每日两次，总剂量为45Gy或1.8～2Gy，每日1次，总剂量至少为54Gy。完全缓解的局限期SCLC，推荐预防性全脑照射（PCD)，剂量为24Gy/8次～36Gy/18次。

对伴有局部症状如：上腔静脉阻塞综合征、骨转移或脊髓压迫的广泛期SCLC，可在全身化疗的基础上联合局部放疗。远处转移灶完全缓解的广泛期SCLC，应考虑行胸部原发灶的同期化放疗。对明确有颅脑转移者应给予全身化疗＋全脑高剂量放疗（40Gy)，但由于全脑照射可使患者神经系统损害和智力改变，尤其见于全脑高剂量放疗或每次放疗4Gy的患者，因此，对于无症状的颅脑转移者可在化疗结束后行全脑放疗。完全缓解的广泛期SCI。C常规行预防性颅脑照射（PCI)。

4.靶向治疗

SCLC一线治疗复发率高，且对于早期复发的患者缺乏标准的二线治疗方案，因此SCLC的分子靶向药物治疗是值得研究和探索的领域。正在研究的用于SCLC的靶向药物包括：①小分子酪氨酸激酶抑制剂。索拉非尼、伊马替尼、舒尼替尼、AZD2171。②血管生存抑制剂。贝伐单抗、沙利度胺。③Bcl-2家族抗凋亡蛋白抑制剂。Bcl-2家族抗凋亡蛋白之间的相互作用在线粒体凋亡途径中起着关键性调节作用，大约80%的SCLC有Bcl-2的过表达，抗凋亡蛋白的过表达可能和化疗耐药有关，抑制其活性可能增强化疗敏感性。目前在研的药物主要有：AT-101、ABT-263、GX15-070等。但对于SCLC的靶向治疗，不管是局限期还是广泛期SCLC均未得出像NSCLC有意义的结论。

四、预后及疗效的评估

肿瘤的病理学类型、分期及患者的PS评分是临床上公认的评估患者预后和疗效预测指标。然而，随着肿瘤分子生物学的发展，传统的临床病理学特征可能仅是影响治疗选择的一项潜在因素，探索预测肿瘤预后或疗效的分子生物学标志才能更好地指导临床个体化治疗。

目前核苷酸剪切修复交叉互补组1(ERCCI)、核糖核苷酸还原酶调节亚基1(RRMI)、乳腺癌易感基因1(BRCAI)、I3Ⅲ-tubulin、表皮生长因子受体（EGFR)、K-RAS基因、胸苷酸合成酶（TS)等已成为NSCLC的预后判断、疗效预测以及进行个体化治疗的重要分子标志物。ERCC1基因是核苷酸切除修复环路中的重要基因，参与DNA的损伤识别和DNA链的切割，ERCC1基因的过表达与顺铂耐药有关，ERCCI低表达者对铂类的化疗反应好于过表达者，抑制ERCC1基因的表达可以减少细胞对顺铂－DNA复合物的修复，降低细胞的耐药性。

RRM1是核苷酸还原酶的亚结构，核糖核苷酸还原成脱氧核糖核苷酸是DNA合成的重要步骤。RRM1与吉西他滨耐药密切相关，RRM1 mRNA过表达可导致吉西他滨疗效下降。BRCA1是第一个被发现的家族性乳腺癌易感基因，主要通过DNA修复、mRNA转录、细胞周期调节以及蛋白泛素化等途径参与细胞的各种应答反应。BRCA1高表达者肿瘤侵袭性强、对化疗效果差、预后差，且BRCA1的表达水平与顺铂敏感性呈负相关。紫杉醇和长春新碱是作用于微管的化疗药物，紫杉醇能增加微管的稳定性，长春新碱能降低微管的稳定性，两种药物都可影响微管的动力学，诱导细胞凋亡，微管的聚合状态影响紫杉醇及长春新碱与微管的结合。βⅢ-tubulin表达水平与紫杉类药物抵抗密切相关，紫杉类药物对βpⅢ-tubulinmRNA低表达者化疗有效率高于过表达者；βⅢ-tubulin低表达者在接受顺铂/长春新碱治疗的反应率较高，且无疾病进展时间和总生存时间均长于高表达者，提示βⅢ-tubulin可做为预测NSCLC患者对长春新碱疗效的重要指标。培美曲塞是一种新型抗叶酸代谢细胞毒药物，能竞争性抑制TS，二氢叶酸还原酶等叶酸依赖性酶，造成叶酸代谢和核苷酸合成过程的异常，从而抑制肿瘤细胞的生长。胸苷酸合成酶(TS)在鳞癌的表达高于腺癌，而培美曲塞对于鳞癌的疗效低于肺腺癌，提示胸苷酸合成酶(TS)可做为培美曲塞的疗效预测指标。

EGFR-TKIs已在晚期NSCLC患者中得到广泛的应用，但EGFR-TKIs临床应用的关键是如何选择合适的患者以获得更好的疗效，因此，评估患者是否具有特异性EGFR靶向药物的疗效预测指标尤为重要。EGFR基因酪氨酸激酶段的突变，尤其是19和21外显子突变的NSCLC患者，对EGFR-TKIs可以显示出良好的效果，有效率达70%～80%，野生型EGFR患者应用EGFR-TKIs反而增加疾病进展风险。北美洲和西欧NSCLC患者中EGFR突变的比例大约为10%，而东亚的NSCLC患者有30%～50%发生EGFR突变，这也部分解释了亚裔患者从EGFR-TKIs治疗中获益更多的原因。多项研究显示亚裔、女性、不吸烟、腺癌患者更能从EGFR-TKIs中获益。EGFR和HER2拷贝数增加，EGFR蛋白表达增加，EGFR基因突变和pAKT过度表达的患者有效率明显增高，但是只有EGFR基因拷贝数增加、EGFR蛋白表达增加的患者可显著改善生存率。西妥昔单抗联合化疗，可明显改善荧光原位杂交技术FISH(+)患者的PFS和疾病控制率(DCR)，但其OR和FISH(—)患者无明显差别。EGFR和K-RAS突变在肺癌患者中相互排斥。K-RAS基因突变与TKI耐药有关，对K-ras测序可能有助于选择患者接受TKI治疗，K-RAS突变的患者接受埃罗替尼联合卡铂/紫杉醇治疗的生存时间明显短于单纯化疗组，提示K-RAS基因突变预示着临床疗效较差。因此，EGFR基因突变、免疫组化检测(IHC)EGFR蛋白的表达和FISH(—)检测EGFR基因扩增可以作为EGFR-TKIs临床疗效的预测指标，而K-RAS基因突变预示着临床疗效较差。

由于SCLC生物学的复杂性，虽然在SCLC的疗效预测及判定预后的分子标志物方面亦进行了积极的探讨，并取得了一定的突破，但是尚未找到指导治疗的生物标志物。研究发现：ERCC1基因低表达的局限期SCLC有显著的生存获益，而Top02a低表达者缓解率较高。另SCLC的TS mRNA表达水平明显高于NSCLC，这可以解释培美曲塞治疗SCLC的阴性结果。

五、随访

治疗后肺癌患者随访时间安排为前两年每3个月1次，两年后每6个月1次直到5年，以后每年1次。随访内容应包括:病史和体检,特别是注意双锁骨上淋巴结情况,胸部CT。每次随访都应进行吸烟状态评估,行戒烟宣教,从效价比角度,当患者出现症状时,才相应进行胸腹部的CT、脑CT或MRI、骨扫描、支气管镜等检查。

综上所述,随着肿瘤分子生物学研究的不断深入,肺癌的治疗手段和治疗理念已进入一个新的阶段,特别是根据肿瘤的病理学特征、分期、患者的PS评分及细胞的分子生物学改变,制订个体化的综合治疗方案成为今后研究和探索的方向。

第二章　消化系统疾病

第一节　胃食管反流病

胃食管反流病(GERD)是指胃、十二指肠内容物反流入食管引起的以胃灼热、反酸为主要特征的临床综合征,可导致食管炎和咽、喉、气道等食管以外的组织损害。临床分反流性食管炎和内镜阴性的胃食管反流病。我国发病率低于西方国家。

一、概述

一般来说,胃内储存着胃酸,十二指肠腔内有胆汁液,这些都是消化液,可消化进食的肉类或其他食物。胃内天生有层像瓷器层样的黏膜屏障保护,因此胃酸待在胃内很安全。当进食时,大量胃酸分泌消化胃腔内的食物,将胃酸中和后排入十二指肠,再进一步被该处胆汁的作用继续消化,直到经小肠吸收后残渣变成粪便排出。若胃液反流入食管腔,食管无瓷器样的黏膜保护层,胃酸就会腐蚀破坏食管黏膜,引起糜烂、溃疡。胃食管反流病(GERD)是常见疾病,全球不同地区患病率亦不相同,西欧和北美 GERD 的患病率为 10%～20%。国内外资料显示 GERD 发病的危险因素包括年龄、性别、吸烟、体质量指数(BMI)增加、过度饮酒、阿司匹林、非类固醇消炎药、抗胆碱能药物、体力劳动、社会因素、心身疾病、家族史等。

(一)病因

胃食管反流病是多种因素造成的消化道动力障碍性疾病,发病主要是抗反流防御机制下降和反流物对食管黏膜攻击作用的结果。病因主要有以下几点。

1.食管抗反流屏障问题

(1)食管下端括约肌(LES)和 LES 压:LES 是食管末端 3～4cm 长的环形括约肌,正常人静息时此括约肌压力(LES 压)为 10～30mmHg,为一高压带,防止胃内容物进入食管。药物如钙通道阻滞药、地西泮等,腹内压增高,胃内压增高均可引起 LES 压相应降低而导致胃食管反流;

(2)一过性 LES 松弛:是引起胃食管反流的主要原因;

(3)裂孔疝:可因加重反流并降低食管对酸的清除致病。

2.食管酸清除

正常的情况下,容量清除是廓清的主要方式,如反流物反流则刺激食管引起继发蠕动,减少食管内酸性物质容量。

3.食管黏膜防御

食管黏膜对反流物有防御作用,称为食管黏膜组织抵抗力。

4.胃排空延迟

胃排空延迟可促进胃内容物食管反流。

(二)分类

胃食管反流病根据内镜检查食管是否有明显破坏可分两种类型。

(1)食管黏膜无明显病变者称非糜烂性胃食管反流病(NERD),即所谓的“病症性反流”。

(2)有明显糜烂、溃疡等炎症病变者,则称反流性食管炎,即所谓的“病理性反流”。临床上统称的“胃食管反流病”多指NERD。也可根据反流物的类型区分为酸反流或碱反流。前者是胃酸反流所致,治疗上抑酸效果较好;后者主要为十二指肠胆汁液反流,抑酸治疗疗效不佳。

二、临床表现

(一)临床表现

GERD临床表现多样,轻重不一,主要表现有以下四点。

(1)胃灼热和反酸:胃灼热是指胸骨后剑突下烧灼感,常由胸骨下段向上伸延。常在餐后1h出现,卧位、弯腰或腹压增高时加重。反酸常伴有胃灼热。

(2)吞咽困难和吞咽痛:食管功能紊乱引起吞咽困难和吞咽痛呈间歇性;食管狭窄引起吞咽困难和吞咽痛呈持续加重。严重食管炎或食管溃疡也可伴吞咽疼痛。

(3)胸骨后疼痛:发生在胸骨后或剑突下,严重时可为剧烈刺痛,可放射到后背、胸部、肩部、颈部、耳后,此时酷似心绞痛。

(4)反流物可刺激或损伤食管以外的组织或器官,引起如慢性咳嗽、慢性咽炎或哮喘等疾病。严重者可发生吸入性肺炎,甚至出现肺间质纤维化。

(二)并发症

临床常见胃食管反流病的并发症有以下三方面。

1.上消化道出血

GERD患者因食管黏膜糜烂及溃疡,可导致上消化道出血,临床表现为呕血和(或)黑便及不同程度的缺铁性贫血。

2.食管狭窄

食管炎反复发作可致纤维组织增生,最终导致瘢痕狭窄。

3.Barrett食管

Barrett食管可伴或不伴反流性食管炎,是食管腺癌的癌前病变,其腺癌的发生率较正常人高30～50倍。

内镜下正常食管黏膜为均匀粉红带灰白,而Barrett食管出现胃黏膜的橘红色,分布可为舌形、环形或岛状。

三、辅助检查

(一)内镜检查

内镜是诊断GERD最准确的方法,可以判断GERD的严重程度和有无并发症,结合活检可以与其他食管病变做鉴别。

(二)24h食管pH监测

24h食管pH监测的意义在于证实反流存在与否。24h食管pH监测能详细显示酸反流、反流与症状的关系、昼夜反流规律及患者对治疗的反应。对NERD的阳性率为50%～75%。检查前3d应停用制酸剂和促胃肠动力药。

(三)X线钡餐

X线钡餐可以发现是否合并食管裂孔疝、贲门失弛缓症及食管肿瘤。

(四)诊断性治疗

对于上消化道内镜检查阴性且无法行24h食管pH监测的患者,可采用诊断性治疗。目前已证实行之有效的方法是质子泵抑制剂(PPIs)诊断性治疗。建议服用标准剂量PPIs,每日2次,疗程1～2周。服药后如症状明显改善,则支持酸相关GERD的诊断。

四、诊断与鉴别诊断

(一)诊断

胃食管反流病的诊断应基于有明显的反流症状;内镜下可能有反流性食管炎的表现。内镜是诊断反流性食管炎(RE)的最准确方法,内镜下食管黏膜0级为正常,Ⅰ级为轻度RE,Ⅱ级为中度RE,Ⅲ级为重度RE,其中0～Ⅰ级为轻度GERD。RE的内镜诊断与分级如下。

0级:正常(可有组织学改变)。

Ⅰ级:呈点状或条状发红、糜烂,无融合现象。

Ⅱ级:有条状发红、糜烂,并有融合,但非全周性。

Ⅲ级:病变广泛,发红、糜烂融合呈全周性或溃疡。

(二)鉴别诊断

胃食管反流病需要与其他病因的食管炎、心源性胸痛、消化性溃疡、消化不良、胆管疾病、食管动力疾病等相鉴别。尤其是在一些难治性胃灼热伴有下咽困难的患者,必须与以下疾病相鉴别。

1.感染性食管炎

感染性食管炎常好发于免疫功能低下的患者。白念珠菌、单纯疱疹病毒(HSV)-1型,巨细胞病毒(CMV)是最常见的原因。溃疡面多点活检的病理学检查为诊断提供明确依据。

2.嗜酸性粒细胞性食管炎

嗜酸性粒细胞性食管炎为免疫介导的罕见疾病。好发于儿童和20～40岁成人,男女发病率为3∶1。半数患者有哮喘,皮肤反应,外周嗜酸性粒细胞增多。

3.腐蚀性食管炎

腐蚀性食管炎常有吞服化学腐蚀剂的诱因,导致口咽、食管接触性液化坏死、急性溃疡、穿孔、狭窄。

4.放射性食管炎

放射性食管炎是胸部放疗剂量＞30Gy(3000rad)时发生的。放疗剂量＞60Gy可引起严重食管炎和溃疡,导致出血、穿孔或形成瘘。

5.食管源性吞咽困难

GERD继发的食管狭窄及吞咽困难要与食管性吞咽困难相鉴别。后者是由于食管平滑肌疾病所致的动力障碍,该吞咽困难对固体和流体均有吞咽困难的特征,与食团的大小无关。

五、治疗

GERD的治疗包括改变生活方式,抑制胃酸分泌或者减少、中和胃酸,促进胃肠动力等几方面。

(一)改变生活方式

改变生活方式是GERD的基础治疗,但仅对部分患者有效。

抬高床头、睡前3h不再进食、避免高脂肪食物、戒烟酒、减少摄入可以降低食管下段括约肌(LES)压力的食物(如巧克力、薄荷、咖啡、洋葱、大蒜等),但这些改变对多数患者并不足以缓解症状。目前尚无关于改变生活方式对GERD治疗的对照研究。生活方式改变对患者生活质量的潜在负面影响尚无研究资料。体质量超重是GERD的危险因素,减轻体质量可减少GERD患者的反流症状。

(二)抑制胃酸分泌

抑制胃酸分泌是目前治疗GERD的主要措施,包括初始与维持治疗两个阶段。

多种因素参与GERD的发病,反流至食管的胃酸是GERD的主要致病因素。GERD的食管黏膜损伤程度与食管酸暴露时间呈正相关,糜烂性食管炎的8周愈合率与24h胃酸抑制程度亦呈正相关。抑制胃酸的药物包括H_2受体拮抗剂(HRA)和质子泵抑制剂(PPIs)等。

1.初始治疗

初始治疗的目的是尽快缓解症状,治愈食管炎。

(1)H_2RA仅适用于轻至中度GERD治疗。H_2RA如西咪替丁、雷尼替丁、法莫替丁等治疗GERD愈合率为50%~60%,胃灼热症状缓解率为50%。临床试验提示,H_2RA缓解轻至中度GERD症状疗效优于安慰剂,但症状缓解时间短,且4~6周后大部分患者出现药物耐受,长期疗效不佳。

(2)PPIs抑酸能力强,是GERD治疗中最常用的药物。目前,国内临床常用的PPIs有奥美拉唑、兰索拉唑、泮托拉唑、雷贝拉唑和埃索美拉唑等可供选用。在标准剂量下,新一代PPIs,如雷贝拉唑、埃索美拉唑等具有更强的抑酸作用。

(3)伴有食管炎的GERD治疗首选PPIs。多项研究结果表明,PPIs治疗糜烂性食管炎的内镜下4周和8周愈合率分别为80%和90%左右,PPIs推荐采用标准剂量,疗程8周。部分患者症状控制不满意时可加大剂量或换一种PPIs。

(4)非糜烂性反流病(NERD)治疗的主要药物是PPIs。由于NERD发病机制复杂,PPIs对其症状疗效不如糜烂性食管炎,但PPIs是治疗NERD的主要药物,治疗的疗程尚未明确,已有研究资料显示应不少于8周,对疗效不满意者应进一步寻找影响疗效的原因。

(5)凡具有胃灼热、反流等典型症状者,如无报警症状即可以使用PPIs进行经验性治疗;根据GERD的新定义,对有典型反流症状的患者,如无报警症状,临床上便可拟诊为GERD,给予PPIs治疗,采用标准剂量,每天2次,用药1~2周,GERD患者服药后3~7d,症状可迅速缓解。经验性治疗并不排除内镜检查。对年龄>40岁,发病后体质量显著减轻,出现出血、吞咽困难等症状时,应首先行胃镜检查,明确诊断后再进行治疗。

2.维持治疗

维持治疗是巩固疗效、预防复发的重要措施,用最小的剂量达到长期治愈的目的,治疗应个体化。

GERD是一种慢性疾病,停药后半年的食管炎与症状复发率分别为80%和90%,故经初始治疗后,为控制症状、预防并发症,通常需采取维持治疗。目前维持治疗的方法有3种:维持原剂量或减量、间歇用药、按需治疗。采取哪一种维持治疗方法，主要由医师根据患者症状及食管炎分级来选择药物与剂量，通常严重的糜烂性食管炎需足量维持治疗，NERD 可采用按需治疗。H_2RA 长期使用会产生耐受性，一般不适合作为长期维持治疗的药物。

维持治疗一般有以下 3 种方法。①原剂量或减量维持：维持原剂量或减量使用 PPIs，每日 1 次，长期使用以维持症状持久缓解，预防食管炎复发；②间歇治疗：PPIs 剂量不变，但延长用药周期，最常用的是隔日疗法。3 天 1 次或周末疗法因间隔太长，不符合 PPIs 的药动学，抑酸效果较差，不提倡使用。在维持治疗过程中，若症状出现反复，应增至足量 PPIs 维持；③按需治疗：按需治疗宜在出现症状时用药，症状缓解后即停药。按需治疗建议在医师指导下，由患者自己控制用药，没有固定的治疗时间，治疗费用低于维持治疗。

3.控制夜间酸突破(NAB)

控制夜间酸突破是 GERD 治疗的措施之一。NAB 指在每天早、晚餐前服用 PPIs 治疗的情况下，夜间胃内 pH<4 持续时间>1h。控制 NAB 是治疗 GERD 的措施之一。治疗方法包括调整 PPIs 用量、睡前加用 H_2RA、应用血浆半衰期更长的 PPIs 等。

4.对 PPIs 治疗失败的患者，应寻找原因，积极处理

有部分患者经标准剂量 PPIs 治疗后，症状不能缓解可能的原因有：①患者依从性差，服药不正规；②与个体差异有关；③存在 NAB；④内脏高敏感；⑤存在非酸反流。

(三)对 GERD 可选择性使用促动力药物

在 GERD 的治疗中，抑酸药物治疗效果不佳时，考虑联合应用促动力药物，特别是对于伴有胃排空延迟的患者。GERD 的治疗原则及措施如下。

1.一般治疗

为了减少卧位及夜间反流，可将床头端的床脚抬高 15～20cm，以患者感觉舒适为度。睡前不宜进食，白天进餐后亦不宜立即卧床，减少增高腹压的因素。少食使 LES 压降低的食物。

2.药物治疗

(1)H_2受体拮抗剂：如西咪替丁、雷尼替丁等，能减少 24h 胃酸分泌，不能有效抑制进食刺激的胃酸分泌，适用于轻、中症患者。

(2)促胃肠动力药：增加 LES 压力，改善食管蠕动，促胃排空。

(3)质子泵抑制剂：如奥美拉唑等，抑酸作用强，适用于症状重，有严重食管炎的患者。

(4)抗酸药：仅用于症状轻、间歇发作的患者，作为临时缓解症状用并发症的治疗。

3.并发症的治疗

(1)食管狭窄：多数可内镜下食管扩张，少数需手术。

(2)Barrett 食管：积极药物治疗基础病变是预防 Barrett 食管发生和进展的重要措施。

第二节　食管贲门失弛缓症

贲门失弛缓症又称贲门痉挛，系一种原因不明的食管运动功能障碍性疾病，其主要特征为食管下括约肌(LES)高压，呈失迟缓状态，食管缺乏蠕动和对吞咽动作的松弛反应障碍。临床

表现为咽下困难、食物反流以及下端胸骨后不适或疼痛,可伴有体质量减轻等表现。本病可发生于任何年龄,但最常见于 20～40 岁,儿童很少发病。男女发病率相似,为 1∶1.15,较多见于欧洲和北美。本病占食管疾病的 4%～7%,并非罕见。

一、病因和发病机制

本病病因及发病机制迄今尚未完全明确。可能的因素包括如下:①神经毒性病毒感染,如带状疱疹病毒、麻疹病毒;②遗传因素,该病有家族倾向,与 HLAⅡ-DQW1 相关;③免疫因素,有人发现本病存在抗肌间神经丛的自身抗体。一般认为,在上述因素影响下,食管壁内肌间神经丛抑制性神经节细胞变性、减少,甚至完全阙如,血管活性肠肽、脑啡肽、神经降压素和一氧化氮能抑制性神经纤维密度减低或缺乏。部分患者无肌间神经节细胞和神经纤维异常,但却有迷走神经纤维髓鞘变性、轴突膜剥脱及沃勒变性,迷走神经干或脑干背侧迷走神经运动核的神经节细胞也可出现变性、坏死。此外,精神、心理因素可使症状加重,部分病例在发病前有明确的精神刺激史;是否由于精神刺激引起大脑皮层功能障碍,导致皮层下中枢及自主神经功能紊乱而发病尚不清楚,有待进一步探讨。

二、临床表现

咽下困难是失弛缓症的突出症状。一般开始缓慢,经数月甚至数年逐渐加重,亦可突然发生,常因情绪受到严重打击或进食有刺激性食物而诱发。在疾病早期,咽下困难可间歇出现时轻时重,后期则变为持续性。开始时,患者往往感到吞咽液体和固体有困难,随后体会到餐后饮水可使症状缓解,由于餐后饮水使食管内液静压升高,迫使 LES 开放的缘故。长期咽下困难导致体质量减轻和消瘦。

失弛缓症往往是无痛性过程,但有些患者在病程的早期和晚期出现胸骨后疼痛。早期疼痛常发生在餐后,持续数分钟;晚期则因停滞性食管炎所致。

随着疾病的进展,食管显著扩张和迂曲。患者取卧位时,食管内滞留大量食物和唾液可逆流入口腔或反流物入肺,导致并发吸入性肺炎、肺脓肿、肺不张等。

三、实验室和其他检查

(一)X 线检查

晚期失弛缓症患者的食管在胸部 X 线片上可呈现纵隔旁阴影,食管内有时可见液平面;吞钡剂检查可见食管高度扩张、延长、迂曲,其下端呈锥形缩窄,边缘光滑而对称,与延长狭窄的括约肌相连,钡剂至此通过困难。潴留的固体食物可在钡柱形成大小不等的充盈缺损。由于胸部 X 线片可显示纵隔旁阴影,误为纵隔肿瘤或脓肿。早期食管未见扩张,但发现食管第一级收缩仅达主动脉弓水平,以下完全被一种非推进收缩所取代。舌下含硝酸甘油或吸入亚硝酸异戊酯后可见 LES 弛缓。

(二)内镜检查

内镜检查可排除其他疾病,特别是癌瘤。本病镜下见食管腔口径增大,内有大量食物和液体残留。食管黏膜可大致正常或因食物潴留,呈现糜烂、溃疡或充血水肿。可见贲门口紧闭,虽食物不易经食管进入胃内,然而内镜却往往能够比较容易地通过胃食管交界处进入胃内而没有明显阻力,从而可排除器质性狭窄。

(三)测压检查和醋甲胆碱试验

测压时显示食管中下段蠕动消失，LES压力升高为2.94～4.9kPa(22～37mmHg)以上。正常压力低于2kPa(15mmHg)。LES不能完全松弛。醋甲胆碱试验呈阳性反应，当皮下注射5～10mg后，正常反应为食管收缩波略微增加，而本病食管内静止压急剧上升，出现多个强大收缩波，与此同时患者感到胸痛。

四、诊断

本病的主要诊断依据如下。

(1)具有咽下困难、食物反流、胸骨后疼痛等典型的临床症状。

(2)X线吞钡检查示食管下端光滑、逐渐变细呈鸟嘴状，狭窄上端食管扩张，原发性蠕动减弱或消失。

(3)食管测压示LES静息压上升，60%的患者可达4.7kPa(35mmHg)，吞咽时LES不能松弛或松弛间隙缩短，食管蠕动减弱或消失。

(4)食管吞钡后对醋甲胆碱的反应强烈，可见食管显著收缩，胸骨后出现疼痛，注射阿托品后可缓解。

(5)内镜检查示食管贲门处有一处狭窄环，内镜可通过此狭窄到达胃腔，镜下可见黏膜充血、增厚、脆性增加及糜烂。

(6)排除食管及胃贲门肿瘤。

五、鉴别诊断

失弛缓症需与食管癌、食管硬皮病和反流性食管炎鉴别。前者在内镜直视下可分辨，并可取活体组织病理检查以明确诊断。食管硬皮病也有类似蠕动缺陷，但LES可完全松弛，醋甲胆碱试验无异常敏感反应。反流性食管炎可见LES压力降低，各种检查显示有反流现象及食管内pH下降，并有食管炎症、管腔狭窄和食管裂孔疝等证据。

失弛缓症尚需与弥散性食管痉挛和钳型食管鉴别。前者常有胸痛，X线检查显示食管排空迅速，LES可弛缓。测压时食管体部压力曲线呈强而有力的重复波。对醋甲胆碱无过强反应。钳型食管者有非心源性剧烈胸痛伴有食管远段高幅度收缩波，谓之胡桃夹食管症，它可能是一种进行缓慢的失神经控制的综合征，并可转变为弥散性食管痉挛和失弛缓症。

六、治疗

目前本病尚无根治方法，故治疗目的是使食管蠕动恢复、降低LES压力及缓解症状。治疗方法主要有药物治疗、扩张治疗、外科手术治疗及内镜下注射疗法等。

(一)一般治疗

少食多餐，以质软及热量丰富的食物为宜，避免进食过快及过冷、过热或刺激性食物。对精神紧张者可予以心理治疗，必要时可应用镇静剂。食管极度扩张者应每晚睡前行食管插管引流灌洗，并及时纠正水、电解质和酸碱平衡紊乱。

(二)药物治疗

目前用于贲门失弛缓症治疗的药物有硝酸酯类、钙通道阻滞剂、抗胆碱能药物及β肾上腺素能促效剂等，能使LES松弛，降低LES压力，从而达到改善症状，缓解病情的作用。其中以硝苯地平的治疗效果最好。

1.硝酸酯类

硝酸甘油0.3～0.6mg舌下含服，可使症状缓解，但维持时间甚短，仅6min左右。硝酸异山梨酯为长效制剂，常用剂量为5～10mg，餐前舌下含服，每日3～4次，可使LES压力下降约66%，持续90min，可缓解患者咽下困难等症状，长期服用19个月可获得满意效果。不良反应主要为头痛，如改为口服，可减轻不良反应。

2.钙通道阻滞剂

此类药物可阻滞消化道平滑肌细胞的钙离子内流，从而使食管平滑肌松弛，降低LES压力。硝苯地平为治疗本病较好的药物，10～20mg舌下含服，每日3～4次，用药后可使LES压力下降50%～70%，患者临床症状明显改善。不良反应主要为低血压、头痛。

3.其他

β肾上腺素能促效剂卡布特罗4mg口服，每日3～4次，可使LES压力下降50%～60%。口服抗胆碱能药物阿托品0.6mg，每天3次，可使部分患者症状改善。

(三)扩张治疗

扩张治疗是通过强行扩张失去弛缓功能的LES，使其部分肌纤维断裂，降低LES压力，改善食管排空，缓解咽下困难等症状。最早使用的是水银探条扩张器，其效果仅能暂时缓解吞咽困难症状，后采用水囊、气囊扩张器进行扩张，约80%患者于扩张1～2次后，吞咽困难症状消失，并维持较长时间。目前临床上广泛采用的是非膨胀性的聚乙烯囊扩张器，气囊的近侧和远侧有不透X线的标记，以便在X线下判断其位置。

1.操作方法

(1)术前准备：术前3d检查心功能，并行食管吞钡了解贲门狭窄程度；扩张前给予流质饮食24h，然后禁食、禁水12h，并向患者交代注意事项及可能出现的问题，以便取得患者的配合；术前15～30min肌内注射少量镇静剂，如地西泮5～10mg及0.5mg阿托品，以减少消化液分泌和防止食管痉挛，并给予1%利多卡因做咽部麻醉。为确保食管完全排空，常需插入大口径胃管，吸尽食管内残留物，最大限度减少误吸的危险性。

(2)方法和步骤：患者取左侧卧位，常规上消化道内镜检查后通过活检孔插入导丝，沿导丝将涂有润滑油的球囊送入。在X线透视下或内镜直视下确定球囊正好位于LES处，并固定于这一位置。然后向球囊充气加压，使囊内压力达69～103.5kPa，此时可见球囊的贲门压迹逐渐缩小以至消失。保持该压力30～60s，时隔2min左右后再扩张，共2～3次。退出球囊，插入内镜观察扩张处出血情况，吞服水溶性造影剂做X线检查以排除食管穿孔。

(3)注意事项：①选择的球囊内径至少30～35mm，有学者认为需达40mm，否则由于球囊直径太小不能将贲门肌部分撕裂或撕裂不足，造成治疗失败或疗效欠佳；②球囊内压力的选择，多数学者主张69～103.5kPa为宜，维持时间为30～60s，一般不宜超过2min，否则由于贲门受压时间过长，可能造成黏膜缺血坏死，以致形成瘢痕；③术后禁食、禁水24h，并给予抑酸剂等；④并发症防治：扩张治疗的并发症有食管穿孔、出血和胸痛等。多数患者扩张后可有少量出血或轻度胸痛，应密切观察，一般无须特殊处理。

如有持续胸痛，应警惕穿孔的可能，立即进行胸部 X 线片和口服泛影葡胺造影剂检查，一旦证实穿孔，应及时治疗，包括禁食、输液，给予抗生素及手术修补等。对出血者可采取内镜下止血等措施。

第三节　功能性消化不良

一、概述

功能性消化不良(FD)为一组持续或反复发作的上腹部疼痛或不适的消化不良症状，包括上腹胀痛、餐后饱胀、嗳气、早饱、腹痛、食欲缺乏、恶心呕吐等，经生化、内镜和影像检查排除了器质性疾病的临床综合征，是临床上最常见的一种功能性胃肠病，几乎每个人一生中都有过消化不良症状，只是持续时间长短和对生活质量影响的程度不同而已。国内最新资料表明，采用《罗马Ⅲ诊断标准》对消化专科门诊连续就诊消化不良的患者进行问卷调查，发现符合《罗马Ⅲ诊断标准》者占就诊患者的 28.52%，占接受胃镜检查患者的 7.2%。FD 的病因及发病机制尚未完全阐明，可能是多种因素综合作用的结果。目前认为其发病机制与胃肠运动功能障碍、内脏高敏感性、胃酸分泌、幽门螺杆菌感染、精神心理因素等有关，而内脏运动及感觉异常可能起主导作用，是 FD 的主要病理生理学基础。

二、诊断

(一)临床表现

FD 的临床表现无特异性，主要有上消化道症状，包括上腹痛、腹胀、早饱、嗳气、恶心、呕吐、反酸、胃灼热、厌食等，以上症状多因人而异，常以其中某一种或一组症状为主，在病程中这些症状及其严重程度多发生改变。起病缓慢，病程长短不一，症状常呈持续或反复发作，也可相当一段时间无任何症状，可因饮食精神因素和应激等诱发，多数无明显诱因。腹胀为 FD 最常见的症状，多数患者发生于餐后或进餐加重腹胀程度，早饱、嗳气也较常见。上腹痛也是 FD 的常见症状，上腹痛无规律性，可表现为弥散或烧灼样疼痛。

少数可伴胃灼热反酸症状，但经内镜及 24h 食管 pH 检测，不能诊断为胃食管反流病。恶心呕吐不常见，一般见于胃排空明显延迟的患者，呕吐多为干呕或呕出当餐胃内食物。有的还可伴有腹泻等下消化道症状。

还有不少患者同时合并精神症状如焦虑、抑郁、失眠、注意力不集中等。

(二)诊断标准

依据《FD 罗马Ⅲ诊断标准》，FD 患者临床表现个体差异大，《罗马Ⅲ标准》根据患者的主要症状特点及其与症状相关的病理生理学机制以及症状的模式将 FD 分为两个亚型，即餐后不适综合征(PDS)和上腹痛综合征(EPS)，临床上两个亚型常有重叠，有时难以区分，但通过分型对不同亚型的病理生理机制的理解对选择治疗将有一定的帮助，在 FD 诊断中，还要注意 FD 与胃食管反流病和肠易激综合征等其他功能性胃肠病的重叠。

《FD 的罗马Ⅲ诊断标准》必须包括：①以下 1 项或多项：餐后饱胀；早饱感；上腹痛；上腹烧

灼感；②无可以解释上述症状的结构性疾病的证据（包括胃镜检查），诊断前症状出现至少6个月，且近3个月符合以上诊断标准。

《PDS诊断标准》必须符合以下1项或2项：①正常进食后出现餐后饱胀不适，每周至少发生数次；②早饱阻碍正常进食，每周至少发生数次。诊断前症状出现至少6个月，近3个月症状符合以上标准。支持诊断标准是可能存在上腹胀气或餐后恶心或过度嗳气。可能同时存在EPS。

《EPS诊断标准》必须符合以下所有条件：①至少中等程度的上腹部疼痛或烧灼感，每周至少发生1次；②疼痛呈间断性；③疼痛非全腹性，不位于腹部其他部位或胸部；④排便或排气不能缓解症状；⑤不符合胆囊或Oddi括约肌功能障碍的诊断标准。诊断前症状出现至少6个月，近3个月症状符合以上标准。支持诊断标准是疼痛可以烧灼样，但无胸骨后痛。疼痛可由进餐诱发或缓解，但可能发生于禁食期间。可能同时存在PDS。

三、鉴别诊断

诊断FD患者时，必须除外器质性消化不良，后者经有关检查能显示相关病因如消化性溃疡、糜烂性胃炎、食管炎及恶性疾病等。FD需与下列疾病鉴别。

（一）慢性胃炎

慢性胃炎的症状与体征均很难与FD鉴别。胃镜检查发现胃黏膜明显充血、糜烂或出血，甚至萎缩性改变，则常提示慢性胃炎。

（二）消化性溃疡

消化性溃疡的周期性和节律性疼痛也可见于FD患者，X线钡餐发现龛影和胃镜检查观察到溃疡病灶可明确消化性溃疡的诊断。

（三）慢性胆囊炎

慢性胆囊炎多与胆结石并存，也可出现上腹饱胀、恶心、嗳气等消化不良症状，腹部B超、口服胆囊造影、CT等影像学检查多能发现胆囊结石和胆囊炎征象可与FD鉴别。

（四）其他

FD还需与其他一些继发胃运动障碍疾病，如糖尿病胃轻瘫、胃肠神经肌肉病变相鉴别，通过这些疾病特征性的临床表现与体征一般可做出鉴别。

四、治疗

FD的治疗措施以对症治疗为主，目的是在于缓解或消除症状，改善患者的生活质量。

经验治疗适于40岁以下，无报警征象，无明显精神心理障碍的患者。与进餐相关的消化不良（即PDS）者可首先用促动力药或合用抑酸药；与进餐无关的消化不良/酸相关性消化不良（即EPS）者可选用抑酸药或合用促动力药。经验治疗时间一般为2～4周。无效者应行进一步检查，明确诊断后有针对性进行治疗。

（一）药物治疗

1.抗酸药

抗酸剂如氢氧化铝、铝碳酸镁等可减轻症状，但疗效不及抑酸药，铝碳酸镁除抗酸外，还能吸附胆汁，伴有胆汁反流患者可选用。

2.抑酸药

抑酸药目前广泛应用于FD的治疗，适用于非进餐相关的消化不良中以上腹痛、烧灼感为主要症状者。常用抑酸药包括H_2受体拮抗药(H_2RA)和质子泵抑制药(PPI)两大类。H_2RA常用药物有西咪替丁400mg，每日2～3次；或雷尼替丁150mg，每日2次；或法莫替丁20mg，每日2次，早、晚餐后服，或40mg每晚睡前服；或罗沙替丁75mg，每日2次；或尼扎替丁300mg睡前服。不同的H_2受体拮抗药抑制胃酸的强度各不相同，西咪替丁最弱，雷尼替丁和罗沙替丁比西咪替丁强5～10倍，法莫替丁较雷尼替丁强7.5倍。这类药主要经肝脏代谢，肾脏排出，因此肝肾功能损害者应减量，75岁以上老人服用药物剂量应减少。PPI常用药物有奥美拉唑20mg，每日2次；或兰索拉唑30mg，每日1次；或雷贝拉唑10mg，每日1次；或泮托拉唑40mg，每日1次；或埃索美拉唑20mg，每日1次。

3.促动力药

促动力药可明显改善与进餐相关的上腹症状，如上腹饱胀、早饱等。常用的促动力剂包括多巴胺受体拮抗药、5-HT,受体激动药及多离子通道调节剂等。多巴胺受体拮抗药常用药物有甲氧氯普胺5～10mg，每日3次，饭前半小时服；多潘立酮10mg，每日3次，饭前半小时服；伊托必利50mg，每日3次口服。甲氧氯普胺可阻断延髓催吐化学敏感区的多巴胺受体而具有强大的中枢镇吐作用，还可以增加胃肠道平滑肌对乙酰胆碱的敏感性，从而促进胃运动功能，提高静止状态时胃肠道括约肌的张力，增加食管下端括约肌张力，防止胃内容物反流，增强胃和食管的蠕动，促进胃排空以及幽门和十二指肠的扩张，加速食物通过。主要的不良反应见于中枢神经系统，如头晕、嗜睡、倦怠、泌乳等，用量过大时，会出现锥体外系反应，表现为肌肉震颤、斜颈、发音困难、共济失调等。多潘立酮为选择性外周多巴胺D_2受体拮抗药，可增加食管下端括约肌的张力，增加胃运动，促进胃排空、止吐。不良反应轻，不引起锥体外系症状，偶有流涎、惊厥、平衡失调、泌乳现象。伊托必利通过拮抗多巴胺D_2受体和抑制乙酰胆碱酯酶活性起作用，增加胃的内源性乙酰胆碱，促进胃排空。5-HT;受体激动药常用药物为莫沙必利5mg，每日3次口服。莫沙必利选择性作用于上消化道，促进胃排空，目前未见心脏严重不良反应的报道，但对5-HT,受体激动药的心血管不良反应仍应引起重视。多离子通道调节剂药物为马来酸曲美布汀，常用量100～200mg，每日3次口服。该药对消化道运动的兴奋和抑制具有双向调节作用，不良反应轻微。红霉素具有胃动素作用，静脉给药可促进胃排空，主要用于胃轻瘫的治疗，不推荐作为FD治疗的首选药物。

4.助消化药

消化酶和微生态制剂可做为治疗消化不良的辅助用药。复方消化酶、益生菌制剂可改善与进餐相关的腹胀、食欲缺乏等症状。

5.根除幽门螺杆菌治疗

根除Hp可使部分FD患者症状得以长期改善，对合并Hp感染的FD患者，应用抑酸、促动力剂治疗无效时，建议向患者充分解释根除治疗的利弊，征得患者同意后给予根除Hp治疗。根除Hp治疗可使部分FD患者的症状得到长期改善，使胃黏膜炎症得到消退，而长期胃黏膜炎症则是消化性溃疡、胃黏膜萎缩/肠化生和胃癌发生的基础病变，根除Hp可预防胃癌前病变进一步发展。

对年龄＜45岁，有持续消化不良症状的成人患者应用非侵入性试验（尿素呼气试验、粪便抗原试验）检测Hp，对Hp阳性者进行根除治疗。包含PPI、阿莫西林、克拉霉素或甲硝唑每日2次给药的三联疗法仍推荐作为首选疗法。包含铋剂的四联疗法，如可获得铋剂，也被推荐作为首选治疗。补救治疗应结合药敏试验结果。

对PPI（标准剂量，每日2次），克拉霉素（500mg，每日2次），阿莫西林（1000mg，每日2次）或甲硝唑（400mg或500mg每日2次），组成的方案，疗程14d比7d更有效，在克拉霉素耐药率＜20％的地区，仍推荐PPI联合应用克拉霉素、阿莫西林/甲硝唑的三联短程疗法作为一线治疗方案。其中PPI联合克拉霉素和甲硝唑方案应当在人群甲硝唑耐药率＜40％时才可应用，含铋剂四联治疗除了作为二线方案使用外，还可做为可供选择的一线方案。除了药敏感试验外，对于三线治疗不做特别推荐。喹诺酮类（左氧氟沙星、利福霉素、利福布汀）抗生素与PPI和阿莫西林合用作为一线疗法，而不是作为补救的治疗，被评估认为有较高的根除率，但利福布汀是一种选择性分枝杆菌耐药的抗生素，必须谨慎使用。

6.黏膜保护药

FD发病原因中可能涉及胃黏膜防御功能减弱，作为辅助治疗，常用的胃黏膜保护药有硫糖铝、胶体铋、前列腺素E、复方谷氨酰胺等，联合抑酸药可提高疗效。硫糖铝餐前1h和睡前各服1.0g，肾功不全者不宜久服。枸橼酸铋钾一次剂量5mL加水至20mL或胶囊120mg，每日4次，于每餐前半小时和睡前一次口服，不宜久服，最长8周，老年人及肾功能障碍者慎用。已用于临床的人工合成的前列腺素为米索前列醇（喜克溃），常用剂量200mg，每日4次，主要不良反应为腹泻和子宫收缩，孕妇忌服。复方谷氨酰胺，常用量0.67g，每日3次，剂量可随年龄与症状适当增减。

(二)精神心理治疗

抗焦虑、抑郁药对FD有一定的疗效，对抑酸和促动力药治疗无效，且伴有明显精神心理障碍的患者，可选用三环类抗抑郁药或5-HT，再摄取抑制药；除药物治疗外，行为治疗、认知疗法及心理干预等可能对这类患者也有益。精神心理治疗不但可以缓解症状还可提高患者的生活质量。

(三)外科手术

经过长期内科治疗无效的严重患者，可考虑外科手术。一般采用胃大部切除术、幽门成形术和胃空肠吻合术。

第四节　肠易激综合征

肠易激综合征（IBS）是一种常见的、病因未明的功能性疾病。好发于中青年，女性多见。其突出的病理生理变化为肠运动功能异常和感觉过敏。临床上以腹痛或腹部不适伴排便习惯改变为特征。

本征患者的生活质量明显低于健康人，耗费大量的医疗资源。近年来，本征病理生理、诊断与治疗均取得了长足进展。

一、流行病学

因本征目前仍然是根据症状及排除器质性病症来进行诊断，流行病学调查又多使用问卷的方式进行，故存在标准不统一、文化背景差异等方法学上的问题。有可能目前的流行病学数据存在一定的偏差，但学者们仍认为还是能反映其基本的流行病学趋势。IBS的流行病学特征有以下几方面。

(1)欧美等经济、文化发达地区发病率较高，达8%～23%，而亚非等经济发展中地区较低为5%～10%。

(2)中青年人好发，女性较男性更易罹患，唯有印度有报告男性多见。

(3)就社会经济情况而论，受教育程度高者、经济收入较高者为发病危险因素。在我国，城市人口的发病率高于农村。

(4)本征仅有少部分患者就医，就医率为10%～50%。但在消化病专科门诊中20%～40%为IBS患者。

二、病因与发病机制

(一)病因

本征的病因不明。可能的高危因素有精神因素、应激事件、内分泌功能紊乱、肠道感染性病后、食物过敏、不良生活习惯等。

(二)发病机制

迄今，仍未发现IBS者有明显的形态学、组织学、血清学、病原生物学等方面的异常，但近来功能性磁共振及正电子体层扫描(PET)的研究发现，IBS患者在脑功能代谢方面不同于对照组。

目前认为IBS的主要病理生理改变可归纳为胃肠动力异常和感觉功能障碍两大类。

1.胃肠动力异常

迄今为止，已发现的IBS胃肠动力异常有多种类型，但没有一种见于所有的IBS患者，也没有一种能解释患者所有的症状。另一方面，部分患者在不同的时期可能出现不同的动力学异常。胃肠动力紊乱与IBS的临床类型有关。在便秘型IBS慢波频率明显增加；高幅收缩波减少；回一盲肠通过时间延长。而在腹泻型IBS则正好相反。

2.感觉异常

IBS感觉异常的研究是最近的热点之一。研究涉及末梢、脊神经直至中枢神经系统。IBS直肠容量感觉检查的结果表明，患者对容量的感知，不适感觉的阈值均明显低于正常对照组。脊髓对末梢传入的刺激可能存在泛化、扩大化、易化的作用。功能性磁共振和正电子体层扫描(PET)的研究表明，IBS患者脑前扣带回、前额叶及边缘系统的代谢活性明显高于对照组，而这些区域与感觉功能密切相关。

三、临床表现

本征起病隐匿，部分患者发病前曾有细菌性痢疾病史，少数患者幼年时可能有负性心理事件史。症状反复发作或慢性迁延，病程可长达数十年之久。本征虽可严重影响患者的生活质量、耗费大量的卫生资源，但对患者的全身健康状况却影响不大。精神因素、饮食不当、劳累等是症状发作或加重的常见原因。

常见的临床表现为腹痛及排便习惯和粪便性状的异常。

(一)腹痛

腹痛多位于左下腹、下腹或脐周,不固定且定位不精确。其性质多为隐痛,程度较轻。也有程度较重者呈绞痛、刺痛。腹痛几乎不发生在夜间入眠后腹痛,多发生在餐后或便前,排便或排气后腹痛可缓解或减轻。

(二)排便习惯及粪便性状改变

本征之排便习惯改变分便秘、腹泻、腹泻便秘交替 3 种类型。便秘者,多伴排便困难,其粪便干结成团块状,表面可附有黏液。腹泻者,一般每日排便 3～5 次,呈稀糊至稀水样。便秘腹泻交替者,可交替出现上述便秘、腹泻之特征。

还有部分患者,在一次排便中,初起为干结硬便,随后为稀糊,甚至稀水样便。也有患者述伴有排便不尽感和排便窘迫感。

(三)其他症状

部分患者可有失眠、焦虑、抑郁、疑病妄想等精神症状或头昏、头痛等。但不会有贫血、消瘦、营养不良等全身症状。其他腹部症状还有腹胀、腹鸣、嗳气等。

(四)体征

本征无明显体征,多仅有腹痛相应部位之压痛,但绝无肌紧张和反跳痛。肠鸣音多正常或稍增强。

四、诊断与分型

目前,在临床实践中,IBS 的诊断仍然是建立在医生对症状评价的基础之上。但对伴有发热、体质量下降、便血、贫血、腹部包块、红细胞沉降率增快等报警征象者,应行相应检查,以排除器质性疾病。必须强调,对临床诊断或拟诊 IBS 的患者,无论有无报警征象,无论其对治疗的反应如何,都应随访,以排除潜在的器质性疾病。目前,国际上流行的诊断标准为罗马标准。

五、治疗

IBS 治疗应强调综合治疗和个体化治疗的原则。治疗药物的选择主要在于能去除或阻止诱因;阻断发病机制的某个环节;纠正病理生理变化;缓解症状。

(一)一般治疗

建立相互信任的医患关系,教育患者了解本病的本质、特点以及治疗等相关知识,是 IBS 治疗的基础。建立良好的生活习惯,是 IBS 治疗的第一步。一般而言,IBS 者的食谱应是清淡、易消化、含有足够的营养物质。应避免可能引起过敏的食物。便秘者,应摄入高纤维素食物。腹胀者应少摄取豆类等易产气的食品。

(二)按临床类型治疗

1.IBS-D 的治疗

IBS-D 的治疗可选用吸附剂蒙脱石(商品名思密达)、药用炭等。5-羟色胺 3(5-HT;)受体抑制剂阿洛司琼对 IBS-D 有较好疗效,但伴发缺血性肠病的发生率较高,目前美国 FDA 仅限于在医师的严密观察下使用,此药尚未在我国上市。小檗碱和微生态制剂也可用于此型的治疗,但需更多的研究来评价其有效性。

应该强调,如无明显继发感染的证据,不应使用抗菌药物。洛哌丁胺等止泻剂仅用于腹泻频繁、严重影响生活者,切忌大剂量、长期应用。匹维溴铵、曲美布汀对腹泻型或便秘型都有一定疗效。

2.IBS-C 的治疗

并非所有的泻剂都适合于便秘性 IBS 的治疗。大量的研究结果推荐用 5-HT$_4$受体部分激动剂替加色罗(商品名泽马可),渗透性或容积性泻剂来治疗 IBS-C。刺激性泻剂,特别是含蒽醌类化合物的中药,如大黄、番泻叶等,长期应用能破坏肠神经,不能长期使用。

临床研究表明替加色罗片 6mg,每日 2 次,不仅对女性 IBS-C 有较好的疗效,而且对男性患者也是安全有效的。常用的渗透性泻剂有聚乙二醇 4000(商品名福松)和乳果糖,但部分患者可引起腹泻。容积性泻剂可用甲基纤维素等。

(三)对症治疗

1.腹痛

腹痛是 IBS 最常见的症状,也是就诊的主要原因。匹维溴铵、曲美布汀这些作用于胃肠道平滑肌细胞膜上离子通道的药物对腹痛有较好疗效。替加色罗对 IBS-C 伴腹痛者效果较好,对以腹痛为主者也有一定疗效。抗胆碱能药阿托品、山莨菪碱(654-2)也可用于腹痛者,但不良反应较多。对顽固性腹痛,上述药物治疗效果不佳者,可试用抗抑郁药或行为疗法。

2.腹胀

饮食疗法至关重要,应尽可能少摄入豆类、乳类等易产气的食品,摄入易消化的食物。有夜间经口呼吸者,应予以纠正。匹维溴铵、曲美布汀、替加色罗对这一症状也有一定疗效。微生态制剂也选用,常用者有金双歧、双歧三联活菌(培菲康)、丽珠肠乐等。

3.抗抑郁治疗

对有明显抑郁、焦虑、疑病等精神因素者,或是对其他治疗无明显疗效者,可行抗抑郁治疗。

临床较为常用者为三环类药物,如丙米嗪、阿米替林、多塞平(多虑平)、阿莫沙平等以及5-羟色胺再摄取抑制剂,如氟西汀(百忧解)、帕罗西汀(赛乐特)等。此类药物缓解 IBS 症状起效较慢,多在 1～2 周以后,故在施行此疗法前,应与患者沟通,说明用药的必要性,取得患者的信赖,增加其依从性,对于长期失眠的患者,可给予催眠、镇静治疗。

第五节　慢性假性肠梗阻

慢性假性肠梗阻(CIPO)是一种以肠道不能推动肠内容物通过未阻塞的肠腔为特征的胃肠动力疾患,常发生于小肠、结肠,可累及整个消化道和所有受自主神经调节的脏器和平滑肌,是一组具有肠梗阻症状和体征,但无肠道机械性梗阻证据的临床综合征。本病常反复发作,虽不是常见病,但如被忽视,患者可能遭受不必要的手术,甚至使病情的诊治更加复杂化,其发病机制是因肠道肌电活动功能紊乱造成的肠道动力障碍。

一、病因

慢性假性肠梗阻(CIPO)的病因可分为原发性和继发性两类。

原发性是由肠平滑肌异常或肠神经系统异常造成，Howard 报道 30%CIPO 具有家族聚集性，遗传方式主要是常染色体显性遗传，少数为常染色体隐性遗传。

继发性 CIPO 有 5 种病因：①结缔组织病，如系统性红斑狼疮、硬皮病、肌萎缩、淀粉样变性等；②神经系统疾病，如帕金森病、南美锥虫病、内脏神经病、肠道神经节瘤病等；③内分泌疾病，如糖尿病、甲状腺功能亢进或甲状旁腺功能低下等；④药物，如吩噻嗪类、三环类抗抑郁药、抗帕金森病药、神经节阻断药、可乐定、吗啡、哌替啶、白细胞介素-2、长春新碱等；⑤其他，如低钾、低钠高钙、手术后、副癌综合征、巨细胞病毒或 EB 病毒感染等。

二、临床表现

CIPO 的主要症状有腹胀、腹痛、恶心、呕吐、腹泻、便秘；主要的体征有营养不良、体质量下降、腹部膨隆、有压痛而无肌紧张、肠鸣音通常不活跃或很少出现，有胃扩张者可发现振水音。临床表现与梗阻的部位和范围有关，如梗阻主要在小肠，则以呕吐和脂肪泻为主要表现，同时易继发营养不良、叶酸和维生素 B_2 缺乏以及低蛋白血症；如梗阻主要在结肠，则以腹胀和便秘为主要表现，常伴有严重的粪便嵌塞。

三、辅助检查

(一)影像学检查

影像学检查用于鉴别机械性肠梗阻，普通腹部 X 线片对诊断价值不大，很多 CIPO 的 X 线片表现与机械性肠梗阻非常类似。此外，X 线片灵敏度低，高达 20%的患者钡剂造影异常，但之前的普通 X 线片表现正常。X 线片显示出小肠扩张已多在疾病晚期，之前可能就会存在测压和临床方面诊断 CIPO 的证据。消化道钡餐造影检查可排除机械性肠梗阻，还可对功能紊乱的主要部位提供线索。肌病型 CIPO 有显著的十二指肠扩张结肠袋消失、收缩减少及结肠直径增加。神经源性 CIPO 表现则多样化，少有特异性表现。

(二)内镜检查

内镜检查用于排除食管、胃、十二指肠和结肠机械性梗阻。常规的黏膜组织活检对 CIPO 的诊断没有帮助，除非取样深达肌层和肌间神经丛。

(三)胃肠动力检查

1.胃肠道转运试验

在排除机械性肠梗阻之后，胃肠道转运试验是有效的非侵入性检查。放射性核素(闪烁扫描)可以特异地评价消化道各器官的转运功能。用 ^{99m}Tc 标记的固体餐测试胃排空是诊断胃排空延迟的金标准。用 ^{99m}Tc 和 ^{131}I 标记的固体闪烁扫描可评价小肠和结肠功能。这些检查应有健康人对照，且在禁食状态下进行，以避免由运转新鲜食物所引起的运转时间误差。近来报道胃排空异常和小肠固态食物转运异常可做为诊断 IPO 的依据。小肠转运试验往往被胃排空延迟干扰，Gryback 等使用从胆汁排泄的静脉示踪剂 ^{99m}T-HIDA，这项新技术可直接显示小肠转运，并证实 IPO 小肠运动减慢，与压力检查异常一致。

2.动力检查

测压有助于 IPO 的诊断。如果排除了机械性肠梗阻，胃或小肠转运减慢，胃和上段小肠测压评价可确诊 IPO。测压评价要有禁食和餐后 2 种状况与健康人对照组比较。测压还能区分神经源性和肌病型。

在神经源性中，压力波幅正常，但移行性复合运动(MMC)结构和相位传播异常，持续不协调的运动活跃，相位波暴发，转化为餐后模式异常。而肌病型受累段波幅减低或压力波消失。小肠丛集性收缩提示远端机械性梗阻，这种情况需要做其他检查。食管测压可提示硬皮病、贲门失弛缓症或 HSD。一些 IPO 的患者与 HSD 类似，肛门直肠测压显示肛门内括约肌不能对直肠膨胀做出反应性的松弛。IPO 胃电图显示餐前胃动过速或餐后每分钟 3 次的电活动明显异常，也有助于诊断。

(四)肠壁全层组织活检

剖腹手术或腹腔镜取的结肠全层组织活检可确诊 CIPO。用 Smith 银染色分析纵向的全层组织活检的标本可显示肌间神经丛淋巴细胞和浆细胞浸润、嗜银神经元数目和比例变化、神经元纤维化、核内出现包涵体。免疫组化染色则显示表达 ckit 基因的 Cajal 细胞消失或分布异常。组织学检查还可发现比正常更大的肠神经节或无神经节细胞缺失时，外源性神经分布增加(如 HSD 时)，也有人认为是假性梗阻的继发改变。

有报道 CIPO 时特异的神经肽和神经递质缺乏，但对单一神经肽和神经递质特殊染色尚未用于临床。过去认为全层活检是诊断成立的要素，但现在有了特异性的非侵入性动力检查(如转运试验和测压)，全层活检不再是诊断 CIPO 必不可少的手段了。

(五)实验室检查

实验室检查主要用于鉴别继发性 CIPO。如提示风湿性或内分泌性疾病，则适当选择抗核抗体、类风湿因子、Scl-70(硬皮病)、甲状腺功能或血糖检查；如 CIPO 继发于小细胞肺癌的副癌综合征，血清中可查到抗 Hu(抗神经元核抗体)。抗 Hu 并不是恶性肿瘤的特异性抗体，但在未发现原发肿瘤灶却有肠神经节细胞缺失的患者中可以滴度很高。

四、诊断和鉴别诊断

诊断应结合病史、体征(如营养不良表现、腹部振水音与膀胱增大)、实验室检查、X 线表现与食管及小肠测压等。约 1/3 患者有家族史。部分患者剖腹手术，见不到梗阻征象。继发性患者可查出系统性疾病的症状与体征，以及神经系统与自主神经系统功能异常。如患者有神经系统表现，应进一步做检查(包括 MRI)，以排除脑干肿瘤。肌电图与神经系统检查可检出系统性肌肉病或周围神经病。

总结的 CIPO 诊断标准为：临床上有肠梗阻的症状和体征；腹 X 线片证实有肠梗阻的存在；有关检查明确排除了机械性肠梗阻；消化道造影检查发现有肠管的扩张或肠蠕动减慢、消失；消化道压力测定异常，胃肠通过时间明显延长。

五、治疗

目前有关假性肠梗阻的病因尚无法根除，故治疗 CIPO 的目标是缓解临床症状，保持营养与维持电解质平衡，减少并发症，改善和恢复肠动力。

(一)一般治疗

CIPO 的急性发作期，应禁食、禁水，行胃肠减压肛门排气，静脉输液及营养支持，保持水、电解质平衡和消除诱发因素。因为禁食或吸收障碍 CIPO 常导致营养不良。适当的饮食包括低纤维、低乳糖、要素膳或以多肽为主的食物。流质和浓汤对胃排空延迟的患者有益。由于摄入少且吸收不良，患者需要肌内注射维生素 B_{12} 或口服叶酸、维生素 A、维生素 D、维生素 E、维生素 K、钙和铁。完全肠道外营养（TPN）可提供足够的营养，一般适用于家族性 CIPO 和严重肌病型的儿童。长期 TPN 费用昂贵，并引起包括感染、血栓、胰腺炎和淤胆性肝损害甚至肝衰竭，故应在 TPN 前尝试胃造口或空肠造口营养。

（二）药物治疗

CIPO 缺乏有效的药物治疗。

1.促动力药

甲氧氯普胺和红霉素可能对一些患者临时有效，但有不良反应。由于快速耐药反应，红霉素在 CIPO 的治疗中作用有限。

新斯的明是胆碱酯酶抑制药，由于其胆碱能不良反应和潜在致心律失常的危险，用于 CIPO 的治疗是不恰当的。

多潘立酮、西沙必利也在 CIPO 中使用，西沙必利能改善 MMC 正常且无迷走神经功能紊乱的患者的症状。

5-HT_4 受体部分激动药替加色罗可能对 CIPO 有效，替加色罗是与西沙必利类似的促动力药，且没有心脏毒性。替加色罗能加速胃肠蠕动和增加消化道动力，并能加速正常男性的胃排空和促进肠易激综合征（IBS）患者小肠和盲肠的转运。

2.奥曲肽

奥曲肽为长效生长抑素的类似物，国外学者用奥曲肽治疗继发于硬皮病的 CIPO 取得了良好效果，对治疗 CIPO 和继发的小肠细菌过度生长也有效。主要通过抑制肠内源性神经肽如 VIP、胰岛素、胰高血糖素、肠源胰高血糖素释放起作用。因为奥曲肽能减低胃动力，在治疗 CIPO 时有时与红霉素联合使用。

3.抗生素

抗生素的适应证为继发于细菌过度生长的腹泻。由于 CIPO 肠道转运的延迟标准氢呼吸试验对诊断 CIPO 患者细菌过度生长缺乏敏感性，应采用小肠吸出物行微生物分析（培养）。可适当应用广谱抗生素治疗，如环丙沙星、甲硝唑、多西环素、四环素等。

（三）电起搏

胃和肠电起搏理论上是可行的，并可能成为难控制的 CIPO 患者的治疗手段之一。目前，CIPO 电起搏研究的焦点是改善胃轻瘫，已获得初步成功。小肠和结肠电起搏仍不能用于临床且难以发展。

（四）手术治疗

本病手术治疗效果不确切，故原则上不行手术治疗。但对于腹部 X 线检查提示病变肠管直径超过 9cm 者，若不积极处理，将导致肠穿孔、肠破裂。对病变范围局限的假性肠梗阻，如巨十二指肠和巨结肠，采用节段性切除术，可收到较好效果。但病变较为广泛者，手术治疗效果并不理想，手术包括肠切除术、松解术、肠移植术等。

第六节　慢性胃炎

慢性胃炎是由各种病因引起的胃黏膜慢性炎症。按新悉尼系统分类方法，将慢性胃炎分为浅表性（又称非萎缩性）、萎缩性和特殊类型。慢性浅表性胃炎是指不伴胃黏膜萎缩性改变、胃黏膜层以淋巴细胞和浆细胞浸润为主的慢性胃炎，Hp感染是主要病因。慢性萎缩性胃炎是指胃黏膜已发生萎缩性改变，常伴肠上皮化生。慢性萎缩性胃炎又可再分为多灶萎缩性胃炎和自身免疫性胃炎两大类。

慢性胃炎是消化系统常见病，发病率高，且随年龄增长而增高。

一、病因与发病机制

慢性胃炎的发生主要与Hp感染有关，与自身免疫、胆汁反流等因素也有一定关系。

（一）Hp

现在认为Hp感染是慢性胃炎主要病因。Hp革兰染色阴性，在胃黏膜上皮细胞表面呈典型的螺旋状或弧形，主要定植在胃黏膜、上皮与黏液层之间，引起局部炎症。Hp感染引起慢性胃炎的机制包括：①Hp产生的尿素酶分解尿素为氨以及Hp产生的毒素（如空泡毒素）直接损伤胃黏膜上皮细胞；②Hp诱导，上皮细胞释放IL-8，诱发炎症反应，损伤胃黏膜；③Hp通过抗原模拟或交叉抗原机制损伤胃上皮细胞；④Hp激发的免疫反应可损伤胃黏膜细胞，但不能有效清除Hp，从而使感染慢性化。Hp感染后胃黏膜萎缩/肠上皮化生的发生是Hp、宿主（遗传）和环境因素三者协同作用的结果。胃黏膜萎缩改变在胃内呈多灶性分布，以胃窦为主，多由Hp感染引起的慢性浅表性胃炎发展而来，称多灶萎缩性胃炎，既往称B型胃炎。

（二）自身免疫因素

胃黏膜萎缩改变主要位于胃体部，由自身免疫引起者称自身免疫性胃炎，既往称A型萎缩性胃炎。

患者血液中存在自身抗体，如壁细胞抗体（PCA）和内因子抗体（IFA）。PCA使壁细胞总数减少，导致胃酸分泌减少或丧失。IFA致维生素B_{12}吸收不良，导致恶性贫血。

（三）其他因素

1.十二指肠液反流

幽门括约肌功能不全，胆汁、胰液和肠液大量反流入胃，使胃黏膜遭到消化液的损伤，削弱了胃黏膜屏障功能，引起炎症、糜烂、出血和黏膜上皮化生等。

2.胃黏膜损伤因子

一些外源性因素，如长期摄食粗糙或刺激性食物、酗酒、高盐饮食、长期服用NSAIDs等，可长期反复损伤胃黏膜，造成炎症持续不愈。

二、病理

慢性胃炎病理变化是胃黏膜损伤和修复过程的表现。组织学特点是炎症、萎缩和化生。无论炎症、萎缩或化生，开始时呈灶性分布，随病情发展，灶性病变逐渐联合成片。一般来说，胃炎的病理变化，胃窦重于胃体，小弯侧重于大弯侧；当萎缩和化生严重时，炎性细胞浸润反而减少。在疾病初期,慢性胃炎表现为浅表性黏膜炎症,胃小凹和胃黏膜固有层的表层甚至全黏膜层中有浆细胞、淋巴细胞浸润,但腺体结构不受破坏,基本保持完整;在胃炎活动期,则出现中性粒细胞浸润;当炎症进一步加重,向深部扩散,就会造成黏膜腺体的破坏、萎缩、消失,腺体数目减少,黏膜变薄,胃黏膜表现为萎缩,黏液分泌功能减退;如炎症蔓延广泛,大量腺体被破坏,使整个胃体黏膜萎缩、变薄,称为胃萎缩。

由于慢性炎症持续存在,胃黏膜不完全再生,胃腺逐渐转变成肠腺样或幽门腺样,则为肠腺化生或假幽门腺化生。胃小凹增生的上皮和化生的上皮可发生异常,出现细胞形态或功能异常,形成不典型增生。中、重度不典型增生被认为是癌前病变。

三、临床表现

有70%～80%慢性胃炎患者可无任何症状。有症状者主要表现为非特异性消化不良症状,如上腹不适、饱胀、隐痛、烧灼痛,这些症状一般无明显节律性,进食后较重,也可有食欲缺乏、嗳气、反酸、恶心等症状。

这些症状的有无、严重程度与慢性胃炎的内镜所见、组织病理学分级无明显相关性。胃黏膜有糜烂者可有上消化道出血,长期少量出血可引起缺铁性贫血。自身免疫性胃炎患者可伴贫血,一般消化道症状较少;在典型恶性贫血时,除贫血外,还可伴维生素 B_{12} 缺乏的其他临床表现。由 Hp 引起的慢性胃炎患者多数无症状。体征多不明显,有时可有上腹轻压痛。

四、实验室与其他检查

(一)胃镜及活组织检查

胃镜检查同时取活组织做病理学检查是最可靠的诊断方法。按悉尼标准,慢性胃炎的胃镜表现可分类为充血渗出性胃炎、平坦糜烂性胃炎、隆起糜烂性胃炎、萎缩性胃炎、出血性胃炎、反流性胃炎、皱襞增生性胃炎七种。国内仍将其分为浅表性胃炎(非萎缩性胃炎)、萎缩性胃炎;如同时存在平坦糜烂、隆起糜烂或胆汁反流,则诊断为浅表性或萎缩性胃炎伴糜烂或伴胆汁反流。浅表性胃炎表现为黏膜充血与水肿混杂出现;镜下呈红白相间以红为主,表面附着灰白色分泌物,可见局限性出血点和糜烂。萎缩性胃炎黏膜多苍白或灰白色,黏膜变薄,皱襞细平,可透见黏膜下血管,常见糜烂出血灶,局部可见颗粒状或结节状上皮增生。活检有助于慢性胃炎的诊断、鉴别诊断和病理分型。

(二)Hp 检测

Hp 检测有助于慢性胃炎的病因诊断和选择治疗措施。检测方法有侵入性和非侵入性两大类,前者包括快速尿素酶法、组织学检查、Hp 培养,后者主要有尿素呼气试验、血清学检查及聚合酶链反应(PCR)等。其中快速尿素酶法是临床上最常用的检查方法,细菌培养是诊断 Hp 感染最可靠的方法。

(三)自身免疫性胃炎的相关检查

疑为自身免疫性胃炎者应检测血 PCA 和 IFA。如为该病患者,PCA 多呈阳性,伴恶性贫血时 IFA 多呈阳性。血清维生素 B_{12} 浓度测定及维生素 B_{12} 吸收试验有助于恶性贫血的诊断。

五、诊断与鉴别诊断

(一)诊断

慢性胃炎无特异性临床表现,确诊依赖于胃镜和胃黏膜活检,Hp 检测有助于病因诊断。

怀疑自身免疫性胃炎者应检测相关的自身抗体。

(二)鉴别诊断

消化性溃疡、胃癌、神经症、慢性胆囊炎都可以表现为上腹不适,胃镜和上腹部 B 超检查可以鉴别。

六、治疗

(一)一般治疗

尽量避免食用刺激性物质,如烟酒、浓茶、咖啡等,多食水果、蔬菜,饮食规律,保持心情舒畅。

(二)根除 Hp

由于人群中 Hp 感染率很高,多数 Hp 相关性胃炎患者并无症状或仅有轻度的慢性胃炎,根除 Hp 后不少患者消化不良症状改善并不明显等原因,权衡利弊后,根除 Hp 适用于下列 Hp 相关性慢性胃炎患者:①有明显异常(指胃黏膜糜烂、中至重度萎缩、中至重度肠上皮化生,不典型增生)的慢性胃炎;②有胃癌家族史者;③伴糜烂性十二指肠炎者;④常规治疗疗效差者。根除方案有三联或四联疗法。

(三)抗酸或抑酸治疗

抗酸或抑酸治疗适用于有胃黏膜糜烂或以胃灼热、反酸、上腹饥饿痛等症状为主者。根据病情或症状严重程度选用抗酸剂如铝碳酸镁、氢氧化铝凝胶等,或抑酸剂如西咪替丁、奥美拉唑等。

(四)保护胃黏膜

保护胃黏膜适用于有胃黏膜糜烂、出血或症状明显者。药物包括兼有杀 Hp 作用的果胶铋,兼有抗酸和胆盐吸附作用的铝碳酸制剂,以及单纯黏膜保护作用的硫糖铝。米索前列醇可减轻 NSAIDs 对胃黏膜的损害。

(五)动力促进剂

动力促进剂适用于以上腹饱胀、早饱等症状为主者,如多潘立酮、西沙必利等。

第七节　克罗恩病

克罗恩病(CD)是一种贯穿肠壁各层的慢性增生性、炎症性疾病,可累及从口腔至肛门的各段消化道,呈节段性或跳跃式分布,但好发于末端回肠、结肠及肛周。临床以腹痛、腹泻、腹部包块、瘘管形成和肠梗阻为主要特征,常伴有发热、营养障碍以及关节、皮肤、眼、口腔黏膜、肝脏等的肠外表现。

本病病程迁延,有终身复发倾向,不易治愈。任何年龄均可发病,20～30 岁和 60～70 岁是 2 个高峰发病年龄段,无性别差异。本病在欧美国家多见。近年来,日本、韩国、南美发现本病发病率在逐渐升高。我国虽无以人群为基础的流行病学资料,但病例报道却在不断增加。

一、病因及发病机制

克罗恩病病因尚未明了，发病机制亦不甚清楚，推测是由肠道细菌和环境因素作用于遗传易感人群，导致肠黏膜免疫反应过高。

(一)遗传因素

传统流行病学研究显示：①不同种族CD的发病率有很大的差异；②CD有家族聚集现象，但不符合简单的孟德尔遗传方式；③单卵双生子中CD的同患率高于双卵双生子；④CD患者亲属的发病率高于普通人群，而患者配偶的发病率几乎为零；⑤CD与特纳综合征、海一普二氏综合征以及糖原贮积病Ib型等罕见的遗传综合征有密切的联系。

上述资料提示该病的发生可能与遗传因素有关。进一步的全基因组扫描结果显示易感区域分布在第1、3、4、5、6、7、10、12、14、16、19及X号染色体上，其中16、12、6、14、5、19及1号染色体被分别命名为IBD1—7，候选基因包括CARD15、DLG5、SLC22A4和SLC22A5、IL-23R等。

目前，多数学者认为CD符合多基因病遗传规律，是许多对等位基因共同作用的结果。具有遗传易感性的个体在一定环境因素作用下发病。

(二)环境因素

在过去的半个世纪里，CD在世界范围内迅速增长，不仅发病率和流行情况发生了变化，患者群也逐渐呈现低龄化趋势，提示环境因素对CD易患性的影响越来越大。研究显示众多的环境因素与CD密切相关，有的是诱发因素，有的则起保护作用，如吸烟、药物、饮食、地理和社会状况、应激、微生物、肠道通透性和阑尾切除术。目前只有吸烟被肯定与CD病情的加重和复发有关。

(三)微生物因素

肠道菌群是生命所必需，大量微生物和局部免疫系统间的平衡导致黏膜中存在大量的炎症细胞，形成“生理性炎症”现象，有助于机体免受到达肠腔的有害因素的损伤。这种免疫平衡有赖于生命早期免疫耐受的建立，遗传易感性等因素可致黏膜中树突状细胞、Toll样受体(TLRs)、T效应细胞等的改变而参与疾病的发生与发展。小肠腺隐窝潘氏细胞和其分泌产物(主要为防御素)对维持肠道的内环境的稳定起着重要作用，有研究指出CD是一种防御素缺乏综合征。

多项临床研究亦支持肠道菌群在CD的发病机制中的关键环节，如一项研究显示小肠病变的CD患者切除病变肠段后行近端粪便转流可预防复发，而将肠腔内容物再次灌入远端肠腔可诱发炎症。

(四)免疫因素

肠道免疫系统是CD发病机制中的效应因素，介导对病原微生物反应的形式和结果。CD患者的黏膜T细胞对肠道来源和非肠道来源的细菌抗原的反应增强，前炎症细胞因子和趋化因子的产生增多，如IFN-7、IL-12、IL-18等，而最重要的是免疫调节性细胞因子的变化。CD是典型的Th1反应，黏膜T细胞的增生和扩张程度远超过溃疡性结肠炎，而且对凋亡的抵抗力更强。最近有证据表明CD不仅与上述继发免疫反应有关，也可能有天然免疫的严重缺陷。如携带NOD2变异的CD患者，其单核细胞对胞壁酰二肽(MDP)和TNF-α的刺激所产生的

IL-1β和IL-8显著减少。这些新发现表明CD患者由于系统性的缺陷导致了天然免疫反应的减弱，提示他们可能同时存在天然免疫和继发性免疫缺陷，但两者是否相互影响或如何影响仍不清楚。

二、诊断步骤

(一)起病情况

大多数病例起病隐袭。在疾病早期症状多为不典型的消化道症状或发热、体质量下降等全身症状，从发病至确诊往往需数月至数年的时间。少数急性起病，可表现为急腹症，酷似急性阑尾炎或急性肠梗阻。

(二)主要临床表现

克罗恩病以透壁性黏膜炎症为特点，常导致肠壁纤维化和肠梗阻，穿透浆膜层的窦道造成微小的穿孔和瘘管。

克罗恩病可累及从口至肛周的消化道的任一部位。近80%的患者小肠受累，通常是回肠远端，且有1/3的患者仅表现为回肠炎；近50%的患者为回结肠炎；近20%的患者仅累及结肠，尽管这一表型的临床表现与溃疡性结肠炎相似，但大致一半的患者无直肠受累；小部分患者累及口腔或胃十二指肠；个别患者可累及食管和近端小肠。

克罗恩病因其透壁性炎症及病变累及范围广泛的特点，临床表现较溃疡性结肠炎更加多样化。克罗恩病的临床特征包括疲乏、腹痛慢性腹泻、体质量下降、发热、伴或不伴血便。约有10%的患者可无腹泻症状。儿童克罗恩病患者常有生长发育障碍，而且可能先于其他各种症状。部分患者可伴有瘘管和腹块，症状取决于病变的部位和严重程度。

许多患者在诊断前多年即表现出各种各样的症状。研究显示，患者在诊断为克罗恩病前平均为7.7年即已出现类似于肠易激综合征的各种非特异性消化道症状，而病变局限于结肠者从出现症状到获得诊断的时间最长，一般为4.9～11.4年。

1.回肠炎和结肠炎

腹泻、腹痛、体质量下降、发热是大多数回肠炎、回结肠炎和结肠型克罗恩病患者的典型的临床表现。腹泻可由多种原因引致，包括分泌过多、病变黏膜的吸收功能受损、回肠末端炎症或切除所致胆盐吸收障碍、回肠广泛病变或切除所致脂肪泻。小肠狭窄部位的细菌生长过度、小肠结肠瘘、广泛的空肠病变亦可导致脂肪泻。回肠炎患者常伴有小肠梗阻和右下腹包块；局限于左半结肠的克罗恩病患者可出现大量血便，症状类似溃疡性结肠炎。

2.腹痛

不论病变的部位何在，痉挛性腹痛是克罗恩病的常见症状。黏膜透壁性炎症所致纤维性缩窄导致小肠或结肠梗阻。病变局限于回肠远端的患者在肠腔狭窄并出现便秘、腹痛等早期梗阻征象前可无任何临床症状。

3.血便

尽管克罗恩病患者常有大便潜血阳性，但大量血便者少见。

4.穿孔和瘘管

透壁的炎症形成穿透浆膜层的窦道，致肠壁穿孔，常表现为急性、局限性腹膜炎，患者急起发热、腹痛、腹部压痛及腹块。肠壁的穿透亦可表现为无痛性的瘘管形成。瘘管的临床表现取决于病变肠管所在位置和所累及的邻近组织或器官。胃肠瘘常无症状或腹部包块;肠膀胱瘘将导致反复的复杂的泌尿道感染,伴有气尿;通向后腹膜腔的瘘管可导致腰大肌脓肿和(或)输尿管梗阻、肾盂积水;结肠阴道瘘表现为阴道排气和排便;另外,还可出现肠皮肤瘘管。

5.肛周疾病

约 1/3 的克罗恩病出现肛周病变,包括肛周疼痛、皮赘、肛裂、肛周脓肿及肛门直肠瘘。

6.其他部位的肠道炎症

临床表现随病变部位而异。如口腔的阿弗他溃疡或其他损伤致口腔和牙龈疼痛;极少数患者因食管受累而出现吞咽痛和吞咽困难;约 5%的患者胃、十二指肠受累,表现为溃疡样病损、上腹痛和幽门梗阻的症状;少数近端小肠病变的患者可出现类似口炎样腹泻的症状并伴有脂肪吸收障碍。

7.全身症状

疲乏、体质量下降和发热是主要的全身症状。体质量下降往往是由于患者害怕进食后的梗阻性疼痛而减少摄入所致,亦与吸收不良有关。克罗恩病患者常出现原因不明的发热,发热可能是由于炎症本身所致,亦可能是穿孔后并发肠腔周围的感染。

8.并发症

克罗恩病的并发症包括局部并发症、肠外并发症及吸收不良相关的并发症。

(1)局部并发症:与炎症活动性相关的并发症包括肠梗阻、大出血、急性穿孔、瘘管和脓肿的形成、中毒性巨结肠。CT 是检出和定位脓肿的主要手段,并可在 CT 的引导下对脓肿进行穿刺引流及抗生素的治疗。

(2)肠外并发症:包括眼葡萄膜炎和巩膜外层炎;皮肤结节性红斑和脓皮坏疽病;大关节炎和强直性脊柱炎;硬化性胆管炎;继发性淀粉样变,可导致肾衰竭;静脉和动脉血栓形成。

(3)吸收不良综合征:胆酸通过肠肝循环在远端回肠吸收,回肠严重病变或已切除将导致胆酸吸收障碍。胆酸吸收不良影响结肠对脂肪及水、电解质的吸收而产生脂肪泻或水样泻;小肠广泛切除后所致短肠综合征亦可引起腹泻。胆酸吸收不良致胆酸和胆固醇比例失调,胆汁更易形成胆石。脂肪泻可致严重的营养不良、凝血功能障碍、低血钙及抽搐、骨软化症、骨质疏松。

克罗恩病患者易发生骨折,且与疾病的严重程度相关。骨质的丢失主要与激素的使用及体能活动减少、雌激素不足等所致维生素、钙的吸收不良有关。脂肪泻和腹泻可促进草酸钙和尿酸盐结石的形成。维生素 B_{12} 在远端回肠吸收,严重的回肠病变或回肠广泛切除可导致维生素 B_{12} 吸收不良产生恶性贫血。因此,应定期监测回肠型克罗恩病及回肠切除术后患者的血清维生素 B_{12} 水平,根据维生素 B_{12} 吸收试验的结果决定患者是否需要终身给予维生素 B_{12} 的替代治疗。

(4)恶性肿瘤:与溃疡性结肠炎相似,病程较长的结肠型克罗恩病患者罹患结肠癌的风险增加。克罗恩病患者患小肠癌的比率亦高于普通人群。有报道称,克罗恩病患者肛门鳞状细胞癌、十二指肠肿瘤和淋巴瘤的比率增加,但是炎症性肠病(IBD)患者予硫唑嘌呤或 6-MP 治疗后罹患淋巴瘤的风险是否增加则尚无定论。

(三)体格检查

体格检查可能正常或呈现一些非特异性的症状,如面色苍白、体质量下降,亦或提示克罗恩病的特征性改变,如肛周皮赘、窦道、腹部压痛性包块。

(四)辅助检查

1.常规检查

全血细胞计数常提示贫血;活动期白细胞计数增高。血清蛋白常降低。粪便隐血试验常呈阳性。有吸收不良综合征者粪脂含量增加。

2.抗体检测

炎症性肠病患者的血清中可出现多种自身抗体。其中一些可用于克罗恩病的诊断和鉴别诊断。抗大肠埃希菌外膜孔道蛋白 C(OmpC)抗体阳性提示可能为穿孔型克罗恩病。抗中性粒细胞胞质浆抗体(P-ANCA)和抗啤酒酵母菌抗体(ASCA)的联合检测用于炎症性肠病的诊断、克罗恩病和溃疡性结肠炎的鉴别诊断。

3.C 反应蛋白(CRP)

克罗恩病患者的 CRP 水平通常升高,且高于溃疡性结肠炎的患者。CRP 的水平与克罗恩病的活动性有关,亦可做为评价炎症程度的指标。

CRP 的血清学水平有助于评价患者的复发风险,高水平的 CRP 提示疾病活动或合并细菌感染,CRP 水平可用于指导治疗和随访。

4.红细胞沉降率(ESR)

ESR 通过血浆蛋白浓度和血细胞比容来反映克罗恩病肠道炎症,精确度较低。ESR 虽然可随疾病活动而升高,但缺乏特异性,不足以与 UC 和肠道感染鉴别。

5.回结肠镜检查

对于疑诊克罗恩病的患者,应进行回肠结肠镜检查和活检,观察回肠末端和每个结肠段,寻找镜下证据,是建立诊断的第 1 步。克罗恩病镜下最特异性表现是节段性改变、肛周病变和卵石征。

6.肠黏膜活检

肠黏膜活检的目的通常是为进一步证实诊断而不是建立诊断。显微镜下特征为局灶的(不连续的)慢性的(淋巴细胞和浆细胞)炎症和斑片状的慢性炎症,局灶隐窝不规则(不连续的隐窝变形)和肉芽肿(与隐窝损伤无关)。回肠部位病变的病理特点除上述各项外还包括绒毛结构不规则。如果回肠炎和结肠炎是连续性的,诊断应慎重。"重度"定义为:溃疡深达肌层,或出现黏膜分离,或溃疡局限于黏膜下层,但溃疡面超过 1/3 结肠肠段(右半结肠、横结肠、左、半结肠)。

近 30%的克罗恩病患者可见特征性肉芽肿样改变,但肉芽肿样改变还可见于耶尔森菌属感染性肠炎、贝赫切特氏病(白塞病)、结核及淋巴瘤。因此,这一表现既不是诊断所必需也不能用于证实诊断是否成立。

7.胃肠道钡餐

胃肠道钡餐有助于全面了解病变在胃、肠道节段性分布的情况、狭窄的部位和长度。气钡双重造影虽然不能发现早期微小的病变,但可显示阿弗他样溃疡、了解病变的分布及范围、肠腔狭窄的程度、发现小的瘘道和穿孔。

典型的小肠克罗恩病的X线改变包括:结节样改变、溃疡、肠腔狭窄(肠腔严重狭窄或痉挛时可呈现“线样征”)、鹅卵石样改变、脓肿、瘘管、肠襻分离(透壁的炎症和肠壁增厚所致)。胃窦腔的狭窄及十二指肠节段性狭窄提示胃十二指肠克罗恩病。

8.胃十二指肠镜

常规的胃十二指肠镜检查仅在有上消化道症状的患者中推荐使用。累及上消化道的克罗恩病几乎总是伴有小肠和大肠的病变。当患者被诊断为“未定型大肠炎”时,胃黏膜活检可能有助于诊断,局部活动性胃炎可能是克罗恩病特点。

9.胶囊内镜

胶囊内镜为小肠的可视性检查提供了另一手段,可用于有临床症状、疑诊小肠克罗恩病、排除肠道狭窄、回肠末端内镜检查正常或不可行以及胃肠道钡餐或CT未发现病变的患者。禁忌证包括胃肠道梗阻、狭窄或瘘管形成、起搏器或其他植入性电子设备以及吞咽困难者。

10.其他

当怀疑有肠壁外并发症时,包括瘘管或脓肿,可选用腹部超声、CT和(或)MRI进行检查。腹部超声是诊断肠壁外并发症的最简单易行的方法,但对于复杂的克罗恩病患者,CT和MRI的精确度更高,特别是对于瘘管、脓肿和蜂窝织炎的诊断。

三、诊断对策

(一)诊断要点

克罗恩病的诊断主要根据临床、内镜、组织学、影像学和(或)生化检查的综合分析来确立诊断。患者具备上述的临床表现,特别是阳性家族史时应注意是否患克罗恩病。

详细的病史应该包括关于症状始发时各项细节问题,包括近期的旅行、食物不耐受、与肠道疾病患者接触史、用药史(包括抗生素和非类固醇消炎药)、吸烟史、家族史以及阑尾切除史;详细询问夜间症状、肠外表现(包括口、皮肤、眼睛、关节、肛周脓肿或肛裂)。

体格检查时应注意各项反映急性和(或)慢性炎症反应、贫血、体液丢失、营养不良的体征,包括一般情况、脉搏、血压、体温、腹部压痛或腹胀、可触及的包块、会阴和口腔的检查以及直肠指检。测量体质量,计算体质量指数。

针对感染性腹泻的微生物学检查应包括艰难梭状芽孢杆菌。对有外出旅行史的患者可能要进行其他的粪便检查,而对于病史符合克罗恩病的患者,则不必再进行额外的临床和实验室检查。

完整的诊断应包括临床类型、病变分布范围及疾病行为、疾病严重程度、活动性及并发症。

(二)鉴别诊断要点

克罗恩病因其病变部位多变以及疾病的慢性过程,需与多种疾病进行鉴别。许多患者病程早期症状轻微且无特异性,常被误诊为乳糖不耐受或肠易激综合征。

1.结肠型克罗恩病需与溃疡性结肠炎鉴别

克罗恩病通常累及小肠而直肠赦免,无大量血便,常见肛周病变、肉芽肿或瘘管形成。10%~15%炎症性肠病患者仅累及结肠,如果无法诊断是溃疡性结肠炎还是克罗恩病,可诊断为未定型结肠炎。

2.急性起病的新发病例

应排除志贺氏菌、沙门氏菌、弯曲杆菌、大肠埃希菌及阿米巴等感染性腹泻。近期有使用抗生素的患者应注意排除艰难梭状芽孢杆菌感染，而使用免疫抑制剂的患者则应排除巨细胞病毒感染。应留取患者新鲜大便标本进行致病菌的检查，使用免疫抑制剂的患者需进行内镜下黏膜活检。

3.其他

因克罗恩病有节段性病变的特点，阑尾炎、憩室炎、缺血性肠炎、合并有穿孔或梗阻的结肠癌均可出现与克罗恩病相似的症状。耶尔森菌属感染引起的急性回肠炎与克罗恩病急性回肠炎常常难以鉴别。

肠结核与回结肠型克罗恩病症状相似，常造成诊断上的困难，但以下特征可有助于鉴别。①肠结核多继发于开放性肺结核；②病变主要累及回盲部，有时累及邻近结肠，但病变分布为非节段性；③瘘管少见；④肛周及直肠病变少见；⑤结核菌素试验阳性等。对鉴别困难者，建议先行抗结核治疗并随访观察疗效。

淋巴瘤、慢性缺血性肠炎、子宫内膜异位症、类癌均可表现为与小肠克罗恩病难以分辨的症状及 X 线特征，小肠淋巴瘤通常进展较快，必要时手术探查可获病理确诊。

四、治疗

（一）治疗原则

克罗恩病治疗方案选择取决于疾病严重程度、部位和并发症。尽管有总体治疗方针可循，但必须建立以患者对治疗的反应和耐受情况为基础的个体化治疗。治疗目标是诱导活动性病变缓解和维持缓解。外科手术在克罗恩病治疗中起着重要的作用，经常为药物治疗失败的患者带来持久和显著的效益。

（二）药物选择

1.糖皮质激素

糖皮质激素迄今为止仍是控制病情活动最有效的药物，适用于活动期的治疗，使用时主张初始剂量要足、疗程偏长、减量过程个体化。常规初始剂量为泼尼松 40～60mg/d，病情缓解后一般以每周 5mg 的速度将剂量减少至停用。临床研究显示长期使用激素不能减少复发，且不良反应大，因此不主张应用皮质激素做长期维持治疗。

回肠控释剂布地奈德口服后主要在肠道起局部作用，吸收后经肝脏首关效应迅速灭活，故全身不良反应较少。布地奈德剂量为每次 3mg，每日 3 次，视病情严重程度及治疗反应逐渐减量，一般在治疗 8 周后考虑开始减量，全疗程一般不短于 3 个月。

建议布地奈德适用于轻、中度回结肠型克罗恩病，系统作用糖皮质激素适用于中重度克罗恩病或对相应治疗无效的轻、中度患者。对于病情严重者可予氢化可的松或地塞米松静脉给药；病变局限于左半结肠者可予糖皮质激素保留灌肠。

2.氨基水杨酸制剂

氨基水杨酸制剂对控制轻、中型活动性克罗恩病患者的病情有一定的疗效。柳氮磺胺吡啶适用于病变局限于结肠者；美沙拉嗪对病变位于回肠和结肠者均有效，可做为缓解期的维持治疗。

3.免疫抑制剂

硫唑嘌呤或巯嘌呤适用于对糖皮质激素治疗效果不佳或对糖皮质激素依赖的慢性活动性病例。加用该类药物后有助于逐渐减少激素的用量乃至停用，并可用于缓解期的维持治疗。剂量为硫唑嘌呤 2mg/(kg·d)或巯嘌呤 1.5mg/(kg·d)，显效时间需 3～6 个月，维持用药一般 1～4 年。严重的不良反应主要是白细胞计数减少等骨髓抑制的表现，发生率约为 4%。

硫唑嘌呤或巯嘌呤无效时可选用甲氨蝶呤诱导克罗恩病缓解，有研究显示，甲氨蝶呤每周 25mg 肌内注射治疗可降低复发率及减少激素用量。甲氨蝶呤的不良反应有恶心、肝酶异常、机会感染、骨髓抑制及间质性肺炎。长期使用甲氨蝶呤可引起肝损害，肥胖、糖尿病、饮酒是肝损害的危险因素。使用甲氨蝶呤期间必须戒酒。

研究显示，静脉使用环孢素治疗克罗恩病疗效不肯定，口服环孢素无效。少数研究显示静脉使用环孢素对促进瘘管闭合有一定的作用。他可莫司和麦考酚吗乙酯在克罗恩病治疗中的疗效尚待进一步研究。

4.生物制剂

英夫利昔是一种抗肿瘤坏死因子-α(TNF-α)的单克隆抗体，其用于治疗克罗恩病的适应证包括：①中、重度活动性克罗恩病患者经充分的传统治疗，即糖皮质激素及免疫抑制剂(硫唑嘌呤、6-巯嘌呤或氨甲蝶呤)治疗无效或不能耐受者；②克罗恩病合并肛瘘、皮瘘、直肠阴道瘘，经传统治疗(抗生素、免疫抑制剂及外科引流)无效者。

推荐以 5mg/kg 剂量(静脉给药，滴注时间不短于 2h)在第 0 周、2 周、6 周作为诱导缓解，随后每隔 8 周给予相同剂量以维持缓解。原来对治疗有反应随后又失去治疗反应者可将剂量增加至 10mg/kg。

对初始的 3 个剂量治疗到第 14 周仍无效者不再予英夫利昔治疗。治疗期间原来同时应用糖皮质激素者可在取得临床缓解后将激素减量至停用。已知对英夫利昔过敏、活动性感染、神经脱髓鞘病、中至重度充血性心力衰竭及恶性肿瘤患者禁忌使用。药物的不良反应包括机会感染、输注反应、迟发型超敏反应、药物性红斑狼疮、淋巴瘤等。

其他生物疗法还有骨髓移植、血浆分离置换法等。

5.抗生素

某些抗菌药物如甲硝唑、环丙沙星等对治疗克罗恩病有一定的疗效，甲硝唑对有肛周瘘管者疗效较好。长期大剂量应用甲硝唑会出现诸如恶心、呕吐、食欲缺乏、金属异味、继发多发性神经系统病变等不良反应，因此仅用于不能应用或不能耐受糖皮质激素者、不愿使用激素治疗的结肠型或回结肠型克罗恩病患者。

6.益生菌

部分研究报道益生菌治疗可诱导活动性克罗恩病缓解并可用于维持缓解的治疗，但尚需更多设计严谨的临床试验予以证实。

(三)治疗计划及治疗方案的选择

由于克罗恩病病情个体差异很大，疾病过程中病情变化也很大，因此治疗方案必须视疾病的活动性、病变的部位、疾病行为及对治疗的反应及耐受性来制订。

1.营养疗法

高营养低渣饮食，适当给予叶酸、维生素 B_{12} 等多种维生素及微量元素。要素饮食在补充营养的同时还可控制病变的活动，特别适用于无局部并发症的小肠克罗恩病。完全胃肠外营养仅用于严重营养不良、肠瘘及短肠综合征的患者，且应用时间不宜过长。

2.活动性克罗恩病的治疗

(1)局限性回结肠型：轻、中度者首选布地奈德口服每次 3mg，每日 3 次。轻度者可予美沙拉嗪，每日用量 3～4g。症状很轻微者可考虑暂不予治疗。中、重度患者首选系统作用糖皮质激素治疗，重症病例可先予静脉用药。有建议对重症初发病例开始即用糖皮质激素加免疫抑制剂(如硫唑嘌呤)的治疗。

(2)结肠型：轻、中度者可选用氨基水杨酸制剂(包括柳氮磺胺吡啶)。中、重度必须予系统作用糖皮质激素治疗。

(3)存在广泛小肠病变：该类患者疾病活动性较强，对中、重度病例首选系统作用糖皮质激素治疗。常需同时加用免疫抑制剂。营养疗法是重要的辅助治疗手段。

(4)根据治疗反应调整治疗方案。轻、中度回结肠型病例对布地奈德无效，或轻、中度结肠型病例对氨基水杨酸制剂无效，应重新评估为中、重度病例，改用系统作用糖皮质激素治疗。激素治疗无效或依赖的病例，宜加用免疫抑制剂。

上述治疗依然无效或激素依赖，或对激素和(或)免疫抑制剂不耐受者考虑予以英夫利昔单抗或手术治疗。

3.维持治疗

克罗恩病复发率很高，必须予以维持治疗。推荐方案有以下几点。

(1)所有患者必须戒烟。

(2)氨基水杨酸制剂可用于非激素诱导缓解者，剂量为治疗剂量，疗程一般为 2 年。

(3)由系统激素诱导的缓解宜采用免疫抑制剂作为维持治疗，疗程可达 4 年。

(4)由英夫利昔诱导的缓解目前仍建议予英夫利昔规则维持治疗。

4.外科手术

内科治疗无效或有并发症的病例应考虑手术治疗，但克罗恩病手术后复发率高，故手术的适应证主要针对其并发症，包括完全性纤维狭窄所致机械性肠梗阻、合并脓肿形成或内科治疗无效的瘘管、脓肿形成。

急诊手术指征为暴发性或重度性结肠炎、急性穿孔、大量的危及生命的出血。

5.术后复发的预防

克罗恩病术后复发率相当高，但目前缺乏有效的预防方法。预测术后复发的危险因素包括吸烟、结肠型克罗恩病病变范围广泛(>100cm)、因内科治疗无效而接受手术治疗的活动性病例、因穿孔或瘘而接受手术者、再次接受手术治疗者等。

对于术后易复发的高危病例的处理：术前已服用免疫抑制剂者术后继续治疗；术前未用免疫抑制剂者术后应予免疫抑制剂治疗；甲硝唑对预防术后复发可能有效，可以在应用免疫制剂后与免疫抑制剂合用一段时间。建议术后3个月复查内镜，吻合口的病变程度可预测术后复发。对中、重度病变的复发病例，如有活动性症状应予糖皮质激素及免疫抑制剂治疗；对无症状者予免疫抑制剂维持治疗；对无病变或轻度病变者可予美沙拉嗪治疗。

第八节　消化性溃疡

一、概述

消化性溃疡(PU)是常见病，可发生在食管、胃、十二指肠，也可发生在胃一空肠吻合口附近、含胃黏膜的梅克尔憩室等处。由于胃和十二指肠溃疡最为多见，因此通常所说的消化性溃疡或溃疡病、即指胃溃疡或十二指肠溃疡。据统计，约10%的人在一生中曾发生过PU，以青壮年发病率较高，男性多于女性。PU的发病是因胃、十二指肠黏膜自身的防御因子与胃酸、胃蛋白酶、药物和烟酒等攻击因子间失去平衡的结果，这种失衡可能是由于攻击因子增强，也可能是防御因子减弱，或两者兼而有之。

攻击因子以酸最为重要，目前还沿用“无酸无溃疡”的说法。当人体感染Hp后，细菌产生的一些酶和毒素经一系列作用，可增加胃酸分泌并破坏胃、十二指肠黏膜的防御机制，促进溃疡形成。Hp在PU患者中有很高的感染率，十二指肠溃疡的感染率为90%～100%，胃溃疡为70%～80%，明显高于一般人群的感染率。Hp阳性的PU，根除Hp后，可使停用抗溃疡药物后的溃疡年复发率由Hp未根治的70%～100%下降为10%以下。因此，目前又有“无Hp无溃疡”之说。

二、诊断

(一)症状和体征

症状是诊断PU的主要依据。根据PU具有慢性病程、周期性发作和节律性中上腹疼痛等特点，可做出初步诊断。其中以患者的节律性中上腹疼痛最具诊断价值。一般十二指肠溃疡的疼痛在两餐之间，持续不减，直至下餐进食或服用止酸药后缓解，部分十二指肠溃疡患者由于夜间胃酸较高，可发生半夜疼痛，常称之为“空腹痛、夜间痛”。胃溃疡患者的疼痛较不规则，常在餐后1h内发生，经1～2h后逐渐缓解，直至下餐进食后再复出现上述节律性疼痛。在溃疡病活动期，中上腹(十二指肠溃疡常偏右，胃溃疡可偏左)有局限性压痛，其压痛点范围约数厘米大小，压痛程度不重，这是PU的唯一体征。

(二)辅助检查

对该病的最后确诊需要依靠内镜，内镜检查可确定溃疡的部位、形态、大小和数目，在内镜下，一般按PU的生命周期将溃疡分为3期。

1.活动期(A期)

(1)A1:溃疡呈圆形或椭圆形，中心覆盖灰白苔或伴有出血征象，周围潮红，有炎症性水肿。

(2)A2:溃疡面覆盖黄或白苔，周围炎症水肿减轻。

2.愈合期(H期)

(1)H1:溃疡周边肿胀消失,黏膜呈红色,伴有新生毛细血管或薄白苔。

(2)H2:溃疡变浅、变小,周围黏膜发生皱褶。

3.瘢痕期(S期)

(1)S1:溃疡白苔消失,新生红色黏膜出现(红色瘢痕期)。

(2)S2:红色逐渐变成白色(白色瘢痕期)。

内镜还可结合黏膜活检病理,可鉴别良恶性溃疡,更可检测Hp,确定Hp阳性或阴性,是目前首选的检查方法。X线钡餐检查也可协助诊断。

(三)有关诊断的其他事项

1.确定是否为特殊溃疡

与治疗有关的特殊溃疡有食管溃疡、幽门管溃疡、球后溃疡、复合性溃疡(同时有胃和十二指肠溃疡)、多发性溃疡(在胃或十二指肠同时有两个以上溃疡)、巨大溃疡(直径>2.5cm)和穿透性溃疡(一般为胃或十二指肠的后壁溃疡,当溃疡穿透浆膜层,与邻近器官、组织发生粘连)。

2.溃疡是否继发于其他疾病

消化性溃疡可继发于副甲亢、胃泌素瘤、多发性内分泌腺瘤病Ⅰ型(Wermer综合征)和应激性溃疡(常继发于严重的系统性疾病,如脓毒血症、中枢神经疾病、严重烧伤和肾上腺皮质激素的应用等)。

3.是否有溃疡的并发症

消化性溃疡并发症主要有出血、幽门梗阻(完全性和不完全性)、穿孔(急性和慢性)和癌变(主要是胃溃疡)。

(四)鉴别诊断

消化性溃疡需要鉴别的疾病有胃癌、各种急慢性胃炎以及功能性消化不良等。临床上广泛开展内镜检查后,鉴别已无困难。有时需与胆囊炎、胆石症相鉴别,B超对胆管疾病的诊断具有可靠方便、非侵入性的优点,对中上腹疼痛的患者应列为常规检查。

三、治疗

(一)一般治疗

1.生活

心理、社会因素对PU的发病起着重要作用,因此乐观的情绪,规律的生活,避免过度紧张和劳累,无论在PU的发作期或缓解期均很重要。

2.饮食

过去曾强调饮食治疗是PU的主要治疗手段,在临床上沿用了数十年,其原理是高脂肪、高蛋白质能够持久地稀释和中和胃酸。随着内镜技术的发展,抑制胃酸分泌药物的研制成功,现在认为特殊的饮食疗法作用很小,鼓励患者进行正常饮食。但需注意以下几点:①饮食时细嚼慢咽,避免急食;②有规律地定时进食;③餐间避免零食,睡前不宜进食;④应戒烟酒,避免咖啡浓茶;⑤饮食不宜过饱。

3.避免应用致溃疡药物

(1)非类固醇类消炎止痛药:研究表明,规律性服用阿司匹林者比不服用者的胃溃疡发病率高出3倍,除阿司匹林外,吲哚美辛(消炎痛)、哌甲酯(扶他林)、布洛芬、萘普生和吡罗昔康(炎痛喜康)等,均有致溃疡作用。

(2)肾上腺皮质激素。

(3)利血平等。

如必须应用上述药物,最好合用防御因子增强剂。研究表明米索前列醇对非类固醇消炎止痛药引起的胃溃疡有预防作用。奥湿克(每片含哌甲酯 50mg 和米索前列醇 200ug)有消炎止痛和保护胃黏膜的双重作用。近年来也有以质子泵抑制剂来防治药物所致的溃疡。

(二)药物治疗

1.攻击因子抑制剂

在攻击因子中,胃酸最为重要,因此抑制胃酸仍是治疗 PU 的重要手段。

(1)止酸药:是一种中和胃腔内胃酸的碱性药物,其品种很多,用于治疗 PU 已有数十年的历史。据对照研究,认为该类药的疗效、止痛作用与西咪替丁基本相当仍用于治疗 PU。使用时需注意:①现应用较多的是镁铝合剂,肾功能不良者应慎用,尽管其吸收很少,但排泄困难;②止酸药的剂型以液体凝胶型为好;③用量要充足,增加每日给药次数比增加每次用量为好,在进餐后 1～3h 各服 1 次,晚间临睡前服 1 次。每次用量以镁铝合剂为例是 10～15mL。以碱性药物为主的复方制剂,目前常用的有复方氢氧化铝、胃舒宁和胃达喜等。由于应用止酸药治疗 PU,每日需多次服用,给患者带来不便,且用量又大,不良反应明显,目前已被更有效抑制胃酸分泌的药物所取代,偶尔用于临时的对症止痛。

(2)抑制胃酸分泌的药物:①毒蕈碱受体阻滞剂,过去沿用的颠茄、阿托品、溴丙胺太林(普鲁本辛)和山莨菪碱等达到抑制胃酸分泌剂量,常使患者有不能耐受的不良反应,有青光眼、前列腺肥大者更是该类药物的禁忌证。哌仑西平,是一种新合成的具有选择性胃黏膜壁细胞毒蕈碱受体阻滞剂,应用治疗剂量仅抑制胃酸分泌,而无上述抗胆碱能的不良反应,口服吸收良好,早晚各服 1 次,就能维持体内有效的药物浓度,剂量为每次 50mg,也有 50mg,一日 3 次者,一般认为后者疗效较前者好。常见的不良反应有口干、眼干燥,偶有轻度一过性血清谷丙氨酸氨基转移酶(ALS)升高,轻度白细胞计数减少,但不影响治疗。经临床应用,该药的疗效及不良反应均逊于 H_2受体拮抗剂,故目前也较少应用该药治疗 PU;②H_2受体拮抗剂:选择性竞争结合壁细胞膜上的 H_2受体,阻断组胺对壁细胞的刺激,从而抑制胃酸分泌。

西咪替丁:每片为 0.2g,另有制剂商品名为泰胃美,剂量为 0.4g 和 0.8g 两种。用法为 0.4g,每日 2 次,或 0.8g 每晚口服 1 次,证实与过去的西咪替丁 0.2g,每日 3 次,再 0.4g 睡前口服的疗效相似,前者的服法方便。该药的不良反应是干扰肝细胞内 Pso 过氧化酶系统,与很多药物发生相互作用,同时有抗雄激素作用。

雷尼替丁:每粒为 150mg,其抑酸作用较西咪替丁强 7～8 倍,作用时间长,用法为 150mg,每日 2 次,或每晚服用 300mg,两者疗效相似。该药有时对肝有损伤,出现丙氨酸氨基转移酶和天冬氨酸氨基转移酶升高,但停药后即可恢复正常。

法莫替丁:每粒 20mg,抑酸作用较雷尼替丁强 3～20 倍,半衰期较长,每晚服用 40mg,个别报道会出现肝酶升高。

尼扎替丁：每粒为150mg，商品名为爱希，其服法和疗效与雷尼替丁相似。

该类制剂具有以下特点：①各种制剂的临床疗效相似。②不论短期服用或长期维持治疗，均无明显不良反应，被认为是较安全的药物。③每日总量分次服用或每晚一次服用，疗效相似，大多主张每晚服用一次，方便患者。对活动性PU的疗程为6～8周。④停药后有较高的复发率，不能改变PU的自然病程。停药后复发与初始治疗的剂量、用药时间均无关。⑤PU有时对一种药无效，调换另一品种却有效。

(3)质子泵抑制剂：作用机制是通过抑制壁细胞内H^+-K^+-ATP酶从而抑制胃酸分泌。是作用胃酸分泌的最后一步，它与仅作用于某一受体的阻断剂不同，对各种刺激引起胃酸分泌均可抑制。目前在国内应用的制剂如下：①奥美拉唑：商品名为洛赛克，是第1个应用于临床的质子泵抑制剂，剂量是每粒20mg，服法20mg每日1次；②兰索拉唑：商品名为达克普隆，剂量为每粒30mg，服法30mg每日1次；③雷贝拉唑：商品名波利特，剂量为每粒10mg，服法10mg，每日1次；④其他还有泮托拉唑等。

该类药能持久有效地抑制胃酸分泌，经临床验证，临床症状改善和溃疡愈合均比H_2受体拮抗剂好，又因每日服用1次，十分方便，目前一致认为是治疗PU较为理想的药物。疗程：十二指肠溃疡为4周，胃溃疡为6周，溃疡愈合率为97%～100%。在用药期间无严重不良反应，偶有口干、头痛、头昏、乏力等，不影响继续治疗，也有个别报道出现皮疹。该类药抑制胃酸明显，口服该药后，胃内细菌总量、亚硝酸盐和N-亚硝酸盐均明显增加，血中促胃液素（胃泌素）水平也明显升高，另外还可使肠嗜铬细胞增生。该类药目前多以短程应用，是否适用于长期服用，还没有较多的临床经验。

2.防御因子增强剂

在PU的发病机制中，胃酸的攻击因素固然重要，但PU患者发作间歇期，胃酸也不低，但不发生溃疡，空肠黏膜在胃肠吻合术后，酸度并不高，也可发生溃疡。因此溃疡的发生，还有胃肠黏膜本身防御机制的原因。随着科学研究的不断深入，也发现了能增强胃肠黏膜防御自我消化的药物，目前临床，上常用的有以下几种。

(1)硫糖铝：是八硫酸蔗糖的碱性铝盐，作用机制是在酸性环境下变成具有黏性的复合体，与胃内蛋白质结合成一种复合物，黏附于胃及十二指肠黏膜，形成一层保护膜，阻断胃酸和胃蛋白酶的消化作用。这种保护膜作用在PU的基底部更为明显。硫糖铝还能结合胃蛋白酶和胆盐，抑制胃蛋白酶的活力，有利于PU的愈合。口服后大部分药物不吸收，无全身性不良反应，唯一的不良反应是便秘，最高发生率为10%。剂量为1g，每日4次，餐前1h和睡前各服1次，疗程为8周。目前供应的舒可捷是硫糖铝混悬液，较硫糖铝片剂、胶囊剂为好，剂量也是每次1g。

(2)次枸橼酸铋胶剂：简称CBS，商品名德诺，国产的得乐、迪乐等为同类产品。治疗PU的作用机制与硫糖铝相似，既不是中和胃酸，也不是抑制胃酸分泌，而是在溃疡的基底部形成保护膜。在服药4～6周后，血铋浓度在安全范围(50mg/L)，无明显不良反应，只是会使大便变黑。治疗十二指肠溃疡，与西咪替丁相比，治疗6周后各有86%的溃疡愈合，疼痛明显减轻。对胃溃疡的疗效，较安慰剂为好，与西咪替丁相似，服药后无明显不良反应。用量每次1

片(110mg),每日 4 次,餐前半小时和晚上睡前服用,疗程为 6 周。CBS 还有杀灭 Hp 的作用,但单独应用,疗效不满意。

(3)内分泌制剂:目前在临床上应用较多的为前列腺素 E_2 制剂米索前列醇,商品名喜克溃,具有细胞保护作用,能增强胃肠黏膜的防御能力,还可抑制胃酸分泌。用量每次 1 片(200μg),每日 4 次。疗程为 4～6 周,临床疗效与西咪替丁相似。最常见的不良反应是腹痛和腹泻,对子宫有收缩作用,可导致孕妇流产,因此孕妇忌用。由于该药治疗 PU 并不比其他制剂优越,且价格昂贵,故不列为治疗 PU 的常规药物。目前大多应用于预防非甾体消炎药对胃黏膜的损伤,两药合用可减少胃溃疡的发生。

(4)其他:曾用于治疗 PU 的防御因子增强剂,有甘珀酸、替普瑞酮(Selbex)、麦滋林 S 颗粒和思密达等,或因不良反应较多,或因疗效一般,目前已很少应用。

3.抗 PU 药物的联合应用

加速溃疡愈合的有效药物很多,目前至少有 50 多种。很多学者研究过几种药物的联合应用,均未证实有协同作用。如将 4 种常用的治疗 PU 有效药物西咪替丁、硫糖铝、雷尼替丁和制酸剂联合应用,结果任何两种药物的联合应用并不比单一药物更有效。对大多数 PU 患者而言,应用单一抗溃疡药物已能较满意地控制症状,加速溃疡愈合,无须多种抗溃疡药物联合应用。

4.Hp 感染的治疗

现已证实 Hp 感染是致溃疡病的重要原因,对于 PU 的复发,更是如此。故对 Hp 阳性的 PU,不论活动期或愈合期,均应做根治 Hp 治疗。经观察,根治 Hp 不但可加速溃疡愈合,也可使顽固性溃疡愈合,而且可使停药后溃疡病的年复发率下降为 10%以下,这是近年来预防溃疡病复发的重要进展。经验证实有效根治 Hp 的治疗方案有两大类:一是以铋剂为基础,另加两种抗菌药的老三联方案;二是以质子泵抑制剂为基础,另加 2 种抗菌药物的新三联方案。现均主张用新三联方案治疗 Hp 阳性的活动性 PU。该方案 Hp 根除率高,患者顺应性较佳。具体药物为奥美拉唑(洛赛克)20mg,每日 2 次,或兰索拉唑 30mg 每日 2 次,再任选以下两种抗菌药物:阿莫西林 1g,每日 2 次(青霉素过敏者忌用),克拉霉素 0.25g 或 0.5g,每日 2 次;呋喃唑酮(痢特灵)0.1g,每日 2 次,甲硝唑 0.4g 或替硝唑 0.5g,每日 2 次。疗程短者 7d,长者不超过 10d。据报道,Hp 根治率可达 90%左右。

(三)预防溃疡复发治疗

1.避免诱发因素

规律的生活,避免过度紧张和劳累,戒酒忌烟,定时饮食,避免应用致溃疡药物等。

2.根治 Hp

Hp 阳性 PU,根治 Hp 后,大多不再复发,少数 Hp 阴性的 PU,应寻找引起溃疡的原因,如药物、其他疾病等,祛除病因后,溃疡也就不再复发。

3.药物维持治疗

在临床上也见有高胃酸分泌患者,有些 Hp 已根除,但仍有复发,预防这些病例的复发,除避免诱因外,可给予药物维持治疗。现大多采用 H_2 受体拮抗剂,待溃疡病治愈后,最好以内镜观察证实溃疡已呈 S2 期,然后改为治疗量的半量,如西咪替丁 0.4g,或雷尼替丁 150mg,或法莫替丁20mg,或尼扎替丁150mg,每晚睡前服用,据观察,溃疡年复发率可下降为10%左右。现证实,长期维持治疗,即使长达10年以上,还没出现严重不良反应者。

4.间歇药物治疗

有学者提出,PU是一种良性疾病,长期服用药物是否值得,因此提出间歇用药,即是在溃疡复发时,短程服用抗溃疡药物,平时无须服用维持量。也有学者认为不妥,因为复发时可发生严重的并发症,故对易有出血等严重并发症的患者,以药物维持治疗为宜。有些患者溃疡发作有季节性规律,选择在好发季节服药,值得一试。

第九节　溃疡性结肠炎

一、病因病理

溃疡性结肠炎(UC)是一种局限于结肠黏膜及黏膜下层的炎症过程。病变多位于乙状结肠和直肠,也可延伸到降结肠,甚至整个结肠。炎症常累及黏膜上皮细胞包括隐窝细胞。急性期和早期浸润的炎细胞主要是中性和嗜酸性粒细胞;慢性期和极期,则浆细胞、淋巴细胞充斥于黏膜固有层。炎细胞侵入形成隐窝脓肿,许多细小脓肿融合、扩大,就形成溃疡。这些溃疡可沿结肠纵轴发展,逐渐融合成大片溃疡。由于病变很少深达肌层,所以合并结肠穿孔、瘘管形成或结肠周围脓肿者少见。少数重型或暴发型患者病变侵及肌层并伴发血管炎和肠壁神经丛损害,使肠壁变薄、肠腔扩张、肠运动失调而形成中毒性巨结肠。炎症反复发作可使大量新生肉芽组织增生,形成炎性息肉;也可使肌层挛缩、变厚,造成结肠变形、缩短、结肠袋消失及肠腔狭窄,少数病例可有结肠癌变。

二、临床表现

溃疡性结肠炎的好发年龄为20～40岁,临床症状差异很大,轻者仅有少量出血,重者可有显著的全身和消化道症状甚至危及生命。常见症状有腹痛、腹泻、便血等,严重病例可有发热及体质量减轻。出血原因可以是溃疡、增生和血管充血所致的炎症以及黏膜假息肉。腹泻多继发于黏膜损害,常伴有水、电解质吸收障碍、血清蛋白渗出。直肠炎时可使直肠的激惹性增加。腹痛常为腹泻的先兆。偶可有肠外表现,甚至掩盖了肠道本身的症状。约10%患者可有坏疽性脓皮病、结节性红斑、虹膜炎、口腔阿弗他性溃疡和多关节炎。

三、诊断与鉴别诊断

(一)实验室检查

IBD患者并无特异性检查的异常。贫血较常见,且为失血量的一种反映,但慢性患者的贫血可由慢性疾病所致。

急性期、活动期或重症病例可有白细胞增多。和低钾血症、低蛋白血症一样,红细胞沉降率亦为疾病严重程度的一种反映。首发病例须做寄生虫学检查及粪便培养,以除外特殊原因所致的腹泻,如阿米巴病、志贺氏菌痢疾和螺旋体感染。

(二)内镜检查

溃疡性结肠炎直肠一乙状结肠镜检查适用于病变局限在直肠与乙状结肠下段者,病变向上扩展时做纤维结肠镜检查有重要价值,可赖以确定病变范围。镜检可见黏膜弥散性充血、水肿,正常所见的黏膜下树枝状血管变成模糊不清或消失,黏膜表面呈颗粒状,脆性增加,轻触易出血。常有糜烂或浅小溃疡,附着黏液或脓性分泌物;重型患者溃疡较大,呈多发性散在分布,可大片融合,边缘不规则。后期可见炎性息肉,黏膜较苍白,有萎缩斑片,肠壁低直而缺乏膨胀性。亦可见癌瘤。

(三)X 线检查

溃疡性结肠炎应用气钡双重对比灌肠检查,有利于观察黏膜形态。本病急性期因黏膜水肿而皱襞粗大紊乱,有溃疡及分泌物覆盖时,肠壁边缘可呈毛刺状或锯齿状。后期纤维组织增生,结肠袋形消失、肠壁变硬、肠管缩短、肠腔变窄,可呈铅管状。有炎性息肉时,可见圆或卵圆形充盈缺损。重型或暴发型患者一般不宜做钡灌肠检查,以免加重病情或诱发中毒性巨结肠。钡餐检查有利于了解整个胃肠道的情况,特别是小肠有无受累。

(四)鉴别诊断

溃疡性结肠炎的主要诊断依据包括慢性腹泻、脓血或黏液便、腹痛、不同程度的全身症状、反复发作趋势而无病原菌发现。内镜或 X 线检查有炎症病变存在,且有溃疡形成等。因本病缺乏特征性病理改变,故需排除有关疾病(包括慢性痢疾、克隆氏病、结肠癌、血吸虫病、肠激惹综合征、肠结核、缺血性肠炎、放射性肠炎、结肠息肉病、结肠憩室炎等)方能确诊。

四、治疗

(一)营养

患者的营养状况与疗效息息相关,良好的营养状况可以增进疗效。但实际上许多患者的体质量低于正常标准 10%~20%或以上,还有不少患者呈现出特殊性营养缺乏的症状。过去对避免粗糙食物代之,以易消化、高蛋白饮食强调颇多,目前至少仍适用于急性期患者。对已发展成慢性营养不良者(低于标准体质量 20%以上),更应采取营养治疗。

(二)对症治疗

对症治疗既可改善患者的一般状况和营养,又可减轻症状。临床上常可遇到这样的情况,患者为减轻症状而过度或过久地用药,一旦药物成瘾又对健康构成新的危害。再者,麻醉药品可影响肠道运动甚至诱发中毒性巨结肠。非麻醉性镇痛药可酌情使用,但也应随时警惕毒副作用,少数 UC 患者服用阿司匹林后促发了消化性溃疡。

(1)抗胆碱能药物也有促发中毒性巨结肠之虞,而且对缓解腹部痉挛不一定有效。一般来讲,对 UC 患者最好不用这些药物,除非对非活动期或轻、中型患者做短时间的应用。

(2)对症治疗的关键是抗腹泻制剂,尤其是地芬诺酯和氯苯哌酰胺(易蒙停)。虽然二者均属“剧限药品”,且后者很少毒副作用。但抗腹泻制剂的成瘾性仍不容忽视。有些患者为急于控制腹泻常自行超量服药。从某种程度上讲,这类药物的效力要基于不间断地服用。因此,对于控制腹泻所需的剂量及用药指征都应有一个严格的标准,以保无虞。

(3)在支持治疗中多种维生素和铁剂常被应用,患者亦常诉服用上述药品后症状有所改善,但是维生素、矿物盐和其他补品(除已出现缺乏症外)仍属经验用药,几乎没有证据支持“大剂量维生素"疗法。

(4)急性期或危重患者可能需要输液、输血或静脉滴注抗生素。但对 UC 患者来讲,抗生素并不常用,而且也无证据表明 UC 患者须长期使用抗生素。抗生素应用的主要指征是:存在或疑及有腹腔内感染或腹膜炎,后者可见于中毒性巨结肠病例。已知当有败血症和营养不良存在时,由中毒性巨结肠而致死的病例增加。在这种情况下,适当地使用抗生素可能会挽救生命。Mchenry 指出,大多数腹腔内感染是由需氧和厌氧菌混合性败血症所致,因此所选用的抗生素应能兼顾这两类细菌。一般公认氨基糖苷类抗生素对需氧的革兰阴性杆菌有效,而氯霉素、林可霉素、头孢噻吩、甲硝唑或羧苄西林等则可针对厌氧菌群。

已经证实庆大霉素与林可霉素联用对腹腔内感染的有效率为 68%～93%,可谓安全有效。庆大霉素与甲硝唑联用或妥布霉素与甲硝唑联用也有良好的效果。Harding 等通过前瞻性随机对照研究发现林可霉素、氯霉素分别与庆大霉素联用治疗腹腔内感染同样有效。

静脉高营养或全胃肠外营养(TPN)在以下情况时十分有价值:①严重营养不良者或需切除结肠者的一种术前辅助治疗;②已做过结肠切除术者的术后治疗。一般来讲,TPN 应连续进行 2～3 周,长期应用的价值不大。目前认为,TPN 做为一种主要治疗手段时很少有效,而做为一种辅助治疗则具有一定价值。

(三)机能锻炼

UC 患者每天坚持一定的体力或脑力活动十分重要。因为慢性疲劳、不适、抑郁、忧虑等症状可能都很突出,而坚持机体的功能活动则可减轻这些症状。值得指出的是,当患者一般状况欠佳时,医生和患者家属均有鼓励患者休息的倾向,但实际上那些坚持机能锻炼的患者却更常获得症状改善,甚至治疗效果会更好。

(四)住院治疗

下列原因适于住院治疗。

(1)轻型病例经 1 个月治疗未见显著改善者。住院可实现两个目标:摆脱加重病情的环境、给医生提供进行更有效的强化治疗的条件。

(2)伴厌食、恶心、呕吐、发热和腹泻难以控制的严重病例(急性暴发型)。这类患者立即住院不仅可及时提供必要的治疗措施,还可预防并及时识别并发症(如中毒性巨结肠)。

(3)发生了全身或局部并发症:如严重出血及贫血、严重的低清蛋白血症或疑有癌变等。外科治疗的指征不仅针对结肠的并发症(中毒性巨结肠、即将发生的穿孔),也包括多种内科治疗无效的顽固性病例,这些病例均须住院治疗。

(4)为了排除来自家庭或工作环境中的心理负担。

(五)心理治疗

保持医患之间长期友谊十分重要,但偶尔也需要心理科或精神科医生的会诊。安定药或抗抑郁药的应用只限于那些有显著忧虑或抑郁症的患者,它能帮助年轻患者克服自己过于简单的想法,并使其病情好转。

(六)局部治疗

1.柳氮磺吡啶(SASP)

SASP 是治疗 UC 时最常使用的药物。许多临床实验已证实了它的应用价值,但其确切的作用机制还不十分清楚。

SASP是5-氨基水杨酸(5-ASA)和磺胺吡啶(SP)以偶氮键相互结合的产物。摄入量大部分自小肠吸收,约10%经肾脏排泄,其余部分经胆汁无变化地返回肠道。在靠近结肠部位,SASP被细菌分解为5-ASA和磺胺吡啶,以原型存留于粪便中者极少。偶氮键可在结肠菌丛的作用下分离,释放出的磺胺吡啶大部分被吸收并由尿中排泄,而约占半数的5-ASA滞留于结肠并经粪便排泄。若将抗生素与SASP同服,就会因结肠菌丛的变化而影响到菌丛对SASP的分解。IBD的腹泻加速了肠道排空过程也会影响到细菌对SASP的分解。

多年来有关SASP作用机制的研究颇多,仁智各见,尚无一个系统完整的理论。据已发表的资料,SASP的作用机制可归纳为以下几方面:①SASP可做为其活性代谢产物-5-ASA的运输工具,使后者以口服难于达到的浓度运抵结肠,从而在结肠局部发挥抗感染作用。②SASP及其代谢产物的局部和全身免疫作用。体外实验证实SASP和SP均可抑制有丝分裂所致的淋巴细胞毒;UC患者服用SASP后,可使异常的免疫功能恢复正常,这一免疫学变化并与临床症状的改善相符;进一步研究证实,SASP和SP可抑制自然性T细胞介导细胞毒,而5-ASA则可抑制免疫球蛋白的分泌。③SASP及5-ASA对IBD的治疗作用主要是它影响了花生四烯酸代谢的一个或几个环节。研究表明,有两种花生四烯酸的代谢产物可能是肠道炎症的重要调节者,这两种代谢产物是环氧化酶产物(主体是前列腺素)和脂氧化酶产物(主体是白细胞三烯)。在活动性UC患者的直肠黏膜、门脉血和粪便中前列腺素含量的增加已得到证实。体外实验也证实了SASP与5-ASA能抑制前列腺素的合成与释放,并抑制前列腺素合成酶的活性。④有些学者注意到,一些非甾体抗感染药如吲哚美辛、氟吡咯酚均比SASP和5-ASA有更强的前列腺素合成抑制作用,服用此类药物后虽血清和直肠黏膜中前列腺素水平下降,但临床情况并未随之改善。这表明前列腺素并非肠道炎症的主要调节者,也表明SASP和5-ASA的治疗作用并非源于前列腺素含量的下降。进一步研究发现,5-ASA的确可促进前列环素的合成、SASP也的确可抑制前列腺素E的破坏,于是又有人提出一种对立的理论,即前列腺素对结肠黏膜行使着一种细胞保护作用。⑤近期的几项研究又指出了SASP和5-ASA的另一作用—反应性氧气清除剂作用可对IBD的疗效有重要的影响。

(1)初始治疗:轻症病例第1周内SASP按4g/d的剂量服用,第2周、第3周按2g/d剂量服用,3周后80%患者症状改善,25%患者完全缓解(依临床和乙状结肠镜的标准)。重症病例多联用其他药物,原则上并不单用SASP治疗。

(2)维持治疗:在一项172例的随机试验中,复发率与维持量的大小有关,每天服1g、2g、4g,SASP患者的复发率分别是33%、14%和9%(随诊时间12个月)。无论在初始治疗或维持治疗阶段,剂量越大疗效越高,但不良反应也越多。权衡起来,2g/dSASP当属耐受性最佳的维持剂量,也是复发率较低的维持剂量。如遇严重复发,此剂量可酌增至3～4g/d。维持治疗所需的时间还存有争议。多数学者认为,在主要症状缓解后,持续至少一年以上的维持治疗是适宜的。

(3)药物间的相互作用:因为SASP的代谢取决于正常肠道菌群,如同时服用抗生素就会延缓此药的代谢。对人类的观察表明:由壅塞症、盲襻综合征或憩室病所致的菌群失衡可导致药物更快地代谢和吸收。如将硫酸亚铁与SASP同时服用可导致血中SASP含量的下降。这是由于 SASP 与铁离子螯合,从而干扰了铁的吸收。

此外,SASP 还可加强抗凝剂、口服降糖药和保泰松类的作用。SASP 而非 SP 或 5-ASA 还可竞争性地抑制叶酸轭合酶来抑制叶酸的吸收。考来烯胺与 SASP 联用会妨碍后者在肠道的吸收。同时服用 SASP 及地高辛,可使后者的生物利用度减少 25%。

(4)SASP 的主要毒副作用及其处置:文献报道在治疗 IBD 过程中,SASP 不良反应的发生率为 20%～45%。其主要毒副作用及其处置于下。①恶心、呕吐、腹痛需停用 SASP1～2 周,以 0.125gr/d 重新开始再服一周,然后,每周增加 0.125gr,直至 2gr/d 的维持量;②当网状细胞增多时,必须追踪观察 2 个月;③出现明显的溶血、肉芽肿、肝损害、肺损害、男性不育时停用 SASP;④皮疹:如只限于局部且无全身症状,停药 1～2 周,然后自小剂量开始重新应用。抗组织胺药可有帮助,如伴发热或全身化趋势则停药,查全血细胞计数及肝功能试验。

2.肾上腺皮质激素

肾上腺皮质激素(简称激素)是治疗急性期、重型或暴发型 UC 的首选药物,而泼尼松则是最常应用的激素类型。其作用机制是激素有助于控制炎症、抑制自身免疫、减轻中毒症状。具体剂量、用药途径和疗程依病变部位、范围及严重程度而定。

(1)直肠炎:如炎症只局限于直肠且硬式乙状结肠镜可以界定其上限时,可局部应用激素治疗,亦常与口服 SASP 联用。栓剂或泡腾剂最为理想,但有的病例无效,其中有些严重病例须静脉点滴激素或做外科手术。

(2)轻型发作:轻型发作是指每天腹泻少于四次,伴有或不伴有血便,无全身症状而炎症范围超出直肠以外的病例。此类病例同时口服激素及激素保留灌肠。疗程至少需 3～4 周,如病情缓解,再用 3～4 周后可将泼尼松减量。如在疗程中或减量期中病情恶化,应按中度发作处理甚至住院静脉输液治疗。

(3)中型发作:中型发作的表现介于轻、重型发作之间。每天腹泻超过四次但一般状况好,无全身症状。这类患者也需在口服泼尼松龙(40mg/d)的同时给予激素灌肠治疗。第 2 周口服激素剂量减至 30mg/d、第 3 周减至 20mg/d 维持 1 个月。此疗法可令大多数患者达到缓解。如患者未获缓解,则应住院、按重型发作治疗。

(4)重型发作:此型发作的表现为伴有全身症状的严重发作(伴发热、心动过速、贫血、低蛋白血症或红细胞沉降率增快等)。重型患者均须住院治疗,可予输液的同时加用激素(氢化可的松 400mg 或甲泼尼龙 64mg/d),并加用局部灌肠治疗(氢化可的松 100mg 加于 100mL 生理盐水中保留灌肠,每日 2 次)。静脉输液期间除饮水外,禁用其他食物,但营养不良者需给静脉高营养。尽管静脉滴注氢化可的松对严重发作是有效的,但仍有四分之一患者需做紧急结肠切除术。肾上腺皮质激素无须用做维持治疗。

3.免疫抑制剂

由于多数 UC 病例可用 SASP 和(或)肾上腺皮质激素治愈,外科手术对 UC 的疗效也很好,所以临床医生并不经常使用免疫抑制剂来治疗 UC。但若遇到下列情况则可考虑使用免疫抑制剂:①疾病转为慢性、且经激素和 SASP 治疗无效者;②出现激素的毒副作用,如高血压、骨质疏松、糖尿病和精神病时;③激素剂量＞15mg/d,用药超过 6 个月而仍未获缓解者;④直肠一乙状结肠炎患者对常规口服和局部治疗[SASP、5-ASA 和(或)激素]无效者。免疫抑制剂如 6-MP、硫唑嘌呤、氨甲蝶呤可使 70%的 UC 获得缓解，一旦达到缓解，这类药物须维持治疗 2～3 年。

4.其他药物

鉴于复发性 UC 患者常有主细胞数量的增加，有人提出主细胞稳定剂一色甘酸二钠可有治疗作用，但还未被公认。

第十节　急性出血坏死性肠炎

急性出血坏死性小肠炎是小肠的节段性出血坏死性炎症，起病急骤，病情重。四季均可见散发病例，夏秋季高发。我国南方发病率较北方为高，青少年、儿童发病率较成年为高，男性患者较女性为多。

一、病因和发病机制

本病病因不完全清楚，可能与发病有关的因素如下。

(一)感染因素

C 型产气荚膜杆菌(产生 B 毒素的 Welchii 杆菌)感染被认为与发病有关，国内一项 14 例患者粪便培养报告 7 例中有 Welchii 杆菌。该菌为一种专性厌氧菌，其产生的 B 毒素可影响人体肠道的微循环，导致斑片状坏疽性肠道病变。另有部分患者的血及粪培养中发现有大肠埃希菌等革兰阴性菌，葡萄球菌或链球菌，也可能与病程中的化脓性病变有关。

(二)胰蛋白酶减少或活性减低

实验证明，胰蛋白酶在防止本病发病中起重要作用，胰蛋白酶能降解 Welchii 杆菌产生的 B 毒素。某些影响胰蛋白酶的因素可诱发本病：①长期的低蛋白饮食肠道内的胰蛋白酶处于较低水平；②某些食物，如生甘薯、生大豆粉等含有耐热性胰蛋白酶抑制因子，大量进食此类食物可使胰蛋白酶活性降低；③肠内蛔虫感染可产生一种胰蛋白酶抑制物，据统计约 80%的本病患者合并肠蛔虫症。

(三)饮食不当

进食被病原菌污染的肉食及由素食习惯突然改变为肉食为主时，肠道内的生态环境发生改变，易于 Welchii 杆菌繁殖并产生大量毒素而致病。

(四)变态反应

根据起病迅速，患者粪、血培养中未能确定专一的病原菌，肠道病变为肠末端小动脉壁内纤维素样坏死和嗜酸性粒细胞浸润，有学者认为本病的发病与变态反应有关。

二、病理

病变最易发生在空肠下段和回肠，也可累及十二指肠、结肠和胃。可单发或多发，病变常发生于肠系膜对侧缘，与正常组织界限清楚，呈节段性分布，多发者病变肠段为“跳跃式”。病理改变主要为肠壁小动脉内类纤维蛋白沉着，血栓形成造成小肠坏死出血。病变始于黏膜层，表现为水肿，散在片状出血，溃疡形成，表面坏死覆盖灰绿色假膜，病灶周围有大量嗜酸性粒细胞、中性粒细胞及单个核细胞浸润，逐渐向肌层发展甚至累及浆膜层以至腹腔内有混浊的血性渗出。

病变肠道增厚变硬，严重者可致肠溃疡穿孔造成腹膜炎。肠壁肌间神经丛营养不良。肠系膜水肿可有淋巴结肿大软化。肠道外器官有时也发生病变，常见肝脂肪变，脾、肺间质炎变，肺水肿，偶有肾上腺灶性坏死。

三、临床表现

本病起病急骤，病前多有不洁饮食史，主要表现为腹疼、腹胀、腹泻、便血及全身毒血症。

(一)腹疼

本病起病时首先表现为脐周及左上腹疼，渐遍及全腹，腹疼为绞痛，初为阵发性，渐至持续疼，阵发加剧。

(二)腹泻

随腹疼出现腹泻，初为糊样便，渐至黄水样便，每日排便数次至10余次，无里急后重。

(三)便血

腹泻中多有便血，为血水样、果酱样便，重者可有暗红色血块，血便中常混有腐烂组织，有恶臭味。出血量不等，重者每日可达数百毫升，便血时间持续不等，可间断发作，长者达1个月。部分患者腹疼不重，以血便为主，病情较轻者仅有少量便血或便潜血阳性。

(四)腹胀呕吐

腹疼后多有腹胀。恶心，呕吐频繁，呕咖啡样或血水样物，常混有胆汁，部分患者可呕出蛔虫。

(五)全身中毒症状

起病时可有寒战、发热，体温一般为38～39℃，少数可达41～42℃，持续4～7d。全身不适，虚弱，重者有嗜睡、谵妄、抽搐、昏迷，出现中毒性休克。

(六)体格检查

腹胀，腹肌紧张，肠型可见，有时可触及压痛性腹块，腹部压痛明显，可有反跳痛，有腹腔积液时可叩出移动性浊音，早期肠鸣音亢进，有肠麻痹及腹腔积液时肠鸣减弱或消失。中毒性休克时精神淡漠，神志障碍，皮肤呈花斑样，肢端湿冷，血压下降。

(七)并发症

本病并发症可有麻痹性肠梗阻、肠穿孔、腹膜炎等。

四、实验室及影像学检查

外周血白细胞升高，中性粒细胞增多伴核左移。便潜血阳性，细菌培养部分患者可有大肠埃希菌、葡萄球菌、链球菌等生长，厌氧菌培养偶可发现产气荚膜杆菌。

X光以平片检查为主，可见小肠扩张积气或液平面，肠坏死穿孔可有气腹征，急性期钡餐造影易致肠穿孔，应为禁忌。急性期后钡餐可见肠管狭窄、扩张、僵直，肠间隙增宽，蠕动减弱或痉挛，肠壁增厚，黏膜粗糙，可有肠囊肿样充气。

五、诊断

可根据腹疼、便血、发热、休克等症状结合X线片诊断。应与中毒性菌痢、急性Crohn病、急性阑尾炎、Meckel憩室炎、阿米巴病、肠套叠、肠梗阻、过敏性紫癜等鉴别，本病常伴发蛔虫症,亦应注意鉴别。

六、治疗

本病主要采用内科治疗,结合中医治疗多可取得良效,必要时可行外科手术治疗。

(一)内科治疗

1.症状治疗

(1)支持疗法:患者应卧床休息并禁食(中药不禁),症状明显好转时可逐渐过渡到流质饮食、软食以至普通膳食,进食的时机应根据病情适时选择,过早进食病情可能反复,过迟则会使病情迁延。禁食中为保证机体的需要,应补充足够的热量、水、电解质及维生素。静脉补充葡萄糖和生理盐水,一般每日儿童补液量为80～100mL/kg,成人2500～3000mL,补液量要根据丢失液体量及失血量加生理需要量来决定。患者消耗较重,补液应以葡萄糖为主,占补液量的2/3～3/4,必要时可加输血浆、水解蛋白、氨基酸制剂、脂肪乳剂等。经补液治疗每日尿量可达1000mL。便血严重及贫血时应输新鲜血,输血前可肌内注射苯海拉明20mg防止输血反应。

(2)抗休克治疗:抢救休克是治疗成功的关键,应采取多种措施积极治疗。

1)补液纠正有效循环血容量不足:可输注生理盐水、林格氏液等晶体液或羧甲淀粉、血浆、清蛋白及新鲜全血,原则上晶体和胶体液交替使用。输液速度应适当以防肺水肿。

2)应用升压药:在补足血容量后如血压仍不升可考虑使用升压药。常用的升压胺药类能增加心排出量,收缩外周小血管纠正休克。药物有间羟胺、多巴胺、去甲肾上腺素等,用药剂量、输液浓度及速度可依据病情和用药后血压情况来定。如同时存在酸中毒应及时纠正以提高血管对升压药的敏感性。

3)应用胆碱能受体阻滞剂:胆碱能受体阻滞剂可扩张小动脉改善微循环灌注,升高血压纠正休克;同时还能解除平滑肌痉挛,减少肠黏膜缺血;缓解腹痛;稳定溶酶体膜减轻组织坏死程度。近年来有人主张大剂量使用。常用山莨菪碱(654-2)成人20mg,小儿0.5mg/kg稀释后静脉滴注,根据病情于5～20min后可重复给药至皮肤花斑消失,肢端转温,血压回升时逐渐减量并延长给药间隔,疗效较好,不良反应为心率增快,青光眼患者忌用。前列腺增生者慎用。

4)动脉输血:对中毒明显的顽固性休克或经输血补液及应用血管活性药物后血压仍不升高者可使用动脉输血。

5)人工冬眠:可调整血管舒缩反应,减少氧的消耗,减少毒素吸收,稳定病情。可试用于烦躁、谵妄、高热患者,应注意呼吸抑制的不良反应。

6)应用肾上腺皮质激素:激素能拮抗内毒素减轻毒血症;增强心肌收缩力,扩血管降低外周循环阻力,抗休克;稳定溶酶体膜减少渗出,抑制炎症介质,抗变态反应。一般主张早期、大剂量经静脉短时间应用。常用氢化可的松(儿童4～8mg/kg,成人200～300mg/kg)或地塞米松(儿童1～2.5mg,成人5～10mg)每日1次,静脉滴注,连用3～5d休克控制后及时停药,肾上腺皮质激素有加重肠道出血和促发肠穿孔的危险,应予注意。抗休克治疗中宜依血流动力学监测结果,如中心静脉压及动脉压来选择药物。在血压上升并稳定后可给呋塞米40mg静脉注射或20%甘露醇250mL快速静脉滴注(20min内滴入)利尿,以防发生急性肾衰竭。

(3)纠正电解质、酸碱平衡失调:由于呕吐、腹泻及禁食可出现低血钾和代谢性酸中毒,针对此二项治疗也很重要。

1)补钾:肠液一般含 K^+ 30mmol/L,严重腹泻是缺钾的重要原因。血 K^+ 由 4mmol/L 降至 3mmol/L 时机体失 K^+ 200～400mmol,每日应补钾 3～5g,血 K^+ 降至 2mmol/L 时机体失 K^+ 量 400～800mmol,每日应补钾 8～12g。补钾时最好保证尿量在 1000mL/d 以上,补钾浓度宜在 0.3%以下,速度勿过快。肾功能不全者应慎重。用心电监护间接了解血钾情况。

2)纠正酸中毒:可输注 5%碳酸氢钠,根据酸中毒程度决定用量。在酸中毒伴低血钾时存在细胞内低钾,酸中毒纠正后 K^+ 转移至细胞内,加重低血钾,应注意及时补充。

(4)对症治疗:高热烦躁者可予解热镇静剂,物理降温或中药紫雪散;腹胀明显者,可用胃肠减压;便血严重者可试用静脉注射对羧基苄胺、酚磺乙胺、巴曲酶及维生素 K 等,亦可试用凝血酶口服。腹疼明显者可注射山莨菪碱或配合针刺治疗。

2.病因治疗

尽管确切的病因尚不清楚,针对可能的病因治疗临床上有效。

(1)抗感染:①抗生素治疗,本病发病与细菌感染有关,选用适当的抗生素可控制肠道内细菌,减轻病损,一般选用对革兰阴性菌敏感的抗生素,如氨苄西林每日 4～14g;氯霉素儿童 30～50mg/kg,成人 1～1.5g;庆大霉素儿童 4000～8000U/kg,成人 16～24 万单位;卡那霉素儿童 20～30mg/kg,成人 1～1.5g;多黏菌素 1～2.5g;头孢唑啉、头孢噻肟、头孢曲松等亦可选用。甲硝唑对厌氧菌有较好抗菌作用,一般用 7.5mg/kg,每日 4 次,静脉滴注或 400mg,每日 4 次,口服,效果较好。抗生素治疗应早期、足量、联合使用,尽量静脉给药,一般选用二种作用机制不同的药物联用。使用中注意某些药物的过敏反应,耳、肾毒性及骨髓抑制等不良反应;②抗血清治疗,Welchii 杆菌感染与发病关系较密切,使用 Welchii 杆菌抗血清 42000～85000U 静脉注射,有较好疗效;③驱虫治疗,本病合并蛔虫感染的患者很多,呕出蛔虫或粪中查到蛔虫卵者可加用驱虫药。如噻嘧啶每日 10mg/kg,或哌嗪儿童 150mg/kg、成人 3～3.5g,与左旋咪唑 150mg 每日 2 次联用,连服 2d。

(2)胰蛋白酶治疗:胰蛋白酶浓度减低及/或活性减低与发病有关,补充胰蛋白酶可降解 Welchii 杆菌产生的 B 毒素并可清除肠内坏死组织。可用胰蛋白酶 0.6～0.9g,每日 3 次口服,重者另加 1000U 每日 1 次,对减轻病情有利。

(3)抗变态反应治疗:色苷酸钠通过抑制磷酸二酯酶使 cAMP 浓度增加,稳定肥大细胞膜,阻止肥大细胞脱颗粒,从而抑制组胺、5 羟色胺、慢反应物质等过敏反应介质的释放,并选择性抑制 IgE 与过敏原结合,对Ⅰ型和Ⅱ型过敏反应有良好的预防及治疗作用。用量为100～600mg,每日 3 次。

3.中医治疗

近年来采用中西医结合治疗本病取得了很好的疗效。本病中医学属于肠痈热毒壅滞、热毒结腑范畴,在采用西药治疗的同时可根据不同征象,辨证施治。治则以清热解毒,凉血止血,通里攻下,补气摄血为主,方用黄连解毒汤、大承气汤、小承气汤,据证加减。病变后期则以健脾益气为主。方用竹叶石膏汤加减。亦可采用针刺治疗。

(二)外科治疗

一般内科中西医结合治疗即可,危重患者或内科治疗效果不著,病情加剧伴严重并发症时常需外科手术治疗。

第三章　神经系统疾病

第一节　缺血性卒中

一、缺血性卒中的病理生理学

颅内血管急性堵塞时会引起脑组织的血流流急剧下降，血流减少的量取决于侧支循环的功能，依赖于患者的血管解剖、堵塞部位及系统血压。脑血流断流 4～10 分钟，会引起脑组织死亡；每 100g 脑组织每分钟血流＜18mL 会在 1 小时内引起脑梗死；每 100g 脑组织每分钟血流＜20mL 会引起脑缺血而非脑梗死，除非持续数小时或数天；如果血流在一定数目的细胞死亡之前恢复，患者仅会有短暂性的症状，这种临床症状称作 TIA。梗死核心周围是功能可逆的缺血脑组织，称为缺血半暗带。缺血半暗带可以通过 MRI 或 CT 的灌注成像显示。如果血流增加，缺血半暗带最终会变成梗死区域，因此拯救缺血半暗带是血管再通治疗的目标。

发生局部脑梗死有两条不同通路：①坏死通路，由于细胞能量代谢衰竭，细胞骨架迅速破坏；②凋亡通路，细胞发生程序化死亡。缺血会使细胞缺氧缺糖，最终导致线粒体不能产生 ATP，而发生坏死。没有 ATP，细胞膜的离子泵停止工作，神经元去极化，导致细胞内钙离子超载。细胞去极化也会导致突触末端释放谷氨酸盐；过量的谷氨酸盐会通过激活突触后膜的谷氨酸盐受体，增加钙离子内流，产生细胞毒性。细胞膜脂质代谢和线粒体代谢障碍会产生大量自由基。自由基会破坏细胞膜和其他重要的细胞功能。轻度缺血，在缺血半暗带内发生细胞凋亡，致细胞几天或几周后死亡。发热与高血糖症[葡萄糖＞11.1mmol/L(200mg/dL)]会加重脑缺血的损伤，所以要尽量控制发热和血糖，诱导低温疗法一直是卒中临床研究的热点。

二、缺血性卒中病因与发病机制

尽管急性缺血性卒中(AIS)的治疗不依赖于病因，但是确定病因是预防卒中复发的关键，尤其应该关注心房颤动和动脉粥样硬化，因为这会有助于制订卒中二级预防策略。临床表现和检查有助于确定病因或缩小病因范围。即使明智地使用实验室检查和影像学检查完成初步评估，近 30％的卒中仍病因不明，除非通过特殊检查。

临床检查应该关注外周和颈部血管系统(颈动脉听诊杂音、血压、两臂之间压力比较)、心脏(心律失常、心脏杂音)、四肢(周围栓子)、视网膜[高血压、胆固醇栓子(Hollenhorst 斑块)]。完整的神经系统查体是为了确定卒中的部位。溶栓患者需要进行影像学检查，可以结合颈部或颅内 CTA 或 MRA 检查。对所有的患者均考虑完善以下检查：胸部 X 线片，心动图(ECG)、尿液检查，血细胞计数、红细胞沉降率(ESR)、电解质、尿素氮(BUN)、肌酐、血糖、血清梅毒检查，血脂、凝血酶原时间(PT)、部分凝血活酶时间(PTT)检查，这些检查十分有用。ECG 可能提示心律失常或近期心肌梗死(MI)的证据。

(一)心源性卒中

心源性卒中约占全部卒中的20%。心脏疾病导致的卒中通常是心房、心室壁或左心瓣膜的栓子脱落进入动脉系统。这些血栓可以迅速破裂或溶解,仅表现为TIA,长时间动脉堵塞会导致卒中。栓塞性卒中常突然发病,神经功能缺陷瞬间达到高峰。长时间缺血恢复灌注后,会在缺血灶内形成出血点,常没有临床症状,应该与缺血性卒中病灶内脑出血相鉴别,后者会因血肿效应使神经功能缺损症状加重。

心源性栓子通常堵塞在大脑中动脉(MCA)、大脑后动脉(PCA)或它们的分支,很少出现在大脑前动脉(ACA)区域。如果栓子足够大堵塞MCA主干(3～4mm)会导致大面积脑梗死,包括深部灰质、白质和部分皮质和皮质下白质。小栓子会堵塞在皮质小动脉或动脉穿支。血管流域内脑梗死的部位和大小取决于侧支循环范围。

心源性栓塞最重要的病因是非风湿性房颤(通常称为非瓣膜性房颤)、心肌梗死、人工心脏瓣膜、风湿性心脏病、缺血性心肌病。

非风湿性房颤是心源性栓塞最常见的病因。卒中机制假说为颤动的心房或心耳形成血栓导致栓塞。房颤患者每年卒中风险为5%。卒中风险可以通过CHADS2评分进行评估。左心房扩大是心房栓子形成的额外危险因素。当风湿性心脏病存在明显的二尖瓣狭窄和心房颤动时常会引起缺血性卒中。近期心肌梗死是栓子的来源之一,尤其是透壁心肌梗死和前顶心室壁。研究发现,心肌梗死后预防性应用抗凝血药物能减少卒中风险。二尖瓣脱垂通常不是栓子来源,除非脱垂很严重。

当静脉栓子迁移到动脉系统时称为反常栓塞,通常通过未闭合的卵圆孔或缺损的房间隔。泡沫对比剂超声心动图(静脉注射含有气体的生理盐水,通过经胸或经食管超声心动图)能够发现右向左分流的通道,发现反常栓塞的通道。如果静脉注射含有气体的生理盐水,经颅多普勒检测MCA时监测到微泡,提示存在右向左分流的通道。如果该检查为阳性,而超声心动图未发现心脏分流时,应该考虑肺动静脉畸形可能。这两种方法均对检测右向左分流非常敏感。除了静脉栓子,脂肪栓、瘤栓、细菌性心内膜炎、空气栓子和婴儿出生时的羊水栓塞都有发生反常栓塞的可能。右向左分流作为卒中的一种病因受到质疑,尤其因为这种分流占人群的15%发生率。一些研究建议,仅在房间隔瘤时,发生反常栓塞的风险会增加。静脉源性栓子,尤其是深静脉血栓,可能在某个特殊病例中,证实了右向左分流的重要性。

细菌性心内膜炎会导致瓣膜赘生物形成脓毒性栓子。如果卒中患者表现出多发的症状和体征,那么细菌性心内膜炎的可能性比较大。此时可以发生微小梗死,而大的脓毒性梗死可能会形成脑脓肿或引起梗死部位出血,一般不用抗凝血药或溶栓治疗。细菌性栓子所致的感染性动脉瘤会导致SAH或颅内出血。

(二)动脉到动脉栓塞性卒中

动脉粥样硬化性斑块表面形成的血栓,可能栓塞颅内动脉形成动脉到动脉栓塞性脑梗死。很少情况下,病变血管形成血栓。不像心脏血管,动脉到动脉栓塞是引起脑缺血的主要血管机制,而不是局部形成血栓。任何病变血管都可能成为血栓来源,包括主动脉弓、颈总动脉、颈内动脉、椎动脉和基底动脉。颈动脉分叉处动脉粥样硬化是最常见的动脉到动脉栓子来源,特殊治疗能有效减少复发风险。

1.颈动脉粥样硬化

颈动脉粥样硬化最常发生在颈总动脉分叉处和颈内动脉近心端。此外，颈动脉虹吸部（海绵窦内部分）也是动脉粥样硬化的好发部分。男性、高龄、高血压、糖尿病、高脂血症是颈动脉疾病及卒中的危险因素。颈动脉粥样硬化会导致约10%的缺血性卒中。

颈动脉疾病可根据是否具有症状和狭窄程度（狭窄程度是最狭窄部分与紧邻的远端颈内动脉的百分比）来划分。症状性颈动脉病是指在该颈动脉供血范围内发生过卒中或TIA，发生卒中复发的危险性大于无症状性颈动脉狭窄，无症状性颈动脉狭窄无临床症状，往往于筛查中发现。动脉狭窄越重，卒中风险越大，但近乎闭塞的患者卒中风险低。

2.其他动脉到动脉栓塞性卒中

颅内动脉粥样硬化可能通过栓子机制或其他病变血管血栓导致卒中发生。亚洲和非裔美国人多见。每年卒中再发风险为15%，与未治疗的症状性颈动脉粥样硬化发生率相当。

3.夹层

颈内动脉、椎动脉或 Willis 环外的动脉夹层是青年（年龄<60岁）栓塞性卒中的常见来源。夹层通常伴随疼痛，会发生在卒中前几小时或几天。颅外动脉外膜非常厚，夹层通常不会引起出血。颅内动脉外膜薄会发生SAH，形成假性动脉瘤，需要紧急处理，预防破裂。无症状动脉夹层假性动脉瘤的治疗目前仍有争议。夹层原因通常不明，再发的可能性小。先天性结缔组织发育不全综合征（Ehlers-Danlos）Ⅳ型、马方综合征、囊性中层坏死和肌纤维发育不良与动脉夹层有关。外伤（通常是机动车事故或运动损伤）会引起颈动脉或椎动脉夹层。脊柱推拿治疗与椎动脉夹层和卒中独立相关。许多夹层可以自愈，2周后卒中和TIA不常见。尽管没有试验比较抗凝血药和抗血小板药物的疗效，但是许多医生急性期采用抗凝血药，有满意的血管再通之后换成抗血小板药。

（三）小血管性卒中

腔隙性梗死是指动脉粥样硬化性血栓或玻璃样病变堵塞脑内小动脉（30～300μm）所致的梗死。小血管性卒中是指此类小穿支动脉闭塞，是目前推荐的术语。小血管性卒中约占所有卒中类型的20%。

1.病理生理学

MCA 主干，Willis 环的血管（A1部分，前后交通动脉，P1部分），椎－基底动脉，发出30～300μm的分支，深入大脑或脑干灰质和白质。任何分支都可能因为起始部位粥样硬化或者脂质透明样变性增厚导致堵塞。这些血管血栓形成会引起小梗死，称为"腔梗"（尸检报告中的拉丁语，意思为液体湖）。直径在3mm～2cm。高血压和年龄是主要危险因素。

2.临床表现

腔隙综合征的主要临床表现为：①单纯运动性偏瘫，内囊后肢或脑桥基底部梗死所致，面部、上下肢经常完全受累；②单纯感觉性卒中，丘脑腹侧梗死；③震颤性轻偏瘫，脑桥腹侧或内囊梗死；④构音障碍－手笨拙综合征，脑桥腹侧或内囊膝部梗死。

短暂性症状（小血管TIA）可能预示着小血管梗死；可能一天发作几次，仅持续几分钟。小血管卒中的恢复比大血管卒中快且完全。但是在一些案例中，可能有严重的永久性残疾。联合抗栓治疗通常不会阻断最终脑梗死。

大血管源(栓塞性或血栓形成)最初可表现为小血管梗死,因此,在这类患者评估中,不能放弃寻找栓子的来源(颈动脉或心脏)。腔隙性脑梗死的二级预防包括危险因素控制,尤其是降压治疗。

(四)卒中少见原因

1.高凝性疾病

最初会引起静脉血栓形成,因此可能会引起静脉窦血栓形成。蛋白 S 缺乏症和高同型半胱氨酸血症可能也会引起动脉血栓形成。系统性红斑狼疮性非典型疣状心内膜炎(Libman—Sacks 心内膜炎)是栓塞性卒中的病因之一。这些疾病(包括抗心磷脂抗体综合征)需要长期抗凝血治疗以预防卒中发生。

2.侧窦、矢状窦或小的皮层静脉血栓形成

是口服避孕药、孕期或产后、炎性肠道病、颅内感染(脑膜炎)和脱水的常见并发症。也常见于实验室确定易栓症患者,包括红细胞增多症、镰状细胞性贫血、蛋白 C 和蛋白 S 缺乏、V 因子 Leiden 变异(抵抗活性蛋白 C)、抗凝血酶Ⅲ缺乏症、高同型半胱氨酸血症、凝血酶原 G20210 变异。口服避孕药且有凝血酶原 G20210 变异的女性患者发生静脉窦血栓的风险非常高。患者表现为头痛及局灶性神经功能体征(尤其是偏瘫)和癫痫。CT 成像一般正常,除非有颅内静脉出血。MR 或 CT 静脉成像或者传统的 X 线血管成像可以显示静脉窦闭塞情况。静脉窦血栓程度越严重,患者越容易表现出颅内压增高和昏迷。不论有无颅内出血,静脉注射肝素会降低发病率和病死率,长期预后效果好。肝素能预防进一步的血栓形成,减少静脉高压和缺血。如果未发现潜在的高凝血药状态,临床医师会使用维生素 K 拮抗药 3～6 个月之后换成阿司匹林,这取决于静脉窦血栓再通的程度。如果确定是易栓症,抗凝药要长期使用。

3.镰状细胞性贫血(SS 疾病)

是儿童卒中常见的原因。这种血红蛋白突变的纯合子携带者会在儿童时期出现卒中,经颅多普勒超声会表现为 MCAs 流速增快。MCAs 流速增快的儿童,通过积极的换血疗法会戏剧性地减少卒中的发生,如果此疗法停止,卒中风险会再次增加,同时伴有 MCAs 流速增快。

4.肌纤维发育不良

会影响颈动脉,通常女性多发。颈动脉或椎动脉会表现多发的节段性狭窄和扩张,形成串珠样改变,堵塞往往不完全。常表现为无症状性或偶有杂音、TIA 或卒中。常累及肾动脉引起高血压,肌纤维发育不良的原因和自然史不明。仅当动脉狭窄非常严重或出现夹层时会表现为 TIA 或卒中。抗凝血药或抗血小板药可能有效。

5.颞(巨细胞)动脉炎

老年人相对常见,主要累及颈外动脉系统,尤其是颞动脉,伴有巨细胞亚急性肉芽肿性炎症。眼动脉的分支睫状后动脉堵塞会导致单眼或双眼失明,糖皮质激素治疗有效。由于颈内动脉通常不会累及,所以甚少引起卒中发生。特发性巨细胞动脉炎会累及主动脉弓发出的大血管(Takayasu 动脉炎)而导致颈动脉或椎动脉血栓形成。该病很少发生在西方人群。

6.坏死性(或肉芽肿性)动脉炎

可单独发生或者是广义上的结节性多动脉炎或肉芽肿性多血管炎(Wegener),累及颅内动脉的远端小分支(直径<2mm),引起脑组织、视神经或脊髓小梗死。脑脊液(CSF)细胞数增多,蛋白水平升高。原发性神经系统血管炎比较少见,累及中小血管,没有系统性血管炎。鉴别诊断包括其他炎性原因所致的血管管径改变,包括感染(结核性、真菌性)、肉状瘤病、血管中心性淋巴瘤、脑膜癌病等;其他非炎性原因,如动脉粥样硬化性、栓塞、结缔组织病、血管痉挛、偏头痛相关的血管病变、药物原因等。一些病例于产后出现,有自限性。

7.任何形式的血管病

可以隐匿进展,表现为白质灰质梗死、明显的头痛、认知功能低下。通常需要脑活检或高分辨率X线血管造影术。腰椎穿刺炎性结果支持炎性的原因。炎症确定后,有必要使用糖皮质激素、环磷酰胺等免疫抑制药抑制疾病进展。在免疫抑制治疗前,应该查找感染原因,如结核等。如果及时发现和治疗,则患者获益良好。

8.药物

尤其是安非他命和可卡因,会引起卒中,尤其在急性高血压或药物诱导的血管病变的基础上。没有资料提供此种情况的治疗效果。苯丙醇胺与脑出血有关,可卡因和甲基苯丙胺可能与药物诱导的血管病变有关。Moyamoya病(moyamoya是日本语)目前了解很少,是一种主要累及颅内大血管,尤其是颈内动脉末端、MCA和ACA主干的闭塞性非血管炎性疾病。豆纹动脉围绕闭塞部位建立良好的侧支循环,X线血管造影表现为烟雾样改变。

9.其他侧支循环

包括经软脑膜皮层支与头皮动脉间跨硬膜吻合支。该疾病主要发生在亚洲儿童或青年人,与动脉粥样硬化患者,尤其是合并糖尿病的患者表现相似。由于硬脑膜或软脑膜吻合支可以发生脑出血,所以抗凝风险高。扩张的豆纹动脉破裂可能导致脑实质出血;脑表面大血管可能逐渐堵塞,引起大动脉流域性脑卒中。颈外动脉和硬脑膜或MCAs旁路移植会预防脑卒中和脑出血。

10.可逆性后部白质脑病

可发生在脑损伤、癫痫、偏头痛、拟交感神经药物使用、子痫、产后。病理生理机制不明,可能与广泛的大脑节段性血管收缩和脑水肿有关。患者主诉头痛,表现为波动性的神经功能缺损症状和体征,尤其是视觉症状。有时会出现脑梗死,但是典型的临床和影像学表现提示局部缺血完全可逆。MRI表现典型,传统的X线血管造影可能有助于诊断。

11.脑白质疏松症或脑室周围白质病变

是皮层下白质多发小血管性梗死。CT或MRI都可见室周或放射冠的白质损伤,腔隙性脑梗死区也常见。该病的病理生理学基础是白质内小穿支动脉发生类似于慢性高血压所致的脂质透明变。有室周白质病变的患者可能出现皮层下痴呆综合征,取决于白质梗死的数量,降压治疗可以推迟或预防痴呆病程。

12.伴皮质下梗死和白质脑病的常染色体显性遗传性的动脉病(CADASIL)

是一种遗传病,表现为小血管性卒中、进展性痴呆,MRI表现为广泛对称性白质病变。大约40%患者有先兆性偏头痛,先兆表现为短暂性运动或感觉缺失。发病年龄常在40～50岁。由Notch3一个或多个基因突变,Notch3属于高度保守的基因家族成员,特点是引起表皮生长因子在细胞外区域重复。其他单基因缺血性脑卒中综合征包括伴有皮质下梗死和白质脑病的常染色体隐性遗传性脑动脉病(CARASIL)及遗传性血管内皮细胞病、视网膜病变、肾病和卒中(HERNS)。Fabry 病会同时导致大血管病变和小血管性梗死,但机制不明。

13.短暂性脑缺血发作(TIA)

具有脑梗死的症状,持续时间短暂,不超过 24h,但大部分持续时间<1h。TIA 的病因与缺血性卒中原因相似,但是 TIA 可能是卒中的先兆,是卒中的重要危险因素,应该单独考虑。TIA 可由栓子堵塞脑内血管,或颈内动脉的原位血栓形成。但是,15%～50%的 TIA 会发生脑梗死,尽管缺乏神经功能的症状和体征。TIA 的新定义与卒中的鉴别是有无新发梗死,而不论症状持续时间长短,但是大多数的研究标准基于时间的定义。

除了之后讨论的卒中症状,TIA 特殊的症状应该引起特别的注意。栓子堵塞一侧视网膜中央动脉时,会出现一过性黑矇或短暂性的单眼盲。这可能提示颈动脉狭窄或局部眼动脉病变。

TIA 后 3 个月内发生卒中的风险为 10%～15%,大部分在最初的 2d 内发生。这种风险可以用 ABCD2 评分评估。因此,需要及时评估和治疗。由于卒中或 TIA 病因相同,因此对 TIA 的评估等同于卒中。TIA 的症状改善是溶栓的禁忌证。但是,在 TIA 后最初几天内卒中的风险很高,在正确判断收住入院的情况下如果发生卒中,就可能迅速给予 rt-PA 治疗大多数患者。TIA 后给予抗血小板聚集药物虽未检测过,但是很可能有效,并且推荐使用。目前 TIA 后给予抗血小板聚集药物以预防卒中的大型试验正在进行中。

三、卒中症状

详细的病史及体格检查可定位神经功能缺损的部位,如果该症状符合脑动脉供应范围,则导致该症状的责任病变基本确定。这种情况在患者表现为 TIA 而查体是正常时则尤为重要。如一个患者,主要表现为语言功能丧失和右侧偏盲,下一步需寻找左侧大脑中动脉栓子来源。若检查发现该患者右侧颈内动脉狭窄,则提示为无症状性颈动脉狭窄,则需进一步寻找其他病因。以下内容主要描述缺血性脑血管病对应的脑动脉供血区域的临床表现。卒中的症状可分为:①前循环大动脉卒中;②后循环大动脉卒中;③任意血管床病变所致的小动脉疾病。

(一)前循环卒中

颈内动脉及其分支组成颅内前循环血管。这些血管闭塞可由血管本身疾病所致(如动脉粥样硬化性或夹层)或由近端来源的栓子所堵塞。不同颅内大动脉闭塞可导致不同的临床征象。

1.大脑中动脉闭塞

MCA 近端或某主要分支的闭塞栓塞(包括动脉一动脉栓塞、心源性栓塞或其他未知来源的栓子)可能性通常较动脉本身粥样硬化可能性大。MCA 近端的动脉粥样改变可以导致 MCA 远端区域栓塞,也可以导致更少见低流速 TIAs。软脑膜的侧支代偿可以减少 MCA 狭窄后出现临床症状。

MCA 皮质分支主要供应大脑半球外侧表面大部分区域,除了:①ACA 供应额极、额叶和顶叶上内侧条形区域;②PCA 供应颞叶下侧和枕极区域。

MCA 近端(M1 段)发出穿支(豆纹动脉)供应壳核、苍白球、内囊后肢、邻近的放射冠和尾状核大部分。在外侧裂,大部分患者的 MCA 可分为上干和下干(M2 段)。下干的主要分支供应顶叶下侧和颞叶的皮质，上干分支供应额叶和顶叶上部的皮层。

若患者 MCA 在其起始处出现闭塞(堵塞了皮层支和深穿支)，同时远端侧支建立较少，患者的临床表现为偏瘫、偏身感觉障碍和偏盲，在发病后的 1～2d 可出现凝视同侧，面瘫导致构音障碍。当优势半球受累时，患者可表现为完全性失语。当为非优势半球受累时，患者可表现为病感失认、结构性失用和忽视。

完全的 MCA 综合征最常见于动脉主干的闭塞。皮层的侧支血流和动脉供应范围的不同导致很多局灶性症状的出现。局灶性神经功能缺损的症状还可见于栓子进入 MCA 近端而未完全栓塞的 MCA、堵塞 MCA 远端分支，或栓塞破裂转移到远端。

由于栓子堵塞单一血管分支所致的局灶性神经功能缺损症状包括手或上肢和手单侧无力(分支症状)，或面部无力伴有非流利失语(Broca 失语)，伴或不伴肢体无力(额叶症状)。同时出现感觉障碍、肢体无力、非流利性失语的患者通常提示栓子堵塞 MCA 上干近端，存在较大面积额叶和顶叶皮层梗死。如果患者出现流利性失语(Wernicke 失语)但无肢体无力的表现，通过提示优势半球 MCA 下干供应的后部(颞叶皮质)受累。以不能理解书写及说话为显著表现时，通常伴有对侧上 1/4 象限的偏盲。偏侧忽视或空间认识不能但不伴肢体无力通常提示非优势半球 MCA 下干受累。

豆纹动脉闭塞导致内囊区域的小血管卒中(腔隙性脑梗死)，表现为对侧纯运动性卒中或感觉一运动性卒中；内囊膝部向后部缺血先后导致面瘫、上肢无力、下肢无力，也可以主要表现为对侧手共济失调和构音困难(笨拙手、构音困难腔隙综合征)；苍白球和壳核受累很少有临床症状，但是有帕金森综合征和偏侧投掷症的报道。

2.大脑前动脉(ACA)闭塞

ACA 可分为两段，交通前段即 A1 段(连接颈内动脉和前交通动脉)和交通后段 A2 段(ACA 远端血流)。A1 段发出数条深穿支供应内囊前肢、前穿肢、杏仁核、下丘脑前部和尾状核头的下部。

ACA 近端闭塞的患者可无症状，血流可通过前交通动脉和来自 MCA、PCA 的侧支动脉进行代偿。单纯 A2 段闭塞导致对侧症状出现。若患者双侧 A2 段均来源于同一大脑前动脉主干(A1 段共干)，闭塞可引起双侧症状。患者可表现为显著的意志缺失(言语及运动反应延迟)、偏瘫或四肢轻瘫伴双侧锥体束征和尿失禁。

3.脉络膜前动脉闭塞

该动脉来源于颈内动脉，供应内囊后肢和后外侧白质，该部分通过膝距束纤维。脉络膜前动脉闭塞的全部症状主要包括对侧偏瘫、偏身感觉障碍(偏身感觉减退)和偏盲。但是，该部分的血液供应还来源于 MCA 深穿支、后交通动脉和脉络膜后动脉，可以出现轻微局灶性神经功能缺失的症状，通常恢复较快。脉络膜前动脉的血栓通过来源于血管的原位血栓形成，颈内动脉动脉瘤外科夹闭术过程中该血管容易受损导致医源性闭塞。

4.颈内动脉(ICA)闭塞

颈内动脉闭塞的症状多种多样，其表现取决于导致缺血的机制，如栓塞、原位栓子或低灌注。最常见的受累部位是 MCA 供血区域的皮质。Willis 环完整的患者常无症状。若栓子从颈内动脉进入 MCA，表现出的症状与 MCA 闭塞类似(见前面所述)。有时还可表现为皮质和深部白质大面积梗死。若栓子堵塞颈内动脉末端——ACA 和 MCA 的起始处,患者可表现为意志缺失或木僵,并伴有偏瘫、偏身感觉障碍、失语或痛觉缺失。若 PCA 起源于颈内动脉(称为胚胎性大脑后动脉),则 ICA 闭塞后还可出现相应 PCA 供应区域的症状。

颈内动脉除供血同侧大脑外,还发出眼动脉供应视神经和视网膜。约 25%的症状性颈内动脉疾病患者可出现频繁发作的短暂性黑矇。患者通常主诉在视野出现水平阴影升起和落下。该类患者还可主诉患侧眼睛视物模糊,或上半或下半视野缺损。大部分患者的症状持续数分钟,少数患者在 TIA 或脑梗死时出现眼动脉或视网膜中央动脉缺血或梗死。高调且能持续到舒张期的颈动脉杂音提示严重的狭窄,随着狭窄程度逐渐增加,远端血流逐渐减少,杂音逐渐减弱,如血管完全闭塞杂音则完全消失。

5.颈总动脉闭塞

颈内动脉闭塞的所有症状和体征均可出现在颈内动脉闭塞的患者。颈外动脉的低血流量可能导致下肢跛行。双侧颈总动脉起始处出现闭塞可能是由于大动脉炎所致。

(二)后循环卒中

后循环由成对的椎动脉、基底动脉及成对的大脑后动脉组成。椎动脉在脑桥延髓交界处会合形成基底动脉。基底动脉在脚间窝分为两条大脑后动脉。这些主要动脉发出长短旋支及更小的深穿支供应小脑、延髓、脑桥、中脑、丘脑底部、丘脑、海马及内侧颞叶和枕叶。各支血管的闭塞产生各自特有的综合征。

1.大脑后动脉闭塞

对于 75%的患者,双侧 PCAs 来源于基底动脉分叉处。20%的患者通过后交通动脉来源于同侧颈内动脉,约有 5%的患者 PCA 均来源于同侧颈内动脉。

PCA 综合征主要是由于基底动脉顶端动脉粥样硬化性血栓形成或栓子脱落堵塞该部位引起。后循环疾病还可由于椎动脉夹层或肌纤维发育不良所致。

PCA 闭锁可引起两大类临床综合征:①P1 综合征,即中脑、下丘脑和丘脑综合征,该综合征是由于 PCA P1 近端及其深穿支病变所致(丘脑膝状体动脉、Percheron 动脉、脉络膜后动脉);②P2 综合征,病灶在颞叶和枕叶皮质,由于 PCA P2 段远端闭塞所致。

2.P1 段综合征

梗死通常发生在同侧下丘脑、内侧丘脑、同侧大脑脚和中脑。患者可能出现第Ⅲ对脑神经麻痹伴对侧共济失调(Claude 综合征)或伴对侧偏瘫(Weber 综合征)。共济失调是由于红核或齿状核—红核—丘脑受累。若下丘脑核团受累,可表现为单侧的偏身投掷。Percheron 动脉闭塞可表现为向上凝视和嗜睡。双侧 PCA 近端闭塞可出现中脑、下丘脑的缺血梗死灶,患者可表现为昏迷、对光反射消失、双侧锥体束征和去大脑强直。

丘脑穿通动脉和丘脑膝状体动脉闭塞可表现为丘脑或丘脑内囊区域腔隙性梗死灶。丘脑综合征主要包含对侧偏身感觉障碍,随后出现偏身极其痛苦的灼烧样疼痛。该症状持续且对镇痛药反应较差。抗惊厥药(卡马西平或加巴喷丁)或三环类抗抑郁药可能有效。

3.P2 综合征

PCA 远端闭塞可能导致颞叶内侧和枕叶梗死灶。常表现为对侧同向性偏盲伴黄斑回避。通常仅上象限视野缺损受累。若视觉区域受累或仅有距状沟受累,该患者可意识到视野缺损。

颞叶内侧和海马区域受累可引起急性记忆下降，特别是优势半球受累时常见。因为记忆存在双侧功能区，该症状通常能够恢复。若优势半球受累，病灶累及胼胝体压部，患者可表现为失读症但无失写症。该类患者还可能出现面容失认、物体失认、数学符号失认、颜色失认和命名性失语，甚至在不累及胼胝体的患者也可出现上述表现。大脑后动脉闭塞的患者可出现大脑脚幻觉综合征（颜色和物体的视幻觉）。

双侧 PCAs 梗死可出现皮质盲（全盲，但对光反射仍存在）。该类患者通常意识不到失明或不承认失明（Anton 综合征）。视觉区的微小病灶仍可能存在，但是该类患者可能称视野缺损，可能由尚保存的视野所代偿。较少见的是，患者仅周边视野缺损，但中央视野仍保存，成为“管状视野”。双侧视觉区受累可能导致 Balint 综合征，患者扫视周围环境异常，通常是由于 PCA 和 MCA 交界分水岭区低血流量梗死导致，如心搏骤停后。患者即便在凝视其他物体情况下，仍持续出现先前视觉图像数分钟（视觉存留），或不能合成完整的图像（画片动作失认）。栓子堵塞基底动脉顶端可能出现中央或周围区域的部分或全部症状。最典型的表现是双侧症状，包括眼睑下垂、双侧瞳孔不对称、对光反射消失或嗜睡。

4.椎动脉和小脑后下动脉闭塞

椎动脉右侧起始于无名动脉，左侧起源于左侧锁骨下动脉，可分为 4 段，V1 段自椎动脉起始处至第 6 段或第 7 段横突孔，V2 段穿自 C_6 段至 C_2 段横突孔，V3 段穿寰椎横突孔绕寰椎弓经枕骨大孔穿过硬脑膜，V4 段是 V3 后与对侧椎动脉合并成基底动脉前这一部分。仅 V4 段发出分支供应脑干和小脑的血供。小脑后下动脉（PICA）在其近端供应延髓外侧，远端分支供应小脑的下侧面。

血管动脉粥样硬化易累及 V1 段和 V4 段。V1 段起始处病变可导致后循环栓子形成，来源于对侧椎动脉、颈升动脉、甲状颈干或枕动脉的侧支血流通常可以提供足够血流，可抑制低灌注性 TIA 或卒中。若一侧椎动脉起始处不通，另一侧椎动脉起始处出现动脉粥样硬化性改变，此时即使出现基底动脉血液逆流至椎动脉的侧支循环，仍不能满足相应的供血。此时患者可出现低灌注性 TIAs，出现持续头晕、眩晕或交叉瘫，此时也易形成血栓。V4 段远端的疾病能够加速血栓形成，导致基底动脉栓塞或血栓发展到基底动脉。椎动脉在 PICA 起始处近心端狭窄能影响延髓外侧和小脑半球后下部分。

椎动脉起始处近心端的锁骨下动脉闭塞，会导致同侧椎动脉反向血流。同侧上肢活动可能引起椎动脉供血需求增加，产生后循环短暂性脑缺血发作，或称为“锁骨下动脉盗血”。

虽然动脉粥样硬化很少累及椎动脉第 2 段和第 3 段，但这部分更容易出现夹层、肌纤维发育不良，或偶见椎间孔内骨刺压迫椎动脉产生症状。

V4 段原位血栓形成或栓塞可能引起延髓外侧的缺血。可出现眩晕、同侧面部和对侧肢体麻木、复视、声嘶、构音障碍、吞咽困难、同侧 Horner 征，被称为“延髓背外侧综合征”，也称为“Wallenberg 综合征”。大部分病例来源于同侧的椎动脉闭塞，也有部分来源于 PICA 闭塞。椎动脉的延髓穿支闭塞或 PICA 闭塞可出现部分症状。偏瘫不是椎动脉闭塞典型的表现，但是，四肢瘫可能是由于脊髓前动脉闭塞所致。

也有少部分患者发生为延髓内侧综合征，主要表现为锥体束征、对侧上下肢偏瘫，但无面瘫的表现。但若内侧丘系与舌下神经纤维受累可出现对侧关节位置感觉的消失和同侧舌无力。

小脑梗死后伴水肿形成可导致患者出现突然的呼吸暂停，可能是由于颅后窝压力增高所致。眩晕、巴氏征、共济失调和双侧无力的症状可能不出现，或者在呼吸暂停前迅速短暂出现。步态不稳、头痛、头晕、恶心和呕吐可能是唯一的早期症状，出现这些表现时需提高警惕，下一步处理可能需要神经外科行减压术，术后通常预后较好。这些症状与病毒性迷路炎不好鉴别，但是头痛、颈强直、单侧辨距不良需高度怀疑卒中。

5.基底动脉闭塞

基底动脉分支主要供应脑桥基底部、小脑上部，然后发出3组分支：①旁中央支，为7～10支，供应脑桥中线两侧的楔形部分；②短旋支，5～7支，供应脑桥外侧2/3、小脑中脚和上脚；③双侧长旋支（小脑上动脉和小脑前下动脉），环绕脑桥供应小脑半球。

基底动脉任何部分均可发生动脉粥样硬化改变，但最常见的部位仍是基底动脉近心段和椎动脉的远端。典型的动脉硬化斑块发生在基底动脉近心段和单侧或双侧椎动脉。临床表现多样，主要取决于是否存在来源于后交通动脉的反向侧支血流。也有少见的情况，一侧椎动脉夹层累及基底动脉，这取决于真假腔的位置，可出现多发穿支动脉卒中。

虽然动脉粥样硬化斑块偶尔导致基底动脉远端出现闭塞，但来自心脏或椎动脉近端或基底部分的栓子可能引起“基底动脉尖”综合征。

由于脑干相邻的位置包含多个结构，因此脑干梗死的患者可表现出多种多样的临床表现，可出现累及皮质脊髓束、皮质脑干束、上行感觉传导通路和脑神经核团的表现。

基底动脉供血区域出现短暂性缺血或梗死后的症状通常不能直接鉴别是基底动脉本身或是其某个分支的病变，但是其特征具有急需干预处理的强烈指征。基底动脉完全闭塞后出现双侧长纤维束（感觉和运动）受累，并伴有脑神经和小脑功能缺失的症状和体征。闭锁状态是指意识保留，但出现四肢瘫和脑神经麻痹的症状和体征，主要是脑干和低位中脑缺血梗死后导致的。治疗的目标是在恶性梗死发生前识别即将发生的基底动脉闭塞。连续出现的TIA症状、缓慢进展且症状波动的卒中多有较显著的意义，通常为椎动脉远端或基底动脉近端动脉粥样硬化血栓闭塞的先兆。

基底动脉近心段供血分布区的TIA症状通过产生眩晕（患者通常描述为摇晃不稳、头晕目眩、身体移动、站立不稳或头昏沉感）提示。其他提示为基底动脉血管的症状还包括复视、构音障碍、面部或口周麻木和偏身感觉障碍。通常，基底动脉分支TIAS通常累及脑干单侧，但基底动脉主干TIAs通常表现为双侧症状，但偏瘫仍被认为是基底动脉闭塞先兆的症状。大部分TIAs患者，是否为短程（5～30min）、反复发作、一天发作数次，则预示基底动脉或基底动脉某一个分支是否要闭塞。该发作类型通常提示间断脑供血不足。较多神经科医师采用肝素治疗用于预防血栓进展。

动脉粥样硬化斑块导致的基底动脉闭塞性脑干梗死通常引起脑干双侧症状。凝视麻痹或核间性眼肌麻痹伴同侧的偏瘫可能是双侧脑干缺血的唯一征象。更常见的是，脑干缺血的症状通常表现出不匹配的体征。基底动脉完全闭塞可引起较高的病死率。

基底动脉分支的闭塞通常引起单侧的症状和体征，可累及运动、感觉和脑神经。若患者症状持续为单侧的表现，则患者出现基底动脉完全闭塞的可能性会降低。

小脑上动脉闭塞可导致严重的同侧小脑性共济失调，表现为恶心、呕吐、构音障碍，对侧肢体、躯干和面部(累及脊髓丘脑束和三叉丘系)痛觉和温度觉消失。部分性耳聋、单侧上肢共济失调性颤抖、Horner 征、上腭肌阵挛较为少见。部分性综合征常可出现。梗死面积大、水肿和容积效应可能导致中脑受压,出现脑积水,症状可能会迅速进展加重。此时神经外科干预对该类患者可能是保命的治疗策略。

小脑前下动脉闭塞后产生的梗死症状通常多样,主要由于动脉粗细及其供血区域的差异导致,通常与 PICA 供应范围不同。其核心症状主要包括:①单侧耳聋、面肌无力、眩晕、恶心、呕吐、眼球震颤、耳鸣、小脑性共济失调、Horner 征、共轭性侧向凝视麻痹;②对侧偏身痛觉和温度觉丧失。闭塞位于动脉的起始段可能出现皮质脊髓束的体征。

基底动脉的某一短旋支发生闭塞后可导致脑桥外 2/3 和小脑中、上脚部位出现梗死,而闭塞位于旁中央支可出现中脑单侧近中线楔形梗死。

四、影像学检查

(一)CT 扫描

CT 可诊断或排除出血性脑卒中,也可诊断脑实质外出血、脑脓肿、占位或其他类似卒中的疾病。颅脑 CT 在脑梗死最初几小时内可表现为正常,其在 24～48h 梗死灶仍可表现得不明显。由于骨头伪影,CT 不能显示后循环小梗死,皮质的小病灶仍可能被漏诊。

增强 CT 可增加亚急性期梗死灶诊断的敏感性,并可显示静脉系统的结构。随着新一代多排 CT 出现、静脉注入造影剂,CT 血管造影(CTA)可在一个序列对颈动脉、颅内动脉、颅内静脉、主动脉弓甚至冠状动脉显影。该方法使得诊断颈动脉和颅内动脉病变更容易。静脉注入造影剂后,由于血管闭塞后导致的脑组织低灌注也可被显示出来,可用于预测缺血性脑组织和可能出现梗死的危险脑组织(也就是通常所说的“缺血半暗带”)。CT 扫描对 SAH 的诊断同样敏感(即使单靠 CT 检查不能除外 SAH),且 CTA 可迅速确诊颅内动脉瘤。非增强 CT 由于其检查的迅速性及广泛性,作为诊断急性缺血性卒中的选择,且 CTA 和 CTP 也作为诊断缺血性卒中的有效且便捷的手段。

(二)MRI

MRI 对诊断全脑缺血脑组织的范围及位置较为敏感,包括颅后窝和皮质梗死。MRI 还可有助于确诊颅内出血及其他的异常,但对新鲜的出血不如 CT 诊断敏感。高场强的核磁诊断更为可靠且更准确。弥散加权序列(DWI)对诊断早期梗死灶较常规 MRI 序列和 CT 更为敏感,在水抑制反转序列(FLAIR)同样敏感。在静脉使用钆造影剂后,磁灌注成像也可获得。磁灌注上显示低灌注但是在 DWI 序列未见明显异常的脑组织也可被认为是缺血半暗带组织,若患者显示大面积的低灌注区,则提示这个患者可能是急性期血管重建治疗更大的获益者。MRI 对诊断颈内动脉颅外段血管狭窄及颅内大血管狭窄具有较高的敏感性。随着狭窄程度升高,与常规的 X 线照相相比,MRI 对诊断血管狭窄程度可能出现过度估计。核磁上脂肪显像是诊断颅外或颅内段动脉夹层的一个特殊序列,它通过显示夹层血管壁内聚集血块进行诊断。

MRI 对急性出血性疾病较 CT 相比敏感性较差,且费用较高、费时及阅读难度较差。幽闭恐惧症的患者也不能进行该项检查。大部分急性期卒中治疗方案首选 CT 也是因为核磁的这些缺陷。但是,对于急性期以外的脑卒中患者,磁共振可更加清晰地显示受损脑组织的范围，并能分辨脑梗死的急性期病灶和陈旧性病灶。MRI 可能对 TIA 的患者更为有效，能更好地确诊新发梗死灶，对可能出现的卒中有更强的预测价值。

（三）脑血管造影

传统的脑血管造影是确诊和评估脑动脉粥样硬化性狭窄程度的金标准，也可评估和判断其他病因，包括动脉瘤、血管痉挛、动脉内膜血栓、肌纤维发育不良、动静脉瘘、血管炎和脑血管的侧支代偿。目前进展迅速的血管内操作，在颅内动脉血管内使用支架，在狭窄区域内给予球囊扩张，通过弹簧圈栓塞颅内动脉瘤，通过机械取栓装置开通急性缺血性卒中责任血管。一些随机对照研究结果显示，在急性期 MCA 闭塞的缺血性卒中患者中，使用血管内取栓装置可明显提高患者血管再通率，改善患者 90d 的临床预后。在美国和欧洲国家，血管造影连同血管内再通治疗已成为一个常规的治疗手段，且该项技术在日本也将很快得到普及。掌握该项技术的中心被认作是“综合性的卒中中心”，与传统的仅可以进行静脉 rt－PA 溶栓但不可行血管内治疗的初级卒中单元不同。但是传统的血管造影可增加动脉的风险、腹股沟出血的风险、栓塞性卒中和肾衰竭的风险，所以该项检查应是在其他无创检查不能获得良好效果的前提下进行。

颈内动脉起始段的狭窄可通过 B 超和颈部多普勒超声检查技术（双功超声）进行诊断和评估。经颅多普勒超声（TCD）在评估 MCA、ACA、PCA 血流和椎－基底动脉血流时是有用的。该项检查可用于诊断颅内大动脉狭窄，因狭窄可增加收缩期血流流速。而且，TCD 可在 rt－PA 静脉溶栓后辅助溶栓和改善大动脉再通的概率，这项技术疗效是目前研究的课题。在很多情况下，MRA 联合颈动脉超声和经颅多普勒超声检查来确定传统血管造影评估血管狭窄的必须性。在急性卒中的初期也可选择包含整个颅内和颈部血管的 CTA 检查。除非是心源性的卒中，大部分临床上的卒中可通过该项检查进行明确诊断。

（四）灌注技术

氙气技术（特别是氙气 CT）和 PET 检查可用于评估脑血容量。这些手段一般仅用于研究，但在诊断颅内动脉狭窄程度和计划血管重建治疗的患者意义较大。单电子发射计算机扫描技术（SPECT）和 MRI 灌注（MRP）可判断相对脑血容量。自从 CT 用于急性缺血性卒中的最初诊断技术后，部分中心采用 CTA 和 CTP 联合平扫 CT 对急性缺血性卒中进行评估。CTP 技术增加诊断缺血的敏感性，且可以用于判定半暗带组织；或者 MR 灌注联合 MRIDWI 系列判断缺血性半暗带，也就是两个序列的不匹配区。对急性缺血性卒中患者，通过判断缺血半暗带，能够明智地选择出接受急性干预（包括行溶栓、取栓及干预性的神经保护）可以获益的患者。

五、治疗

（一）卒中/TIA 的一级预防和二级预防

1.一般原则

许多内科和外科干预及生活方式的改变，可用于预防卒中。因为它们成本低和风险小，其中的一些可以被广泛应用；其他方法则昂贵而且有重大风险，但对经筛选的高危患者有效。识别和管理可控的风险因素是最佳的策略，可以大幅减少卒中的负担和发生卒中的总人数。

2.动脉粥样硬化的危险因素

高龄、血栓性卒中家族史、糖尿病、高血压、吸烟、胆固醇异常[特别是高密度脂蛋白胆固醇(HDL)低和(或)低密度脂蛋白胆固醇(LDL)高]及其他因素被证明或疑似缺血性卒中的风险因素,主要由于它们跟动脉粥样硬化相关。既往有卒中或TIA的患者发生再次卒中的风险更大。许多心脏情况会导致卒中,包括心房颤动和近期的心肌梗死。口服避孕药和激素替代疗法会增加卒中风险,某些遗传性和获得性高凝血状态易发卒中。高血压是最重要的危险因素,一般来说,所有的高血压都应该治疗。已知的脑血管疾病的存在不是降压达标的禁忌证。此外,治疗老年收缩期高血压会使患者获益。将血压降至传统高血压定义以下,能更加明显地降低卒中风险。尤其是噻嗪类利尿药和血管紧张素转化酶抑制药类降压药。

数项试验已经证实他汀类药物能降低卒中危险,甚至对低密度脂蛋白胆固醇不高或高密度脂蛋白胆固醇不低的患者也有效。强化降低胆固醇水平(SPARCL)预防卒中的试验证实,能明显降低近期患卒中或TIA患者的卒中再发风险,规定的阿托伐他汀每日80mg。初级预防试验中他汀类药物预防效果提示:瑞舒伐他汀干预研究评估(JUPITER),发现患者日常使用此他汀会降低C反应蛋白升高所引起的LDL(<130mg/dL)升高,初次卒中风险减少51%(危害比0.49,P=0.004),没有增加颅内出血的发生率。因此,所有既往患缺血性卒中的患者应该考虑使用他汀类药物。应该禁止所有患者吸烟。2型糖尿病患者严格控制血糖能降低卒中、心肌梗死和其他死亡风险,但目前没有能够提示降低卒中风险的充分研究证据。使用他汀类药物和吡格列酮,更积极的血压控制对预防卒中是有效的。

3.抗血小板药物

抗血小板药物通过抑制动脉内的血小板聚集物的形成可预防动脉粥样硬化血栓形成事件,包括TIA和卒中。血小板聚集物可形成于病变动脉,诱导血栓形成,阻塞动脉或栓塞远端循环。抗血小板药物包括阿司匹林、氯吡格雷等,阿司匹林与缓释双嘧达莫复方制剂最常用于这一目的。噻氯匹定由于其不良反应,大部分已被弃用,但也可以用作替代氯吡格雷。

阿司匹林是研究最广泛的抗血小板药。阿司匹林会使血小板环氧化酶乙酰化,不可逆地抑制血小板内血栓素A_2的形成,血栓素A_2能够引起血小板聚集和血管收缩。这种效果是持久性的,持续8d(血小板的通常寿命)。矛盾的是,阿司匹林也会抑制内皮细胞的前列环素(一种抗血小板聚集和血管舒张的前列腺素),这种效果是短暂的。血液中阿司匹林一旦被清除,有核内皮细胞就会产生前列环素。低剂量阿司匹林每天1次会抑制血小板产生血栓素A_2,而不会抑制前列环素的形成。没有证据证明高剂量阿司匹林比低剂量阿司匹林更有效,广泛推荐每日阿司匹林50~325mg预防卒中发生。

噻氯匹定和氯吡格雷能阻止血小板的腺苷二磷酸(ADP)受体,从而防止糖蛋白Ⅱb/Ⅲa受体激活所产生的瀑布反应,即纤维蛋白原结合到血小板,导致血小板聚集。噻氯匹定比阿司匹林更有效,但是,它的缺点是会引起腹泻、皮疹,少数情况下,还会引起中性粒细胞减少和血栓性血小板减少性紫癜。氯吡格雷很少引起血栓性血小板减少性紫癜,不会引起中性粒细胞减少。

双嘧达莫是一种抗血小板药,抑制各类细胞吸收腺苷酸,包括血管内皮细胞。累积的腺苷是聚集的一种抑制药,至少一部分通过其对血小板和血管壁磷酸二酯酶的作用。双嘧达莫还会增强内皮产生的前列环素和一氧化氮的抗聚集作用，抑制血小板的磷酸二酯酶，促进循环中AMP降解。循环中AMP的升高会抑制血小板聚集。双嘧达莫吸收不规律，双嘧达莫缓释片200mg加25mg阿司匹林新配方，口服生物利用度更好。双嘧达莫的主要不良反应是头痛。推荐双嘧达莫缓释片联合阿司匹林治疗卒中患者。

许多大型临床试验已经清楚地表明，大多数抗血小板药物能降低有动脉粥样硬化危险患者动脉粥样硬化性血管事件的所有风险（即缺血性卒中、心肌梗死和全因血管死亡）。非致死性卒中风险降低25%～30%，所有血管事件降低约25%。风险降低变化非常大，依赖于个体风险。卒中风险低的患者也表现相似风险降低，但其风险可能是太低，获益没有意义。相反，每年血管事件风险10%～15%的患者风险降低7.5%～11%。

阿司匹林便宜，可以使用低剂量，并且可以推荐给所有的成年人，以预防卒中和心肌梗死发生。然而，它会引起上腹部不适、胃溃疡和胃肠道出血，可能是无症状性的，也可能会危及生命。因此，并不是每个40岁或50岁的成年人都被建议规律服用阿司匹林，因为动脉粥样硬化卒中风险很低，被阿司匹林的不良反应抵消。反之，每一位既往有动脉粥样硬化性卒中或TIA且无禁忌证的患者应该规律服用抗血小板药，因为再次发生卒中年风险率是8%～10%；另一小部分患者可能出现心肌梗死或血管性死亡，显然，获益的可能性远远大于治疗的风险。

抗血小板药和剂量的选择必须平衡卒中的风险，预期获益，以及治疗的风险和费用。然而，没有明确的数据，观点各不相同。许多权威人士认为低剂量（每日30～75mg）和高剂量（每日650～1300mg）的阿司匹林是等效的。有学者主张低剂量使用避免产生不良反应，以避免不利影响，但是还有学者主张使用高剂量，以争取最大获益。北美大多数医生推荐每日81～325mg，而大多数欧洲学者推荐每日50～100mg。氯吡格雷或双嘧达莫缓释片加阿司匹林逐渐被推荐为二级预防的一线药物。同样地，阿司匹林、氯吡格雷或双嘧达莫加阿司匹林的选择要平衡这一事实，后者比阿司匹林更有效但成本高，这很可能影响患者的长期依从性。因为缺乏数据，使用抗血小板聚集的研究采用阿司匹林是有争议的。

4.*抗凝血治疗和栓塞性卒中*

多项研究显示，慢性非瓣膜（非风湿性）性房颤患者抗凝血（INR值为2～3）治疗可以预防脑卒中，且是安全的。对于一级预防和既往有卒中或TIA的患者，使用维生素K拮抗药抗凝血能减少卒中风险67%，远远超过每年1%～3%的出血风险。最近一项随机试验比较了新型口服凝血酶抑制药达比加群与维生素K拮抗药在非瓣膜性房颤患者中预防卒中或全身性栓塞的作用。有两种剂量的达比加群，每日110mg和每日150mg，达比加群的两种剂量对预防二次卒中和全身栓塞的作用不劣于维生素K拮抗药，较高剂量者更优。低剂量者的达比加群比维生素K拮抗药的主要出血率较低。此药携带更方便，因为不需要血液监测滴定药物剂量，口服摄取维生素K不影响它的疗效。对于不能口服抗凝血药的患者，房颤氯吡格雷试验与厄贝沙坦预防血管事件（ACTIVE-A）试验，比较了氯吡格雷联合阿司匹林和单用阿司匹林的疗效。氯吡格雷联合阿司匹林比单独阿司匹林在预防血管事件中更有效，主要是预防卒中更有效，但会增加主要出血风险（相对危险度1.57，$P<0.001$）。

一级预防使用抗凝血治疗取决于风险因素。不论是否有其他危险因素，如果既往有TIA或卒中病史的患者则不能使用抗凝血药。在隐源性卒中患者，这种风险因素很重要，很多临床医生会进行扩展动态心电监测，以监测到间歇性心房颤动。因为间歇性心房颤动的发现，会将治疗转向长期口服抗凝药。

由于未经治疗的风湿性心脏病伴心房颤动的患者每年发生卒中风险很高，目前尚无卒中一级预防的双盲研究，这些患者应接受长期抗凝治疗。

抗凝治疗也能减少急性心肌梗死的脑栓塞风险。当出现前Q波心肌梗死、严重的左心功能不全、充血性心力衰竭、附壁血栓或心房颤动时，大多数临床医生推荐3个月的抗凝治疗。如果心房颤动持续存在，则推荐长期使用维生素K拮抗药。

栓塞性卒中是人工心脏瓣膜植入最严重的并发症。根据人工瓣膜的类型和部位，决定抗凝和(或)抗血小板治疗的强度。

如果不能消除栓子来源，尚不能确定大多数情况应服用抗凝药物。许多神经病学家对使用抗凝药失败的患者(如有卒中或TIA复发)，推荐抗血小板与抗凝药联合治疗。

5.抗凝治疗和非心源性卒中

无论颅内或颅外脑血管病变，不推荐长期使用维生素K拮抗药预防动脉粥样硬化性卒中。在华法林阿司匹林再发卒中研究(WARSS)中发现，华法林(INR为1.4～2.8)在卒中二级预防中疗效并未明显优于阿司匹林(325mg)，且华法林组出血率轻度增高。

(二)颈动脉粥样硬化的治疗

可以通过手术切除颈动脉粥样硬化斑块(动脉内膜切除术)，或行血管内支架置入术，带或不带球囊血管成形缓解血管狭窄。颈动脉疾病目前尚无抗凝与抗血小板治疗的对比研究。

1.手术治疗

北美症状性颈动脉内膜切除术试验(NASCET)和欧洲颈动脉手术试验(ECST)研究了症状性颈动脉狭窄的问题。对狭窄率≥70%的患者，手术治疗明显获益。在NASCET研究中，药物治疗组患者，2年同侧发生卒中的平均累积风险为26%，而药物联合颈动脉内膜剥脱组为9%。手术组绝对风险减少17%，相对风险降低65%，支持手术治疗。NASCET研究也表明，颈动脉狭窄率50%～70%的患者，手术治疗会使患者获益，但是获益不很明显。ECST发现，手术治疗对狭窄率＜30%的患者有害无益。

患者的卒中风险和手术可能的获益与视网膜或大脑半球症状、动脉狭窄的程度、内科状况(值得注意，NASCET和ECST排除了“高风险”的患者，如存在明显心、肺、肾疾病等)、机构的手术发病率和病死率、手术距症状出现的时间等一系列因素有关。

在ACAS和ACST研究中，女性在围术期并发症的发生率较高，可能会抵消降低5年卒中风险的获益。随访时间延长，女性获益会逐渐出现。目前，对无症状颈动脉狭窄的女性患者是否行颈动脉内膜剥脱术仍然存在争议。总之，无症状性颈动脉狭窄每年发生卒中风险是2%，而症状性颈动脉狭窄患者每年的卒中风险为13%。是否对无症状性颈动脉狭窄患者推荐颈动脉重建治疗，存在一定争议，这取决于许多因素，包括患者选择、狭窄程度、年龄、性别及并发症。减少动脉粥样硬化危险因素的药物治疗，包括降低胆固醇的药物、抗血小板药物，通常推荐给无症状颈动脉狭窄患者。如果患者合并房颤，一定要告知患者关于TIA知识，以便一旦出现症状能够修改治疗。

2.血管内治疗球囊扩张术和支架置入术

用于增加狭窄颈动脉的血流，以维持正常功能。这种手术不仅可以治疗颈动脉分叉处狭窄，而且能够治疗颅底近段和颅内段的颈动脉病变。

3.旁路移植手术

颅外到颅内(EC-IC)搭桥手术已被证明，对无法进行传统颈动脉内膜切除术的动脉粥样硬化性狭窄患者是无效的。然而，一项基于正电子发射断层扫描(PET)成像的试验正在评价脑低灌注患者是否受益于EC-IC旁路移植手术。

(三)急性缺血性卒中的治疗

卒中的临床诊断，按照以下流程进行评估和治疗。首要目标是预防或逆转脑损伤。重视开放患者气道、呼吸、循环(ABCs)，治疗低血糖症或高血糖症。紧急情况下行急诊头颅CT平扫确定是缺血性卒中或出血性卒中；如果患者意识水平下降、初始血压偏高、发病后症状加重支持脑出血，如果初始症状最重，或者缓解，提示脑梗死，但是没有可靠的临床发现难以鉴别脑出血和脑缺血。治疗的目的是逆转或减少梗死的脑组织，改善临床结局，包括6个方面：①医疗支持；②静脉溶栓；③血管内治疗；④抗栓治疗；⑤神经保护；⑥卒中单元和康复治疗。

1.医疗支持

当发生缺血性卒中时，首要目标是改善缺血半暗带周围的脑灌注。卧床患者也应该注意预防常见的并发症如感染(肺炎、泌尿系感染、皮肤感染)、深静脉血栓(DVT)和肺栓塞。内科医师常采用气动压弹力袜预防DVT；皮下注射肝素(普通肝素和低分子肝素)是安全有效的，也可以同时使用。

由于脑缺血的侧支循环是血压依赖性的，因此急性期是否降压存在争议，但是如果发生恶性高血压、合并心肌缺血需要溶栓治疗，而血压＞185/110mmHg的情况下则应该进行降压治疗，当心脑治疗出现矛盾时，首选β_1受体阻滞药来降低心率(如艾司洛尔)和心脏工作负荷，稳定血压；发热有害，因此需要用退热药或物理降温；应该监测血糖，必要时通过注射胰岛素维持血糖到低于6.1mmol/L(110mg/dL)水平。

有5%～10%的患者会出现脑水肿致意识障碍或脑疝。水肿会在卒中后2～3d达高峰，但是它所引起的占位效应会持续至10d左右。脑梗死面积越大，临床发生水肿的可能性越大。限制水的摄入和使用甘露醇会增加血清渗透压，但是应尽量避免血容量减少，否则会导致低血压和脑梗死面积扩大。综合分析欧洲三项大骨板减压术(颅骨切开术和临时移除部分颅骨)的随机试验发现，大骨瓣减压术会明显降低病死率，存活者的临床结局尚可。

应该警惕小脑梗死的患者，此类患者会出现类似于迷路炎的明显眩晕和呕吐，头痛或颈部疼痛会帮助临床医师诊断椎动脉夹层导致的小脑梗死。即使轻度水肿也可引起颅内压(ICP)极度升高或直接压迫脑干，脑干受压会引起昏迷和呼吸抑制，需要紧急外科减压治疗。大面积小脑梗死出现在脑干受压前，预防性进行枕骨下减压术在大多数的卒中单元证明是有效的，这还需要进行严格的临床试验验证。

2.静脉溶栓

国家神经系统疾病和卒中研究中心(NINDS)重组tPA(rt-PA)卒中研究发现，急性卒中患者静脉应用rt-PA可以获益。NINDS研究对卒中发病3h内患者静脉应用rt-PA(0.9mg/kg

至 90mg 最大剂量;10%静脉注射,剩下的 60min 内静脉滴注)和安慰剂,半数以上患者 90min 内被给予治疗;症状性脑出血的发生率为 6.4%(rt-PA 组)vs0.6%(安慰剂组);rt-PA 组患者病死率较安慰剂组下降 4%(17%vs21%),无统计学差异;rt-PA 组患者轻度致残率较安慰剂组增加(44%vs32%)。因此,发病 3h 内缺血性卒中患者静脉用 rt-PA 溶栓治疗,尽管症状性脑出血的风险高,但是临床结局会改善。

rt-PA 静脉应用治疗急性缺血性卒中管理(AIS)如下。

(1)适应证:①临床确诊为脑梗死;②发病至用药≤3h;③CT 扫描未发现脑出血或>1/3 MCA 供血区域水肿;④年龄≥18 岁;⑤患者或代理人知情同意。

(2)禁忌证:①血压持续高于 185/110mmHg;②血小板<100000/mL;HCT<25%;葡萄糖<50 或>400mg/dL;③48h 内使用肝素,PTT 延长,或 INR 值升高;④症状迅速缓解;⑤3 个月内有卒中或头部外伤病史;颅内出血;⑥14d 内有重大手术史;⑦小卒中症状;⑧21d 内有消化道出血病史;⑨近期有心肌梗死病史;⑩昏迷或昏睡。

(3)说明:①开放两条静脉通道(避免动脉穿刺或中心静脉导管置入);②查阅 rt-PA 的适应证;③0.9mg/kg(最大 90mg),10%静脉注射,余下在 1h 内静脉滴注;④频繁监测血压;⑤24h内不再给予其他抗血栓药物;⑥神经功能状态下降或血压不能控制,停止注射,给予冷沉淀物,立即进行脑成像;⑦2 小时内避免导尿管导尿。

3.血管内治疗

颅内大血管堵塞性缺血性卒中患者病死率和致残率很高。大血管堵塞[大脑中动脉(MCA)、颈内动脉、基底动脉]通常栓子很大,单独静脉使用 rt-PA 难以开通。动脉溶栓会增加血栓点的药物浓度并减少系统性出血的并发症。急性脑血栓栓塞尿激酶原试验Ⅱ(PRO-CAT)发现,对发病 6h 内的急性大脑中动脉堵塞采用尿激酶原动脉溶栓会使患者获益。基底动脉溶栓可能对部分患者有效。急性缺血性卒中(AIS)动脉溶栓未通过美国食品药品监督管理局(FDA)审批。但是许多卒中中心基于这些研究结果已经开展动脉溶栓治疗。

4.抗栓治疗

(1)血小板抑制药:阿司匹林是唯一被证明治疗急性缺血性卒中有效的抗血小板药物;有多种抗血小板剂被证明对卒中二级预防有效。两项大型研究国际卒中试验(IST)和中国急性卒中试验(CAST)发现,卒中后 48h 内用阿司匹林会降低卒中再发风险和病死率。

(2)糖蛋白Ⅱb/Ⅲa 受体抑制药:阿昔单抗会引起颅内出血,应该尽量避免缺血性卒中患者急性期使用。目前正在研究氯吡格雷预防 TIA/轻型卒中患者卒中复发的效果。

5.神经保护

神经保护是指延长脑耐受缺血的治疗。动物实验发现,阻断兴奋性氨基酸通路的药物具有保护神经元和胶质细胞的作用,但是人体试验未发现具有神经保护作用。低温对心搏骤停患者和动物卒中模型,是一种有效的神经保护治疗,但是没有在缺血性卒中患者中充分研究过。

6.卒中单元和康复治疗

综合性卒中单元会进行康复治疗以改善神经功能预后,减少病死率。临床路径和医师对患者一心一意的服务会改善预后。卒中团队可以全天候对急性卒中进行紧急评估,包括对急性卒中患者药物治疗和溶栓或血管内治疗的评估，这些分别是初级和综合性卒中中心的重要任务之一。

卒中患者恰当的康复治疗，包括早期物理疗法、作业疗法和语言康复，以及对患者及其家属关于神经功能缺损、预防卧床并发症的宣教等（包括肺炎、DVT 和肺栓塞、皮肤压疮、肌肉挛缩），鼓励患者克服这些缺陷并提供指导。康复的目的是帮助患者返回家庭，通过提供安全、适合的指导，最大程度恢复患者功能。此外，抑制疗法（制动健侧肢体）能够改善患者卒中后或卒中多年后的偏侧肢体瘫痪，表明物理疗法能够恢复未用神经元通路。这些发现表明，神经元系统适应性要比我们想象的强，已经开始有研究探索能够促进神经元长期恢复的物理和药动学方面的疗法。

第二节　脑出血

脑出血可通过其位置和其潜在的血管病因进行划分。出血破入硬膜下和硬膜外的多数是由于外伤引起。SAH 多由于外伤或颅内动脉瘤破裂所致。这里主要讨论脑实质出血和脑室内出血。

一、诊断

颅内出血通常在卒中的急性期可通过非增强 CT 评价发现。由于 CT 较常规 MRI 对血肿的敏感性更高，故在卒中的诊断中作为首选的检查手段。血肿的部位对脑出血诊断具有鉴别的作用。

二、急性期处理

患者常出现意识水平下降，并且逐渐进展，需密切注意患者气道的管理。在 CT 检查完成前需要维持患者最初的血压。脑出血血肿扩大与血压升高是相关的，但是目前仍不明确的是降低血压是否会降低脑血肿扩大。在更多的研究结果出来之前，除非怀疑患者颅内压明显升高，目前推荐控制患者平均动脉压（MAP）＜130mmHg。若患者已行 ICP 监测，目前推荐将脑灌注压（MAP-ICP）控制至 60mmHg 以上[也就是说若患者血压升高，则需降低患者的平均动脉压（MAP）]。降压药物需选择静脉注射非血管扩张药物（如尼卡地平、拉贝洛尔或艾司洛尔）。小脑出血的患者或伴有意识状态明显下降、影像学检查提示脑积水改变的患者需紧急给予神经外科评估。基于临床表现和 CT 检查的结果，则需要采用进一步的影像学评估手段，包括 MRI 或血管造影检查。如果外科会诊已经完成，嗜睡或昏迷的患者处理上需关注 ICP 升高、气管插管、过度通气、甘露醇和抬高患者床头。

三、脑实质内出血

脑实质出血是最常见的颅内出血的类型，占所有卒中类型的 10％左右，且与卒中的 50％死亡相关。在亚洲人群和黑色人种中发生率更高。高血压、外伤和脑淀粉样变性是最常见的原因。高龄、酗酒也会增加脑出血的风险，可卡因和麻黄碱的滥用是年轻患者脑出血最常见的原因之一。

(一)高血压性脑实质出血

1.病理生理机制

高血压性脑实质出血(又称高血压性脑出血或高血压性颅内出血)通常是由于脑内深穿支的一个小动脉自发破裂所致,最常见的部位是基底节区(特别是壳核)、丘脑、小脑和脑桥。若出血位于其他位置或既往无高血压病史,则更需关注患者其他可能的原因,包括肿瘤、血管畸形或其他。颅内出血血肿可能小,也可能体积较大,可压迫周围脑组织,引起脑疝甚至死亡。出血也可能累及脑室系统,可增加病死率或出现脑积水。

大部分高血压性脑出血患者在发病 30～90min 进展,与抗凝药物相关的脑出血多可在 24～48h 仍可出现进展。在 48h 内巨噬细胞在血肿表面吞噬血肿。出血后 1～6 个月,血肿吸收,形成一个裂缝样的橙色洞腔,腔壁为神经胶质细胞瘢痕及含铁血红素吞噬细胞。

2.临床表现

虽然脑出血并不一定与用力相关,但是通常发生在患者清醒时或应激时。脑出血的患者表现为突然出现局灶性神经功能缺损的症状和体征。癫痫不常出现。局灶性神经功能的改变通常可于发病 30～90min 恶化进展,可出现意识水平的下降和由于颅内压升高导致的头痛和恶心、呕吐。

壳核出血是高血压性脑出血最常累及的部位,且经常累及其周边的内囊部位,故对侧偏瘫是标志性体征。当症状较轻时,在出血 5～30min 可出现单侧面瘫,出现言语不清,之后逐渐出现肢体无力、双眼向偏瘫侧凝视。偏瘫侧肢体功能障碍可能持续进展直到患肢肌张力降低或升高。若出血量较大时,患者意识状态从嗜睡逐渐进展至昏睡,则提示上位脑干受压。当患者出现昏迷伴有深的、不规则、间断的呼吸,出现同侧瞳孔扩大及固定或去大脑强直,则患者病情可能迅速恶化。在轻症患者中,压迫邻近脑组织产生的水肿可能使患者神经功能障碍在 12～72h 仍加重。

丘脑出血的患者可能出现对侧的偏瘫和偏身感觉障碍,主要是由于压迫或侵及邻近的内囊所致。显著的感觉障碍通常可出现。失语,但通常仍有复述保留,可能在优势侧丘脑受累后出现,非优势侧半球受累可能出现结构性失用或缄默,还可出现同向性视野缺损。由于累及中脑上部程度不一,丘脑出血可能引起严重且典型的眼动障碍,包括双眼内下视时出现分离、双侧瞳孔不等大、瞳孔对光反射消失、病灶对侧斜视、同侧 Horner 征、集合反射消失、凝视障碍、病理性眼球震颤。患者可逐渐出现慢性对侧疼痛综合征(Dejerine-Roussy 综合征)。

脑干出血的患者,可在数分钟内进展为深昏迷和四肢瘫。通常可出现显著的去大脑强直和针尖样瞳孔(1mm),但对光反射仍存在。头位改变时患者眼球水平活动受损(玩偶眼或头眼反射消失)或冰水灌耳眼球反射消失。呼吸深快、严重的高血压和大量出汗是较常见的,部分患者在数小时内可能死亡,但是出血量较小时通常可抢救过来。

小脑出血的患者通过在数小时内进展,通常表现为后枕部头痛、持续呕吐及步态共济失调。小量出血的患者可能仅出现肢体共济失调而不出现其他神经功能缺损的症状及体征,头晕或眩晕可能是主要表现。患者可出现病灶侧的共轭凝视麻痹,出现向病灶对侧强迫性眼位,或出现同侧第Ⅵ对脑神经麻痹。其他少见的眼部症状主要包括眼睑痉挛、单眼不自主闭合、眼球浮动及反向斜视。构音障碍和吞咽困难较为常见。数小时后,患者可出现嗜睡至昏迷,这是由于脑干受压或梗阻性脑积水，在脑干受压前行即时的外科干预可能会避免患者死亡。第4脑室梗阻后出现的脑积水可被脑室外引流缓解，但最终的血肿清除对患者的存活是必需的。若患者深部的小脑核团未受累，则可以完全康复。

（二）脑叶出血

症状和体征可在数分钟内出现。大部分脑叶出血较少，引起的神经功能缺损症状及体征较为局限。如枕叶出血大多出现偏盲；左侧颞叶出血多表现为失语和谵妄状态；顶叶出血多表现为感觉障碍；额叶出血多表现为上肢无力。大量脑出血患者若压迫丘脑或中脑，多可表现出嗜睡或昏迷。大部分脑叶出血的患者可出现局部头痛，半数以上出现呕吐或昏睡，颈强直和癫痫少见。

（三）其他原因所致的脑出血

脑淀粉样变性是一种老年退行性疾病，多累及小动脉，为淀粉样蛋白沉积在脑动脉壁上所致。淀粉样血管病可导致患者出现首次或复发脑叶出血，也是老年患者脑叶出血最常见的原因。部分急性心肌梗死患者行静脉溶栓后出现脑出血与此有关。患者如在数月内或数年内表现为多处出血（或梗死）或在MRI对含铁血黄素磁敏感序列上见微出血信号可能也与脑淀粉样变性有关。但其最终诊断依靠病理检查，病理检查显示血管壁上可被刚果红染色的淀粉样蛋白沉积。载脂蛋白E基因上的ε2和ε4基因发生等位突变导致复发性脑叶出血风险增高，可能是淀粉样血管病的标志。目前，仍无特殊的治疗方法，但是抗血小板药物和抗凝药物是需要避免使用的。

可卡因和麻黄碱是青年患者（＜45岁）脑卒中的常见原因。脑出血、脑梗死和SAH均与兴奋药的使用相关。血管检查无特异性，可表现为完全正常的血管、大血管闭塞或狭窄、血管痉挛，或与血管病变一致。这种拟交感神经药相关的卒中发生机制目前仍不明，但是可卡因可提高交感神经的活性，进而引起急性且严重的血压升高，这可能会导致出血发生。半数以上的兴奋药所致的脑出血多为脑内出血，其他的为蛛网膜下隙出血。对于SAH患者，多可发现囊状动脉瘤，推测可能是由于急性血压升高导致动脉瘤破裂。

脑外伤通常也可引起颅内出血，常见出血位置为脑内（特别是颞叶、前额叶）和进入蛛网膜下隙、硬膜下和硬膜外区域。对于突然出现的不明原因的局灶性神经功能缺损症状（包括偏瘫、嗜睡或昏迷），必须考虑到外伤的可能，特别是缺损的症状在患者跌倒后出现。

与抗凝药物相关的脑出血可发生在脑内的任何部位，大部分见于脑叶或硬膜下。抗凝药物相关的脑出血进展缓慢，可超过24～48h。凝血功能障碍和血小板减少症应被及时纠正。血液系统疾病相关的脑出血（如白血病、再生障碍性贫血、血小板减少性紫癜）可见于任何部位，也表现为多个部位的出血。皮肤和黏膜出血通常也是一个证据，是诊断的线索。

脑肿瘤出血可能是颅内占位性病变最早的表现。绒毛膜癌、恶性黑色素瘤、肾细胞癌、支气管肺癌是最常见的可能导致脑出血的转移性肿瘤。成人多形性胶质母细胞瘤和儿童髓母细胞瘤也会导致出血。

高血压性脑病是恶性高血压的一个并发症。严重的高血压通常可出现头痛、恶心、呕吐、惊厥发作、意识模糊、嗜睡和昏迷。短暂或持久的局灶性神经功能缺损的症状，多提示其他血管性疾病（脑出血、血栓或动脉粥样硬化性血栓形成），包括视网膜出血和渗出、视盘水肿（高血压性视网膜病)、肾和心脏疾病的证据。大部分患者颅内压和脑脊液蛋白升高。MRI 显示典型的后部脑水肿(枕叶＞额叶),且是可逆的,也就是“可逆性后部白质脑病”。该类患者高血压可能是原发的,也可能由于慢性肾病、急性肾小球性肾炎、妊娠所致的急性细胞毒血症、嗜铬细胞瘤或其他病因所致。降低血压可逆转该疾病过程,但是可导致卒中发生,特别是血压下降过快时。神经病理检查可见点状或弥散的脑水肿改变,或可出现点状或大体积的脑出血改变。显微镜检查可提示小动脉坏死、点状脑梗死灶和出血灶。这种改变需考虑高血压性脑病的可能,慢性复发性头痛、头晕、复发性 TIA、小卒中通常与高血压相关。

原发性脑室出血较为罕见。多由于脑实质出血后破入脑室系统而不表现出脑实质受损的神经功能症状,或者出血可起源于室管膜周围的静脉。血管炎,特别是结节性多动脉炎或系统性红斑狼疮,可导致任何部位颅内静脉系统的出血改变,但是动脉系统也可出现血管壁破裂后导致脑出血。近一半的原发脑室出血患者通过全脑血管造影检查可发现病因,脓毒血症可导致全脑白质区小出血灶出现。Moyamoya 病是动脉闭塞后缺血性卒中的改变,特别对于年轻患者,也可出现脑实质内出血。脊髓内出血多由于动静脉畸形、海绵窦血管畸形或转移瘤所致。脊髓硬膜外出血多可出现迅速进展的脊髓或神经根受压综合征,脊髓出血多表现为突然出现背痛和脊髓病的征象。

四、实验室及影像学检查

患者需常规进行血生化和血常规的筛查,尤其要关注患者血小板数和 PT/PTT,可用于鉴别凝血机制异常疾病。CT 检查对诊断急性幕上脑实质出血很可靠。由于患者活动和颅后窝骨头伪影所干扰,小的脑干出血可能不能被及时诊断。出血 2 周后,血肿逐渐清除,影像上可见密度逐渐减低直至与周围脑组织呈现同样的密度,但容积效应和脑水肿可仍存在。在某些患者中,2～4 周后出现血肿周边强化环,持续约数月。MRI 虽然对诊断颅后窝出血更敏感,但是对大部分患者是不必要的。MRI 上的血流信号图像可用于鉴别 AVM,确定脑出血的病因。当颅内出血病因尚不明确时,可能需要进行 MRI、CTA 和血管造影检查,特别是当患者为年轻患者,既往无高血压病史,出血不位于高血压性脑出血常见的 4 个部位时。增强 CT 上出现的急性血肿周边的点状强化,也就是“点征”多提示死亡风险增高。部分治疗中心对脑出血的患者常规进行 CT 和 CTA(附带强化后图像)检查以确定大血管病变,且可提供预后相关信息。当患者出现局灶性神经功能症状及意识障碍,经常表现出颅内压增高的表现,此时进行腰椎穿刺可能增加脑疝的风险,因此需避免进行腰椎穿刺。

五、治疗

约有 50%的高血压性脑出血患者在急性期死亡,其他患者若急性期过后通常可得到较好的恢复。ICH 评分是一个用于评估死亡和临床预后较好的指标。任何确诊的凝血性疾病需立即给予纠正。对于服用维生素 K 抑制药的患者,静脉输注凝血酶原复合物后给予新鲜冰冻血浆和维生素 K 制剂可迅速逆转凝血异常。若脑出血与血小板减少症相关(血小板计数＜50000/μL),静脉输注新鲜血小板就有必要。紧急血小板抑制功能测定对指导输注血小板的临床意义仍不清楚。

目前,对出血本身可做的处理较少。血肿在出血的前几小时有可能扩大,因此在脑出血的急性期控制血压可能对于预防血肿扩大是合理的。一个使用Ⅶa 因子复合物用于降低脑血肿扩大的Ⅲ期临床研究结果并未提高患者的功能预后，因此临床上尚不提倡使用该类药物。

幕上脑室出血的清除并不能提高患者的预后。国际脑出血神经外科联盟(STICH)将1033位幕上脑出血患者随机分为两组：早期外科行血肿清除术组和常规内科治疗组。该研究结果是早期行外科手术组并未获得更好的功能预后，但该结果仍存在争议，因26%的常规内科治疗组的患者最终仍因神经功能恶化而接受外科手术治疗。总之，该研究结果不支持幕上出血患者常规行外科治疗，但是，很多治疗中心在患者出现进展性神经功能恶化后行手术治疗。脑出血外科手术的技巧在提高，在将来，创伤少的内镜血肿清除术可能被研究证实其有效性。

对小脑出血患者进行评估时需神经外科会诊；直径＞3cm 的小脑出血患者大部分需行外科治疗。当患者神志清且无脑干受累的征象、血肿直径＜1cm 时，则外科手术通常不需要。当患者血肿直径在 1～3cm 时，需被严密监测，及早发现意识障碍和呼吸循环功能衰竭的表现。

血肿周围的脑组织受压移位，但未必出现缺血梗死。因此，大部分脑出血存活的患者在血肿吸收后，邻近脑组织可再次恢复功能。脑出血急性期的仔细管理可使患者得到良好的恢复。

但是令人惊讶的是，大面积脑出血的患者颅内压可正常。但是，若血肿导致显著的中线结构受压，患者随后可出现昏迷、脑水肿、脑积水、渗透性物质引起 ICP 降低。这可为脑室穿刺引流术或 ICP 监测提供足够的时间和机会。一旦患者行 ICP 监测后，可根据监测结果调整患者通气及渗透性药物的使用，以控制患者脑灌注压(MAP-ICP)在 60mmHg 以上。如 ICP 监测显示患者 ICP 升高，患者可能需进行脑室引流，继续使用渗透性药物；如患者 ICP 持续升高，则可能需行外科手术治疗进行血肿清除及呼吸支持治疗；相反，当患者 ICP 监测显示在正常范围内或轻度升高，则患者通气治疗及渗透性药物的使用可暂缓。因为过度通气可导致脑血管痉挛，出现缺血表现，当患者 ICP 升高已被解除，或渗透性药物已对患者治疗足够时，过度通气则不需紧急给予。糖皮质激素对血肿周围的水肿无效。

六、预防

高血压是原发性脑出血最常见的原因。控制血压、不酗酒、禁止兴奋性药品(如可卡因和安非他命)使用均是预防脑出血的措施。怀疑淀粉样变性的患者应避免使用抗血小板聚集药物。

第三节　脑神经疾病

一、三叉神经痛

三叉神经痛是指三叉神经分布区反复发作的短暂性剧痛。

(一)病因与病理

三叉神经痛分为原发性和继发性两种类型，继发性是指有明确的病因，如邻近三叉神经部位发生的肿瘤(胆脂瘤)、炎症、血管病等引起三叉神经受累，多发性硬化的脑干病灶也可引起三叉神经痛；原发性是指病因尚不明确者，但随着诊断技术的发展与提高，研究发现主要由伴行小血管(尤其是小动脉)异行扭曲压迫三叉神经根,使局部产生脱髓鞘变化所引起;三叉神经节的神经细胞因反复缺血发作而受损导致发病;其他还有病毒感染,岩骨嵴异常变异产生机械性压迫等。

(二)临床表现

1.年龄、性别

70%~80%发生于40岁以上中老年,女性略多于男性,二者发病比约为3:2。

2.疼痛部位

限于三叉神经分布区内,以第二、第三支受累最为常见,95%以上为单侧发病。

3.疼痛性质

常是电灼样、刀割样、撕裂样或针刺样,严重者伴同侧面肌反射性抽搐,称为“痛性抽搐”。发作时可伴有面部潮红、皮温增高、球结膜充血、流泪等。由于疼痛剧烈,患者表情痛苦,常用手掌或毛巾紧按、揉搓疼痛部位。

4.疼痛发作

常无先兆,为突然发生的短暂性剧痛,常持续数秒至2min后突然终止。间歇期几乎完全正常。发作可数天1次至每分钟发作数次不等。大多有随病程延长而发作频度增加的趋势,很少自愈。

5.扳机点

在疼痛发作的范围内常有一些特别敏感的区域,稍受触动即引起发作,称为“扳机点”,多分布于口角、鼻翼、颊部或舌面,致使患者不敢进食、说话、洗脸、刷牙,故面部及口腔卫生差,情绪低落,面色憔悴,言谈举止小心翼翼。

6.神经系统检查

原发性三叉神经痛者,神经系统检查正常;继发性三叉神经痛者可有分布区内面部感觉减退、角膜反射消失,也可表现为疼痛呈持续性,可并发其他脑神经麻痹。

(三)诊断与鉴别诊断

根据疼痛发作的部位、性质、扳机点等即可诊断。但需注意原发性与继发性的鉴别以及与其他面部疼痛的鉴别。

1.与继发性三叉神经痛鉴别

应做进一步检查,如脑CT或MRI,必要时进行脑脊液检查,以寻找病因。沿三叉神经走行的MRI检查,可发现某些微小病变对三叉神经的压迫等。

2.与其他头面部疼痛鉴别

(1)牙痛,一般为持续性钝痛,可因进食冷、热食物而加剧。

(2)副鼻窦炎,也表现为持续钝痛,可有时间规律,伴脓涕及鼻窦区压痛,鼻窦摄X线片有助诊断。

(3)偏头痛,以青年女性多见,发作持续数小时至数天,疼痛性质为搏动性或胀痛,可伴恶心呕吐。先兆性偏头痛患者发作前有眼前闪光、视觉暗点等先兆。

(4)舌咽神经痛,疼痛部位在舌根、软腭、扁桃体、咽部及外耳道,疼痛性质与三叉神经痛相似,也表现为短暂发作的剧痛。局麻药喷涂于咽部,可暂时镇痛。

(5)蝶腭神经痛,又称 Sluder 综合征,鼻与鼻旁窦疾病易使翼腭窝上方的蝶腭神经节及其分支受累而发病,表现为鼻根后方、上颌部、上腭及牙龈部发作性疼痛并向额、颞、枕、耳等部位扩散,疼痛性质呈烧灼样、刀割样,较剧烈,可持续数分钟至数小时,发作时可有患侧鼻黏膜充血、鼻塞、流泪。

(四)治疗

原发性三叉神经痛首选药物治疗,无效时可用封闭、神经阻滞或手术治疗。

1.药物治疗

(1)卡马西平:为抗惊厥药,作用于网状结构一丘脑系统,可抑制三叉神经系统的病理性多神经元反射。初始剂量为 0.1g,每天 2 次,以后每天增加 0.1g,分 3 次服用,最大剂量为 1.0g/d,疼痛停止后,维持治疗剂量 2 周左右,逐渐减量至最小有效维持量。不良反应有头晕、嗜睡、走路不稳、口干、恶心、皮疹等。少见但严重的不良反应是造血系统功能损害,可发生白细胞减少,甚至再生障碍性贫血。罕见的有剥脱性皮炎等。

(2)苯妥英钠:初始量为 0.1g,每天 3 次,可每天增加 50mg,最大剂量为 0.6g/d,疼痛消失 1 周后逐渐减量。不良反应有头晕、嗜睡、牙龈增生及共济失调等。

(3)治疗神经病理性疼痛的新型药物有加巴喷丁、普瑞巴林、奥卡西平等,具有疗效肯定、较少不良反应等优势,可结合患者病情、经济情况及个人意愿选用。

(4)辅助治疗可应用维生素 B_1、维生素 B_{12},疗程 4～8 周。

2.封闭治疗

将无水酒精或其他药物如甘油、维生素 B_{12}、泼尼松龙等注射到三叉神经分支或半月神经节内,可获镇痛效果。适应证为药物疗效不佳或不能耐受不良反应;拒绝手术或不适于手术者,疗效可持续 6～12 个月。

3.半月神经节射频热凝治疗

在 X 线或 CT 导向下,将射频电极经皮插入半月节,通电加热 65～80℃,维持 1min,适应证同封闭治疗。不良反应有面部感觉障碍、角膜炎和带状疱疹等。疗效可达 90%,复发率为 21%～28%,重复应用仍有效。

4.手术治疗

用于其他治疗方法无效的原发性三叉神经痛,手术方式有:①三叉神经显微血管减压术,近期疗效可达 80%以上,并发症有面部感觉减退,听力障碍,滑车、外展或面神经损伤等;②三叉神经感觉根部分切断术;③三叉神经脊髓束切断术。

5.γ 刀或 X 线刀治疗

药物与封闭治疗效果不佳,不愿或不适于接受手术的,也可以采用 γ 刀或 X 线刀治疗,靶点是三叉神经感觉根。起效一般开始于治疗后 1 周。由于靶点周围重要结构多,毗邻关系复杂,定位需要特别精确。

二、特发性面神经麻痹

特发性面神经麻痹又称 Bell 麻痹或面神经炎,为面神经管中的面神经非特异性炎症引起的周围性面肌瘫痪。

（一）病因、病理与发病机制

病因尚不完全清楚，多认为当风寒、病毒感染和自主神经功能障碍致面神经内的营养血管痉挛，引起面神经缺血、水肿。由于面神经通过狭窄的骨性面神经管出颅，故受压而发病。另外，神经病毒感染一直是被怀疑的致病因素，如带状疱疹、单纯疱疹、流行性腮腺炎、巨细胞病毒等。近年的研究用不同的手段如病毒分离与接种、病毒基因组检测等证实了受损面神经存在单纯疱疹病毒感染。病理变化主要是神经水肿，有不同程度的脱髓鞘。由于面神经管为骨性腔隙，容积有限，如果面神经水肿明显，则使面神经的神经纤维受压，可致不同程度轴索变性，这可能是部分患者恢复不良的重要原因。

（二）临床表现

任何年龄均可发病，男性略多于女性。发病前常有受凉史。部分患者起病前后有患病一侧的耳后乳突区轻度疼痛。起病迅速，一侧面部表情肌瘫痪为突出表现。患者常于清晨洗漱时发现一侧面肌活动不利，口角歪斜，症状在数小时至数天内达到高峰。查体可见一侧面部额纹消失，睑裂变大，鼻唇沟变浅变平，病侧口角低垂，示齿时口角歪向健侧，做鼓腮和吹口哨动作时，患侧漏气。颊肌瘫痪使食物常滞留于齿颊之间。不能抬额、皱眉，眼睑闭合无力或闭合不全。闭目时眼球向上外方转动而露出巩膜，称 Bell 征。由于眼睑闭合不全，易并发暴露性角膜炎。下眼睑松弛、外翻，使泪点外转，泪液不能正常引流而表现流泪。

由于面神经病变部位的差别，可伴随其他症状：

(1)茎乳孔处面神经受损，仅表现同侧周围性面瘫。

(2)面神经管内鼓索神经近端的面神经受损，除面神经麻痹外，还有同侧舌前 2/3 味觉丧失，唾液减少，为鼓索神经受累引起。

(3)如果在镫骨肌神经近端面神经受损除面神经麻痹外，还表现为同侧舌前 2/3 味觉丧失和重听（听觉过敏）。

(4)病变在膝状神经节时，除表现为面神经麻痹、同侧舌前 2/3 味觉丧失和重听（听觉过敏）外，还有患侧乳突部疼痛、耳郭和外耳道感觉减退，外耳道或鼓膜出现疱疹，见于带状疱疹病毒引起的膝状神经节炎，称 Hunt 综合征。

（三）辅助检查

为除外桥小脑角肿瘤、颅底占位病变、脑桥血管病等颅后窝病变，部分患者需做颅脑 MRI 或 CT 扫描。

（四）诊断与鉴别诊断

根据急性发病、一侧的周围性面瘫，而无其他神经系统阳性体征即可诊断，但需与下列疾病鉴别。

1.吉兰一巴雷综合征

可有周围性面瘫，但多为双侧性。少数在起病初期也可表现为单侧，随病程逐渐发展为双侧。其他典型表现如对称性四肢弛缓性瘫痪与脑脊液蛋白一细胞分离等。

2.面神经附近病变累及面神经

急、慢性中耳炎，乳突炎，腮腺炎或肿瘤可侵犯面神经，邻近组织如腮腺肿瘤、淋巴结转移瘤的放射治疗可损伤面神经。应有相应原发病病史。

3.颅后窝肿瘤压迫面神经

如胆脂瘤、皮样囊肿、颅底的肉芽肿、鼻咽癌侵犯颅底等均可引起面神经损害,但起病较缓,有进行性加重的病程特点,且多伴有其他神经系统受累的症状及体征。

4.脑桥内的血管病

可致面神经核损害引起面瘫,但应有脑桥受损的其他体征如交叉性瘫痪等。

5.莱姆病

是由蜱传播的螺旋体感染性疾病,可引起脑神经损害,以双侧面神经麻痹常见,常伴皮肤红斑、肌肉疼痛、动脉炎、心肌炎、脾大等多系统损害表现。

(五)治疗

1.急性期治疗

治疗原则是减轻面神经水肿、改善局部血液循环与防治并发症。

(1)起病2周内多主张用肾上腺皮质激素治疗。地塞米松10～15mg/d,静脉滴注,连用1周后改为泼尼松30mg/d,顿服,1周后逐渐减量。泼尼松30～60mg,晨1次顿服,连用7～10d,以后逐渐减量。但近来国外学者对激素治疗有争议,故其有效性尚待循证医学研究的进一步证实。

(2)补充B族维生素,如口服维生素B_1、腺苷辅酶B_{12}或肌内注射维生素B_1、维生素B_{12}等。

(3)Hunt综合征的抗病毒治疗可用阿昔洛韦10～20mg/(kg·d),分2～3次静脉滴注,连用2周,或更昔洛韦5～10mg/(kg·d)静脉滴注,分1～2次,连用7～14d,并注意血常规、肝功能变化。

(4)在茎乳孔附近行超短波透热、红外线照射或局部热敷治疗。注意保护角膜、结膜,预防感染,可采用抗生素眼水、眼膏点眼,带眼罩等方法。

2.恢复期治疗

病后第3周至6个月以促使神经功能尽快恢复为主要原则,可继续给予B族维生素治疗,同时采用针灸、按摩、碘离子透入等方法治疗。

3.后遗症期治疗

少数患者在发病2年后仍留有不同程度后遗症,严重者可试用面一副神经、面一舌下神经吻合术,但疗效不肯定。

三、面肌痉挛

面肌痉挛又称面肌抽搐,以一侧面肌阵发性不自主抽动为特点。

(一)病因

面肌痉挛的异常神经冲动可能是面神经通路的某个部位受到压迫而发生水肿、脱髓鞘等改变。病变处纤维"短路"形成异常兴奋。国内外报道,经手术证实部分患者在面神经近脑干部分受邻近血管的压迫,以小脑后下动脉和小脑前下动脉压迫最多见。这与三叉神经痛有着相似的病理解剖机制。部分患者因邻近面神经的肿瘤、颅内感染、血管瘤等累及面神经而引起。少数病例是面神经炎的后遗症。

(二)临床表现

多在中年以后发病,女性多于男性。多数患者首先从一侧眼轮匝肌的阵发性抽动开始,逐渐累及一侧的其他面肌，特别是同侧口角部肌肉最易受累。说话、进食或精神紧张、情绪激动可诱发症状加剧。入睡后抽动停止，神经系统检查可见一侧面部肌肉阵发性抽动，无其他阳性体征。

(三)辅助检查

肌电图于受累侧面肌可记录到同步阵发性高频率发放的动作电位。

(四)诊断与鉴别诊断

以单侧发作性面部表情肌的同步性痉挛为特点，神经系统检查无其他阳性体征，即可诊断。肿瘤、炎症、血管瘤引起的面肌抽搐多伴有其他神经症状和体征，应做 X 线片、脑 CT 或 MRI 检查，以明确病因。还应除外以下疾病。

1.习惯性抽动症

多见于儿童及青壮年，为短暂的眼睑或面部肌肉收缩，常为双侧，可由意志暂时控制。其发病与精神因素有关。脑电图、肌电图正常，抽动时的肌电图所见，与正常肌肉主动收缩波形一致。

2.部分性运动性癫痫

面肌抽搐幅度较大，多同时伴有颈部肌肉、上肢或偏身的抽搐。脑电图可有癫痫波发放。脑 CT 或 MRI 可能有阳性发现。

3.Meige 综合征

即睑痉挛一口下颌肌张力障碍综合征。老年女性多发，表现为双侧眼睑痉挛，伴口舌、面肌、下颌及颈肌肌张力障碍。

4.功能性眼睑痉挛

常见于女性患者，多局限于双侧眼睑肌，下部面肌不受累。可伴有其他癔症症状，其发生、消失与暗示有关。

(五)治疗

1.病因治疗

病因明确者应针对病因积极治疗。

2.药物治疗

(1)可用抗癫痫药、镇静药，如卡马西平 0.1g，每天 2 次开始，渐增量至 0.2g，每天 3 次，或苯妥英钠 0.1g，每天 3 次，或地西泮 2.5mg，每天 3 次，可能出现头晕、乏力、嗜睡等不良反应。

(2)近年来发展的 A 型肉毒毒素(BTX)注射方法可用于治疗包括本病在内的多种局限性异常或过度肌肉收缩，是目前治疗本病的主要方法之一。其作用机制是选择性作用于局部外周胆碱能神经末梢的突触前膜，抑制乙酰胆碱囊泡的量子性释放，使肌肉收缩力减弱，缓解肌肉痉挛，注射部位常为眼轮匝肌、颊肌、颧大小肌和颏肌。多数报道有效率在 90%以上，并发症主要是面神经炎和暴露性角膜炎。

3.理疗

可选用直流电钙离子透入疗法、红外线疗法或平流电刺激等，可起到缓解肌肉痉挛的作用。

4.显微神经血管减压术

自乳突后开颅，在手术显微镜下将血管与神经分开并垫入涤纶片、吸收性明胶海绵或筋膜等，多能收到较好的疗效。少数可并发面神经麻痹、听力下降及眩晕等。

四、多数脑神经损害

多数脑神经损害是指一侧或双侧多个脑神经同时受病变累及出现功能障碍或结构破坏。病变部位的不同可导致临床上形成特定的综合征。临床常见的多数脑神经损害综合征，如下。

(一)眶上裂综合征

1.受累脑神经

Ⅲ、Ⅳ、Ⅵ、V_1。

2.临床表现

(1)全部眼肌麻痹，表现为上睑下垂，眼球固定于正中位，瞳孔散大，对光反射消失，伴调节反应障碍；

(2)眼裂以上的面部皮肤感觉障碍。

3.常见病因

眶上裂局部的骨折、垂体瘤、蝶骨嵴脑膜瘤、脊索瘤、动脉瘤或受鼻窦炎波及。

(二)眶尖综合征

1.受累脑神经

Ⅱ、Ⅲ、Ⅳ、Ⅵ、V_1。

2.临床表现

眶上裂综合征的表现加上视力障碍即构成眶尖综合征。视力损害可表现为中心暗点与周边视野缺损。

3.常见病因

眶尖部外伤、炎症与肿瘤。

(三)海绵窦综合征

1.受累脑神经

Ⅲ、Ⅳ、Ⅵ、V_1或伴有V_2、V_3。

2.临床表现

除眶上裂综合征的表现之外，眼部静脉回流障碍致眼睑、结膜水肿、充血及眼球突出。

3.常见病因

继发于蝶窦或面部感染后的感染性海绵窦血栓形成、外伤性海绵窦动静脉瘘及邻近部位的肿瘤侵犯。

(四)岩尖综合征

1.受累脑神经

Ⅴ、Ⅵ。

2.临床表现

外直肌麻痹，出现眼球内斜及复视；眼球后部、额部及面颊中部疼痛、感觉异常或减退。

3.常见病因

乳突炎、中耳炎、岩尖部肿瘤或外伤。

(五)脑桥小脑角综合征

1.受累脑神经

Ⅴ、Ⅶ、Ⅷ可伴有Ⅵ、Ⅸ、Ⅹ。

2.临床表现

耳鸣、耳聋、眼震、眩晕与平衡障碍;面部感觉障碍,角膜反射减弱或消失;周围性面瘫。

3.常见病因

听神经瘤最常见,也见于局部炎症及其他占位病变、动脉瘤与血管畸形。

(六)颈静脉孔综合征

1.受累脑神经

Ⅸ、Ⅹ、Ⅺ。

2.临床表现

同侧声带麻痹而声音嘶哑,咽部肌肉麻痹而咽下困难,同侧咽反射消失,向对侧转颈无力,同侧耸肩不能。

3.常见病因

局部肿瘤、炎症。

多数脑神经损害治疗措施主要是针对病因治疗。

第四节　脊神经疾病

脊神经疾病的主要临床表现是按照受损神经支配区分布的运动、感觉和自主神经功能障碍。肌力减退是运动功能障碍的最常见表现,可由轴索变性或神经传导阻滞引起,运动功能障碍还可表现为痛性痉挛、肌阵挛、肌束震颤等;大多数脊神经疾病可累及所有直径的感觉纤维,某些疾病会选择性破坏粗或细的感觉纤维,出现共济失调和深浅反射消失,提示粗纤维受损;痛温觉损害提示细纤维受损;自主神经功能障碍见于无髓鞘纤维受损。

一、单神经病及神经痛

(一)正中神经麻痹

正中神经由来自 $C_5 \sim T_1$ 的纤维组成,沿肱二头肌内侧沟伴肱动脉下降至前臂分支,支配旋前圆肌、桡侧腕屈肌、各指屈肌、掌长肌、拇对掌肌及拇短展肌。

1.病因

正中神经的常见损伤原因是肘前区静脉注射时,药物外渗引起软组织损伤,或腕部割伤,或患腕管综合征。

2.临床表现

正中神经不同部位受损表现为以下 3 点。

(1)正中神经受损部位在上臂时，前臂不能旋前，桡侧三个手指屈曲功能丧失，握拳无力，拇指不能对掌、外展。大鱼际肌出现萎缩后手掌平坦，拇指紧靠示指，若并发尺神经受损则呈现典型“猿手”。掌心、大鱼际、桡侧三个半手指掌面和2、3指末节背面的皮肤感觉减退或丧失。由于正中神经富含植物性纤维，损伤后常出现灼性神经痛。

(2)当损伤位于前臂中下部时，运动障碍仅有拇指的外展、屈曲与对指功能丧失。

(3)正中神经在腕部经由腕骨与腕横韧带围成的管状结构——腕管中到达手部，当腕管先天性狭窄或腕部过度运动而致摩擦损伤时，正中神经可受累，产生桡侧手掌及桡侧三个半指的疼痛、麻木、感觉减退，手指运动无力和大鱼际肌麻痹、萎缩，称为腕管综合征。通常夜间症状加重，疼痛可放射到前臂甚至肩部。多见于女性，常双侧发病，但利手侧可能发生更早且症状较重。

3.治疗

轻症采用局部夹板固定制动，服用非甾体类抗感染药，如布洛芬0.2g，每日3次，配合腕管内注射泼尼松0.5mL，加2%普鲁卡因0.5mL，每周1次，2次无效者考虑手术切断腕横韧带以解除正中神经受压。

(二)尺神经麻痹

尺神经由C_7～T_1的纤维组成，初在肱动脉内侧下行，继而向后下进入尺神经沟，再沿前臂掌面尺侧下行，主要支配尺侧腕屈肌、指深屈肌尺侧半、小鱼际肌、拇收肌与骨间肌，还支配手掌面1个半指，背面2个半指的皮肤感觉。

1.病因

尺神经损伤的常见病因是腕、肘部外伤，尺骨鹰嘴部骨折，肘部受压等。

2.临床表现

尺神经损伤的主要表现为手部小肌肉的运动丧失，精细动作困难；屈腕能力减弱并向桡侧偏斜；拇指不能内收，其余各指不能内收和外展；多数手肌萎缩，小鱼际平坦，骨间肌萎缩，骨间隙加深。拇指以外和各掌指关节过伸，第4、第5指的指间关节弯曲，形成“爪形手”。感觉障碍以小指感觉减退或丧失最明显。

尺神经在肘管内受压的临床表现称为肘管综合征。肘管是由肱骨内上髁、尺骨鹰嘴和肘内侧韧带构成的纤维一骨性管道，其管腔狭窄，屈肘时容积更小，加之位置表浅，尺神经易于此处受到嵌压。主要表现为手部尺侧感觉障碍，骨间肌萎缩，肘关节活动受限，肘部尺神经增粗以及肘内侧压痛等。

3.治疗

治疗主要包括肘关节制动、应用非甾体类抗感染药及手术减压。

(三)桡神经麻痹

桡神经源自C_5～T_1神经根，初行于腋动脉后方，继而与肱深动脉伴行入桡神经沟，转向外下至肱骨外上髁上方，于肱桡肌与肱肌间分为浅、深两终支分布于前臂及手背，支配肱三头肌、肘肌、肱桡肌、旋后肌、伸指肌及拇长展肌等，所支配各肌的主要功能是伸肘、伸腕及伸指。由于其位置表浅，是臂丛神经中最易受损伤的神经。

1.病因

桡神经损伤的常见病因是骨折、外伤、炎症或睡眠时以手代枕、手术中上肢长时间外展和受压、上肢被缚过紧及铅中毒和酒精中毒等。近年来,醉酒深睡导致的桡神经受压损伤发病率有所增加,在病史询问中应予重视。

2.临床表现

桡神经损伤的典型表现是腕下垂,但受损伤部位不同,症状也有差异。

(1)高位损伤时(如腋部损伤),上肢所有伸肌瘫痪,肘关节、腕关节和掌指关节均不能伸直。前臂不能旋后,手呈旋前位,垂腕致腕关节不能固定,因而握力减弱。

(2)上臂中 1/3 以下损伤时,伸肘功能保留。

(3)肱骨下端、前臂上 1/3 损伤时伸肘、伸腕功能保留。

(4)腕关节损伤仅出现感觉障碍。

桡神经损伤的感觉障碍一般轻微,多仅限于手的虎口区,其他部位因邻近神经的重叠支配而无明显症状。

3.治疗

桡神经再生能力较好,治疗后可恢复功能,预后良好。

(四)腓总神经麻痹

腓总神经源自 L_4～S_3 神经根,在大腿下 1/3 从坐骨神经分出,是坐骨神经的两个主要分支之一。其下行至腓骨头处转向前方,分出腓肠外侧皮神经支配小腿外侧面感觉,在腓骨颈前分为腓深和腓浅神经,前者支配胫骨前肌、趾长伸肌、:长伸肌、:短伸肌和趾短伸肌,后者支配腓骨长肌和腓骨短肌及足背 2～5 趾背面皮肤。

1.病因

腓总神经麻痹的最常见原因为各种原因的压迫,如两腿交叉久坐,长时间下蹲位,下肢石膏固定不当及昏迷、沉睡者卧姿不当等;也可因腓骨头或腓骨颈部外伤、骨折等引起;糖尿病、感染、酒精中毒和铅中毒也是致病的原因。在腓骨颈外侧,腓总神经位置表浅,又贴近骨面,因而最易受损。

2.临床表现

腓总神经麻痹的临床表现包括足与足趾不能背屈,足下垂并稍内翻,行走时为使下垂的足尖抬离地面而用力抬高患肢,并以足尖先着地而呈跨阈步态。不能用足跟站立和行走,感觉障碍在小腿前外侧和足背。

3.治疗

治疗除针对病因外,可用神经营养药、理疗等。

(五)胫神经麻痹

胫神经由 L_4～S_3 神经根组成。在腘窝上角自坐骨神经分出,在小腿后方下行达内踝后方,分支支配腓肠肌、比目鱼肌、腘肌、跖肌、趾长屈肌和:长屈肌以及足底的所有短肌。其感觉分支分布于小腿下 1/3 后侧与足底皮肤。

1.病因

胫神经麻痹多为药物、酒精中毒,糖尿病等引起,也见于局部囊肿压迫及小腿损伤。当胫神经及其终末支在踝管处受压时，可引起特征性表现——足与踝部疼痛及足底部感觉减退，称为踝管综合征。其病因包括穿鞋不当、石膏固定过紧、局部损伤后继发的创伤性纤维化以及腱鞘囊肿等。

2.临床表现

胫神经损伤的主要表现是足与足趾不能屈曲，不能用足尖站立和行走，感觉障碍主要在足底。

3.治疗

治疗除针对病因外，也可用神经营养药、理疗等。

(六)枕神经痛

枕大神经、枕小神经和耳大神经分别来自 C_2、C_3 神经，分布于枕部、乳突部及外耳。

1.病因

枕神经痛可由感染、受凉等引起，也见于颈椎病、环枕畸形、枕大孔区肿瘤等。

2.临床表现

其分布区内的发作性疼痛或持续性钝痛，伴随阵发性加剧为枕神经痛。多为一侧发病，可为自发性疼痛，也可因头颈部的运动、喷嚏、咳嗽诱发或使疼痛加剧，部位多起自枕部，沿神经走行放射，枕大神经痛向头顶部放射，枕小神经痛、耳大神经痛分别向乳突部、外耳部放射，重时伴有眼球后疼痛感。枕大神经的压痛点位于乳突与第 1 颈椎水平后正中点连线的 1/2 处(相当风池穴)。枕部及后颈部皮肤常有感觉减退或过敏。

3.治疗

治疗主要是针对病因，对症处理可采用局部热敷、封闭、理疗等。药物可口服镇痛药、B 族维生素。疼痛较重时局部封闭效果较好。

(七)臂丛神经痛

臂丛神经由 C_5～T_1 脊神经的前支组成，包含运动、感觉和自主神经纤维，主要支配上肢的运动和感觉。5 个脊神经前支经反复组合与分离在锁骨上方形成上干、中干和下干，在锁骨下方每个干又分成前股、后股，之后由上、中干的前股合成外侧束，下干的前股自成内侧束，三个干的后股汇合为后束。外侧束先分出一支组成正中神经，而后延续为肌皮神经，内侧束也有部分纤维参与正中神经，而后延续为尺神经。后束则分成一较细小的腋神经和一较粗大的桡神经。一些重要的神经分支起源于臂丛的最近端，靠近神经根的水平，如 C_5、C_6 和 C_7 的前根发出胸长神经支配前锯肌；C_5 发出的肩胛背神经支配菱形肌。

1.病因

常见的病因是臂丛神经炎、神经根型颈椎病、颈椎间盘突出、颈椎及椎管内肿瘤、胸出口综合征、肺尖部肿瘤以及臂丛神经外伤。

2.临床表现

臂丛神经痛是由多种病因引起的臂丛神经支配区以疼痛、肌无力和肌萎缩为主要表现的综合征。

(1)臂丛神经炎：又称原发性臂丛神经病或神经痛性肌萎缩，多见于成年人，男性多于女性。约 50％患者有前驱感染史如上感、流感样症状，或接受免疫治疗、外科手术等。因而多数学者认为是一种变态反应性疾病。少数有家族史。

起病呈急性或亚急性，主要是肩胛部和上肢的剧烈疼痛，常持续数小时至 2 周，而后逐渐减轻，但肌肉无力逐渐加重。大多数患者的无力在 2～3 周时达高峰。颈部活动、咳嗽或喷嚏一般不会使疼痛加重，但肩与上肢的活动可明显加重疼痛。肌无力多限于肩胛带区和上臂近端，臂丛完全损害者少见。数周后肌肉有不同程度的萎缩及皮肤感觉障碍。部分患者双侧臂丛受累。

(2)继发性臂丛神经痛：主要由于臂丛神经邻近组织病变压迫，神经根受压有颈椎病、颈椎间盘突出、颈椎结核、颈髓肿瘤、硬膜外转移瘤及蛛网膜炎等。神经干受压有胸出口综合征，颈肋、颈部肿瘤、结核，腋窝淋巴结肿大及肺尖部肿瘤。主要表现为颈肩部疼痛，向上臂、前臂外侧和拇指放射，臂丛神经分布区内有不同程度的麻痹表现，可伴有局限性肌萎缩、上肢腱反射减弱或消失。病程长者可有自主神经障碍。神经根型颈椎病是继发性臂丛神经痛最常见的病因，主要症状是根性疼痛，出现颈肩部疼痛，向上肢放射。感觉异常见于拇指与示指，可有肌力减弱，伴局限性肌萎缩、患侧上肢腱反射减弱或消失。

3.辅助检查

为判定臂丛神经损伤的部位和程度，根据患者情况选择脑脊液化验、肌电图与神经传导速度测定、颈椎摄 X 线片、颈椎 CT 或 MRI 检查，可为诊断与鉴别诊断提供重要依据。

4.治疗

臂丛神经炎急性期治疗可用糖皮质激素，如泼尼松 20～40mg/d，口服，连用 1～2 周或地塞米松 10～15mg/d，静脉滴注，待病情好转后逐渐减量。应合用 B 族维生素如维生素 B_1、维生素 B_{12} 等。可口服非甾体抗感染药，也可应用物理疗法或局部封闭疗法止痛。恢复期注意患肢功能锻炼，给予促进神经细胞代谢药物以及针灸等。约 90％患者在 3 年内康复。

颈椎病引起的神经根损害大多数采用非手术综合治疗即可缓解，包括卧床休息，口服非甾体抗感染药如布洛芬、双氯芬酸钠等。疼痛较重者，可用局部麻醉药加醋酸泼尼松龙 25mg 在压痛点局部注射。理疗、颈椎牵引也有较好效果。以下情况可考虑手术治疗：①临床与放射学证据提示伴有脊髓病变；②经适当的综合治疗疼痛不缓解；③受损神经根支配的肌群呈进行性无力。

(八)肋间神经痛

1.病因

肋间神经痛是肋间神经支配区的疼痛，分原发性和继发性。原发性罕见，继发性可见于邻近组织感染(如胸椎结核、胸膜炎、肺炎)、外伤、肿瘤(如肺癌、纵隔肿瘤、脊髓肿瘤)、胸椎退行性病变、肋骨骨折等。带状疱疹病毒感染也是常见原因。

2.临床表现

主要临床特点有：

(1)由后向前沿一个或多个肋间呈半环形的放射性疼痛；

(2)呼吸、咳嗽、喷嚏、哈欠或脊柱活动时疼痛加剧；

(3)相应肋骨边缘压痛；

(4)局部皮肤感觉减退或过敏。带状疱疹病毒引起者发病数天内在患处出现带状疱疹。

3.辅助检查

胸部与胸椎影像学检查、腰椎穿刺检查可提示继发性肋间神经痛的部分病因。

4.治疗

包括以下5种治疗方式。

(1)病因治疗:继发于带状疱疹者给予抗病毒治疗,阿昔洛韦5～10mg/kg静脉滴注,8h 1次;或更昔洛韦5～10mg/(kg·d),分1～2次静脉滴注,连用7～14d。有肿瘤、骨折等病因者按其治疗原则行手术、化学药物治疗及放射治疗。

(2)镇静镇痛:可用地西泮、布洛芬、双氯芬酸钠、曲马朵等药物。

(3)B族维生素与血管扩张药物:如维生素B_1、维生素B_{12}、烟酸、地巴唑。

(4)理疗:可改善局部血液循环,促进病变组织恢复,但结核和肿瘤患者不宜使用。

(5)封闭:局部麻醉药行相应神经的封闭治疗。

(九)股外侧皮神经病

股外侧皮神经病又称感觉异常性股痛、股外侧皮神经炎。股外侧皮神经由$L_{2\sim3}$脊神经后根组成,是纯感觉神经,发出后向外下斜越髂肌深面达髂前上棘,经过腹股沟韧带下方达股部。在髂前上棘下5～10cm处穿出大腿阔筋膜,分布于股前外侧皮肤。

1.病因

股外侧皮神经病的主要病因是受压与外伤,如穿着紧身衣,长期系用硬质腰带或盆腔肿瘤、妊娠子宫等均是可能的原因。其他如感染、糖尿病、酒精及药物中毒以及动脉硬化等也是常见病因。部分患者病因不明。

2.临床表现

起病可急可缓,多为单侧;大腿前外侧面皮肤感觉异常,包括麻木、针刺样疼痛、烧灼感,可有局部感觉过敏,行走、站立时症状加重,某些患者仅偶尔发现局部感觉减退。查体可有髂前上棘内侧或其下方的压痛点,股外侧皮肤可有局限性感觉减退或缺失。

3.辅助检查

对症状持续者应结合其他专业检查及盆腔X线检查,以明确病因。

4.治疗

治疗除针对病因外,可给予口服B族维生素,也可给予镇痛药物,局部理疗、封闭也有疗效。疼痛严重者可手术切开压迫神经的阔筋膜或腹股沟韧带。

(十)坐骨神经痛

坐骨神经痛是沿着坐骨神经径路及其分布区域内以疼痛为主的综合征。坐骨神经是人体最长的神经,由L_4～S_3的脊神经前支组成,经梨状肌下孔出盆腔,在臀大肌深面沿大腿后侧下行达腘窝,在腘窝上角附近分为胫神经和腓总神经,支配大腿后侧和小腿肌群,并传递小腿与足部的皮肤感觉。

1.病因

坐骨神经痛有原发性和继发性两类,原发性坐骨神经痛也称为坐骨神经炎,为感染或中毒等原因损害坐骨神经引起,多与受凉、感冒等感染有关。病原体或毒素经血液播散而致坐骨神经的间质性炎症;继发性者临床多见,是因坐骨神经通路受压迫或刺激所致。根据发病部位可分为根性、丛性和干性。根性坐骨神经痛病变主要在椎管内以及脊椎，如腰椎间盘突出、椎管内肿瘤、脊椎骨结核与骨肿瘤，腰椎黄韧带肥厚、粘连性脊髓蛛网膜炎等；丛性、干性坐骨神经痛的病变主要在椎管外，常为腰骶神经丛及神经干邻近组织病变，如骶髂关节炎、盆腔疾病（肿瘤、子宫附件炎）、妊娠子宫压迫、臀部药物注射位置不当及外伤等。

2.临床表现

(1)青壮年男性多见，急性或亚急性起病。

(2)沿坐骨神经走行区的疼痛，自腰部、臀部向大腿后侧、小腿后外侧和足部放射，呈持续性钝痛并阵发性加剧，也有呈刀割样或烧灼样疼痛者，往往夜间疼痛加剧。

(3)患者为减轻疼痛，常采取特殊姿势。卧位时卧向健侧，患侧下肢屈曲；平卧位欲坐起时先使患侧下肢屈曲；坐下时以健侧臀部着力；站立时腰部屈曲，患侧屈髋屈膝，足尖着地；俯身拾物时，先屈曲患侧膝关节。以上动作均是为避免坐骨神经受牵拉而诱发疼痛加重所采取的强迫姿势。

(4)如为根性坐骨神经痛，常伴有腰部僵硬不适，在咳嗽、喷嚏及用力排便时疼痛加剧，患侧小腿外侧和足背可有针刺麻木等感觉。如为干性坐骨神经痛，其疼痛部位主要沿坐骨神经走行，并有几个压痛点：①腰椎旁点，在 L_4、L_5 棘突旁开 2cm 处；②臀点，坐骨结节与股骨大粗隆之间；③腘点，腘窝横线中点上 2cm；④腓肠肌点，腓肠肌中点；⑤踝点，外踝后边。

(5)神经系统检查可有轻微体征，Lasegue 征阳性，患侧臀肌松弛，小腿轻度肌萎缩，踝反射减弱或消失。小腿外侧与足背外侧可有轻微感觉减退。

3.辅助检查

辅助检查的主要目的是寻找病因，包括腰骶部 X 线平片，腰部脊柱 CT、MRI 等影像学检查；脑脊液常规、生化及动力学检查；肌电图与神经传导速度测定等。

4.诊断与鉴别诊断

根据疼痛的分布区域、加重的诱因、可以减轻疼痛的姿势、压痛部位、Lasegue 征阳性及踝反射减弱或消失等，坐骨神经痛的诊断一般并无困难，但应注意区分是神经根还是神经干受损。诊断中的重点是明确病因，应详细询问病史、全面体格检查，注意体内是否存在感染病灶，重点检查脊柱、骶髂关节、髋关节及盆腔内组织的情况，有针对性地进行有关辅助检查。

鉴别诊断：主要区别局部软组织病变引起的腰背、臀部及下肢疼痛。腰肌劳损、急性肌纤维组织炎、髋关节病变引起的局部疼痛不向下肢放散，无感觉障碍、肌力减退、踝反射减弱消失等神经体征。

5.治疗

应针对病因。如局部占位病变者，应尽早手术治疗。结核感染者需抗结核治疗，腰椎间盘突出引起者大多数经非手术治疗可获缓解。对症处理包括：①卧硬板床休息；②应用消炎镇痛药物如布洛芬 0.2g 口服，每天 3 次；③B 族维生素，维生素 B_1 100mg 肌内注射，每天 1 次；维生素 B_{12} 针剂 250～500μg 肌内注射，每天 1 次；④局部封闭；⑤局部理疗可用于非结核、肿瘤的患者；⑥在无应用禁忌的前提下可短期口服或静脉应用糖皮质激素治疗，如泼尼松 30mg 顿服，每天 1 次；地塞米松 10～15mg 加氯化钠注射液 250mL 静脉滴注，连用 7～10d。

二、多发性神经病

多发性神经病曾称作末梢神经炎，是由不同病因引起的，以四肢末端对称性感觉、运动和自主神经功能障碍为主要表现的临床综合征。

（一）病因与发病机制

引起本病的病因都是全身性的。

1.代谢障碍与营养缺乏

糖尿病、尿毒症、血卟啉病、淀粉样变性等疾病由于代谢产物在体内的异常蓄积或神经滋养血管受损均可引起周围神经功能障碍；妊娠、慢性胃肠道疾病或胃肠切除术后，长期酗酒、营养不良等均可因维持神经功能所需的营养物质缺乏而致病。

2.中毒

（1）药物：呋喃唑酮、呋喃西林、异烟肼、乙胺丁醇、甲硝唑、氯霉素、链霉素、胺碘酮、甲巯咪唑、丙米嗪、长春新碱、顺铂等。

（2）化学毒物：丙烯酰胺、四氯化碳、三氯乙烯、二硫化碳、正己烷、有机磷和有机氯农药、砷制剂、菊酯类农药等；

（3）重金属：铅、汞、铊、铂、锑等。

（4）生物毒素：白喉、伤寒、钩端螺旋体病、布氏杆菌病等。

3.结缔组织病

系统性红斑狼疮、结节性多动脉炎、类风湿关节炎、硬皮病和结节病等可继发多发性神经病。

4.遗传性疾病

遗传性运动感觉性神经病（HMSN）、遗传性共济失调性多发性神经病（Refsum 病）、遗传性淀粉样变性神经病、异染性白质营养不良等。

5.其他

恶性肿瘤、麻风病、莱姆病与 POEMS 综合征等也可出现多发性神经病，其机制与致病因子引起自身免疫反应有关。

（二）病理

主要病理改变是轴索变性与节段性脱髓鞘，以轴索变性更为多见。通常轴索变性从远端开始，向近端发展，即逆死性或称为远端轴索病。

（三）临床表现

可发生于任何年龄。由于病因不同，起病可表现为急性和慢性过程。部分患者有缓解—复发。病情可在数周至数月达高峰。主要症状体征有以下 4 点。

1.感觉障碍

呈手套袜套样分布，为肢体远端对称性感觉异常和深浅感觉缺失，常有感觉过敏。感觉异常可表现为刺痛、灼痛、蚁行感、麻木感等。

2.运动障碍

肢体远端不同程度肌力减弱，呈对称性分布，肌张力减低。病程长者可有肌肉萎缩，常发生于骨间肌、蚓状肌、大小鱼际肌、胫前肌和腓骨肌。可有垂腕、垂足和跨阈步态。

3.腱反射减弱或消失

以踝反射明显且较膝腱反射减弱出现得早。上肢的桡骨膜、肱二头肌、肱三头肌反射也可减弱或消失。

4.自主神经功能障碍

肢体远端皮肤变薄、干燥、苍白或青紫，皮温低。

由于病因不同，临床表现也略有不同，将常见的 6 种分述如下。

(1)呋喃类药物中毒：常见的呋喃类药物有呋喃唑酮(痢特灵)、呋喃妥因(呋喃坦丁)等。症状常在用药后 5～14d 出现。首先表现为肢体远端感觉异常、感觉减退和肢端疼痛。肢端疼痛剧烈者不敢穿鞋穿袜，怕风吹，怕盖被。肢端皮肤多汗，可有色素沉着。肌肉无力与肌萎缩相对较轻。应用此类药物时应密切观察周围神经症状。尤应注意不可超过正常剂量及长时间使用此类药物。

(2)异烟肼中毒：多发生于长期服用异烟肼的患者。临床表现以双下肢远端感觉异常和感觉缺失为主。可有肌力减弱与腱反射消失。其发病机制与异烟肼干扰维生素 B_6 的正常代谢有关。

(3)糖尿病：可继发中枢神经、神经根、神经丛及周围神经干的多种损害，但以周围神经为多；本文只讨论糖尿病性多发性神经病；本病表现为感觉、运动、自主神经功能障碍，通常感觉障碍较突出，可出现四肢末端自发性疼痛呈隐痛、刺痛、灼痛，可伴有麻木、蚁行感，夜间症状更重，影响睡眠。症状以下肢更多见。查体可有手套袜套样痛觉障碍，部分患者振动觉与关节位置觉消失，腱反射减弱或消失。也可出现肌力减低和肌萎缩。

(4)尿毒症：尿毒症引起的周围神经病，男性多于女性。运动与感觉神经纤维均可受累，呈对称性。早期可仅表现为双下肢或四肢远端的感觉异常，如刺痛、灼痛、麻木与痛觉过敏。症状发生于足踝部者称烧灼足，发生于双小腿者可表现为不安腿综合征。病情继续进展则出现双下肢麻木、感觉缺失、肌力减弱，严重者可有四肢远端肌肉萎缩。

(5)维生素 B_1 的缺乏：可因消化系统疾病引起的吸收功能障碍、长期酗酒、剧烈的妊娠呕吐、慢性消耗性疾病等导致维生素 B_1 缺乏。表现为两腿沉重感、腓肠肌压痛或痛性痉挛。可有双足踝部刺痛、灼痛及蚁行感，呈袜套样改变。病情进展可出现小腿肌肉无力，表现为垂足，行走时呈跨阈步态。腱反射早期亢进，后期减弱或消失。

(6)POEMS 综合征：为一种累及周围神经的多系统病变。病名由 5 种常见临床表现的英文字头组成，即多发性神经病、脏器肿大、内分泌病、M 蛋白和皮肤损害。也有称本病为Crow-Fukase 综合征。多于中年以后起病，男性较多见。起病隐袭，进展慢。依照症状、体征、出现频率可有下列表现：①慢性进行性感觉运动性多神经病，脑脊液蛋白含量增高；②皮肤改变，皮肤因色素沉着变黑，并有增厚与多毛；③内分泌改变，男性出现阳痿、女性化乳房，女性出现闭经、痛性乳房增大和溢乳，可并发糖尿病；④内脏肿大，肝脾肿大，周围淋巴结肿大；⑤水肿，有视盘水肿、胸腔积液、腹腔积液、下肢指凹性水肿；⑥异常球蛋白血症，血清蛋白电泳出现 M 蛋白，尿检可有本一周蛋白；⑦骨骼改变，可在脊柱、骨盆、肋骨及肢体近端发现骨硬化性改变，为本病影像学特征，也可有溶骨性病变，骨髓检查可见浆细胞增多或骨髓瘤；⑧低热、多汗、杵状指。

(四)辅助检查

1.电生理检查

以轴索变性为主的周围神经病表现为运动诱发波幅的降低和失神经支配肌电图表现,以脱髓鞘为主者则主要表现为神经传导速度减慢。

2.血生化检测

重点注意检查血糖、尿素氮、肌酐、T_3、T_4、维生素 B_{12} 等代谢物质及激素水平。可疑毒物中毒者需做相应的毒理学测定。

3.免疫学检查

对疑有自身免疫性疾病者可做自身抗体系列检查,疑有生物性致病因子感染者,应做病原体或相应抗体测定。

4.脑脊液常规与生化检查

大多正常,偶有蛋白增高。

5.神经活体组织检查

疑为遗传性疾病者可行周围神经活体组织检查,可提供重要的诊断证据。

(五)诊断与鉴别诊断

1.诊断

根据四肢远端对称性运动、感觉和自主神经功能障碍可诊断。

2.查找病因

主要依靠详细的病史、病程特点、伴随症状和辅助检查结果。

3.鉴别诊断

亚急性联合变性发病早期表现与多发性神经病相似,随病情进展逐渐出现双下肢软弱无力,走路不稳,双手动作笨拙等;早期 Babinski 征可为阴性,随病情进展转为阳性;感觉性共济失调是其临床特点之一;肌张力增高、腱反射亢进、锥体束征阳性及深感觉性共济失调是区别于多发性神经病的主要鉴别点。

(六)治疗

1.病因治疗

毒物中毒引起者应尽快停止与毒物的接触,应用补液、解毒剂等促进体内毒物的清除;药物引起者需停药,异烟肼引起者如神经病变较轻,而抗结核治疗必须继续应用时,可不停药,加用维生素 B_6 治疗;代谢性疾病与营养缺乏所致者应积极控制原发病;与自身免疫病相关者需采用糖皮质激素,重症者用地塞米松 10mg 加氯化钠注射液 250mL 静脉滴注,连用 7～10d,继续用泼尼松 30mg 清晨顿服,每天 1 次,依据病情逐渐减量。免疫球蛋白治疗按 0.15～0.4g/(kg·d),连用 5～7d,或应用血浆置换疗法;恶性肿瘤所致者可用手术、化疗、放疗等手段治疗。

2.一般治疗

急性期应卧床休息,补充水溶性维生素,维生素 B_1 100mg 肌内注射,每天 1 次;甲钴胺或氰钴胺 250～500μg 肌内注射，每天 1 次；维生素 B_6 及辅酶 A。选择使用各种神经生长因子。严重疼痛者可用抗癫痫药物，如加巴喷丁、普瑞巴林等。恢复期可增加理疗、康复训练及针灸等综合治疗手段。

第五节　吉兰－巴雷综合征

一、概述

吉兰－巴雷综合征（GBS），以往多译为格林－巴利综合征，是世界范围内引起急性弛缓性瘫痪最常见的疾病之一。临床呈急性起病，症状多在 2 周内达到高峰。主要表现为多发的神经根和周围神经损害，常见四肢对称性、弛缓性瘫痪。免疫治疗可以缩短病程，改善症状。主要包括以下几种亚型：急性炎症性脱髓鞘性多发性神经病（AIDP）、急性运动性轴索型神经病（AMAN）、急性运动感觉性轴索型神经病（AMSAN）、Miller Fisher 综合征（MFS）、急性泛自主神经病和急性感觉神经病（ASN）。

二、流行病学

GBS 的年发病率为（0.6～2.4）/10 万人，男性略多于女性，各年龄组均可发病。欧美的发病年龄在 16～25 岁和 45～60 岁出现两个高峰，我国尚缺乏系统的流行病学资料，但本病住院患者年龄资料分析显示以儿童和青壮年多见。在北美与欧洲发病无明显的季节倾向，但亚洲及墨西哥以夏秋季节发病较多。

三、病因与发病机制

虽然 GBS 的病因尚未确定，但大多认为是多因素的。可从机体内外两个方面探讨。

（一）外在致病因素

超过 2/3 的患者发病前 4 周内有呼吸道或胃肠道感染症状。曾发现的前驱感染病原体包括空肠弯曲菌、巨细胞病毒、EB 病毒、肺炎支原体、乙型肝炎病毒和人类免疫缺陷病毒等。1982 年，有学者注意到了空肠弯曲菌（Cj）感染与 GBS 发病有关，此后的研究发现，在许多国家和地区 Cj 感染是最常见的 GBS 发病前驱因素，特别是以腹泻症状为前驱感染的 GBS 患者有 Cj 感染证据者高达 85%，从 AMAN 型 GBS 患者肠道分离出 Cj 更多见。

分子模拟学说认为外来致病因子因具有与机体某组织结构相同或相似的抗原决定簇，在刺激机体免疫系统产生抗体后，这种抗体既与外来抗原物质结合，又可发生错误识别，与体内具有相同抗原决定簇的自身组织发生免疫反应，从而导致自身组织的免疫损伤。

依照分子模拟学说已经成功地建立了不同病理表现的 GBS 动物模型。应用周围神经髓鞘抗原 P2 蛋白可诱发实验性自身免疫性神经炎（EAN）；应用 P1 可同时诱发 EAN 和实验性自身免疫性脑脊髓炎（EAE）；EAN 的病理改变与人类 AIDP 病变相似。应用神经节苷脂 GM1 或混合的神经节苷脂，可诱发病理改变与 AMAN 相似的动物模型。

（二）机体因素

人所共知，对某种疾病是否易患，在不同的个体是有差别的。这在一定程度上与免疫遗传因素有关。与免疫相关的基因群结构和功能复杂，基因多态性的存在，使得不同个体对特定抗原物质的识别提呈及引起免疫反应的强弱存在差别。目前尚无公认的 GBS 易感基因被发现。

虽然 GBS 的确切发病机制仍不明确，但本病是由细胞免疫和体液免疫共同介导的自身免疫病这一观点已得到公认。证据有以下 5 点：

(1)AIDP 的典型病变中存在大量淋巴细胞浸润，巨噬细胞也参与了病变的形成。

(2)电子显微镜观察 AMAN 患者周围神经，可见巨噬细胞自郎飞结处攻击裸露的轴突，进而继续移行至相对完整的髓鞘内，直接破坏轴突。

(3)早在光学显微镜没有可见的病理改变时，免疫电镜即可发现 AMAN 患者周围神经郎飞结部位出现抗原抗体复合物及补体沉积。

(4)GBS 患者血中存在特异的循环抗体，部分患者的循环抗体与 GM1 等神经节苷脂产生抗原抗体结合反应或与 Cj 的抗原成分有交叉反应；Fisher 综合征常有 GQ1b 抗体存在并与 Cj 感染关系密切。

(5)将患者或动物模型的血清被动转移至健康动物的周围神经可引起与前者相似的病变，而将上述血清用 Cj 的抗原吸附后再转移至健康动物则不再产生病变。

四、病理学

AIDP 的主要病理改变是周围神经组织中小血管周围淋巴细胞与巨噬细胞浸润以及神经纤维的节段性脱髓鞘，严重病例出现继发轴突变性。Schwann 细胞于病后 1～2 周开始增生以修复受损的髓鞘，此时致病因素对髓鞘的破坏可能尚未停止。

AMAN 的主要病变是脊神经前根和周围神经运动纤维的轴突变性及继发的髓鞘崩解，崩解的髓鞘形成圆形、卵圆形小体，病变区内少见淋巴细胞浸润。早期病变组织的电子显微镜观察可见巨噬细胞自朗飞结处移行至相对完整的髓鞘内破坏轴突。

AMSAN 的病理特点与 AMAN 相似，但脊神经前后根及周围神经纤维的轴突均可受累。

五、临床表现

多数患者起病前 4 周内有胃肠道或呼吸道感染症状，少数有疫苗接种史。该病呈急性起病，病情多在 2 周内达高峰。弛缓性瘫痪是最主要的特点，多数患者肌无力从双下肢向双上肢发展；少数严重病例，肌无力症状最早出现在双上肢或四肢同时出现，两侧相对对称，数日内逐渐加重。腱反射减弱或消失，无病理反射。约 25%病情严重者，出现呼吸肌麻痹，需要辅助呼吸。约 1/3 患者出现颈后部或四肢肌肉疼痛，有的出现脑膜刺激征。尤其在儿童，肌肉疼痛更为常见，并且常为首发症状。部分患者有不同程度的脑神经损害，可为首发症状而就诊，以双侧周围性面瘫最常见，其次为咽喉部肌肉瘫痪。眼球运动、舌肌及咬肌的瘫痪少见。部分患者有四肢远端感觉障碍，如手套袜套样分布的感觉减退；或感觉异常如刺痛、麻木、烧灼感等。部分患者有自主神经症状，如多汗、皮肤潮红，严重病例出现心动过速、期前收缩等心律失常，高血压或直立性低血压，一过性尿潴留等。AIDP、AMAN 和 AMSAN 的临床表现相似，只是 AMAN 没有明显的感觉异常。如果没有电生理或充分的病理资料，AMAN 和 AMSAN 与 AIDP 很难区分。

起病后症状迅速进展，50%患者在 2 周内达高峰，约 90%患者病后 4 周症状不再进展。多在症状稳定 1～4 周后开始恢复，肢体无力一般从近端向远端恢复，往往需要数周到数月的时间。本病的主要危险是呼吸肌麻痹。肺部感染、严重心律失常及心力衰竭等并发症也是致死的重要因素。

Fisher 综合征以眼外肌麻痹、共济失调和腱反射消失三联征为主要临床表现。其占 GBS 的 5%左右,在亚洲报道较多前驱感染,可有呼吸道感染、腹泻和空肠弯曲菌感染。急性起病,病情在数天至数周内达到高峰。多以复视起病,少数以肌痛、四肢麻木、眩晕和共济失调起病。在发病数天内出现进行性加重的眼外肌麻痹,对称或不对称,部分患者可伴有眼睑下垂,瞳孔对光反射多正常,部分患者可有瞳孔散大。躯干性共济失调或上下肢共济失调。腱反射减弱或消失,而肌力正常或轻度减退。部分患者伴有其他脑神经麻痹,包括球部肌肉和面部肌肉无力。部分患者伴有感觉异常,表现为四肢远端和面部麻木和感觉减退。少数患者伴有膀胱功能障碍。病程有自限性,多在发病 2 周到 2 个月恢复,多数无残留症状。

六、实验室检查

(一)脑脊液检查

典型的表现是蛋白一细胞分离现象,即蛋白含量增高而白细胞数正常。蛋白增高常在起病后 2～4 周出现,但较少超过 1.0g/L;白细胞计数一般$<10\times10^6$/L;糖和氯化物正常。部分患者脑脊液出现寡克隆区带。部分患者脑脊液神经节苷脂抗体阳性。

(二)神经电生理

通常选择一侧正中神经、尺神经、胫神经和腓总神经进行测定。电生理改变的程度与疾病严重程度相关,在病程的不同阶段电生理改变特点也有所不同。

中国专家推荐的各型 GBS 神经电生理诊断指南如下。

1.AIDP 诊断标准

(1)运动神经传导,至少有两条运动神经存在至少一项异常。①远端潜伏期较正常值延长 25%以上;②运动神经传导速度比正常值减慢 20%以上;③F 波潜伏期比正常值延长 20%以上和(或)出现率下降;④运动神经部分传导阻滞,周围神经远端与近端比较,复合肌肉动作电位(CMAP)负相波波幅下降 20%以上,时限增宽<15%;⑤异常波形离散,周围神经近端与远端比较,CMAP 负相波时限增宽 15%以上。当 CMAP 负相波波幅不足正常值下限的 20%时,检测传导阻滞的可靠性下降。远端刺激无法引出 CMAP 波形时,难以鉴别脱髓鞘和轴索损害。

(2)感觉神经传导一般正常,但异常时不能排除诊断。

(3)针电极肌电图,单纯脱髓鞘病变肌电图通常正常,如果继发轴索损害,在发病 10d 至 2 周后肌电图可出现异常自发电位。随着神经再生则出现运动单位电位时限增宽、高波幅、多相波增多及运动单位丢失。

2.AMAN 的电生理诊断标准

电生理检查内容与 AIDP 相同,诊断标准如下:

(1)运动神经传导:①远端刺激时 CMAP 波幅较正常值下限下降 20%以上,严重时引不出 CMAP 波形,2～4 周后重复测定 CMAP 波幅无改善。②除嵌压性周围神经病常见受累部位的异常外,所有测定神经均不符合 AIDP 标准中脱髓鞘的电生理改变(至少测定 3 条神经)。

(2)感觉神经传导测定:通常正常。

(3)针电极肌电图:早期即可见运动单位募集减少,发病 1～2 周后,肌电图可见大量异常自发电位,此后随神经再生则出现运动单位电位的时限增宽、波幅增高、多相波增多。

3.AMSAN 的电生理诊断标准

除感觉神经传导测定可见感觉神经动作电位波幅下降或无法引出波形外,其他同 AMAN。

MFS 的电生理诊断标准感觉神经传导测定可见动作电位波幅下降,传导速度减慢;脑神经受累者可出现面神经 CMAP 波幅下降;瞬目反射可见 R1、R2 潜伏期延长或波形消失。运动神经传导和肌电图一般无异常。电生理检查不是诊断 MFS 的必需条件。

(三)神经活组织检查

不需要神经活组织检查确定诊断。腓肠神经活检可见有髓纤维脱髓鞘现象,部分出现吞噬细胞浸润,小血管周围可有淋巴细胞与巨噬细胞浸润,严重病例出现继发轴索变性。

(四)严重病例可有心电图改变

以窦性心动过速和 ST T 改变最常见。

(五)血清学检查

AIDP 部分患者血清可检测到特殊抗体,如抗微管蛋白(tubulin)IgM、IgG 抗体,IgG 型抗神经节苷脂(GM_1、GM_{1b}、$Ga_1NAc\text{-}GD_{1a}$)抗体。部分患者血清检测到抗空肠弯曲菌抗体,抗巨细胞病毒抗体等。

AMAN 部分患者血清中可检测到 IgG 型抗神经节苷脂 GM_1 抗体和(或)GM_{1b} 抗体,IgM 型抗神经节苷脂 GM1 抗体阳性,少数可检测到 IgG 型抗 GD_{1a} 抗体,IgG 型抗 $Ga_1NAc\text{-}GD_{1a}$ 抗体。部分患者血清空肠弯曲菌抗体阳性。

AMSAN 部分患者血清中可检测到抗神经节苷脂 GM_2 抗体。

MFS 大多数患者血清 GQ_{1b} 抗体阳性。部分患者血清中可检测到空肠弯曲菌抗体。

(六)细菌学检查

部分患者可从粪便中分离和培养出空肠弯曲菌。

七、诊断及鉴别诊断

首先临床医师需要进行定位诊断,分析病变是在周围神经还是在脑干、脊髓、传导束、神经肌肉接头、肌肉等部位。一旦定位在周围神经,GBS 最常见,但需要排除低钾性周期麻痹、重症肌无力、中毒性神经病、脊髓灰质炎等。在实际工作中,对于 GBS 的诊断主要依靠临床,以便对病情典型且迅速加重的患者尽快诊断,尽快开始免疫治疗。因此,在没有电生理和脑脊液检查时机和检查条件的时候,临床拟诊十分重要。临床加实验室检查有助于最终确诊、进行临床研究、对不典型患者进行最终诊断以及区分不同亚型。

(一)中国专家推荐的诊断指南

(1)常有前驱感染史,急性起病,进行性加重,多在 2 周左右达高峰。

(2)对称性肢体和延髓支配肌肉、面部肌肉无力,重症者可有呼吸肌无力,四肢腱反射减低或消失。

(3)可伴轻度感觉异常和自主神经功能障碍。

(4)脑脊液出现蛋白一细胞分离现象。

(5)电生理检查提示运动神经传导速度减慢、末端潜伏期延长、F波异常、传导阻滞、异常波形弥散等。

(6)病程有自限性。

(二)国际上广泛采用的Asbury修订诊断标准

1.GBS必备诊断标准

(1)超过1个以上肢体出现进行性肌无力,从轻度下肢力弱,伴或不伴共济失调,到四肢及躯干完全性瘫,以及延髓性麻痹、面肌无力和眼外肌麻痹等。

(2)腱反射完全消失,如具备其他特征,远端腱反射丧失,肱二头肌反射及膝腱反射减低,诊断也可成立。

2.高度支持诊断标准如下

(1)按重要性排序的临床特征:①症状和体征迅速出现,至4周时停止进展,约50%的病例在2周、80%在3周、90%在4周时达到高峰。②肢体瘫痪较对称,并非绝对,常见双侧肢体受累。③感觉症状、体征轻微。④脑神经受累,50%的病例出现面神经麻痹,常为双侧性,可出现眼球麻痹及眼外肌麻痹;约5%的病例最早表现为眼外肌麻痹或其他脑神经损害。⑤通常在病程进展停止后2~4周开始恢复,也有经过数月后开始恢复,大部分患者功能可恢复正常。⑥可出现自主神经功能紊乱,如心动过速、心律失常、直立性低血压、高血压及血管运动障碍等,症状可为波动性,应除外肺栓塞等可能性。⑦发生神经症状时无发热。

(2)变异表现(不按重要性排序):①发生神经症状时伴发热;②伴疼痛的严重感觉障碍;③进展超过4周,个别患者可有轻微反复;④进展停止但未恢复或遗留永久性功能缺损;⑤括约肌通常不受累,但疾病开始时可有一过性膀胱括约肌功能障碍;⑥偶有CNS受累,包括不能用感觉障碍解释的严重共济失调、构音障碍、病理反射及不确切的感觉平面等,但其他症状符合GBS,不能否定GBS诊断。

3.高度支持诊断的脑脊液特征

(1)主要表现为CSF蛋白含量发病第1周升高,以后连续测定均升高,CSF单个核细胞(MNC)数10×10^6/L以下。

(2)变异表现为发病后1~10周蛋白含量不增高,CSF-MNC数$(11\sim50)\times10^6$/L。

4.高度支持诊断的电生理特征

约80%的患者显示NCV减慢或阻滞,通常低于正常的60%,但因斑片样受累,并非所有神经均受累;远端潜伏期延长可达正常3倍,F波反应是神经干近端和神经根传导减慢的良好指标;约20%的患者传导正常,有时发病后数周才出现传导异常。

5.怀疑诊断的特征

①明显的持续不对称性力弱;②严重的膀胱或直肠功能障碍;③发病时就有膀胱或直肠功能障碍;④CSF-MNC数在50×10^6/L以上;⑤CSF出现多形核白细胞;⑥出现明显感觉平面。

6.除外诊断的特征

①有机物接触史;②急性发作性卟啉病;③近期白喉感染史或证据,伴或不伴心肌损害;④临床上符合铅中毒或有铅中毒证据;⑤表现单纯感觉症状;⑥有肯定的脊髓灰质炎、肉毒中毒、癔症性瘫痪或中毒性神经病诊断依据。

由上述标准可见，GBS 诊断仍以临床为主，支持 GBS 诊断的实验室证据均需具备必要的临床特征才能诊断。变异表现是在符合临床标准的 GBS 中偶尔出现特殊症状，这些症状虽不能除外 GBS，但应引起怀疑。如出现两个以上变异表现应高度怀疑 GBS 诊断，首先排查其他疾病。

(三)与其他疾病鉴别

需与以下 10 种疾病鉴别。

1.低血钾性周期性麻痹

为急性起病的两侧对称性肢体瘫痪，病前常有过饱、饮酒或过度劳累病史，常有既往发作史，无感觉障碍及脑神经损害，发作时血钾低及心电图呈低钾样改变，脑脊液正常。补钾治疗有效，症状可迅速缓解。

2.重症肌无力全身型

可表现为两侧对称性四肢弛缓性瘫痪，但多有症状波动如休息后减轻，劳累后加重即所谓晨轻暮重现象，疲劳试验及新斯的明试验阳性，脑脊液正常。重复电刺激低频时呈递减反应，高频时正常或呈递减反应，血清抗乙酰胆碱受体抗体阳性。

3.急性脊髓炎

病变部位在颈髓时可表现为四肢瘫痪，早期肌张力减低呈弛缓性，但有水平面型深、浅感觉消失，伴尿、便潴留。脊髓休克期过后表现为四肢肌张力升高，腱反射亢进，病理反射阳性。

4.脊髓灰质炎

起病时常有发热，肌力减低常不对称，多仅累及一侧下肢的一至数个肌群，呈节段性分布，无感觉障碍，肌萎缩出现早。脑脊液蛋白与细胞在发病早期均可升高，细胞数较早恢复正常，病后 3 周左右也可呈蛋白一细胞分离现象。确诊常需病毒学证据。

5.肉毒毒素中毒

可导致急性弛缓性瘫痪，该病的病理生理机制已经阐明，即毒素抑制运动神经末梢突触释放乙酰胆碱。典型的临床表现包括眼内肌和眼外肌麻痹，延髓麻痹，口干，便秘，直立性低血压。无感觉系统受损症状。出现眼内肌麻痹，早期出现视物模糊是与 GBS 的重要鉴别点。神经重复电刺激检查提示突触前膜病变特征，有助于诊断。大多数患者是由于摄入被肉毒杆菌或毒素污染的熟肉类食品发病的，多有流行病学资料支持。肉毒杆菌可从患者的大便培养。

6.农药、重金属、有机溶剂等中毒可引起中毒性周围神经病

由于误服、劳动防护不利等因素，国内有较多报道这类毒物经消化道或呼吸道过量进入人体，引发急性或迟发性中毒性周围神经病。有明确病史并且两者间有明确时间关系的病例，鉴别诊断不难。神经电生理检查可见呈轴索损害为主，少数可有脱髓鞘损害的特点。临床表现多先累及下肢，电生理提示轴索越长的部位越易受损。

7.副肿瘤性周围神经病

有多种临床类型，常见的如感觉性神经病、感觉运动性神经病、周围神经病并发浆细胞病等。单纯运动受累者少见。副肿瘤性周围神经病多见于肺癌、肾癌、异常蛋白血症。临床起病多呈亚急性病程，进展超过 1 个月。主要表现为四肢套式感觉障碍、四肢远端对称性肌无力且下肢常重于上肢、肌萎缩及腱反射减弱。脑脊液可正常或轻度蛋白升高。神经电生理检查多

表现为轴索损害的特点。血清学检查可见具有特征性的副肿瘤相关抗体。对周围神经病患者尤其是中年以上患者应注重肿瘤的筛查,尤其是呼吸系统、消化系统、女性生殖系统等,对前列腺癌、膀胱癌等也应重视。副肿瘤性周围神经病的病程及严重程度与癌肿的大小及生长速度并不一定平行。神经损害表现可出现在已经确诊的肿瘤患者,也可出现在发现肿瘤之前数年。

8.蜱咬性麻痹

十分少见,但是与 GBS 很相似。儿童比成年人更易受到感染,因此是儿童 GBS 患者需要进行鉴别的疾病。麻痹是由蜱产生的内毒素引起。这种毒素引起疾病的分子病理生理机制尚未完全阐明,但很可能影响周围神经的轴突和神经肌肉接头。在美国报告的病例,蜱的清除与数小时内的肌力改善有关。但是,在澳大利亚,去除蜱之后病情在一段时间内仍然进展。很可能是不同的毒素。蜱往往植根于头皮,需要仔细地检查。

9.GBS 需与狂犬病鉴别

一些狂犬病病例在有脑炎表现之前出现急性弛缓性瘫痪。国外曾有报道一例数年前被疯狗咬伤的患者,发病后迅速发展至瘫痪和死亡。最初的临床和病理诊断为 AMSAN,因为脊髓或周围神经的病理检查没有炎症反应表现,却有运动神经元死亡,似乎支持 AMSAN 诊断。不过,之后在运动神经元和感觉神经元处发现有大量的狂犬病毒,表明该病毒长时间潜伏于此。国内也曾报道经脑组织病理证实的麻痹型狂犬病病例。

10.Fisher 综合征需要与 Bickerstaff 脑干脑炎相鉴别

日本报道该病例较多,临床表现的特征和病程与 Fisher 综合征相似,但常有中枢神经损害的表现,包括意识水平下降、眼球震颤、腱反射活跃、病理反射阳性、偏身型分布的感觉减退,神经影像学上显示明确的脑干、小脑异常病灶。神经电生理检查显示部分患者有周围神经损害。

八、治疗

国际上已经完成了一些关于 AIDP 免疫治疗的病例对照研究,AIDP 成为相对少数可以在循证医学证据基础上选择治疗的周围神经系统疾病。免疫治疗不仅可以缩短恢复时间,而且可防止疾病进展至更严重的阶段。但各种免疫疗法对轴索型 GBS 的疗效仍不十分清楚。GBS 患者的总体治疗原则可分为:早期阶段防止病情进展,病情高峰及平台期精心护理、免疫治疗和之后康复治疗。其中免疫治疗是以抑制免疫反应,清除致病因子,阻止病情发展为目标。

(一)一般治疗

包括以下内容。

1.疾病监测和早期教育

由于 GBS 患者的病情可迅速发展,急剧恶化。除了最轻微的病例外,拟诊 GBS 患者应立即住院观察。早期阶段,在例行检查进行诊断的同时,行呼吸和心血管功能监测,并告知患者及其家属诊断及病程中可能发生的情况,进行疾病及其预后的教育。对病情进展快,伴有呼吸肌受累者,应该严密观察。

疾病进展阶段的关键是要监测血气或肺活量、脉搏、血压和吞咽功能。呼吸肌麻痹是本病最主要的危险之一,应密切观察呼吸困难的程度。当表现为呼吸浅快、心动过速、出汗以及口唇甲皱由红润转为苍白或发绀，经鼻导管给氧及清理呼吸道后，短时间内仍无改善者；或有明显的呼吸困难，肺活量在 12～15mL/kg 或肺活量迅速降低，血气分析氧分压＜80mmHg(10.66kPa)时，提示呼吸功能已不能满足机体需要，可尽早进行气管插管或气管切开术，给予机械通气；如需气管插管和呼吸器辅助呼吸，应当提前决定转重症监护病房。有呼吸困难和延髓性麻痹患者应注意保持呼吸道通畅，尤其注意加强吸痰及防止误吸。但还要综合考虑呼吸频率的变化，如果患者并发第Ⅸ、第Ⅹ对脑神经麻痹，表现吞咽困难或呛咳，就存在发生窒息或吸入性肺炎的危险，应更早考虑行气管插管或气管切开术。有证据表明，任何患者发生高碳酸血症或低氧血症时应尽早插管。

监测休息时的脉搏和血压，以及体位变化时的脉搏和血压，是诊断早期自主神经功能不全的方法。患者的自主神经功能不全时通气量减少或过度增加也是一个严重的问题。

2.GBS 患者的重症监护与防治并发症

重症监护单元死亡的原因通常不是因为呼吸衰竭，而是并发感染、心肌梗死或肺栓塞。如果患者病程较长，长时间停留在重症监护病房，会发生并发症。住院超过 3 周，有 60%的患者发生肺炎、菌血症或其他严重感染。

重症患者应进行连续心电监护直至恢复期开始。窦性心动过速一般不需治疗，如症状明显或心率过快，可用小量速效洋地黄制剂适当控制，心动过缓可由吸痰操作引起，可用消旋山莨菪碱、阿托品治疗。严重心律失常少见，如心房颤动、心房扑动、传导阻滞等，可会同心血管专业医师解决。在自主神经功能障碍表现为高血压或低血压的患者也应注意调整和稳定血压。

坠积性肺炎与吸入性肺炎及由此引发的败血症、脓毒血症应早使用广谱抗生素治疗并可根据痰病原体培养与药敏试验结果调整抗生素。

延髓性麻痹者，因吞咽困难和饮水反呛，需给予鼻饲维持肠道营养供给，以保证足够每日热量、维生素和防止电解质紊乱。但若有并发消化道出血或胃肠麻痹者，则应停止鼻饲，给予胃肠动力药促进肠蠕动恢复，同时给予静脉营养支持。

为预防下肢深静脉血栓形成及由此引发的肺栓塞，应经常被动活动双下肢或穿弹力长袜，推荐没有禁忌的患者使用低分子肝素皮下注射，5000U，每天 2 次。应用脚踏板和患侧肢体被动运动也有助于减少静脉血栓形成的危险。如果没有其他应用指征，不推荐使用甘露醇治疗神经根和神经干水肿，因为不仅没有实际效果，还可能因为脱水作用导致血液浓缩诱发下肢深静脉血栓形成。患者面肌无力，暴露的角膜易于发生角膜炎，严重病例甚至可能留有后遗症，故应进行相应的防护性治疗。

许多患者在疾病早期出现四肢或全身肌肉疼痛与皮肤痛觉过敏，可适当应用镇痛药物。如果单纯镇痛药没有作用，可以使用镇静药。阿片类镇痛药的一大不良反应是便秘，所以监测肠蠕动和早期干预很重要。可应用润肠药与缓泻药保持大便通畅。

保持床面清洁平整并定期翻身以防止压疮，也可使用电动防压疮气垫。

有尿潴留者可做下腹部按摩促进排尿，无效时应留置尿管导尿。

重视患者焦虑与抑郁状态发生，做好心理疏导工作，保持对患者鼓励的态度，经常安慰患者虽然恢复较慢，但最后多可明显恢复。症状严重者也可配合抗焦虑与抗抑郁药物治疗。

(二)免疫治疗

有以下3种治疗方式。

1.静脉滴注人血丙种球蛋白

是具有循证医学证据的治疗方法。静脉滴注丙种球蛋白(IVIg)能够缩短病程,阻止病情进展,减少需要辅助通气的可能,近期和远期疗效都很好;静脉滴注丙种球蛋白与血浆交换的效果类似,在机械通气时间、病死率及遗留的功能障碍方面两种疗法无明显区别(Ⅰ级证据)。在儿童患者中使用也有效(Ⅱ级证据)。推荐的方法是0.4g/(kg·d),连用5天。及早治疗更有效,一般在2周内应用。也有少数患者在疗程结束后神经功能障碍虽有部分改善,但仍存在需辅助通气等严重情况,可考虑间隔数日再用1个疗程。个别有轻微不良反应,如头痛、肌痛、发热,偶有并发血栓栓塞事件、肾功能异常、一过性肝损害的报道。

2.血浆交换

是具有循证医学证据的治疗方法。血浆交换(PE)的疗效,在过去的20年中被认为是GBS治疗的金标准,血浆交换治疗能够缩短GBS患者的病程,阻止病情进展,减少需要辅助通气的可能,近期(4周)和远期(1年)疗效也很好(Ⅰ级证据)。推荐用于发病4周之内的中度或重度患者,发病在2周之内的轻度患者也可以从血浆交换中受益。方法是在2周内共交换5倍的血浆量,隔日1次,并且进行得越早越好。每次血浆交换量为30～40mL/kg,在1～2周进行5次。少于4次的血浆交换疗效差,而更多的血浆交换对于轻中度的患者也没有更多的获益。尽管PE疗效明确,但因该方法对设备和条件要求高,价格昂贵,还要注意医源性感染等问题,故一定程度上应用受到限制。PE的禁忌证主要是严重感染、心律失常、心功能不全、凝血系统疾病等;其不良反应为血流动力学改变可能造成血压变化,心律失常,使用中心导管可引发气胸、出血等,以及可能并发败血症。

血浆交换和静脉滴注丙种球蛋白联合治疗效果不肯定,PE治疗后给予IVIg疗效并不优于单独应用IVIg治疗(Ⅱ级证据)。临床中常遇到重症的GBS患者,在应用一个疗程PE或IVIg之后,病情仍没有好转甚至进展,这种情况下可以继续应用一个疗程,但需要除外亚急性或慢性炎症性脱髓鞘性多发性神经病。IVIg没有严重的不良反应,而且使用方便,因此应用更广泛。

3.激素治疗

曾经是治疗GBS的主要方法,近10多年来,国外对AIDP治疗的一些随机对照研究结论认为激素无效。在病情恢复时间、需要辅助呼吸时间、病死率、一年之后恢复程度,应用激素与安慰剂都没有明显差别。不仅口服泼尼松或泼尼松龙等激素制剂治疗没有疗效,而且静脉滴注甲泼尼龙也没有明显的获益。虽然短期应用没有明显的不良反应,但是长期应用会带来严重的不良反应。单独应用IVIg与IVIg联合应用激素疗效没有明显差别。

应该看到,由于GBS有多个亚型且病情轻重、持续时间差别较大,病因是非单一性的,激素使用的时机、种类、剂量及给药方法也各不相同,因而也有学者认为,就目前证据下结论为时尚早。尤其对不同亚型的GBS,激素治疗的疗效还有待进一步探讨。

(三)辅助治疗

主要注意维持患者水、电解质与酸碱平衡,常规使用水溶性维生素并着重增加维生素B_1、

维生素 B_{12}（如甲钴胺、氰钴胺）的补充。可应用神经生长因子等促进神经修复。瘫痪严重时应注意肢体功能位摆放并经常被动活动肢体，肌力开始恢复时应主动与被动活动相结合，按摩、理疗等神经功能康复治疗。

九、预后

85％患者在1～3年完全恢复，少数患者留有长期后遗症，病死率约为5％，常见死因为严重全身性感染、肺栓塞、心肌梗死、心力衰竭与心律失常、成人呼吸窘迫综合征等。老年患者，有严重神经轴突变性、辅助呼吸时间超过1个月或进展快且伴有严重自主神经功能障碍者预后不良。约3％患者可能出现1次以上的复发，复发间隔可数月至数十年。这些患者应注意与CIDP鉴别。

第六节　脑膜炎

一、流行性脑脊髓膜炎

流行性脑脊髓膜炎简称流脑，是由脑膜炎双球菌引起的脑脊髓膜的急性化脓性炎症性疾病，多呈地方性流行。其致病菌为脑膜炎双球菌，流行季节多为冬春季，可累及任何年龄组，病死率及致残率高。

（一）病因病理学

脑膜炎双球菌为革兰阴性球菌，属奈瑟菌属，常寄生于正常人咽喉部。传播途径为口咽部分泌物的飞沫。平均潜伏期为3～4d。病原菌由鼻咽部侵入血液循环形成败血症，最常见的转移性病灶为脑脊髓膜。脑膜炎球菌性败血症常导致弥散性血管损害，包括血管内皮坏死、管腔内血栓形成及血管周围出血等。脑脊髓膜的主要病理变化为急性广泛性渗出性炎症反应，脑脊液中常充满白细胞，渗出物中含有脑膜炎双球菌。脓性渗出物可沿血管周围间隙深入脑实质。软脑膜广泛出血及血管扩张。重症病例有脑实质充血、出血、坏死及水肿，可有脑疝形成。暴发型病例往往有循环衰竭、血管内皮损害、DIC及休克。若不及时治疗，有30％～40％的病例将死于脑疝或败血症等。

（二）诊断

1.临床表现

（1）症状：①可发生于任何年龄，但以儿童及青少年多见。较少累及3岁以下及50岁以上的人。②常呈地方性流行。③冬季及早春多发。④最初症状为上呼吸道感染，如咳嗽、头痛和咽喉痛等，持续数日后发病。⑤常见症状为高热、呕吐、严重头痛、精神异常、意识障碍或癫痫发作等，约1/4的患者起病急剧，病情迅速加重。意识障碍通常为淡漠、意识模糊、嗜睡或昏睡。昏迷少见，往往提示预后不良。⑥大部分患者有全身肌痛、关节痛及颈项强直。⑦部分患者会出现皮疹。⑧婴幼儿患者的症状有很大不同，发展速度可能较慢。激惹及喷射性呕吐常见，而颈项强直少见。约40％的患儿可能在最初几天出现癫痫发作。

（2）体征：①几乎所有病例都有脑膜刺激征，少部分患者有角弓反张。②婴儿常有前囟隆起，脑膜刺激征不明显。③患者可有不同程度的意识障碍。④少部分病例有眼底视盘水肿或双侧瞳孔不等大。⑤60%～80%的患者在眼结膜、黏膜、腋下及躯干有皮下出血斑，并可呈融合趋势。⑥10%～20%的患儿会出现休克、广泛皮肤黏膜出血及DIC。⑦慢性病例可有脑神经损害表现。

2.辅助检查

(1)脑脊液：理论上应尽快做腰椎穿刺进行病原学诊断。但如患者有严重意识障碍、眼底水肿、局灶性神经系统体征或癫痫发作等，则应先做神经影像学检查。脑脊液常为脓性，同时压力升高、糖含量降低及蛋白含量升高。细菌涂片可发现革兰阴性双球菌（阳性率为70%～90%)。

(2)细菌学检查：脑脊液及瘀斑涂片可找到脑膜炎双球菌，阳性率为60%～80%。血和脑脊液培养阳性率可达80%。

(3)血常规：白细胞计数明显增高，多在$20\times10^{9}/L$以上，中性粒细胞百分比也明显增高。并发DIC时，血小板减少。

(4)血清学检查：用免疫学方法可检测血或脑脊液中的特异性抗原或抗体，以协助诊断。

(5)神经影像学：CT往往不能显示明显异常。MRI增强扫描能较好地显示脑膜病变、脑水肿及脑梗死。在腰椎穿刺之前进行CT扫描的指征包括明显的意识改变、眼底水肿、局灶性神经体征及癫痫发作等。

(三)治疗

1.抗生素

(1)青霉素：从1950年开始，单药大剂量静脉使用青霉素治疗本病取得成功以来，它一直作为治疗的主要用药。近来有耐药菌株出现的报道。现大多主张首先选用大剂量青霉素。成人每日1200万～2000万U(20万U/kg)，分次静脉注射，连用7～10d。使用青霉素不能有效清除健康携带者口腔及鼻咽部寄生的菌株。

(2)氨苄西林：被证实对本病有效。适用于儿童及年长者，但常需与三代头孢菌素联合使用。4～6g/d，分次静脉使用。

(3)头孢菌素三代及四代：此类药物抗菌活性强，易透过血脑屏障，且不良反应小，重症病例可优先考虑使用，如头孢曲松4～6g/d，对耐药菌株有较好疗效。对于诊断不明确的病例，经验性治疗首选三代头孢菌素。

(4)磺胺：曾是治疗的首选药物，必要时仍可考虑。

2.地塞米松

10～20mg/d，分次静脉注射。对脑水肿、休克及败血症有益，短期使用。

3.脑水肿及脑疝

脑疝发生率为6%～8%。颅内高压者需用20%甘露醇溶液，250mL/次[1～2g/(kg·次)]，静脉注射，每天3～4次。必要时，可外科手术减压或脑室引流。

4.休克及DIC

需扩容、改善微循环及使用肝素等。

5.有高热者

应使用物理及药物降温。

6.有抽搐者

应及早给予抗惊厥药物,如肌内注射苯巴比妥钠或使用冬眠疗法等。

7.有呼吸衰竭或严重肺部感染的患者

应尽早气管切开行人工辅助通气。

8.保护重要器官

如心、肾等的功能。

9.晚期并发症的处理

恢复期可能并发交通性脑积水,需进行分流处理。

(四)预后

即使能早期诊断并给予合适的治疗,其总体病死率仍达5%～10%,而重症脓毒败血症的病死率可能超过40%。10%～20%的生存者有神经系统后遗症。

(五)预防

1.患者的隔离

按照属地化原则就地隔离与治疗,并要求执业人员在使用抗生素前收集医学标本进行检验。

2.密切接触者的医学管理

密切接触者指患者护理人员、密切接触的家庭成员及医护人员等,应至少观察7d。一旦出现相关症状,应及时报告并就诊,并需进行应急性预防服药,如服用磺胺及等量碳酸氢钠3～5d。

3.上报疫情

按照传染病防治法规定,流脑属于乙类传染病的报告和管理。医学执业人员在发现病例后6h内(城市)或12h内(农村),通过传染病疫情信息监测系统进行报告。

4.应急接种

当有流行时,相应部门会根据流行菌株对高危人群进行应急性接种工作。

二、化脓性脑膜炎

化脓性脑膜炎是化脓性细菌所致的软脑膜一蛛网膜及其包绕的蛛网膜下隙及脑室内液体的炎症反应,脑及脊髓的表面轻度受累。脓液聚集在蛛网膜下隙及脑室内,可阻碍脑脊液循环,引起阻塞性脑积水,并可能引起脑神经及脊神经粘连。脑及脊髓实质可有小脓肿、小软化灶及动静脉炎。重症病例有脑疝形成。

(一)病因病理学

致病细菌因年龄不同而异,常见菌种包括肺炎球菌、脑膜炎双球菌、B型流感嗜血杆菌、金黄色葡萄球菌、乙型溶血性链球菌及革兰阴性杆菌等。它们通过外伤、直接蔓延、血液循环、静脉窦或脑脊液等途径到达软脑膜一蛛网膜。脑膜对细菌或毒素的反应依次为脑膜小血管及毛细血管充血、通透性增加、蛋白渗出及炎细胞聚集等。渗出的纤维蛋白原在数天内转化成纤维素,与各种细胞渗出物一起覆盖在脑表面或脑室内。病程较长者会出现纤维化而导致软脑膜、蛛网膜增厚、粘连，使脑神经受累及脑脊液循环受阻。中小血管的炎性改变可导致脑实质病变。若早期使用抗生素，在最初的几天细菌及炎细胞会消失而不留下各种慢性改变。

(二)诊断

1.临床表现

(1)症状：①任何年龄均可发病。②新生儿急性化脓性脑膜炎发生频率较高，可有高热，而神经系统表现甚少。常有早产、产伤或产前母亲有感染史。起病快，常有高热、呼吸困难、黄疸及嗜睡等，随后可有抽搐、角弓反张及呼吸暂停等。③婴幼儿症状可稍有不同，表现为发热、食欲差、易激惹、精神错乱、抽搐及意识不清。年长儿有头痛。④成人脑膜炎表现极为相似，多为起病急、畏寒、高热、头痛、呕吐、抽搐、颈项强直及意识障碍等。发病前可有上呼吸道、肺、耳、鼻窦等部位的感染。

(2)体征：儿童表现有意识障碍、角弓反张、呼吸不规则、前囟隆起及脑神经损害。成人则有典型的脑膜炎表现，如颈项强直、Kerning 征阳性、Brudzinski 征阳性、意识障碍或眼底视盘水肿等。病程稍晚可有脑神经受累表现，如动眼神经麻痹等。在肺炎球菌及流感杆菌感染的早期，可能就有明显的局灶性神经系统体征。发病 1 周后出现持续性神经功能缺损或顽固性癫痫发作，往往提示血管炎。

2.辅助检查

(1)脑脊液常规：腰椎穿刺是明确诊断的必要检查，但若有明显的局灶性神经系统体征或有严重颅内高压的证据，则需先进行脑部 CT 或 MRI 检查。脑脊液压力往往增高。其外观混浊、脓样，白细胞数多在每升数百到数千个，分类以多形核细胞为主，可达 90%以上。偶有首次腰椎穿刺正常，数小时后复查变为脓性。葡萄糖含量常降低，低于 2mmol/L。氯化物含量也降低。蛋白含量升高，可达 1g/L 以上。若在早期即经验性使用有效抗生素治疗，脑脊液改变可能非常不典型。

(2)脑脊液培养：脑脊液涂片及细菌培养可明确诊断。

(3)血常规：白细胞明显增高，以中性粒细胞为主。

(4)脑部影像学检查：CT 或 MRI 检查可发现脑实质肿胀、局部脑软化、坏死及脑膜反应等。

(5)皮肤瘀斑涂片。

3.鉴别诊断

(1)流行性脑脊髓膜炎：好发于冬春季，呈局部小流行，皮肤黏膜有出血点，病情重者来势凶猛，可有休克及 DIC 等。

(2)结核性脑膜炎：起病较缓，病程较长。早期症状较轻，多为低热、头痛、慢性消耗及脑膜刺激征。晚期有精神症状、意识改变、脑神经损害及颅内高压、脑积水等表现。脑脊液改变为淋巴细胞为主的轻度炎症反应，同时糖及氯化物降低，蛋白升高。其他部位结核病的存在可提示诊断。

(三)治疗

化脓性脑膜炎的诊断一旦确立，应立即给予强有力的抗生素治疗，以提高疗效、减少后遗症及降低病死率。

1.抗生素的应用

对脑脊液涂片未能找到致病菌的患者，可根据病史、年龄及体征初步估计致病菌而给予适当治疗。婴儿多为革兰阴性杆菌、葡萄球菌及链球菌感染。幼儿以流感嗜血杆菌最多，其次为肺炎链球菌及脑膜炎双球菌。多次复发性脑膜炎为肺炎链球菌感染。成人往往以肺炎链球菌及脑膜炎双球菌最多。

2.选择抗生素

在等待检查结果的同时，应根据经验立即开始使用具有杀菌能力强并能透过血脑屏障的抗生素，力争在最短时间内控制感染。待检验结果出来后再进行调整。目前，使用的头孢三代及四代抗生素多为广谱抗菌，透过血脑屏障的能力最强，且其抗菌谱广，可考虑优先选用。青霉素类、喹诺酮类及大环内酯类抗生素等也可选用。红霉素养、羧苄西林素、一和二代头孢菌素、氨基糖苷类抗生素通过血脑屏障的能力能较差，较少选用。对于耐药金黄色葡萄球菌，需选万古霉素或利奈唑胺。

用药途径应尽量考虑分次静脉给药。

3.抗生素疗程

使用抗生素的时间一般为10～14d或更长。无并发症者早期给予恰当治疗，可在1d至数天内清除脑脊液中的病原菌，有并发症者应相应延长。如患者临床症状进行性好转，并不需要反复腰椎穿刺来评价疗效。如患者有较长时间的发热，或迟发性嗜睡或偏瘫，则应怀疑有硬膜下积脓、乳头炎、静脉窦血栓形成或脑脓肿等，需延长治疗时间。停药后的症状复发，需立即重新开始治疗。

三、结核性脑膜炎

结核性脑膜炎(TBM)是结核病的严重并发症之一，常继发于原发病灶或其他器官的结核灶。在发展中国家，TBM是最常见的慢性中枢神经系统感染。本病多见于儿童，是小儿结核病死亡最重要的原因。近年来，成人发病率有增加趋势，虽然有抗结核病药和肾上腺皮质激素的使用，但病死率仍很高，主要是因为早期诊断不易，治疗不及时或不规范。故结核性脑膜炎的早期诊断和治疗极为重要。此外，HIV感染者患TBM的概率比普通人群高500倍，有时TBM可能为AIDS的首发症状。

(一)病因病理学

本病病原菌为结核分枝杆菌(结核杆菌)。病理变化主要有无数小的结核结节，脑膜广泛炎症，弥散性充血，浆液纤维蛋白渗出物多聚集在脑底和脑干周围或外侧裂及脑沟。大脑半球凸面较少受累。蛛网膜下隙及脑室内也有渗出物。渗出物可阻塞脑脊液循环引起脑积水或损害脑神经(如第Ⅲ、第Ⅵ、第Ⅶ对脑神经)及脊神经根。炎性渗出物主要由纤维素、淋巴细胞、浆细胞、其他单个核细胞和一些多形核白细胞组成。脑实质可因炎症性血管损害而引起梗死、出血或脓肿。在脑或脊髓实质内的干酪样结节可形成脓肿或肉芽肿(结核球)。有时，渗出物可能主要聚集在脊髓导致多发性脊神经根损害及脊髓受压。

(二)诊断

1.临床表现

(1)症状：①婴儿及儿童多发，但成年人发病明显增多。②起病多较缓慢，偶有急剧起病者。③儿童往往以精神差、易疲乏、激惹、食欲差、呕吐及低热起病。成人常诉乏力、体重减轻、头痛、畏光、视力障碍、食欲缺乏及低热起病。这些中毒症状可持续1～2周。④因脑膜刺激而出现头痛、呕吐加重，精神症状，意识改变，可有抽搐、偏瘫、不自主运动、共济失调，或脑神经如动眼神经、面神经损害的表现。⑤部分患者可能有双下肢无力、麻木及大小便异常等脊髓受累的表现。⑥病情继续发展，患者可出现昏迷、呼吸不规则及极度衰竭。

(2)体征：①早期多无明显神经系统异常发现。②病情进展后，多数患者有明显脑膜刺激征，婴儿前囟隆起，眼底视盘水肿或渗出、出血。③可有脊髓、脊髓膜或脊神经根受累的表现。④全身呈消耗状态。⑤部分患者有单瘫、偏瘫、截瘫、四肢瘫、角弓反张、失语、失明、视盘水肿、动眼神经麻痹、周围性面瘫、瞳孔不等大或脑疝形成等。

2.实验室检查

(1)脑脊液：脑脊液检查为最重要的检查。脑脊液压力高，外观清亮或呈“毛玻璃”样，偶为绿色或草黄色，久置后表面出现一种蛛网状凝块。白细胞计数 50×10^6～500×10^6/L，以淋巴细胞为主，早期可能以多形核细胞为主。早期蛋白含量仅轻重度增加，病程进展后，则可达到2～4g/L。糖含量常明显下降或完全阙如(糖含量持续显著下降往往提示预后不良)。钠及氯化物逐渐下降，中晚期相当显著，可能与ADH分泌失调或肾上腺结核有关。但早期有部分患者的脑脊液检查可能完全正常。

(2)病原学检查：

1)细菌学检查：脑脊液检出结核杆菌是确诊的依据。其方法有脑脊液离心沉淀或蛋白薄膜做抗酸染色，或脑脊液做培养加动物接种。结核菌培养时要注意获得阳性结果的概率与送检脑脊液的量有直接关系。除非采用新的技术，至少要等到4周后才会有细菌生长。最近，有一项新的快速结核菌培养技术，有可能在1周内鉴定出微生物，但不能依靠它排除本病的诊断。

2)PCR检查：用PCR的方法检测脑脊液中的结核杆菌DNA是早期诊断敏感的方法，但存在假阳性，若同时做斑点杂交可提高阳性率。

3)检测抗结核抗体：用ELISA或斑点免疫结合实验检查血或脑脊液中的结核杆菌抗体有辅助诊断意义，脑脊液中结核抗体少有假阳性结果。

4)脑脊液中脑膜炎神经生化标志的检测：TBM患者脑脊液中亚硝酸盐、精氨酸前体、同型半胱氨酸、苯丙氨酸及维生素 B_{12} 水平明显升高，而在无菌性脑膜炎患者的脑脊液中无改变。这些生化标志可做为早期鉴别诊断的辅助方法。

5)PPD试验：PPD试验阳性可协助诊断，但阴性不能排除TBM的诊断，必要时可加大PPD的试验剂量。

6)T-spotTB：是基于ELISPOT技术来分析结核杆菌抗原特异性T辅助细胞分泌 γ 干扰素能力，比结核菌素试验特异性高。对成人而言，其特异性可达97.2%，而儿童的特异性稍差。

3.影像学检查

(1)脑部影像学：CT或MRI在一定程度上有诊断意义。常见的改变有明显脑膜强化、阻塞性脑积水、脑水肿、脑梗死及结核球等，增强扫描更具诊断价值。MRA有可能发现脑底部大血管的阻塞性改变。

（2）检查脑外结核病灶：胸部X线检查是必须进行的项目，可发现肺活动性结核病灶。对怀疑有脊柱结核者，可进行相应部位的X线检查。约2/3的TBM患者可在肺、小肠、骨骼或肾脏发现脑外结核。

4.鉴别诊断

本病需与治疗不彻底的化脓性脑膜炎、病毒性脑膜炎及真菌性脑膜炎进行鉴别。

（1）化脓性脑膜炎：经过部分性治疗的化脓性脑膜炎，表现为症状相对较轻、病程较长、脑脊液改变不典型，易和结核性脑膜炎相混淆。但前者对抗生素反应较好。

（2）病毒性脑膜炎：该病为一急性自限性疾病。起病急剧，发病前有感冒史。表现为高热、头痛、肌痛及轻微脑膜刺激征，一般情况较好，脑脊液除压力高和轻度白细胞增高外，其余检查正常。

（3）真菌性脑膜炎：其表现和结核性脑膜炎极为相似，所以凡疑为结核性脑膜炎的患者均应反复进行脑脊液墨汁染色和真菌培养。

（三）治疗

早期积极治疗是降低病死率和病残率的关键。对于高度怀疑TBM的患者，在基本排除其他类型的慢性脑膜炎之后，无须等到有确凿证据即可尽早开始抗结核治疗。

1.一般治疗

（1）给予高营养及富含维生素的饮食，昏迷患者应鼻饲流质饮食或使用静脉高营养。

（2）加强护理，防止肺部感染，压疮和水、电解质紊乱等并发症。

（3）惊厥时给予抗癫痫药物，如苯巴比妥钠0.2g，肌内注射，或6%水合氯醛溶液30～50mL，保留灌肠。

（4）颅内高压的处理：使用高渗性脱水药和利尿剂。

2.抗结核药物

抗结核药物应早期、适量、联合、规律及全程用药。

（1）抗结核药物的选择：首选一线药物，主张四联用药。

1）异烟肼：成人剂量每日0.3g，分次口服。儿童剂量为15mg/(kg·d)。重症病例成人剂量可增加到0.6～0.9g/d，短期使用。可加用维生素B_6防止神经系统并发症。有明显药物性肝炎或严重肝功能损害时需停药。

2）利福平：为一线药物。成人每日0.45g，早晨一次顿服[儿童10～20mg/(kg·d)]。

3）以上两种为基本联合用药，同时还需选用乙胺丁醇或吡嗪酰胺。

4）乙胺丁醇剂量儿童及成人均为15～25mg/(kg·d)，分次口服。其主要不良反应为球后视神经炎。

5）吡嗪酰胺每日1次口服，剂量为20～35mg/(kg·d)。其主要不良反应为胃肠道不适及肝脏损害（药物性肝炎）。以上4种药物均能透过血脑屏障。对于耐药菌株需同时使用这4种药物。因患者不能耐受上述某种药物时，可酌情选用下列药物。

6）对氨基水杨酸钠：为一线药物，较不易产生耐药性，但不易透过血脑屏障，在炎症时脑脊液中可达治疗浓度。本品多与其他药物合用。剂量成人每日8～16g（儿童每日200mg/kg），分次口服。

7)链霉素:成人每日0.75～1g,肌内注射,连续1～2个月后或脑脊液及脑膜刺激征好转时停药。卡那霉素等也可酌情选用。

(2)疗程:至少1年半至2年,但并不是完全必要全程使用所选药物。一般推荐四联治疗2个月。症状控制后改为异烟肼和利福平,半年后异烟肼单用至1年半到2年。定期复查肝肾功能、头部CT及脑脊液,来决定药物剂量及疗程。

3.肾上腺皮质激素

在应用抗结核药物的基础上,加用激素能减轻中毒症状,防止颅内粘连和治疗脑水肿,对于有严重肝脏损害或颅内压增高者适用。多主张早期短程使用。多用地塞米松,成人10～20mg/d(儿童酌减),静脉使用。2～3周后减量,4～6周停药。

4.脑积水的处理

因粘连所致的阻塞性脑积水,用药物治疗效果不佳时,可考虑脑室引流或腹腔分流。

(四)预后

未经治疗者大都在起病后4～8周死亡。结核性脑膜炎总病死率约为10%,一旦患者陷于昏迷,其病死率可达50%。20%～30%的生存者会遗留有各种神经系统损害,如智能障碍、精神症状、癫痫发作、视觉损害、眼外肌麻痹、耳聋或轻偏瘫等。

四、病毒性脑膜炎

中枢神经系统病毒性感染往往是其他组织和器官先行感染的最后结果,在神经系统受累之前常有神经外病毒复制期。无菌性脑膜炎指一组临床上表现为发热、头痛、脑膜刺激征及CSF以淋巴细胞增多为主、糖正常而细菌培养阴性的疾病。尽管其病因可能是多方面的,但其中最主要的是病毒性脑膜炎。它是由多种特异性病毒感染所致的良性、自限性中枢神经系统疾病。其病程短,预后良好。但有少数病例病情严重,预后不佳。

(一)病因病理学

我国致病病毒常为肠道病毒(包括脊髓灰质炎病毒)、腮腺炎病毒、Ⅱ型疱疹病毒及HIV等。通常这些病毒不能进入脑部,但当保护屏障破坏或抵抗力降低时,它们可通过血行播散侵入中枢神经系统。由于很少为致死性,故病理改变不很清楚,推测主要改变为软脑膜、蛛网膜的充血、水肿及渗出,脑实质受累很轻。

(二)诊断

1.临床表现

(1)好发年龄:多见于儿童及年轻人。流行性腮腺炎病毒性脑膜炎以男性儿童多见。

(2)好发季节:肠道病毒感染主要发生在中夏及早秋,8－9月达高峰。单纯疱疹脑膜炎呈散发。腮腺炎性脑膜炎可呈局部小流行。

(3)尽管本病由多种特异性病毒引起,但其临床表现大多相同。主要为急性起病的高热(体温可达39～40℃)、剧烈头痛、颈背疼痛、畏光、咽喉疼痛、畏寒、疲乏及颈项僵硬等。

(4)少部分患者可发生不同程度的嗜睡或轻度意识障碍,但不严重,并不影响患者叙述病史。一般无抽搐、偏瘫或昏迷等严重脑实质损害的表现。

(5)最主要的体检发现为不同程度的脑膜刺激征,但不如化脓性脑膜炎或蛛网膜下隙出血明显,且持续时间短。神经系统以外的发现可提供病毒感染的线索,如皮疹是柯萨奇病毒或埃可病毒感染的突出特征。

(6)症状经过数天或1～2周后迅速好转,大部分不遗留后遗症。

2.辅助检查

(1)脑脊液:脑脊液的异常在第4～6d最为明显。腰椎穿刺脑脊液压力常增高。外观清亮、无色,偶有微浑。白细胞计数通常为10×10^6～100×10^6/L,淋巴细胞占3/4,但早期可能以中性粒细胞为主。蛋白、糖及氯化物含量一般正常。若白细胞增高持续以中性粒细胞为主或蛋白含量高于1500mg/L,则病毒性脑膜炎的可能性极小。如糖含量降低,则需考虑TBM或真菌性脑膜炎等。脑脊液细菌学检查为阴性。

(2)血常规:白细胞大多正常,约1/3的患者白细胞减少。

(3)病毒学检查:脑脊液的病毒分离或培养可确诊,但临床意义非常有限。

(4)血清学试验:血或脑脊液抗体检测可进行快速诊断。在恢复期与急性期抗体滴度呈4倍以上的升高有诊断意义。病毒特异的IgM测定也有助于早期诊断。

(5)病毒PCR:在脑脊液中检测各种病毒核酸有极高的敏感性和特异性,可用于早期诊断,有临床意义。

(6)神经影像学:由于脑实质病变轻微,CT或MRI检查往往正常。

3.鉴别诊断

引起无菌性脑膜炎的非病毒性因素很多,如化学性或系统性疾病伴发脑膜炎等,注意区分。

(1)细菌性脑膜炎:经过不规则治疗的化脓性脑膜炎,其症状、体征及脑脊液变化有时与病毒性脑膜炎很相似。细菌性脑膜炎的中毒症状较重,脑膜刺激征更明显,脑脊液白细胞计数更高,往往以中性粒细胞为主。当鉴别有困难时,可先按细菌性脑膜炎治疗,并对其临床疗效及脑脊液检查进行动态观察。

(2)结核性脑膜炎:本病起病较慢,早期症状相对较轻,若不进行抗结核治疗,病情会进行性加重。故急性脑膜炎按细菌性或病毒性脑膜炎处理后,在1～2周仍无好转,应高度怀疑结核性脑膜炎或真菌性脑膜炎。

(3)其他疾病:一些不多见的系统性疾病,其脑脊液的变化与病毒性脑膜炎相似,如螺旋体性脑膜炎、贝赫切特综合征、葡萄膜大脑炎及Mollaret复发性脑膜炎等。

(三)治疗

病毒性脑膜炎是自限性疾病,其治疗主要是对症性的。发热及其他症状大多在数天内消失。一般2周内可望痊愈,不留后遗症。

1.抗生素

抗生素本身对病毒感染无效。但由于细菌性脑膜炎的病死率及致残率很高,尽快清除CSF中的细菌和炎症细胞极为重要,故对于早期不能和细菌性脑膜炎相鉴别的病例,经验性地使用抗生素恰当而且必要。若有使用肾上腺皮质激素的必要,则必须加用抗生素。

2.抗病毒制剂

针对单纯疱疹病毒、水痘病毒及巨细胞病毒已有有效的抗病毒制剂可以选用。对于有免疫功能缺损的患者,则有必要较长时间使用。可选用的药物有阿昔洛韦、更昔洛韦、伐昔洛韦及膦甲酸。一些病情较重或免疫低下的患者,应酌情应用干扰素或丙种球蛋白。此外,一些具有抗病毒作用的中药,如抗病毒口服液也可应用。使用这类药物要注意肝肾功能及白细胞的变化。

3.肾上腺皮质激素

现普遍认为肾上腺皮质激素能抑制宿主的免疫力,故不主张常规使用。由于激素能减轻中毒症状、脑水肿和脑实质的损害,当有严重颅内高压时可考虑短期使用。对于由 Epstein-Barr 病毒感染所致的传染性单核细胞增多症脑膜炎,激素对缩短病程有显著疗效。

4.脑水肿的处理

根据患者头痛、视盘检查及脑脊液压力情况,酌情应用激素和高渗性脱水剂。

5.发热的处理

使用物理降温。

6.其他

护理及支持治疗。

五、真菌性脑膜炎

中枢神经系统(CNS)真菌性感染远比细菌性感染少见,多继发于机体其他部位的感染,常由肺部原发病灶经血行播散而来。但有时原发病灶很小,临床检查不易发现。真菌可主要损害脑膜或脑实质,临床上以脑膜损害多见,称真菌性脑膜炎。对神经科医师而言,CNS 真菌性感染的诊断主要依据两点:一是有肺、皮肤或其他器官真菌感染的证据;二是有亚急性脑膜病变或多灶性脑部病变的表现。CNS 真菌病种类繁多,尽管其发生也可能没有明确的诱因,但更常见于导致免疫功能缺损的疾病,如 AIDS、器官移植、血液病、其他恶性疾病或长时间使用免疫抑制剂等。新型隐球菌性脑膜炎是最常见的 CNS 真菌病,下面重点介绍。

(一)病因病理学

新型隐球菌性脑膜炎由新型隐球菌感染所致,是最常见的中枢神经系统真菌病。新型隐球菌呈圆形或卵圆形,为条件致病菌。从鸽巢或鸽粪中分出的菌种多有致病性,可以认为接触鸽子排泄物是发生新型隐球菌病的主要原因。隐球菌一般先被吸入肺部,然后被肺泡巨噬细胞吞噬而死亡。肺部感染往往为亚临床过程。如感染剂量过大或机体免疫功能低下,则病原菌可生长,经血液播散到全身,中枢神经系统最易受到感染。病理变化主要为脑膜增厚、肉芽肿形成及脑脊液混浊;蛛网膜下隙含大量似肥皂泡样的黏性渗出物。颅底蛛网膜粘连导致脑积水;脑组织水肿,脑实质可见小结节、肉芽肿及小脓肿,在脑脊液、脑膜及脑实质肉芽肿内存在大量的隐球菌。同时,可侵犯血管引起动脉炎,进而导致脑梗死。由于个体反应性不同以及病变性质和部位的差异,临床表现差别甚大,大体上表现为脑膜炎、脑膜脑炎及占位性病变。

(二)诊断

1.临床表现

(1)起病形式:多为亚急性起病,也可为慢性或急性起病。虽然肺部感染发生于几乎所有患者,但其症状多短暂且轻微而被忽视。

(2)首发症状:常为头痛、呕吐、不规则发热或进行性颅内高压的症状。少部分患者可能以卒中样形式起病。

(3)随着病情进展,患者呈现明显的脑膜刺激征及视盘水肿,可伴有脑神经损害、偏瘫、失语、抽搐、精神症状或意识障碍等。其中脑神经损害并不十分常见。

(4)不经治疗的病例大多呈进行性发展,症状及体征进行性加重,最后死于脑疝。

(5)少部分患者可呈反复发作的病程,迁延数年或数十年。

(6)另有部分病例表现为局灶性神经系统损害,病程类似于脑肿瘤。

2.辅助检查

(1)脑脊液:尽管脑脊液检查对诊断至关重要,但约 1/4 的患者脑脊液正常。变化类似于结核性脑膜炎的轻微炎性改变。压力多明显增高。外观清亮或微浑。约 1/3 患者的白细胞计数轻至中度增加,多为 $10\times10^{6}\sim500\times10^{6}$/L,以淋巴细胞为主,糖、氯化物含量常降低,蛋白含量轻中度增加。与其他中枢神经系统的慢性感染的区别在于脑脊液中找到隐球菌。约 2/3 的患者脑脊液常规印度墨汁染色即可发现新型隐球菌,小脑延髓池穿刺取脑脊液,离心后用沉渣镜检可大幅提高阳性率。真菌培养阳性率近乎 100%,经 1 周左右有菌落出现。必要时,动物接种。

(2)约 60%患者的血标本培养为阳性。

(3)血和尿常规检查多属正常。

(4)隐球菌抗原测定:特异性和敏感性均较高。脑脊液隐球菌抗原测定可能是较好的检查方法,和印度墨汁染色查隐球菌能相得益彰。

3.特殊检查

(1)胸部 X 线检查:半数以上可见异常,表现为结核样、肺炎样改变。

(2)脑部影像学检查:CT 可能有阳性发现,但 MRI(增强或不增强)可发现肉芽肿、灶周脑水肿、脑软化、脑积水或脑膜强化等改变。

(3)脑组织活检:脑膜或肉芽组织活检能提高阳性诊断率。

4.鉴别诊断

鉴别诊断包括与其他各种慢性脑膜炎,如结核性脑膜炎、其他真菌性脑膜炎及结节病等鉴别。必要时,需寻找有无伴发系统性疾病。

(三)治疗

1.抗真菌治疗原则

强调早期诊断、早期治疗。用药剂量要足,疗程要长。必要时可多途径联合用药。未经治疗的病例几乎在 1～3 年死亡。一旦发现有复发迹象,应及时重复治疗。

2.常用抗真菌药物

(1)两性霉素 B:目前仍为首选。能与敏感真菌胞膜上的甾醇部分结合,改变膜的通透性和膜内外的离子平衡而抑制真菌生长。一次静脉给药后,高血峰浓度可维持 6～8h,尿中排泄极慢。用法为 0.7～1mg/(kg·d),用 5%葡萄糖注射液 500mL 溶解,浓度不超过0.1mg/mL,避光静脉滴入 6h 以上。总疗程 6～8 周。脑脊液中的浓度较低,鞘内注射可提高脑脊液中的有效浓度,一般认为并不必要。鞘内注射开始剂量为 0.1mg/次,以后渐增至0.5～1mg/次,用

1～2mL 注射用水溶解，注射时缓慢反复地用脑脊液 2～3mL 稀释后注入。注射前先注入地塞米松 2～4mg。每周 2～3 次，总量不超过 15mg。但鞘内注射可导致抽搐，颅内高压时慎用。两性霉素 B 常见的不良反应有高热、寒战、头痛、肾功能损害、低血钾及血栓性静脉炎等。当 BUN 达到 40mg/dL 或肌酐升高时，需停用；BUN 或肌酐降到正常时，又可重新开始。

(2)酯化的两性霉素 B：能明显降低肾毒性而又能较快取得疗效，用量 3～4mg/(kg·d)。或两性霉素 B 脂质复合体，5mg/(kg·d)。可以与氟胞嘧啶联合使用。适用于不能耐受普通两性霉素 B 患者。疗程至少在 4 周以上，如果脑脊液培养仍为阳性，则延长治疗。

(3)氟胞嘧啶：该药不良反应较少，与两性霉素 B 或酯化两性霉素 B 合用作为诱导治疗。该药能较好透过血脑屏障。口服吸收良好。用法为每日 100mg/(kg·d)，分次口服。疗程 1～2 个月或以上。

(4)氟康唑：又名大扶康，为第三代抗真菌药，被认为是两性霉素 B 的替代品，其疗效与之相当而不良反应少。用药后血及脑脊液中未结合的药物浓度高，尤其是脑脊液中的浓度可达血浆浓度的 80%。该药半衰期长，每日只需给药 1 次。作为巩固治疗，用法为 400～800mg 静脉输入，连用 8 周。然后为维持治疗，每日 200mg/d，连续 6～12 个月。其不良反应较小，患者耐受性较好，使用简单。

(5)米康唑：不良反应稍小。但抗菌力较弱，脑脊液中的浓度仅为血浓度的 5%～10%。用法为成人每次 200～400mg，溶于 5%葡萄糖注射液或生理盐水中，静脉输入，每 8h 1 次。该药不宜与其他全身抗真菌药合用。

(6)伊曲康唑：为广谱抗真菌药物，尤其对曲霉菌有效。口服剂量为 100mg，每 12h 1 次。由于很难透过血脑屏障，很少用于 CNS 的真菌性感染。

3.抗真菌治疗方案

(1)HIV 感染或非器官移植患者隐球菌性脑膜脑炎的治疗方案如下。

1)诱导治疗：①两性霉素 B＋氟胞嘧啶，大于 4 周；②两性霉素 B(不能耐受氟胞嘧啶时)，大于 6 周；③脂质体两性霉素 B(不能耐受两性霉素 B 时)，大于 4 周；④两性霉素 B 脂质复合体＋氟胞嘧啶；⑤两性霉素 B＋氟胞嘧啶(治疗有良好反应者)，大于 2 周。

2)巩固治疗：氟康唑(400～800mg/d)，8 周。

3)维持治疗：氟康唑(200mg/d)，6～12 月。

(2)HIV 感染或器官移植患者隐球菌性脑膜脑炎的治疗方案如下。

1)诱导治疗：①两性霉素 B＋氟胞嘧啶，2 周；②脂质体两性霉素 B＋氟胞嘧啶，2 周；③两性霉素 B 脂质复合体＋氟胞嘧啶，2 周；④两性霉素 B，脂质体两性霉素 B，或两性霉素 B 脂质复合体(氟胞嘧啶不能耐受时)，4～6 周。

2)替代方案：两性霉素 B＋氟康唑；两性霉素 B＋氟胞嘧啶；氟康唑；伊曲康唑，不定。

3)巩固治疗：氟康唑(400mg/d)，8 周。

4)维持治疗：氟康唑(200mg/d)，大于 1 年。

5)维持治疗替代疗法：①伊曲康唑 400mg/d，大于 1 年；②两性霉素 B(1mg/周)大于 1 年。

4.对症治疗

患者常有明显颅内高压，可使用高渗性脱水药，必要时行脑室引流或去骨瓣减压。有抽搐者，给予止惊治疗。

5.其他

加强全身护理、支持治疗及防治并发症。

6.手术治疗

对于单个较大的肉芽肿或脑脓肿，引起颅内高压或进行性局灶性神经系统损害者，经抗真菌治疗效果不佳，可考虑手术切除。

(四)预后

未经治疗患者的病死率几乎为100%，即使使用最完善的治疗方案，病死率也达6%。

第七节　脑蛛网膜炎

脑蛛网膜炎是由不同病因引起的非特异性蛛网膜炎症。可发生于任何年龄，以中年多见，多为慢性或亚急性起病，少部分为急性起病。

一、病因

脑蛛网膜炎主要继发于急、慢性软脑膜炎，脑外伤及脑蛛网膜下隙出血等。

二、病理变化

脑蛛网膜炎基本病理变化为蛛网膜呈弥散性或局限性增厚，常与硬脑膜及软脑膜粘连。可有囊肿形成，内充满液体。镜下见蛛网膜有大量的炎细胞浸润。脑蛛网膜炎可出现脑组织及脑神经粘连及损害，并可影响到脑脊液循环、吸收而出现脑室系统扩大及脑积水。脑部病变主要侵犯大脑半球凸面、脑底部(视交叉区及大脑脚间区)及颅后窝(小脑半球及桥小脑角)等。

三、诊断

(一)临床表现

1.急性弥散型

表现可与其他急性脑膜炎相似，但程度较轻。

2.慢性弥散型

主要表现为头痛、呕吐、视盘水肿、脑神经损害及脑膜刺激征。

3.半球型

常有偏瘫、失语、局灶性癫痫、感觉障碍及颅内高压症等。

4.颅底型

常影响视交叉。多表现为头痛及单眼或双眼视力障碍，眼底检查可见视盘水肿或视神经萎缩，并有视野改变。如累及第三脑室底部，可出现内分泌障碍的表现(如多尿、肥胖、嗜睡或糖代谢异常等)。

5.颅后窝型

阻塞第四脑室出口,引起阻塞性脑积水。多为急性起病的头痛、呕吐、视盘水肿、眼球震颤、共济失调及脑神经损害等。如累及桥小脑角多属慢性起病,有第Ⅴ、第Ⅵ、第Ⅶ、第Ⅷ对脑神经损害的表现及小脑性共济失调等。

(二)实验室检查

脑脊液压力正常或增高,可有轻度细胞数及蛋白含量增高。

(三)特殊检查

CT 或 MRI 可发现脑室系统扩大及颅底脑池闭塞,增强扫描可有局部强化。

四、治疗

(一)抗感染治疗

对有感染或结核病者,应使用抗生素或抗结核治疗。

(二)肾上腺皮质激素

对弥散型及有严重粘连的患者,可在使用抗生素的基础上使用肾上腺皮质激素治疗,可静脉或口服用药。如地塞米松 5～10mg/d,静脉滴注,连用 7～14d。但如果是结核病遗留的慢性蛛网膜粘连,不能使用激素治疗。

(三)颅内高压的处理

使用高渗性脱水剂。内科治疗无效者,可考虑外科脑脊液分流或行粘连松解术。

(四)鞘内用药

解除粘连可谨慎鞘内使用糜蛋白酶或地塞米松,每周 1 次。

(五)有明显压迫症状的蛛网膜囊肿

可考虑手术摘除。

第八节　脑　炎

一、流行性乙型脑炎

流行性乙型脑炎简称乙脑,是以脑实质炎症为主要病变的中枢神经系统急性传染病。病原体为乙脑病毒,经蚊虫传播,多在夏秋季流行,主要分布在东南亚地区,多见于儿童。近年来,随着乙脑疫苗的普遍接种,本病的发病率明显降低。

(一)病理生理

人被携带乙脑病毒的蚊虫叮咬后,病毒经人体淋巴管或毛细血管至单核－吞噬细胞系统进行增生,进入血液循环形成病毒血症。多数人仅表现为隐性感染,少数人因机体抵抗力低或感染病毒量大,乙脑病毒突破血脑屏障侵入中枢神经系统引起广泛病变。基本病变为神经细胞坏死、溶解后形成大小不等的软化灶,从大脑到脊髓均可受损,但以大脑皮质、间脑和中脑最为严重。

(二)诊断

1.临床表现

多见于儿童、老年人及抵抗力低下者,集中在7—9月发病,潜伏期4～21d。

(1)初热期:起病急,病程1～3d即有发热、头痛、呕吐及不同程度的意识障碍。

(2)极期:第4～10d出现相应的症状。

1)高热:体温多在39～40℃或以上。

2)意识障碍:自嗜睡到昏迷程度不等,意识障碍出现早、程度深以及持续时间长提示病情严重。

3)抽搐:可有手、足、面部或全身抽搐,为脑实质炎症、脑水肿、高热及低钠血症等所致,并可查及脑膜刺激征、锥体束征和颅内压增高甚至脑疝等相应体征。

4)呼吸衰竭:是引起死亡的主要原因,以中枢性呼吸衰竭为主,常伴瞳孔变化、血压上升、肌张力增高等;外周性呼吸衰竭则由呼吸肌麻痹或肺内感染所致。

(3)恢复期:体温逐渐下降,神志逐渐清醒。通常2周左右完全恢复,少数可有低热、失语、癫痫样发作、吞咽困难、自主神经功能紊乱和精神行为异常等,经治疗常可于6个月内恢复。超过6个月尚未恢复则为后遗症,以失语、痴呆等多见。

2.辅助检查

(1)脑脊液。

1)从脑脊液中分离出乙脑病毒的阳性率很低。近年来,应用聚合酶链反应(PCR)技术能将脑脊液中微量的乙脑病毒RNA迅速扩增,这种敏感、快速的基因诊断方法已逐渐得到推广。

2)特异性抗体:应用酶联免疫吸附法(ELISA)检测血清及脑脊液中的IgG、IgM抗体,IgG抗体于发病第3d即可检出,可用于早期诊断。其他尚有反向被动血凝抑制试验、免疫荧光法等检测方法。

3)一般性检查:脑脊液压力增高,白细胞增加,多为50×10^6～500×10^6/L,蛋白可轻度升高,糖和氯化物正常。

4)其他:病程1～2周,脑脊液中谷草转氨酶活性增高提示脑组织严重受损。近年来,国外资料提出,在患者脑脊液中检出的髓磷脂碱性蛋白(MBP)抗体和神经丝蛋白(NFP)抗体与预后有关。

(2)血液。

1)血清学检查:乙脑特异性IgM抗体出现较早,起病1周阳性率可达80%以上,有助于早期诊断。补体结合试验特异性强,但阳性反应出现较晚,于发病1个月后达高峰,多用于回顾性确诊,抗体效价以双份血清4倍以上增高为阳性。

2)血常规:多数患者血液中白细胞总数增高,中性粒细胞增至80%以上。

(3)脑组织活检:可进行组织病理学检查及病毒分离等。

3.诊断标准

(1)疑似病例:在疾病流行地区的蚊子叮咬季节出现发热、头痛、恶心、呕吐、嗜睡、颈部抵抗、抽搐等中枢神经系统症状。

(2)确诊病例:①曾在疫区有蚊子叮咬史;②高热昏迷、肢体瘫痪、脑膜刺激征及巴宾斯基征阳性、肌张力增高;③高热昏迷、抽搐、躁狂进而呼吸循环衰竭而死亡;④脑组织、脑脊液或血清中分离出乙脑病毒;⑤脑脊液或血液中特异性 IgM 抗体阳性;⑥恢复期血清中特异性 IgG 抗体滴定度比急性期有 4 倍以上升高或急性期抗体阴性,恢复期抗体阳性。临床诊断:疑似病例加①和②或①+②+③并除外细菌性脑膜炎。实验确诊:疑似病例加④或⑤或⑥。

4.鉴别诊断

(1)结核性脑膜炎:结核性脑膜炎无季节性,起病较缓,常有结核病史,脑脊液外观呈毛玻璃样,糖和氯化物降低,蛋白增高,可检出结核杆菌。

(2)中毒性菌痢:中毒性菌痢起病更急,24h 内即有抽搐、昏迷并有中毒性休克。一般无脑膜刺激征,脑脊液多正常,粪便可查及大量脓细胞。

(3)其他病毒性脑炎:详见有关章节。

(三)治疗

1.一般治疗

住院隔离,加强护理,维持水、电解质平衡及足够的营养。

2.对症治疗

(1)高热。

1)控制室温<25℃。

2)物理降温:如冰枕、擦浴。

3)药物降温:如阿司匹林口服、安乃近滴鼻、退热栓塞肛等,注意防止虚脱;高热伴抽搐者可行亚冬眠治疗,同时监测呼吸和血压等情况。

(2)抽搐。

1)去除诱因:脱水、降温、吸痰、给氧,纠正低钙、低钠血症。

2)镇静止痉:首选地西泮,儿童 0.1~0.3mg/kg(每次<10mg),成人 10~20mg 静脉注射。此外,还可应用水合氯醛、苯巴比妥等。

(3)呼吸衰竭。

1)保持呼吸道通畅,应用化痰药物,体位引流,翻身拍背,及时吸痰,必要时行气管插管及气管切开术。

2)呼吸兴奋剂:中枢性呼吸衰竭常用洛贝林等,但此类药物易引起或加重抽搐,应用东莨菪碱则既能兴奋呼吸中枢又能解痉、改善微循环和减轻脑水肿,其常用剂量:儿童 0.02~0.03mg/(kg·次),成人 0.3~0.5mg/次,静脉滴注。

(4)其他治疗:近年来研究表明,早期应用特异性吗啡受体拮抗剂纳洛酮能改善症状、缩短病程,还可应用干扰素、乙脑单克隆抗体等。此外,应用安宫牛黄丸、白虎汤等中药与西医结合治疗也取得良好效果。恢复期还应进行理疗及运动。

(四)预后与预防

本病病死率为 17%,致残率为 57%,可出现记忆力减退、反应迟钝、精神异常、癫痫、失语、脑神经麻痹及肢体瘫痪等后遗症。早期诊治和对易感人群接种疫苗是减少后遗症和病死率的关键。

二、疱疹病毒脑炎

在引起人类疾病的疱疹病毒中，单纯疱疹病毒、水痘一带状疱疹病毒、巨细胞病毒及EB病毒等均可引起脑炎，统称为疱疹病毒脑炎。前两种病毒主要是嗜神经性的，后两种病毒虽为嗜淋巴性的，却也能侵犯中枢神经系统。疱疹病毒属于DNA(脱氧核糖核酸)病毒，其病毒粒子较大(直径150～200μm)，几乎仅在细胞核内发育。不同属、型的疱疹病毒在进行血清学检查时可存在交叉反应。此类病毒还具有引起宿主潜伏性感染的特性，单纯疱疹病毒与水痘带状疱疹病毒能在宿主体内持续(终身)存在。

(一)单纯疱疹脑炎

单纯疱疹脑炎又称单纯疱疹病毒脑炎，故可简称为HSE或HSVE。

1.病因

HSE的病因是由单纯疱疹病毒感染所致。单纯疱疹病毒有两种血清型：HSV-1和HSV-2。6个月后的婴儿易发生HSV-1的原发性感染，HSV-2原发性感染多起于性生活后，原发性生殖器疱疹约80%由HSV-2引起，而单纯疱疹病毒脑炎主要由HSV-1引起，它是致命的散发性病毒性脑炎中最为常见的病因。据美国的统计，HSE在该国已知病因的脑炎中占5%～20%，我国也常有报道。本文主要阐述HSV-1脑炎。

2.病理

主要受累部位为颞叶内侧，额叶眶面和边缘系统如海马、杏仁核、嗅皮质、脑岛及扣带回等，疾病早期可仅损害一侧，即使双侧均受累，受损程度并不对称。肉眼观可见脑组织坏死、软化、出血及肿胀，故曾命名为急性坏死性脑炎；镜检可见坏死区内单核细胞、多形核细胞及巨噬细胞浸润，神经胶质细胞增生，神经元与神经胶质细胞核内有Cowdry A型嗜酸性包涵体，内含病毒颗粒及抗原。

3.诊断

(1)临床表现：临床表现不尽一致，有的患者可有上呼吸道感染等前驱症状，有些患者可突然发生局限性或弥散性脑功能受损的征象。单纯疱疹性皮肤损害仅见于少数病例，但也可为其他疾病的并发症，有唇疱疹病史者也无助于HSE的诊断，因为与一般人群的发生率相似。早期症状常为头痛与发热，体温可高达40～41℃，体温正常者约占10%。失语、局部性或全身性癫痫发作、偏瘫、精神异常或意识障碍均属常见症状。因额叶、颞叶及边缘系统受损，精神异常可重于神经症状，精神意识障碍可呈定向不良、妄想、幻觉、躁动不安、精神错乱、人格改变、嗜睡甚至昏迷。还可出现嗅觉丧失或视野缺损。由于有脑水肿、颅内压增高，可查及视盘水肿，头痛愈加剧烈并伴呕吐。其他体征尚有脑膜刺激征与自主神经功能障碍。病情发展迅速，数小时至数日内到达高峰，随病情恶化可因脑疝或内科并发症(肺炎、电解质紊乱)而导致死亡。少数病例呈亚急性或慢性病程，长达数月之久。未经治疗者的病死率为60%～80%。极少数临床治愈的病例间隔2周至3个月可以复发。

(2)辅助检查：

1)脑脊液检查：10%～20%的患者在疾病早期脑脊液压力与化验正常，但大多数患者有颅内压增高及白细胞增多，为50×10^6～1000×10^6/L，初期以多形核为主，随后转变为淋巴细胞占优势；脑脊液中查到红细胞表明HSV感染引起出血性坏死，见于75%～85%的患者，对诊断有一定的帮助；蛋白定量轻至中度增高，也可能正常；糖定量正常，有时可以降低。

2)免疫学检查：①HSV DNA，应用 PCR 证实脑脊液中的 HSV DNA 是最敏感的早期非创伤性方法，此法能将微量 HSV DNA 迅速扩增达几百万倍，有助于确诊 HSE，近年来已逐渐推广；②特异性 HSV 抗体，酶联免疫吸附分析法(ELISA)敏感性最高，其他方法尚有免疫荧光法、中和试验、补体结合试验、被动血凝试验及免疫吸附血凝试验等。这些方法是用双份血清与双份脑脊液做动态检测，血和脑脊液抗体比值小于 20(或 40)、脑脊液中抗体 4 倍以上增长有诊断价值；缺点是只能做回顾性研究，不能尽早得出结论。

3)脑组织活检：脑活检的诊断价值可达 96%，如果由有经验的医生施行，并发症率仅为 2%。检查项目包括：①组织病理学检查 Cowdry A 型核内包涵体；②电镜证实 HSV 颗粒；③免疫荧光技术发现 HSV 抗原；④病毒培养。活检标本还应进行细菌和真菌培养以排除其他致病因素。

4)影像学检查：①CT 检查，异常改变为病变好发部位的边界不清的低密度区，造影剂部分可增强，还可见到肿块效应与脑水肿；疾病早期 CT 可能正常；②MRI，对脑的含水量改变很敏感，能多维成像，病程早期即可见异常改变，特别是 T_2 加权像的高信号改变，T_1 加权像则显示低信号病灶，以颞叶为常见，其次为额叶，偶见于枕叶，均同时累及白质和灰质，并与侧脑室不相关联；③放射性核素(锝)脑扫描，显示坏死区吸收异常或弥散性吸收异常，阳性率约占半数。

5)脑电图检查：在病程早期脑电图显示异常者占 80%～90%，常在一侧颞区出现周期性发放的尖波、棘波或棘慢复合波；如果为双侧性异常，为预后不良的征兆。

(3)鉴别诊断：本病需与某些颅内占位性病变及其他中枢神经系统感染(如脑脓肿、化脓性脑膜炎、结核性脑膜炎、真菌性脑膜炎、带状疱疹病毒脑炎及麻疹病毒脑炎等)进行鉴别。但根据本病起病急、发展快，继发热、头痛等症状之后，精神异常与意识障碍明显，加上脑脊液、脑电图及影像学等辅助检查，不难做出正确诊断。

4.治疗

(1)病因治疗：最有效的抗病毒药物为阿昔洛韦，为治疗 HSE 的首选药物，剂量为 30mg/(kg·d)，分 3 次静脉滴注(8h 1 次)，每次需滴注 1h，疗程为 10～14d。此药主要经肾脏排泄，肾病患者慎用。不良反应甚少，偶见神经毒性反应，如意识改变、震颤、幻觉及癫痫发作。阿糖腺苷为次选药物，用法为 15mg/(kg·d)，静脉滴注，每日量要在 12h 滴完，10d 为 1 个疗程，主要不良反应有恶心、呕吐，大剂量可引起造血功能障碍，由于难溶于水，输液量大，对颅内压增高的患者颇为不利。对阿昔洛韦无效的病例还可选用膦甲酸钠，尤其对 TK 酶缺陷的单纯疱疹病毒变异株感染有效。

(2)对症治疗：对高热、抽搐、精神异常及颅内压增高的患者，可给予降温、解痉、镇静及脱水降颅压等相应治疗，有学者主张应用地塞米松等激素制剂来减轻脑水肿，克服脱水剂所致的颅内压反跳作用，宜早期、大量、短程使用。

(3)支持疗法：包括心脏功能监护，补充营养，注意水和电解质平衡。

5.预后

(1)预后与开始治疗的时期有关：以应用阿昔洛韦为例，发病 4d 以内施治的病死率仅为

7%,4d 以上接受治疗的病死率增至 25%。

(2)预后与治疗手段有关:据统计,阿糖腺苷治疗使病死率降低至 28%~44%(不同学者在发病后 1 个月与 6 个月的统计资料),显然不如阿昔洛韦的疗效。其他治疗措施是否合适均会影响预后。

(3)预后与年龄有关:30 岁以下的患者预后较好。

(4)预后与病情轻重有关:意识障碍愈重则预后愈差,有些患者存在严重的后遗症。

(二)水痘一带状疱疹脑炎

水痘一带状疱疹病毒(VZV)是水痘一带状疱疹脑炎(VZE)的病原体。VZV 呈全球性分布。水痘的流行有一定的季节性,通常发生于冬、春二季,带状疱疹则全年均可见到。VZV 除引起皮肤损害外,还可引起神经系统不同部位的病变,包括脑神经(三叉神经和面神经)、周围神经、脊髓、脑膜、脑血管及脑实质,后者受损时称为水痘一带状疱疹脑炎。

1.病因

水痘一带状疱疹病毒在形态学上不易与其他疱疹病毒区别,受 VZV 感染在儿童可引起水痘,成人则引起带状疱疹。患过水痘的患者,病毒可潜伏在体内,某一时期再活化可发生带状疱疹,表明水痘病毒与带状疱疹病毒实际上是同一种病原体。

2.病理

水痘一带状疱疹脑炎分为两种类型:

(1)水痘脑炎是病毒直接侵犯脑部,病理检查显示脑膜的炎性改变以及脑血管周围炎细胞浸润(血管周围袖套),如果是小脑炎,常为免疫反应的结果,应属于感染后脑炎;

(2)带状疱疹脑炎则为 VZV 感染后潜伏于脊神经后根神经节细胞或脑神经的半月神经节与膝状神经节内,老年和免疫功能低下促使潜伏的 VZV 再活化(复能),免疫功能低下见于霍奇金病、恶性淋巴瘤、放射治疗、人类免疫缺陷病毒(HIV)感染、应用细胞毒性药物或皮质酮类药物后。被激活的病毒通过受累神经节的周围突起,引起相应节段皮肤的带状疱疹,病毒再沿神经纤维(通常是三叉神经眼支)传入脑部,引起带状疱疹脑炎。

此外,脑部症状也可因病毒直接侵犯所致。带状疱疹脑炎的病理变化为脑血管周围的单核细胞浸润、神经元变性、髓鞘脱失、神经细胞核内 Cowdry A 型包涵体和病毒样颗粒,如果伴脉管炎,呈肉芽肿性巨细胞动脉炎。

3.诊断

(1)临床表现:

1)水痘脑炎:水痘脑炎主要见于儿童。

水痘性小脑炎见于 0.1%~0.75%的水痘患者,以构音障碍、眼球震颤、共济失调、恶心、呕吐和头痛为主要症状,起病突然,多在水痘消退后 1 周出现症状。

水痘脑炎见于 0.05%的水痘患者,于水痘发生后 5~6d 出现发热、头痛、意识障碍和癫痫发作,可查及脑膜刺激征或局限性神经系统受损征象。病死率为 15%~35%,存活者中 10%~15%留下明显后遗症。

2)带状疱疹脑炎:好发于中老年患者。脑炎发生时间与皮疹出现时间不定,多数患者出疹在前,脑部症状随后发生,平均间隔 9d,也可长达 3 周,此时皮肤疱疹已消退,遗留色素斑,脑炎与皮疹同时发生或先于皮肤损害属偶见现象。带状疱疹脑炎又可分为以下3型。

弥散性脑炎：起病较急，有头痛、呕吐、发热、抽搐和意识障碍，还可查及脑神经麻痹、锥体束征、脑膜刺激征及共济失调。病情一般较轻，可完全康复，少数遗留轻偏瘫和意识障碍，病情严重者可能死亡，如不发生并发症，也有可能恢复。

局限性脑炎：主要为脑白质受损，临床表现类似多灶性进行性白质脑病（宾斯旺格病），是免疫抑制患者的罕见并发症，皮疹发生后许久才出现脑病症状。

脑动脉炎：为疱疹后中枢神经系统的严重并发症，由三叉神经眼支的带状疱疹造成同侧颈内动脉及其分支的炎症和闭塞，呈卒中样起病，临床表现为病变对侧偏瘫。出疹到脑部症状的间隔时间不等，可同时发生，也可间隔半年之久，平均为7周。

（2）辅助检查：

1）脑脊液：脑脊液常清亮无色，40%的患者有白细胞增高，以淋巴细胞为主，细胞数 $10\times10^6\sim500\times10^6$/L，蛋白定量呈正常至中度增高，糖定量正常，压力可轻度增高。

2）水痘一带状疱疹的特征性皮疹可为VZE的诊断提供重要依据，如仅有少量疱疹则需要仔细检查才能发现，极少数患者不出现皮肤损害，造成诊断困难。除对皮疹的好发部位、分布及形态等进行辨认外，还可进行刮片或疱疹液检查，镜检观察到多形核巨细胞与核内包涵体，电镜可发现病毒颗粒，应用PCR证实病毒类型等。

3）血清学检查如补体结合试验、放射免疫测定法、免疫荧光技术、免疫过氧化酶法、荧光免疫对膜抗原试验（FAMA）、ELISA及病毒分离等，均有助于本病的诊断。

4）脑脊液采用补体结合试验等查VZV抗体。

5）脑组织活检可用于局限性脑炎的患者，检查Cowdry A型包涵体、VZV抗原或核酸，可进行病毒分离。

（3）鉴别诊断：

1）单纯疱疹病毒脑炎：一般病情较重，脑脊液可查及红细胞甚至黄变，脑脊液HSV DNA经PCR得以证实，但血清补体结合试验在VZV与HSV之间可能出现交叉反应，皮疹刮片PCR可能将带状疱疹误诊为单纯疱疹，需引起注意，因此还必须结合临床表现及其他辅助检查予以区分。

2）其他颅内感染如化脓性脑膜炎：全身感染中毒症状严重，周围血常规及脑脊液白细胞增高，以中性粒细胞为主，脑脊液涂片及细菌培养可获阳性结果。

4.*治疗与预防*

（1）病因治疗：用于治疗VZE的抗病毒药物及疗法同HSE。

（2）激素的应用：鉴于VZV感染伴发脑动脉炎可能为变态反应所致；对于此型患者，除了应用抗病毒制剂外，还可与地塞米松等激素（皮质酮类）联用。也有学者主张应用激素治疗疱疹后神经痛。

（3）防止病毒扩散：三叉神经眼支的带状疱疹、免疫功能受抑制的水痘或带状疱疹患者易发生感染向全身或神经系统扩散。阿昔洛韦能防止感染扩散和促使皮疹消退，静脉应用按5～10mg/kg给药，8h 1次，5～7d为1个疗程；或阿昔洛韦口服，800mg，每日5次（夜间除外），7～10d为1个疗程。国外近来应用新药伐昔洛韦治疗无并发症的带状疱疹，500mg，每日3

次，7d 为 1 个疗程，此药在急性 VZV 感染期应用还可缩短疱疹后神经痛的时期。

(4)疱疹后神经痛的治疗：可应用镇痛剂、卡马西平、甲钴胺，或短期服用激素如泼尼松(起始量 60mg/d，逐渐减量，7～10d 为 1 个疗程)。

(5)预防 VZV 感染。

1)疫苗接种：如接种减毒的水痘活疫苗，不仅适用于儿童，对成人也有预防作用。目前，主要使用含 VZVOKA 株的减毒水痘活疫苗，而另一种 VZV 疫苗则可以刺激老年人衰退的细胞介导的免疫反应，预防带状疱疹。

2)免疫球蛋白：用于预防水痘易感者，选择抗 VZV 滴度高的正常人血浆制备水痘一带状疱疹免疫球蛋白。

三、巨细胞病毒脑炎

巨细胞病毒(CMV)也是一种疱疹病毒，同样呈全球性分布。此种病毒在子宫内对胎儿的破坏作用引起死胎或早产，或先天性(宫内)感染引起新生儿多系统(包括神经系统)的病变或畸形，其脑部的病变有脑积水、脑内积水(内水脑)、小头畸形、小脑回畸形、脑内钙化(以脑室周围为主)和脑穿通畸形等，极少数婴儿可能发生巨细胞病毒脑炎(CMVE)；成人 CMV 感染所致神经系统的疾患几乎仅见于免疫功能受抑制的情况，属于机会性感染，神经系统的病变包括脑炎、脊髓炎、神经根炎及周围神经病等。

(一)病理

脑炎的病理改变主要有两种，即小胶质结节脑炎与脑室脑炎。CMV 感染的病变部位可见特征性的巨细胞，故命名为巨细胞病毒，此种细胞内含有大的核内或胞质内嗜酸性包涵体。以下仅阐述成人的巨细胞病毒脑炎。

(二)诊断

1.临床表现

CMVE 为器官移植接受者与获得性免疫缺陷综合征(AIDS)患者常见的并发症，AIDS 的病原已查明为人类免疫缺陷病毒(HIV)，随着受 HIV 感染者的增加，CMV 的感染也逐渐多见。对表现为亚急性脑病的同性恋男患者，且患 AIDS 已逾 1 年，又有全身性 CMV 感染的病史，应高度怀疑为 CMVE。CMVE 的症状与体征无特异性，呈弥散性脑功能障碍：注意力和认知能力下降，精神与行为异常，并有代谢性脑病的一些症状；有时可伴轻偏瘫等局限性病状，或有癫痫发作，如果尚有视网膜病则具有诊断价值。

2.辅助检查

脑脊液常规及生化、脑电图均可能异常，但无特异性。

3.特殊检查

(1)PCR 技术：证实脑脊液中的 CMV DNA 有助于早期诊断。

(2)MRI：在 T_2 加权像上可显示病变区的高信号，如属脑室周围脑炎可察见脑室附近实质下的异常或脓肿样的小病灶，有一定的特异性。

(3)SPECT：显示脑部病变 201 铊摄入增加。

(4)原位杂交方法：应用地高辛配基标记的 CMV DNA 探针，检查 CMVE 患者 CSF 细胞内的 CMV DNA，如获阳性结果也是有价值的诊断试验。

4.鉴别诊断

CMVE应与其他脑炎进行鉴别。

(三)治疗

曾报道阿糖腺苷治疗成人CMVE能改善症状并使病毒培养转为阴性。但近年来,相继有几种抗CMV的药物问世,也用于治疗CMVE:

1.丙氧鸟苷(更昔洛韦)

5mg/kg,按每12h 1次,静脉注射,14～21d为1个疗程,维持量5mg/kg,肾功能不良者酌情减量,主要不良反应为白细胞及血小板减少。

2.膦甲酸

用于治疗对更昔洛韦产生抗药性或疗效不好的CMVE患者,也有学者主张将此两种药物联合应用,膦甲酸在国外已广泛用于治疗免疫抑制患者有CMV感染时,此药有良好的透过血脑屏障功用,剂量60mg/kg,每8h 1次,14～21d为1个疗程,维持量用90～120mg/kg,每日1次,静脉注射,此药有一定的毒性,不良反应包括肾功能受损,低镁、低钾与低钙血症,以及抽搐、发热和皮疹等;每种不良反应见于5%以上的病例。

3.昔多呋韦在试用中

个别AIDS患者伴CMVE用昔多呋韦治疗获得改善。

四、EB病毒脑炎

EB病毒(EBV)也是一种疱疹病毒,是传染性单核细胞增多症(IM)的病原体,虽命名有“传染性”,实际上仅低度传染,或呈散发性。IM通常为良性疾病,主要特点为发热、淋巴腺病、咽炎及肝脾肿大,神经系统的病变并不多见,且常发生于全身症状的病程之中。神经系统各个部位均可受累,因此可分为脑炎、脑膜炎、脑脊髓炎、贝尔麻痹(面神经炎)、单神经炎和多发性神经炎。

(一)病理

EB病毒脑炎(EBVE)的病理改变为脑水肿与充血,镜检有神经细胞变性及血管周围淋巴细胞浸润。

(二)诊断

1.临床表现

EBVE呈急性或亚急性起病,好发于儿童或青年,脑炎的临床表现也根据脑部受损部位的不同或并发邻近部位的病变而有所差异。如果为弥散性脑部损害,以头痛、意识障碍、癫痫样发作、精神异常与视幻觉为常见症状;如果为局限性脑部损害,可以有小脑脑炎、脑干脑炎或颞叶等相应部位受累的症状;如果脑与其他部位均受损,则出现脑脊髓炎或脑膜脑炎的症状。一般而言,儿童EBVE被认为是自限性疾病,通常不留后遗症或少有后遗症;但也有报道,相当多的患者发生神经系统后遗症,特别是年长者。必须强调的是,EBVE的临床表现多种多样,无特异性,若发生在出现全身性典型症状的同时或以后则较易诊断,若EBVE是IM的最初或唯一表现,患者又是儿童或青少年,需考虑本病。为了明确诊断,应借助特殊检查。

2.实验室检查

(1)血常规:淋巴细胞增多,可查及不典型的淋巴细胞。

(2)脑脊液:细胞数和蛋白定量可能正常,也可能增高,细胞的增多主要为淋巴细胞轻度增加。

3.特殊检查

(1)免疫学检查:

1)血清 EBV VCA 抗体滴定度增高。

2)血清嗜异抗体滴定度增高,但并非见于所有患者,且在病程的第 1 周获阴性结果者仅占 10%～15%。

3)血清 EA 抗体的产生,见于 80%的 IM 患者。

4)血清 EBV NA 抗体在 6～8 周产生并终身持续存在。

5)血清 EBV DNA 可应用 PCR 技术测定。

6)脑脊液可测得 EBV VCA 抗体与嗜异抗体,此外,应用 PCR 测定 EBV DNA 是目前很受推崇的早期诊断神经系统 EBV 感染的方法。

(2)病毒分离:能从急性期患者的咽部分离病毒。此外,有学者从 EBVE 患者的脑脊液中分离出病毒。

(3)影像学检查:

1)MRI 可发现灰质与白质 T_2 加权短期性延长(高信号)、脑室周围白质软化和脑萎缩。

2)SPECT 有时可显示病变部位血流灌注减少。

(4)脑电图描记:EBVE 患者的脑电图虽无特征性改变,但可见到弥散性或局限性慢波或棘波,表明脑实质受到损害。

4.鉴别诊断

EBVE 的临床表现无特异性,需与其他性质的脑炎进行鉴别,但根据全身性典型症状、血液与脑脊液免疫学的检测结果,诊断并不困难。

(三)治疗

EBVE 同全身性 IM 一样,大多数病例不需要特殊治疗即可完全康复。据报道,一例接受骨髓移植者患 EBVE,应用更昔洛韦得以治愈;阿昔洛韦在体外可抑制 EBV 复制;临床上还可应用肾上腺皮质激素和对症治疗,后者包括止痉剂、退热剂和脱水剂;应用肾上腺皮质激素的原因可能与本病属变态反应性疾病有关。

五、肠道病毒脑炎

肠道病毒属于微小 RNA(核糖核酸)病毒,无囊膜,在细胞质内繁殖,包括脊髓灰质炎病毒、柯萨奇病毒、埃可(ECHO)病毒以及近年来发现的肠道病毒 68～71 型。前 3 种肠道病毒又分成许多亚型。脊髓灰质炎病毒分为 3 型;柯萨奇病毒分 A、B 两组,分别有 23 型与 6 型:埃可病毒分成 32 型。人类是肠道病毒的自然宿主,约有 70 种血清型可使人类受到感染。主要的传播方式是直接或间接的粪—口传播,虽然肠道病毒经粪便排出,所引起的临床症状不限于胃肠等消化系统,病毒株及其亲嗜性不同,造成其靶器官的差异,上述 4 种肠道病毒均可引起中枢神经系统疾病。由于脊髓灰质炎疫苗的广泛应用,脊髓灰质炎病毒的致病率显著下降,其他肠道病毒(统称非脊髓灰质炎肠道病毒)的感染仍需重视。现已证实:埃可病毒 3、4、6、9、11、18、30,柯萨奇病毒 A9、B1～B5 以及肠道病毒 70 与 71 型为脑部病变的病原体。肠道病毒感染引起的颅内病变以脑膜炎更为常见，但这些病毒也能引起脑炎或脑膜脑炎。

（一）病理

肠道病毒脑炎的病理变化为神经细胞变性及脑血管周围单核细胞浸润。本文仅阐述非脊髓灰质炎性肠道病毒引起的脑炎或脑膜脑炎。

（二）诊断

1.临床表现

肠道病毒脑炎与其他部位的肠道病毒感染一样，好发于夏季及早秋，但全年均可见到散发病例。儿童易于罹患，流行时成人也可发病。相当多的患者感染肠道病毒后无明显症状，出现脑炎症状者也因感染病毒株的不同而症状不同，常见的症状有发热、头痛、恶心、呕吐、抽搐及不同程度的意识障碍，有些患者可查及轻偏瘫或小脑共济失调等局限性脑炎的征象。柯萨奇B组病毒可引起新生儿脑炎；埃可病毒与肠道病毒71型可引起儿童小脑共济失调；肠道病毒71型感染时，在脑炎症状出现之前常有急性出血性结膜炎。这些情况可能有利于判断脑炎的感染源。肠道病毒脑炎通常预后较好，但也曾报道病死率为2.5%。

2.实验室检查

(1)血常规：白细胞正常或多形核细胞增多。

(2)脑脊液：白细胞数正常或增加，初期以中性粒细胞为主，随后以单核细胞占优势；蛋白定量正常或增高，尤其在病程后期；糖与氯化物含量正常。

3.特殊检查

(1)病毒分离：在脑脊液中分离出肠道病毒是诊断肠道病毒脑炎的重要依据（阳性率为10%～85%）。

(2)应用PCR技术可以快速和灵敏地诊断肠道病毒感染，脑脊液病毒分离呈阴性结果的患者中，有40%经PCR可以查获肠道病毒RNA，表明PCR较培养敏感，且很少出现假阴性结果。但血清型的特异性诊断仍需依赖细胞培养分离病毒。此外，埃可22型与23型不能借助PCR检出，因其RNA在扩增部位与其他肠道病毒差别太大。

(3)免疫荧光方法与ELISA检测肠道病毒的IgM抗体。

(4)脑脊液中和试验在康复期较急性期中和抗体呈4倍以上增长也有诊断价值。

(5)核酸杂交法：由于不同血清型的肠道病毒基因组间存在同源性，特别是5’端非编码区部分区域高度保守，故可供核酸杂交，使近年来对肠道病毒鉴定有了新的技术。①cDNA探针：以病毒RNA某一片段为模板，由反转录酶催化产生，大多克隆在质粒载体中，再把带有显色基因（生物素或地高辛）或放射性核素的核苷酸掺入新合成的cDNA链中去，加以标记，若标本先经12～24h组织培养可提高阳性率。②RNA探针：由于RNA是单链分子，故它与靶序列的杂交反应效率极高，一般用特异的转录载体克隆肠道病毒RNA探针，混合几种RNA探针可使检测病毒型更广，RNA探针在特异性和敏感性方面都优于cDNA探针。③寡核苷酸探针：比较上述两种探针，有两方面的优点—因其链短，与等量靶位点完全杂交时间短，且可识别靶序列内一个碱基的变化，可检测点突变，又可大量合成、价廉；此探针因选择5’端非编码区共同序列，故可牢固而特异地同大多数临床常见肠道病毒结合。为了克服标本中肠道病毒滴度太低的问题，近年来，采用PCR法将单一基因或短DNA序列放大，再与探针杂交，此法已应用于临床。在肠道病毒中枢神经系统感染流行时，从脑脊液中检测肠道病毒 RNA，阳性率高，并可在 24h 内获得结果，比病毒培养(需 6～8d)快得多。临床标本用 PCR 扩增后，再与非放射性核素标记肠道病毒探针杂交，数小时即有结果，更有助于临床确诊。

4.鉴别诊断

肠道病毒脑炎也需要与其他性质的脑炎相鉴别，虽然本病的脑炎症状无特异性，但结合好发季节、患者年龄、免疫学检查及病毒分离结果可以确定诊断，如果适逢肠道病毒疾患流行时发病，能提供有益于诊断的线索。

(三)治疗

目前，尚无有效的抗肠道病毒的制剂，对肠道病毒脑炎主要是对症治疗与支持疗法，包括退热、镇静、止痛、抗抽搐、脱水及补充营养等，一般不主张应用激素。急性期应卧床休息，呕吐、腹泻者要注意水、电解质平衡；对惊厥及严重肌痛者，应适当给予镇静剂和止痛药。

六、麻疹脑炎

麻疹脑炎又称麻疹病毒脑炎(ME 或 MVE)，是由副黏病毒族的麻疹病毒(MV)引起的疾病。MV 可导致中枢神经系统 3 种不同形式的感染：①急性感染后脑炎，为自身免疫反应性疾病；②急性进行性传染性脑炎，又名麻疹包涵体脑炎，是通称的麻疹脑炎，如果脊髓也受累，称为麻疹脑脊髓炎；③迟发性进行性脑炎，即亚急性硬化性全脑炎，归于慢病毒感染的范畴(将在另文描述，本文仅介绍第 2 种形式的感染)。

(一)病理

麻疹脑炎的主要病理变化为神经元与胶质细胞内出现大量核内嗜酸性包涵体，偶见血管周围单核细胞浸润，有时可查及多核巨细胞、包涵体及巨细胞内含 MV 抗原。

(二)诊断

1.临床表现

麻疹脑炎好发于 6 个月至学龄前儿童(同麻疹的好发年龄)，其他年龄组均可能发生，多在麻疹出疹后 4～7d 出现脑病症状，也可能发生于皮疹出现之前或出疹后数周。脑炎症状可为弥散性或局限性。高热、头痛、呕吐、抽搐以及不同程度的意识障碍为弥散性脑部病变的常见症状；局限性症状与病变部位有密切关系，一侧大脑半球受损有偏瘫、失语、偏盲等；小脑病变有共济失调、眼球震颤及肌张力减低；脊髓也受到波及，则同时有脑与脊髓的症状，依此类推。麻疹脑炎的病死率约为 10%。

2.实验室检查

(1)血常规：前驱期白细胞总数减少。

(2)脑脊液一般化验：细胞数、蛋白定量正常或轻度增高。

(3)脑电图：脑电图可出现弥散性高波幅慢波，但无特异性。

3.辅助检查

(1)PCR：应用 PCR 检测脑脊液 MV RNA 是目前快速而灵敏的技术，对麻疹脑炎有很大的诊断价值。

(2)血凝抑制试验、中和试验或补体结合试验测定急性期与康复期血清与脑脊液中抗体滴度，如有 4 倍或 4 倍以上增长可确定诊断。

(3)酶免疫测定法(EIA)与免疫荧光试验也可用来诊断麻疹脑炎。

4.鉴别诊断

麻疹脑炎也需要与其他性质的脑炎进行鉴别,但麻疹脑炎通常发生于皮疹之后,此种特征性皮疹与黏膜斑(红色斑丘疹与 Koplik 黏膜斑)、呼吸系统症状及脑部病变等病情经过,加上流行病学特点,不难从临床表现做出初步诊断,如再结合实验室检查结果,诊断当可确定。

(三)治疗

本病主要为对症治疗与支持疗法(参看其他脑炎的相应治疗),尚需注意防治并发症(包括呼吸系统与泌尿系统的细菌性感染)。近来有文献报道,非特异性转移因子的免疫治疗麻疹脑炎取得较好效果。

(四)预防

注射麻疹疫苗。

七、腮腺炎脑炎

腮腺炎是由一种 RNA 副黏液病毒—腮腺炎病毒引起的呼吸道传染病,又称流行性腮腺炎。这种病毒只有一种血清型,人类是其唯一的自然宿主。病毒主要侵犯唾液腺,尤其是腮腺,有炎性改变而出现腮腺肿大,其他腺体也可受累而发生睾丸炎、胰腺炎、乳腺炎及甲状腺炎等;腮腺炎病毒还可引起神经系统病变,是病毒性脑膜炎最常见的病因之一,患腮腺炎脑膜炎的儿童中有少数伴脑实质的损害,即脑膜脑炎,成年人患纯腮腺炎脑炎者极为罕见。

(一)病理

由于腮腺炎脑炎实际上是脑膜脑炎,其病理变化除脑组织水肿和软化、白质髓鞘脱失、神经细胞变性及胶质细胞增生外,还有脑膜与脑静脉周围淋巴细胞和吞噬小胶质细胞浸润。

(二)诊断

1.临床表现

腮腺炎的好发季节为冬末春初,两种性别易患性相等,但神经系统并发症男性为女性的 3 倍,又以儿童居多,流行时期在社团生活的青年也可发病。前驱症状为厌食、低热、头痛、耳痛等,其后出现腮腺肿大和疼痛,中枢神经系统症状常在腮腺炎出现后 5d 内发生。据报道,约 2/3 的腮腺炎患者存在脑脊液白细胞增多,但其中半数具有中枢神经系统症状;反之,有中枢神经系统症状的患者只有半数患腮腺炎,表明腮腺炎病毒可仅引起脑膜脑炎而无前驱的腮腺炎症状。脑部症状如发生于腮腺炎后 1 个月,则不像由病毒直接感染所致,而是由免疫介导的脱髓鞘性感染后脑脊髓炎或脑炎,不属于本文讨论范畴。

发热、抽搐发作、精神异常和意识障碍等弥散性脑病症状,偏瘫、运动和平衡障碍等局限性脑病症状,头痛、呕吐、颈项强直等脑膜受刺激的症状构成腮腺炎脑膜脑炎的表现形式。症状通常较轻,呈良性病程;部分患者可遗留导水管狭窄和脑积水、共济失调、行为异常、智能减退及听力丧失等后遗症。

2.实验室检查

(1)血常规:白细胞总数轻度减低,但淋巴细胞百分率增高,早期多形核白细胞占优势。

(2)脑脊液检查:压力可升高,白细胞轻至中度增加,以淋巴细胞为主,蛋白定量轻度增高,糖及氯化物正常,5%～10%的患者糖定量可减低。

3.特殊检查

这些检查有助于病因的确定。

(1)病毒分离:血和脑脊液可分离出腮腺炎病毒,从感染第2周起可从唾液中分离出病毒。

(2)电镜观察:脑脊液细胞内可以察见含病毒核壳体样物质的包涵体。

(3)免疫学检查:感染早期,血清中IgM腮腺病毒抗体即可出现,6个月后消失;感染后第1周,IgG抗体出现,3～4周达高峰。直接IgG抗体捕获ELISA可在脑脊液中测出高滴度的抗腮腺炎病毒抗体。其他免疫学方法,如补体结合试验、血凝抑制试验、中和试验、凝胶溶血试验、免疫荧光技术均可用来诊断腮腺炎脑炎。

(4)PCR:PCR是当前检测脑脊液腮腺炎病毒RNA的快速而敏感的技术。

(5)脑电图:脑电图可见轻至中度的弥散性异常,严重者可有重度弥散性棘波和慢波,但缺少特异性。

4.鉴别诊断

本病发生于腮腺炎症状出现以后时诊断并不困难,否则应与其他性质的脑炎或脑膜炎相鉴别。例如,当脑脊液糖定量降低时,应与结核性、化脓性或真菌性脑膜炎鉴别。对病因未查明的病毒性脑炎,应考虑到腮腺炎脑炎,做进一步检查。

(三)治疗

无特殊抗腮腺炎病毒的药物,因此,可给予对症治疗与支持疗法,中药板蓝根和青黛有一定的疗效,还可酌情应用肾上腺皮质激素。多数患者预后较好,但少数患者,尤其是儿童可能继发阻塞性脑积水。

(四)预防

预防腮腺炎及其并发症可应用灭活腮腺炎疫苗,但有发热或恶性病变的患者以及孕妇应禁用。

八、急性小脑共济失调症

急性小脑共济失调症又称Leyden-Westphal共济失调,临床症状以躯干、四肢共济失调,眼球震颤和言语障碍为特点。本症任何年龄均可发病,但主要发生于儿童,好发年龄为1～4岁,男女发病率相等。

(一)病因和发病机制

病因目前尚不清楚,多数学者认为与急性感染有关,其根据为:①大多数病例在病前1～4周曾患病毒、细菌和支原体感染性疾病;②不少文献报道,从患者的脑脊液、咽部分泌物及粪便中分离出埃可病毒、柯萨奇A病毒、流感病毒、疱疹病毒、水痘病毒、腮腺炎病毒和腺病毒等;有些患者的血清和脑脊液还查出抗体效价增高。发病机制多认为是机体对病毒感染引起的自身免疫反应,主要影响小脑;也有学者认为是病毒直接侵入小脑组织引起的急性病毒性小脑炎。

(二)诊断

1.临床表现

(1)症状:①多数患者在发生共济失调的1～4周前有前驱感染症状,如发热、皮疹、上呼吸道症状等,通常在前驱症状消失后,或在完全健康的情况下,急起出现共济失调,病情进展迅速,在数小时至3～4d达高峰。②少数病例有发热、头痛、呕吐、眩晕、畏光、躁动不安或嗜睡。

(2)体征:

1)步态障碍:这是本病首发和突出的症状,表现为小脑共济失调步态,一般来说,躯干共济失调比下肢严重,下肢则比上肢明显,两侧呈对称性损害,症状轻重不一,轻者表现为步态不稳、步履蹒跚、躯干摇晃,易于跌倒;重者站立不稳、不能行走,扶行都困难,甚至静坐时不能维持躯干和头部的正常姿态,而使患者卧床不起。

2)粗大震颤:患者头部、躯干及四肢出现振幅粗大、不规则的震颤,可为静止性、意向性,也可为混合性;肢体意向性震颤表现为指鼻试验和跟膝胫试验笨拙、不准确。

3)眼球异常运动:这是眼球在静止或自主运动时出现的异常运动,有3种形式:①眼球震颤;②眼辨距不良,患者注视某物时,由于眼球运动过度,因此,出现眼球来回摆动,其振幅逐渐减少,当达到精确注视时摆动才停止;③斜视眼阵挛,这是眼球的一种快速而不规则的双眼协同运动,可呈水平、垂直和旋转性,但无快相和慢相之分。

4)言语障碍:约半数患者有某种类型的言语障碍,3岁以下小儿呈寡言不语,3岁以上表现为口吃样断续言语或发音不清,构音困难,重者完全不能说话。

2.辅助检查

(1)脑脊液检查:多数病例脑脊液无异常改变,少数可见淋巴细胞轻度增加;有的病例在病程中出现蛋白及γ球蛋白增加。

(2)影像学检查:颅脑CT多正常,颅脑MRI部分患者急性期显示小脑轻度肿胀,或小脑白质内T_2高信号病灶,恢复期消失;个别患者可出现继发性小脑萎缩。

3.鉴别诊断

(1)颅后窝肿瘤:具有以下5个特点可做鉴别。①起病缓慢、病情呈进行性加重;②常有颅内压增高(头痛、呕吐、视盘水肿)及后组脑神经麻痹;③两侧共济失调程度不对称,肿瘤侧明显或仅为一侧性;④脑脊液蛋白含量增高;⑤CT扫描及MRI发现肿瘤。

(2)药物中毒:药源性共济失调的常见原因是癫痫患者服用过量的苯妥英钠。鉴别依据:①患者有服药史;②临床症状虽有共济失调及眼球震颤,但无不随意运动;③血清苯妥英钠浓度增高;④停药后共济失调等症状逐渐消失。

(3)遗传性共济失调:这是一组起病于儿童及中年人的慢性进行性疾病,多有家族遗传史,也可并发神经系统其他损害征,预后差。

(三)治疗

本病目前尚缺乏特殊病因治疗,一般采用如下方式。

(1)患者在急性期卧床,直至共济失调停止发展为止。

(2)加强护理,防止外伤,注意补充营养及维持水、电解质平衡。

(3)应用适量镇静剂,减轻躁动不安和不随意运动。

(4)静脉滴注皮质激素,如地塞米松10～15mg加入10%葡萄糖注射液500mL中,静脉滴注,每日1次,2～3周为1个疗程;并配合应用抗生素和神经营养剂。水痘患儿不能使用激素。

(5)静脉注射大量丙种球蛋白。

(四)预后

本病一般预后较好，多数患者在1周至6个月内完全恢复正常，但有1/3的患者在数年后仍遗留共济失调、震颤、眼辨距不良和智能障碍。

第九节　帕金森病

一、概述

帕金森病(PD)或称震颤麻痹，是一种多发于中老年期的中枢神经系统变性疾病。本病首先由英国医生帕金森于1817年报道。1960年，科学家在实验动物中偶然发现利舍平可引起类似帕金森病的一系列症状，受这一事实的启发，他们对震颤麻痹死亡之病例的脑组织进行了单胺类物质的测定，才了解到这种患者纹状体内多巴胺含量较正常人为低，从此该病的研究大幅加速。目前，已知黑质和纹状体中多巴胺能神经元变性是本病的主要病理变化。震颤、肌强直和运动障碍为其主要特征。

本病在欧美国家60岁以上人群患病率为0.1%，在我国为81/10万，目前我国有帕金森患者120万，患病率随年龄增长而增高。患者寿命明显缩短，起病后10年内约有2/3患者严重残废或死亡，主要死亡原因是支气管肺炎和尿路感染。

二、病理

主要病理改变是在黑质、苍白球、纹状体和蓝斑。黑质和蓝斑脱色是其肉眼变化特点。显微镜下最明显的变化是神经细胞变性和减少，黑色素细胞中的黑色素消失，胞体变性，黑质和纹状体中多巴胺含量显著减少，其减少与黑质变性的程度成正比，同时伴有不同程度神经胶质细胞增生。据报道，纹状体多巴胺含量下降到50%以上时才出现症状。残留的神经细胞胞内有Lewy小体形成，所有这些改变以黑质最明显，且黑质的致密带改变比网状带重。另一病理变化是进行性弥散性脑萎缩，有脑萎缩者占90%以上，并且脑萎缩程度与年龄的大小、疾病的严重程度、类型和病程的长短有明显关系。

免疫细胞化学也揭示黑质多巴胺能神经元减少。帕金森病不仅多巴胺含量减少，而且基底节中多巴胺代谢产物高香草酸(HVA)、多巴胺合成的限速酶(酪氨酸羟化酶)和多巴胺脱羧酶也明显减少。脑内多巴胺能神经元大量丧失，多巴胺含量下降，使多巴胺绝对和相对不足而乙酰胆碱的兴奋作用相对增强，引起震颤麻痹。

三、临床表现

(一)震颤

为静止性、姿势性震颤，多从一侧上肢的远端开始，后渐扩展到同侧下肢及对侧上、下肢。早期随意运动时震颤减轻，情绪激动时加重，睡眠时消失。手部可形成搓丸样动作。

(二)肌强直

因患肢肌张力增高，关节被动运动时，可感到均匀的阻力，称为“铅管样强直”；若合并有震颤则似齿轮样转动，称为“齿轮样强直”。躯干、颈面部肌肉均可受累，患者出现特殊姿势，头部前倾，躯干俯屈，上肢之肘关节屈曲、腕关节伸直、前臂内收，下肢之髋及膝关节均略为弯曲。手足姿势特殊，指间关节伸直，手指内收，拇指对掌。

（三）运动障碍

是平衡反射、姿势反射和翻正反射等障碍以及肌强直导致的一系列运动障碍。运动缓慢和减少，不能完成精细动作，出现"写字过小征"。步态障碍甚为突出，首先下肢拖曳，然后步伐变慢变小，起步困难，一旦迈步则向前冲，且越走越快，出现慌张步态。

（四）其他

自主神经系统症状可表现为大量出汗和皮脂腺分泌增加，且出汗仅限于震颤一侧。食管、胃以及小肠的运动障碍导致吞咽困难和食管反流，患者可有顽固性便秘。精神异常可表现为忧郁、多疑、智能低下及痴呆等。有时患者也有语言障碍。少数患者可有动眼危象。

四、诊断

（一）诊断要点

原发性帕金森病的诊断主要根据以下几点：①至少具备 4 个典型症状和体征（静止性震颤、少动、强直和位置性反射障碍）中的 2 个；②是否存在不支持诊断原发性帕金森病的不典型症状和体征，例如锥体束征、失用性步态障碍、小脑症状、意向性震颤、凝视麻痹、严重的自主物神经功能障碍、明显的痴呆伴有轻度锥体外系症状等；③脑脊液中多巴胺的代谢产物高香草酸减少。

（二）诊断分级

目前分级的方法有多种，如 Hoehn 和 Yahr 修订分级、Schwab 和 England 日常活动修订分级、联合帕金森病评分分级和 Webster 评分。临床常用以评价病情程度和治疗效果较客观全面的是 Webster 评分法，其详细内容如下。

1.手部动作和书写

0 分：无异常。1 分：患者自述在拧毛巾、系衣扣、写字时感到困难，检查时手内转外转动作缓慢。2 分：明显或中等程度手的轮替动作缓慢，一侧或双侧肢体有中等程度的功能障碍，书写明显困难。3 分：严重的轮替动作困难，不能书写，不能系衣扣，应用食具明显困难。

2.僵硬

0 分：未出现。1 分：可出现颈肩部僵硬，反复运动后僵硬增加，一侧或双侧上肢有轻度休止状态下的僵硬。2 分：颈肩关节中等度僵硬，患者在不服用药物情况下有休止性全身性僵硬。3 分：颈肩严重僵硬，全身的休止性僵硬用药后也不能缓解。

3.震颤

0 分：未出现。1 分：休止状态下手、头部震颤，振幅＜2.5cm。2 分：振幅＜10cm，但患者能采取某种姿势控制震颤。3 分：振幅＞10cm，持续不能控制（小脑性意向性震颤除外），不能自己进食。

4.面部

0 分：正常，无惊恐、嘴紧闭、忧郁、焦虑等表情。1 分：面部表情障碍，嘴紧闭、忧虑、焦虑。2 分：中等程度的面肌运动障碍，情绪变化引起面部表情变化迟钝，中等程度的焦虑、忧郁，有时出现张口流涎的表情。3 分：面具脸，张口程度仅能张开 0.6cm。

5.姿势

0分:正常,头部前倾,离开中线不超过10cm。1分:驼背,头部前倾,离开中线超过12.5cm。2分:开始上肢屈曲,头前屈明显,超过15cm,一侧或双侧上肢曲线形,但腕关节的水平位置低于肘关节的水平位置。3分:猿猴样步态,手呈屈曲样,指间关节伸直,掌指关节屈曲,膝关节屈曲。

6.上肢摆动

0分:双上肢摆动正常。1分:一侧上肢摆动不如对侧(行走时)。2分:一侧上肢在行走时无摆动,另一侧摆动变弱。3分:行走时双上肢无摆动。

7.步态

0分:步幅45～75cm,转身不费力。1分:步幅30～45cm,转身缓慢,时间延长,走路有时脚跟碰脚跟。2分:步幅15～30cm,两脚跟拖地。3分:拖曳步态,步幅<7.5cm,有时走路常停步,转弯时非常慢。

8.皮脂腺分泌

0分:正常。1分:面部出汗多,无黏性分泌物。2分:面部油光样,为黏性分泌物。3分:头面部皮脂腺分泌明显增多,整个头面部为黏性分泌物。

9.语言

0分:声音清楚、响亮,别人可以理解。1分:声音开始嘶哑,音量、音调、语调变小,但能理解。2分:中等度嘶哑,声音弱,音量小,语调单调,音调变化迟缓,别人理解困难。3分:明显声音嘶哑,无力。

10.生活自理能力

0分:正常。1分:能自己单独生活,甚至从事原来的工作,但缓慢。2分:生活自理能力减退(尚能缓慢地完成大多数日常工作),在软床上翻身困难,从矮椅上站起困难等。3分:生活不能自理。

以上各项分为正常(0分)、轻度障碍(1分)、中度障碍(2分)及严重障碍(3分)。临床病情轻重程度按总分值可分为:轻度(1～10分)、中度(11～20分)、重度(21～30分)。治疗效果按下列公式计算:疗效=(治疗前分数－治疗后分数)/治疗前分数,计算结果100%为痊愈,50%～99%为明显进步,20%～49%为进步,0～19%为改善,0为无效。

五、治疗

帕金森病治疗的原则是使脑内多巴胺－乙酰胆碱系统重获平衡,或是补充脑内多巴胺的不足,抑或是抑制乙酰胆碱的作用而相对提升多巴胺的效应,或二者兼用,以达到缓解症状的目的。临床医生根据这一原则采用药物治疗和手术治疗。

(一)药物治疗

1.多巴胺替代疗法

此类药主要是补充多巴胺的不足,使乙酰胆碱－多巴胺系统重新获得平衡,而改善症状。多巴胺本身不能通过血脑屏障,故选用其能够通过血脑屏障的前体——左旋多巴,或者应用多巴胺脱羧酶抑制剂。

(1)左旋多巴:可透过血脑屏障,经多巴胺脱羧酶脱羧转化为多巴胺而发挥作用。开始应用时,125mg/次,每日 3 次,在一周内渐增至 250mg/次,每日 4 次,以后每日递增 125mg,直至治疗量达 3～6g/d。不良反应有食欲差、恶心、呕吐、低血压及心律不齐。服药期间禁止与单胺氧化酶抑制剂和麻黄碱同时应用,与维生素 B_6 或氯丙嗪合用将降低疗效。

(2)卡比多巴(又称 α-甲基多巴胺):外周多巴胺脱羧酶抑制剂本身不透过血脑屏障,从而使低剂量的左旋多巴即可产生有效的多巴胺脑内浓度,并降低外周多巴胺的不良反应。主要与左旋多巴合用[信尼麦(Sinemet),卡比多巴:左旋多巴=1:4 或者 1:10]治疗帕金森病。有 10/100、25/250 和 25/100 三种片剂,分别含左旋多巴 100mg、250mg 和 100mg,以及卡比多巴 10mg、25mg 和 25mg。开始时用信尼麦 10/100 半片,每日 3 次,以后每隔数日增加一片,直至最适剂量为止。苄丝肼也是多巴胺脱羧酶抑制剂,与左旋多巴合用[美多巴(Madopar),苄丝肼:左旋多巴=1:4]治疗帕金森病,美多巴的用法与信尼麦类似。强直、呕吐、恶心、厌食、失眠、肌痉挛、异常动作为其不良反应。妊娠期间避免使用卡比多巴和左旋多巴。

长期服用左旋多巴可产生开关现象等不良反应,"开"是指多动,"关"是指本病三主征中的不动,出现开关现象的患者可于原来不动状态中突然变为多动,或于多动中突然变为不动。产生该现象的原因尚不清楚,但多巴胺受体状况的改变是值得注意的。因为多巴胺受体一方面神经超敏,另一方面又失敏。超敏很可能是突触后多巴胺受体(D_2)亚型增多,失敏可能是突触前多巴胺受体(D_3)亚型丧失,失去反馈调控功能,不能调节多巴胺的适度释放。目前对这类患者的有效药物是多巴胺受体激动剂麦角碱类衍生物。其中溴隐亭较常用,其作用机制不同于左旋多巴。溴隐亭作用时程较长,减少开关现象出现机会;它能有效地直接兴奋突触后多巴胺受体,而不涉及突触前多巴胺受体功能;溴隐亭是伴有部分阻滞作用的混合型激动剂,有多巴胺受体激动剂与阻滞剂的双重特性,这种混合型作用可能有助于阻滞多巴胺受体出现低敏反应。

2.抗胆碱能药物

此类药物抑制乙酰胆碱的作用,相应提升多巴胺的效应。常用的有:苯海索 2mg,每日 3 次,可酌情适量增加;丙环定 5～10mg,每日 3 次;东莨菪碱 0.2mg,每日 3～4 次;甲磺酸苯扎托品 2～4mg,每日 1～3 次。本药物通过阻滞纹状体突触对多巴胺的重摄取而起作用,治疗强直的疗效比震颤好,运动不能的疗效最差。此类药有头昏、眩晕、视物模糊、瞳孔散大、口干、恶心和精神症状等不良反应。老年人偶有尿潴留。青光眼和重症肌无力患者忌用。

3.溴隐亭

激动纹状体的多巴胺受体,其疗效比左旋多巴差,但可用于对左旋多巴失效者。现多与左旋多巴或复方多巴合用,作为它们的加强剂。与左旋多巴合用时可产生幻觉。开始时每日 0.625mg,缓慢增加,但每日量不超过 30mg。不良反应有恶心、头痛、眩晕、疲倦。肝功能障碍时慎用,禁用于麦角碱过敏者。

各种药物治疗虽然能使患者的症状在一定时间内获得一定程度好转,但皆不能阻止本病的自然进展。长期服用药物均存在疗效减退或出现严重不良反应的问题。另外约 15%患者药物治疗无效。

(二)外科治疗

对于药物治疗无效的患者,常采用外科治疗。学者们曾进行脊髓外侧束切断术、大脑脚切断术、大脑皮质区域切除术、脉络膜前动脉结扎术、开颅破坏豆状袢和豆状束等手术,终因手术风险大、疗效差而废弃。立体定向手术治疗帕金森病始于20世纪40年代,丘脑腹外侧核毁损术和苍白球毁损术曾是治疗帕金森病的热门手段,但疗效不能够长期维持,且双侧损毁术并发永久性构音障碍和认知功能障碍的概率较高,逐渐被脑深部电刺激术取代。脑深部电刺激术是20世纪70年代发展起来的,它最早用于疼痛的治疗,具有可逆性、可调节性、非破坏性、不良反应小和并发症少等优点,可以通过参数调整达到对症状的最佳控制,长期有效,不存在复发问题,并保留新的治疗方法的机会,现已成为帕金森病外科治疗的首选方法。该技术于1998年在国内开展并逐渐推广,取得了良好的临床效果。

1.丘脑毁损术

(1)手术原理:毁损丘脑腹外侧核可阻断与帕金森病发病相关的两个神经通路。一个是苍白球导出系,即从苍白球内侧部,经豆状袢、豆状束、丘脑腹外侧核前下部到达大脑皮质(6区)。阻断此通路,对解除肌强直有效。另一个来自对侧小脑,经结合臂核丘脑腹外侧核后部,到达大脑皮质(4区)。阻断此通路,对解除震颤有效。根据帕金森病的发病机制,肌强直系因γ运动系统受抑制所致,震颤系因α运动系统亢进所致,阻断此两通路可恢复α和γ运动系统的平衡,达到治疗效果。这两个系统均经丘脑下方Forel区,然后向上和稍向外,进入丘脑腹外侧核的下部。此区为毁损灶所在。

(2)手术适应证和禁忌证:

1)手术适应证:①诊断明确的帕金森病,以震颤为主,严重影响生活和工作能力;②躯体一侧或双侧具有临床症状;③一侧曾行Vim损毁手术的,另一侧可行电刺激手术;④年龄在75岁以下,无重要器官严重功能障碍;⑤无手术禁忌证。

2)手术禁忌证:①严重精神智能障碍、自主神经功能障碍及有假性延髓性麻痹者;②严重动脉硬化、心肾疾病,严重高血压、糖尿病、血液系统疾病及全身情况很差者;③主要表现为僵直、中线症状以及单纯的运动减少或运动不能者;④症状轻微,生活及工作无明显影响者。

(3)术前准备和评价:手术前应注意进行全面的体格检查。在手术过程中需要患者的完全配合,因此,对于言语表达能力困难的患者,术前应进行必要的训练,以便在手术过程医生和患者之间能顺利交流。由于手术在局部麻醉下进行,可不给予术前用药,以保证整个手术过程中观察患者症状。一般在术前1d停药,对用药剂量大、对药物有依赖性的患者,可逐渐停药或不完全停药,只要在术中观察到症状即可;如果即使在"开"状态下患者症状仍然非常明显,则没有必要停药。术中应进行监护,保持生命体征平稳。术前应进行PD的震颤评分。

(4)手术步骤:

1)靶点选择:丘脑腹外侧核包括腹嘴前核(Voa)、腹嘴后核(Vop)和腹内侧中间核(Vim),一般认为毁损Voa及Vop对僵直有效,毁损Vop及Vim对震颤有效,靠近内侧对上肢效果好,靠近外侧对下肢效果好。靶点选择一般在AC-PC平面,后连合前5～8mm,中线旁开11～15mm。

2)靶点定位:①安装立体定向头架,患者取坐位将立体定向头架固定于颅骨上,安装时要使头架不要左右倾斜,用耳锥进行平衡;前后方向与 AC－PC 线平行;②MRI 扫描,安装好定位框后,将患者头部放入 MRI 扫描圈内,调整适配器,使扫描线与头架保持平行;进行轴位 T_1 和 T_2 加权像扫描,扫描平面平行于 AC－PC 平面,扫描层厚为 2mm,无间隔,将数据输入磁带或直接传输到计算机工作站;③靶点坐标计算,各种立体定向仪的靶点计算方法不尽相同,可以用 MRI 或 CT 片直接计算,但较烦琐,可采用先进的手术计划系统,这套系统具有准确、直观和快速的特点;④微电极记录和电刺激,微电极技术可以直接记录单个细胞的电活动,可以根据神经元的放电类型,提供良好的丘脑核团生理学分析基础。

一般认为,丘脑内治疗震颤有效的部位是:①聚集着自发放电频率与震颤频率一致的神经元(震颤细胞);②电极通过时,机械的损伤或小的电流刺激能够抑制震颤。试验性的靶点位置位于生理学资料确定的 Vim 核。由于 Vim 核被认为是运动觉的中继核,Vim 核高频刺激引起对侧肢体的感觉异常。刺激 Vim 核还可引起对侧肢体的运动幻觉,如果电极针位置太低,也可引起其他特殊感觉,如眩晕、昏厥或恐惧等。判断电极针是否位于正确的另一参数是震颤的反应,在 Vim 核内低频刺激(2Hz)方可引起震颤加重,而高频刺激则可使震颤减轻,如果高频刺激在 1～4V 电压范围内使震颤减轻,则表明电极针位置良好。在 Vim 核内存在由内到外的体表部位代表区,Vim 最靠内侧为口面部代表区,最外侧即靠近内囊部位是下肢代表区,中部为上肢代表区。靶点位置应与震颤最明显的肢体部位代表区相对应,因此上肢震颤时位置应稍偏内,下肢震颤时偏外,靠近内囊。

3)麻醉、体位和手术入路:患者仰卧位于手术床上,头部的高低以患者舒适为准,固定头架,常规消毒头部皮肤,铺无菌单,头皮切口位于冠状缝前中线旁开 2.5～3cm,直切口长约 3cm,局部 1%利多卡因浸润麻醉,切开头皮,乳突牵开器牵开。颅骨钻孔、电灼硬脑膜表面后,“十”字剪开,电灼脑表面,形成约 2mm 软膜缺损,用脑穿针试穿,确定无阻力,以使电极探针能顺利通过,将立体定向头架坐标调整至靶点坐标后,安装导向装置。

4)靶点毁损:核对靶点位置后,先对靶点进行可逆性的毁损,射频针直径为 1.1mm 或 1.8mm,长度为 2mm,加热至 45℃,持续 60s,此时要密切观察对侧肢体震颤是否减轻,有无意识、运动、感觉及言语障碍。若患者症状明显改善,而又未出现神经功能障碍,则进行永久性毁损,一般温度为 60～85℃,时间 60～80s,超过上述温度和时间,毁损灶也不会增大。毁损从最下方开始,逐渐退针,根据丘脑的大小,可毁损 4～6 个点,毁损期间仍要密切注意患者肢体活动、感觉及言语情况,一旦出现损害症状,立即终止加热。毁损完毕后,缓慢拔除射频针,冲洗净术野,分层缝合皮肤。

5)术后处理:手术结束后,在手术室内观察约 30min,若无异常情况,将患者直接送回病房。最初 24～72h,继续进行心电监护及血压监测,并观察患者瞳孔、神志及肢体活动情况,直至病情稳定为止。应将血压控制在正常范围,以防颅内出血。患者可取侧卧位或仰卧位,无呕吐反应者可取头高位。手术当日即可进食,有呕吐者暂禁食。切口 5～7d 拆线,患者一般术后 7～10d 出院。

6)术后是否服药应根据具体情况,若手术效果满意,患者本人认为不用服药已经可达到满意效果,即使另一侧仍有轻微症状,也可不服药或小剂量服用非多巴胺类制剂。当然,如果另一侧症状仍很明显,严重影响患者生活,则需继续服用抗帕金森病药物,服药原则是以最小剂量达到最佳效果。

(5)手术疗效:丘脑毁损术能改善对侧肢体震颤,在一定程度上改善肌强直。而对运动迟缓、姿势平衡障碍、同侧肢体震颤无改善作用。

(6)手术并发症:①运动障碍,运动障碍多为暂时性,但少数可长期存在;偏瘫发生率约4%,平衡障碍约13%,异动症发生率为1%～3%;多因定位误差、血管损伤、血栓和水肿等累及邻近结构所致;②言语障碍,术后发生率为8%～13%;言语障碍表现为音量减小、构音障碍和失语症3种形式,多见于双侧手术与主侧半球单侧手术患者;言语功能障碍的发生与否,与术前言语功能无关;多为暂时性,常于数周后自行改善或消失;不过不少患者长期遗留有命名困难、持续言语症、言语错乱等;③精神障碍,发生率为7%～8%;④脑内出血,可因穿刺时直接损伤血管或损毁灶局部而出血,CT检查可及时确诊而得到相应处理。

2.苍白球毁损术

(1)手术原理:在PD患者,由于黑质致密部多巴胺能神经元变性,多巴胺缺乏使壳核神经元所受到的正常抑制减弱,引起壳核投射于外侧苍白球(Gpe)的抑制性冲动过度增强,从而使Gpe对丘脑底核(STN)的抑制减弱,引起STN及其纤维投射靶点内侧苍白球(Gpi)的过度兴奋。STN和Gpi的过度兴奋被认为是PD的重要生理学特征。这已被MPTP所致猴PD模型上的微电极记录和2脱氧葡萄糖摄取等代谢研究所证实。在PD患者也发现了类似的生理学和代谢改变。Gpi过度兴奋的结果是通过其投射纤维使腹外侧丘脑受到过度抑制,从而减弱丘脑大脑皮质通路的活动,引起PD症状。一般认为Gpi电刺激术同苍白球毁损术(PVP)的作用原理一样,也是通过减弱内侧苍白球的过度兴奋或阻断到达腹外侧丘脑的抑制性冲动而实现抗PD作用的。

(2)手术适应证和禁忌证:

1)手术适应证:①原发性帕金森病至少患有下列4个主要症状中的2个:静止性震颤、运动迟缓、齿轮样肌张力增高和姿势平衡障碍(其中之一必须是静止性震颤或运动迟缓);没有小脑和锥体系损害体征,并排除继发性帕金森综合征;②患者经过全面和完整的药物治疗,对左旋多巴治疗有明确疗效,但目前疗效明显减退,并出现症状波动(剂末和开关现象)和(或)运动障碍等不良反应;③患者生活独立能力明显减退,病情为中或重度;④无明显痴呆和精神症状,CT和MRI检查没有明显脑萎缩;⑤以运动迟缓和肌强直为主要症状。

2)手术禁忌证:①非典型的帕金森病或帕金森综合征;②有明显的精神和(或)智能障碍;③有明显的直立性低血压或不能控制的高血压;④CT或MRI发现有严重脑萎缩,特别是豆状核萎缩、脑积水或局部性脑病变;⑤近半年内用过多巴胺受体阻滞剂;⑥伴有帕金森病叠加症状如进行性核上性麻痹及多系统萎缩;⑦进展型帕金森病迅速恶化;⑧药物能很好控制症状。

(3)术前准备和评价:患者要进行全面的术前检查,所有患者术前应进行UPDRS评分、Schwab&England评分、Hoehn－Yahr分级,还应对患者进行心理学测试、眼科学检查,术前常规进行MRI检查,以排除其他异常。术前12h停用抗帕金森病药物,以便使患者的症状能在手术中表现出来,至少术前2周停用阿司匹林及非激素类抗感染药物。全身体检注意有无心血管疾病,常规行血尿常规、心电图、胸透等检查,长期卧床及行动困难的患者,应扶助下床活动，进行力所能及的训练，以增强心功能。高血压患者应用降压药物使血压降至正常范围。如果患者精神紧张，手术前晚应用适量镇静药物。

（4）手术步骤：

1）靶点选择和定位：MRI 检查的方法基本上与丘脑电刺激术相同。由于 Gpi 位于视盘后缘水平、视束外侧的上方，为了精确计算靶点，MRI 检查要清楚地显示视束。为使 MRI 能够很好地显示基底核的结构，可将 Gpe 和 Gpi 分别开来。在轴位像上，Gpi 通常占据一个矩形的前外侧的三角部分，这个矩形的范围是中线旁开 10～20mm，在前后位像上 Gpi 从前连合一直延伸到前连合后 10mm。Gpi 的靶点坐标是 AC－PC 中点前方 2～3mm，AC－PC 线下方 4～6mm，第三脑室正中线旁开 17～23mm。

2）微电极记录和微刺激：微电极记录和微刺激对于基底核的功能定位是一种重要手段。利用微电极单细胞记录的方法先后在猴和人证实，苍白球内、外侧核团的放电特征不同，并发现 PD 患者通常在苍白球腹内侧核放电活动明显增加。因此，通过记录和分析单细胞放电特征、主被动关节运动和光刺激对细胞放电影响以及电刺激诱发的肢体运动和感觉反应，可以确定电极与苍白球各结构及与其相邻的视束和内囊的关系及其准确部位。微电极记录通常在预定靶点 Gpi 上方 20～25mm 就开始，根据神经元的不同放电形式和频率，可以确定不同的神经核团和结构（如内、外侧苍白球）。根据由外周刺激和自主运动所引起的电活动，可以确定 Gpi 感觉运动区的分布，而且微电极记录可以确定靶点所在区域神经元活动最异常的部位。微电极还可以被用于微刺激以确定视束和内囊的位置。应用微电极和微刺激在不同部位（内、外侧苍白球，视束，内囊）可记录到特征性电活动，通过微刺激所诱发的视觉反应（如闪光、各种色彩的亮点）和所记录到的闪光刺激诱发的电活动，可以确定视束的位置。微刺激所引起的强直性收缩、感觉异常等表现则可用于内囊的定位。

3）体位、麻醉与入路：基本同丘脑毁损术，头皮切口应为中线旁开 3～3.5cm。

4）靶点毁损：基本同丘脑毁损术。

5）术后处理：术后处理同丘脑电刺激术。

（5）手术疗效：苍白球毁损术对帕金森病的主要症状都有明显改善作用，尤其对运动迟缓效果好，它一般对药物无效或“关”期的症状效果明显，对药物引起的症状波动和运动障碍也有很好的效果，对步态障碍也有作用。苍白球毁损术能够改善帕金森病患者个人生活质量，提高其生命活力和社会功能，而又不引起明显的认知和精神障碍。

（6）手术并发症：最近的许多研究表明，苍白球毁损术是一种病死率和致残率较低的相对比较安全的手术。苍白球毁损术有可能损伤视束及内囊，因为这些结构就在苍白球最佳毁损位点附近，发生率为 3%～6%。苍白球毁损术急性并发症包括出血、癫痫、视觉障碍、术后语言困难或构音障碍、意识模糊、感觉丧失、偏瘫、认知障碍等；远期并发症很难预测，需定期随访和仔细询问。

3.脑深部电刺激术（DBS）

（1）手术原理如下：①丘脑腹中间内侧核（Vim）电刺激术：由于 DBS 核毁损术作用于 Vim 都能减轻震颤，因而有学者认为 DBS 可能是通过使受刺激部位失活发挥作用，而这种失活可能是通过一种去极化阻滞的机制而发生的。此外，DBS 可能是激活神经元，但这种激活可能通过抑制或改善节律性神经元活动来阻滞震颤性活动。②苍白球内侧部(Gpi)电刺激术：Gpi电刺激术治疗帕金森病的机制可能与丘脑电刺激术类似。Gpi 电刺激术引起的帕金森病运动症状改善，很可能是因 Gpi 输出减少引起的。而 Gpi 输出的减少是通过去极化阻滞直接抑制(或阻滞)神经元活动，或者是激活对 Gpi 神经元有抑制作用的其他环路(即逆行激活)而产生的。③丘脑底核(STN)电刺激术：与 Gpi 电刺激术类似，STN 电刺激术对帕金森病的治疗作用也有几种可能的机制。包括：①电刺激直接使 STN 失活；②改变 Gpi 的神经元活动来激活STN，这种改变可能是降低，也可能是阻滞其传导或使其活动模式趋于正常化；③逆行激动Gpe，从而抑制 STN 及(或)丘脑的网状神经元，并最终导致丘脑神经元活动的正常化。

(2)电刺激装置与手术方法：

1)脑深部电刺激装置的组成：①脉冲发生器(IPG)，它是刺激治疗的电源；②刺激电极由 4根绝缘导线绕成一股线圈，有 4 个铝合金的电极点，每个电极长 1.2mm，间隔 0.5mm；③延伸导线连接刺激电极和脉冲发生器；④程控仪和刺激开关(磁铁)。

2)手术方法：①局部麻醉下安装头架；②CT 或 MRI 扫描确定靶点坐标；③颅骨钻孔，安装导向装置；④微电极进行电生理记录及试验刺激，进行靶点功能定位；⑤植入刺激电极并测试，然后固定电极；⑥影像学核实电极位置；⑦锁骨下方植入脉冲发生器并连接刺激电极。

3)刺激参数的设置：DBS 的刺激参数包括电极的选择，电压幅度、频率及宽度，常用的刺激参数为：幅度为 1～3V，频率为 135～185Hz，脉宽为 60～90μsec。患者可以根据需要自行调节，以获得最佳治疗效果而无不良反应或不良反应可耐受。可以 24h 连续刺激，也可以夜间关机。

(3)脑深部电刺激术的优点：①高频刺激只引起刺激电极周围和较小范围(2～3mm)内神经结构的失活，创伤性更小；②可以进行双侧手术，而少有严重及永久性并发症；③通过参数调整可以达到最佳治疗效果，并长期有效，即使有不良反应，也可通过调整刺激参数使之最小化；④DBS 手术具有可逆性、非破坏性；⑤为患者保留新的治疗方法的机会。

(4)脑深部电刺激术的并发症：①设备并发症，发生率为 12%，其中较轻微的并发症占了一半以上；感染的发生率仅为 1%，而且仅在手术早期出现；设备完好率为 99.8%；②手术本身的并发症，与毁损手术并发症类似，但发生率低于毁损手术；③治疗的不良反应，包括感觉异常、头晕等，多较轻微且能为患者接受。

(5)脑深部电刺激术的应用：

1)Vim 电刺激术。①患者选择：以震颤为主的帕金森患者是 Vim 慢性电刺激术较好的适应证，双侧或单侧 DBS 手术都有良好的效果，Vim 慢性电刺激术对帕金森综合征患者的运动不能、僵直、姿势和步态障碍等是无效的。对一侧行毁损手术的患者，需要进行第二次另一侧手术以控制震颤，也是慢性电刺激术一个较好的适应证。②术前准备：同丘脑毁损术。③手术步骤：丘脑 Vim 慢性电刺激术的靶点选择和定位程序与丘脑毁损术是完全一致的，只是在手术的最后阶段，当靶点已经确定并进行合理验证之后，采用了另外两种不同的技术。丘脑Vim 慢性电刺激术的手术程序可以分为 4 个步骤：a.影像学解剖定位；b.微电极记录和刺激；c.电极植入并固定；d.脉冲发生器的植入。④靶点选择：同丘脑毁损术一样，进行丘脑刺激术时其刺激电极置于丘脑 Vim，其最初解剖靶点位置为 AC－PC 平面、AC－PC 线中点后方 4～

5mm，中线旁开11～15mm。由于丘脑的解剖位置中存在个体差异，手术过程中还需对靶点进行生理学定位。⑤靶点定位：同丘脑毁损术。⑥DBS电极植入：将一个经过特殊设计的C形塑料环嵌入骨孔，这个C形环上有一个槽，可以卡住DBS电极，并可用一个塑料帽将电极固定在原位。将一个带针芯的套管插入靶点上10mm处，套管的内径略大于DBS电极针。拔出针芯，将电极针通过套管内插入，经过丘脑的脑实质推进剩余的靶点上10mm到达靶点。用一个电极固定装置，用于当拔出套管时将DBS电极固定在原位，保证DBS电极不移位。去除套管后，电极嵌入骨孔环上的槽内，用塑料帽将电极固定在原位。在这一阶段，电极针通过一个延伸导线连接在一个手持式的脉冲发生器上，并进行刺激，以测试治疗效果和不良反应。在许多情况下，由于植入电极时对靶点的微小的机械性损伤，有时出现微毁损效应，即患者的症状减轻或消失，这说明靶点定位准确。如果在一个很低的阈值出现不良反应，应该将电极重新调整到一个更加适当的位置。当保证电极位于满意的位置时，将DBS电极连接在一个经皮导线上，待术后调试，也可直接进行脉冲发生器的植入。⑦脉冲发生器的植入：常用的脉冲发生器是埋入式的，可程控，配有锂电池，可以发送信号维持几年。其植入的程序类似于脑室腹腔分流，患者全身麻醉，消毒头皮、颈部及上胸部皮肤，术前给予静脉应用抗生素，患者取仰卧位，头偏向对侧，在锁骨下3cm处作一长6cm的水平切口。在锁骨下切口与头皮之间做一皮下隧道，将电极线从锁骨下切口经皮下隧道送到皮下切口。电极线用4个螺钉与脉冲发生器相连并固定，在头皮切口处将DBS电极与电极线相连，缝合切口。⑧手术并发症：DBS治疗震颤的并发症主要有3类：a.与手术过程有关的并发症；b.与DBS装置有关的并发症；c.与DBS刺激有关的并发症。立体定向手术导致的颅内出血发生率仅为1%～2%。与DBS装置有关的并发症是机器失灵、电极断裂、皮肤溃烂及感染，这些并发症并不常见，发生率为1%～2%。与Vim刺激有关的并发症有感觉异常、头痛、平衡失调、对侧肢体轻瘫、步态障碍、构音不良、音调过低、局部疼痛等。应该注意的是，这些并发症是可逆的，而且症状不重。如果刺激强度能良好地控制震颤，这些并发症也是可以接受的。实际上，Vim慢性电刺激术的不良反应本质上与丘脑毁损术的并发症相似，二者最大的区别是由DBS引起的不良反应是可逆的，而丘脑毁损术的不良反应是不可逆的。⑨手术效果：与丘脑毁损术相比，DBS的优点是其作用是可逆的。治疗震颤所用电刺激引起的任何作用，可以通过减少、改变或停止刺激来控制。DBS另一个重要特征是可调整性，完全可以通过调整刺激参数使之与患者的症状和体征相适应。因此，DBS技术的应用为药物难以控制震颤的手术治疗提供了新的手段。

Vim刺激的效果已得到充分的证实，对帕金森病患者，控制震颤是Vim刺激唯一能够明显得到缓解的症状。治疗震颤最佳的刺激频率是100Hz以上，抑制震颤的刺激强度为1～3V。

2)Gpi电刺激术：靶点选择和定位同苍白球毁损术。Gpi位于AC－PC中点前2～3mm，AC－PC平面下方5～6mm，中线旁开17～21mm处。研究发现，STN活动的增强及其导致的Gpi活动增强在帕金森病中起重要的作用。应用苍白球腹后部切开术(PVP)对运动不能及僵直进行的有效治疗中得到证实，一组117例患者综合分析显示，UPDRS运动评分改善率为29%～50%。Laitinen统计苍白球切开术的并发症发生率为14%，主要有偏瘫、失用、构音困难、偏盲等。双侧苍白球切开术更易致严重不良反应及并发症。而应用微电极记录及刺激术只能使这些并发症的发生率略有下降。尽管如此，用双侧Gpi刺激术治疗左旋多巴引起的运动障碍或开关运动症状波动时，所有患者的运动障碍都有改善。因此，Gpi 刺激术为双侧苍白球切开术的一种替代治疗，但 Gpi 刺激术后患者抗帕金森药物用量无明显减少。

3）STN 电刺激术：STN 电刺激术的靶点参数为 AC－PC 中点下方 2～7mm，中线旁开 12～13mm，但因为 STN 为豆状，体积小（直径约为 8mm），而且周围没有标志性结构，故难以将刺激电极准确植入 STN。

Benabid 及其同事对有严重僵直及运动迟缓的患者进行 STN 刺激术证实，包括步态紊乱的所有 PD 特征性症状均有明显效果。

STN 电刺激术较少有严重的不良反应。年老及晚期的帕金森病患者术后可能有一段意识模糊期，偶尔伴有幻觉，时间从 3 周到 2 个月不等。近年来，STN 刺激术已被用于临床，与丘脑电刺激术及苍白球电刺激术相比，STN 刺激术似乎能对帕金森病的所有症状都起作用，还可以显著减少抗帕金森病药物的用量，并且其治疗效果比 Gpi 电刺激术更理想，STN 电刺激术主要适应证是开关现象，也能完全控制震颤。

总之，应用 DBS 治疗帕金森病，应根据需治疗的症状选择靶点。DBS 仅仅是在功能上阻滞了某些产生特殊帕金森病症状中发挥重要作用的靶点，但由于它具有疗效好、可逆、永久性创伤轻微、适于个人需要、能改变用药等优点，DBS 正成为立体定向毁损手术的替代治疗方法。

第四章　循环系统疾病

第一节　窦性心律失常

一、窦性心动过速

正常窦性心律的冲动起源于窦房结，频率为60～100次/分。在心电图上，窦性心律的P波在Ⅰ、Ⅱ、aVF导联直立，aVR导联倒置，P－R间期0.12～0.20s。成年人窦性心律的频率超过100次/分钟称为窦性心动过速。

(一)病因

1.生理性

健康人吸烟、饮酒、喝浓茶或咖啡、运动及情绪紧张等。

2.病理状态

如发热、甲状腺功能亢进、贫血、心力衰竭、休克、心肌梗死等。

3.药物影响

如应用肾上腺素、阿托品、β_2受体激动药等。

(二)临床表现

部分患者可无症状。多数患者常自觉心悸、胸闷、乏力、不适等。窦性心动过速常逐渐开始和终止，频率多在100～150次/分，可达200次/分。

(三)心电图特点

符合窦性心律，P－P或R－R间期＜0.60s，即P波频率＞100次/分。

(四)治疗

针对病因进行治疗并去除诱因。一般不需治疗，少数可给予镇静药，如地西泮5～10mg，1～3次/天。必要时可应用β受体阻滞药，如普萘洛尔10～40mg，1～3次/天。

二、窦性心动过缓

成年人窦性心律的频率＜60次/分时称为窦性心动过缓。

(一)病因

1.生理性

健康的青年人、运动员及睡眠状态等。

2.病理状态

如颅内高压、严重缺氧、低温、甲状腺功能减退症、阻塞性黄疸等；窦房结病变、急性下壁心肌梗死亦常发生心动过缓。

3.药物影响

如应用拟副交感药物、胺碘酮、β受体阻滞药、洋地黄等。

4.电解质紊乱

如高钾血症。

(二)临床表现

一般无特殊症状,心室率低于40次/分,心排出量明显降低,可出现头晕、疲乏、气促、心绞痛等。

听诊心率低于60次/分,心律规则或稍不齐。

(三)心电图特点

符合窦性心律,P—P间期>1.0s。伴窦性心律不齐时,最长P—P间期与最短P—P间期之差>0.12s。

(四)治疗

无症状的窦性心动过缓无须治疗。如因心率过慢致心排出量不足症状,可应用阿托品、麻黄碱或异丙肾上腺素。严重者可考虑心脏起搏治疗。

三、窦性停搏

窦房结在一段长短不同的时间内,不发生激动,使心脏暂停活动,称为窦性停搏,又称为窦性静止。

(一)病因

窦性停搏可发生于迷走神经张力增高或颈动脉窦过敏者。病理情况见于急性心肌梗死、窦房结变性与纤维化、脑血管意外等。某些药物如洋地黄、奎尼丁、钾盐、乙酰胆碱等。

(二)临床表现

过长时间的窦性停搏可令患者出现晕眩、视物黑矇或短暂意识障碍,严重者甚至发生抽搐。

(三)心电图特点

心电图表现为在较正常P—P间期显著长的间期内无P波发生,或P波与QRS波群均不出现,长的P—P间期与基本的窦性P—P间期无倍数关系。

(四)治疗

频发的窦性停搏是一种严重的心律失常,是窦房结功能衰竭的表现,必须查清病因给予治疗,常需及时安装人工心脏起搏器(参见病态窦房结综合征)。

四、病态窦房结综合征

病态窦房结综合征简称病窦综合征,是由窦房结及其周围组织病变导致其起搏和(或)冲动传出障碍,引起以心动过缓为主要特征的多种心律失常的综合表现。

(一)病因

心肌炎、心肌病、冠心病、甲状腺功能减退、淀粉样变等,均可导致窦房结及其周围邻近组织发生炎症、缺血、纤维化和退行性变,使窦房结起搏与窦房传导障碍。少数患者病因不明。

(二)临床表现

症状轻重不一,主要表现为与心室率过慢有关的心、脑等脏器供血不足的症状,如头晕、眼花、黑矇、乏力、失眠、记忆力减退、心悸等,严重者可发生昏厥。部分表现为心动过缓—心动过速综合征(慢—快综合征),如有心动过速发作,可引起心绞痛。

(三)实验室和其他检查

1.心电图检查

有以下几种表现:①非药物引起的持续而显著的窦性心动过缓,心室率低于50次/分;②窦性停搏和(或)窦房传导阻滞;③窦房传导阻滞和房室阻滞并存;④心动过缓与心动过速(常见室上速、房颤或房扑)交替发生,即慢—快综合征;⑤部分还可表现为心室率缓慢的房颤(未用抗心律失常药物)或房室交界区逸搏心律等。

2.动态心电图

可见上述心律失常。

3.阿托品试验

静脉注射阿托品2mg,观察注射前及注射后1min、3min、5min、10min、15min的心率,若窦性心率<90次/分为阿托品试验阳性,提示窦房结功能降低。但特异性较差。

4.固有心率(IHR)测定

固有心率指窦房结无自主神经支配时的频率。测定方法是以普萘洛尔0.2mg/kg静脉注射以阻断交感神经对心脏的支配,10min后再以阿托品0.04mg/kg静脉注射以阻断迷走神经对心脏的支配。3~5min后测得的心率即为固有心率。固有心率正常值可参照公式计算:118.1-(0.57×年龄)。病窦综合征患者的固有心率低于正常值。

5.窦房结功能测定

应用食管心房电刺激方法或心内电生理检查技术可测定窦房结恢复时间(SNRT)和窦房传导时间(SACT)。SNRT>2000ms有临床意义。

(四)诊断

依据心电图和动态心电图的典型表现,主要脏器供血不足的临床表现,结合其他相应的辅助检查,很容易做出诊断。尤其是动态心电图检查更具确诊价值,1~2次24h动态心电图纪录即可对病窦综合征做出诊断。

(五)治疗

如患者无心动过缓的相关症状,不必治疗,可定期随访观察。一旦出现症状,应考虑起搏治疗。尤其慢-快综合征患者,发生心动过速时单独应用抗心律失常药物可能加重心动过缓;采用起搏治疗后仍有心动过速发作,可放心应用抗心律失常药物。

第二节　房性心律失常

一、房性期前收缩

房性期前收缩是起源于窦房结以外心房任何部位的期前收缩。可见于正常人,且随年龄的增长而增加,正常人房性期前收缩发生率在60%以上。

各种器质性心脏病是引起房性期前收缩的另一常见原因,并可能是快速性房性心律失常的先兆。

(一)心电图特点

(1)提前出现的房性异位 P’波,形态与窦性 P 波不同。

(2)P’－R 间期>0.12s。

(3)P’后的 QRS 波群形态有 3 种可能:①与窦性下传的 QRS 形态相同;②较早发生的房性期前收缩,适逢房室结尚未脱离前次搏动的不应期,可产生传导中断,冲动不能下传心室,故 P’波后无 QRS 波群(称未下传的房性期前收缩);若传导延缓,则下传的 P’－R 间期延长(>0.20s);发生极早的房性期前收缩,P’波常与其前的 T 波重叠,应注意辨认;③较早发生的房性期前收缩下传的 QRS 波群有时呈宽大畸形,称为房早伴室内差异性传导。

(4)代偿间歇常不完全(包括期前收缩在内的前后两个窦性 P－P 间期,短于正常窦性 P－P 间期的两倍)。

(二)治疗

房性期前收缩一般无须特殊治疗。由于吸烟、饮酒与喝咖啡、浓茶诱发的房性期前收缩,去除诱因即可消失。症状明显、发作频繁或因房性期前收缩触发室上性心动过速时,应给予治疗。常选用镇静药(地西泮 2.5mg 口服,3 次/天)、β 受体阻滞药、普罗帕酮、维拉帕米、莫雷西嗪等。

二、房性心动过速

房性心动过速简称房速,是激动起源点在心房的异位快速心律失常。根据发生机制可分为自律性房速、紊乱性房速和折返性房速。其中折返性房速较少见。

(一)病因

房性心动过速常见于器质性心脏病患者,如肺心病、冠心病、心瓣膜病、原发性高血压、心肌病等,也可见于洋地黄中毒、电解质紊乱如低血钾和某些全身性疾病如甲状腺功能亢进等,部分无器质性心脏病者可因饮酒、情绪激动、喝浓茶等诱发。

(二)临床表现

自律性房速的发作呈逐渐增快、逐渐减慢而停止,发作时乏力、头晕、心悸,可短暂、间歇或持续发生。折返性房速的发作特点为突发、突止。如发生在冠心病者可诱发心绞痛。

房性心动过速发作时的主要体征是快而规则的心室率,多为 160～200 次/分,紊乱性房速及自律性房速房室传导比例不等时,听诊心律可不规则,心率为 100～130 次/分,且第一心音有变化。

(三)心电图特点

(1)心房率通常为 150～200 次/分。

(2)P 波形态与窦性者不同,尤其是紊乱性房速可见到 3 种或以上形态各异的 P’波;P’－R 间期可轻度延长或呈二度房室传导阻滞,紊乱性房速的 P’－R 间期各不相等。

(3)QRS 波群与窦性激动下传者相似,伴室内差异性传导时可宽大畸形。

(4)P 波之间等电位线存在,R－R 间期基本规则,房室下传比例不等时 R－R 间期可不相等。

(四)诊断

常规心电图、24h 动态心电图记录到房性心动过速即可诊断。心电生理检查可明确为自律性房速或折返性房速。既往发作史有助于本病的诊断。

(五)治疗

1.治疗原发病

积极治疗引起房速的器质性心脏病,去除诱发因素。

2.发作时治疗

心功能正常者可给予普罗帕酮 70mg 稀释后静脉推注,如无效 10min 后重复应用;合并心力衰竭者可给予毛花苷 C(西地兰)0.2～0.4mg 稀释后缓慢静脉推注。

也可选用胺碘酮 5mg/kg 稀释后缓慢静脉注射。由洋地黄中毒所致者,立即停用洋地黄,如血清钾不升高,可静脉滴注氯化钾(2g 溶于 5%葡萄糖液 500mL 内,2h 滴完),同时监测心电图及血电解质,避免高钾血症的发生。若血钾偏高或不宜应用氯化钾,可酌情选用 β 受体阻滞药。

上述药物无效且患者出现明显的血流动力学障碍时,除洋地黄中毒所致者外,应行同步直流电复律。折返性房速应用食管心房刺激超速抑制可终止发作。

3.发作间歇期治疗

除治疗病因及去除诱因外,可口服ⅠA、ⅠC、Ⅱ、Ⅲ类抗心律失常药物。适当补充钾盐与镁盐可抑制紊乱性房速的发作。折返性房速和部分自律性房速患者可行心导管射频消融术治疗。

三、心房扑动

(一)病因

心房扑动可发生于器质性心脏病:包括风湿性心瓣膜病、冠心病、原发性高血压、心肌病等。此外,肺栓塞、慢性充血性心力衰竭、房室瓣狭窄或反流等导致心房扩大,亦可出现心房扑动。

其他有甲状腺功能亢进症、酒精中毒、心包炎及心脏手术后等。

(二)临床表现

心房扑动是否有症状与心室率快慢有关。心室率过快除有心悸感外,可能会诱发心绞痛与心力衰竭。听诊心率增快,当房室传导比例变化时,第一心音也随之变化,类似于心房颤动。

(三)心电图特点

窦性 P 波消失,代之以规律的锯齿状心房扑动波称 F 波,在Ⅱ、Ⅲ、aVF 或 V_1 导联最为明显,其间等电位线消失。房率一般为 250～300 次/分。R－R 是否规则,取决于房室传导比例是否恒定。较常见的是心房扑动 2∶1 传导。QRS 波群形态正常,合并室内差异性传导时,QRS 波群增宽、形态异常。

(四)治疗

应针对原发病进行治疗。终止心房扑动快速、有效的方法是直流电复律,一般低能量(低于 50J)放电即可复律。采用食管心房刺激超速抑制的方法也可使多数典型心房扑动复律或转为慢房颤。ⅠA、ⅠC 及Ⅲ类抗心律失常药物对心房扑动有转复作用,钙通道阻滞药及 β 受体阻滞药可用于减慢心室率。导管射频消融术是根治典型心房扑动的有效方法。

四、心房颤动

心房颤动简称房颤，指心房肌发生频率为 350～600 次/分的不协调的颤动。它是成年人最常见的心律失常之一，60 岁以上人群中，房颤发生率为 1%，并随年龄增长而增加。

(一)病因

(1)绝大多数发生于器质性心脏病患者，其中以风湿性心脏病二尖瓣狭窄最为常见。其次是冠心病、原发性高血压、心肌炎、甲状腺功能亢进症、心肌病及慢性肺源性心脏病等。

(2)洋地黄中毒等药物也可引起。

(3)偶尔也可见于正常人在情绪激动、大量饮酒、运动或开胸手术后；房颤发生在无心脏病的中青年，称为孤立性房颤。

(二)临床表现

1.症状

房颤症状的轻重取决于心室率的快慢。心室率不快时可无症状，心室率快时有心悸、胸闷、乏力惊慌等。心房颤动时心房的有效收缩消失，心排出量比窦性心律时减少 25% 以上，故当室率过快(>150 次/分)时易出现心绞痛、心力衰竭或昏厥。因房颤时心房失去有效收缩，血液在心房内淤滞，导致心房内尤其是心耳部血栓形成(多在左心房)。故房颤并发体循环栓塞的危险性较高，以脑栓塞最常见。

2.体征

听诊第一心音强弱不等，心律绝对不齐，脉搏短绌，心室率愈快脉搏短绌愈明显。

3.临床类型

(1)阵发性房颤：房颤发作持续在 7d 以内，可自行转复为窦性心律。

(2)持续性房颤：房颤持续超过 7d，需药物干预方能转复窦性心律。

(3)永久性房颤：房颤不能复律。

(三)心电图特点

心电图表现包括：窦性 P 波消失，代之以大小、形态各异的心房颤动波称 f 波，频率 350～600 次/分；R－R 间期绝对不等；QRS 波群形态通常正常，当心室率过快发生室内差异性传导时，QRS 波群可增宽变形。

(四)治疗

心房颤动治疗的目的在于保护心脏功能，同时预防栓塞并发症的发生。主要措施有以下几种。

1.控制心室率

目标为安静时心室率保持在 60～80 次/分，轻微活动时不超过 100 次/分。药物选择的原则：①无心力衰竭者，应用 β 受体阻滞药或钙通道阻滞药；②有心力衰竭者，应洋地黄与 β 受体阻滞药合用。部分房颤患者有可能转复为窦性心律。预激综合征者禁用洋地黄与钙通道阻滞药。慢性房颤不宜转复心律的患者，需长期服药控制房颤心室率。

2.转复窦性心律房颤

转复窦性心律，可增加心排出量，防止心房内血栓形成。

(1)适应证。①房颤持续时间在 1 年以内，心脏无明显扩大，左心房内径小于 45mm，心脏病损较轻者;②基本病因去除后房颤仍持续存在;③有动脉栓塞史者;④房颤伴肥厚型,心肌病。

(2)复律方法。①同步直流电复律,为终止房颤迅速安全有效的方法;②药物复律,可选用普罗帕酮、胺碘酮与索他洛尔。

3.预防复发和血栓栓塞

慢性房颤者有较高的栓塞发生率,应接受长期抗凝治疗,尤其是过去有栓塞史、瓣膜病、糖尿病、冠心病及左心房扩大等高危人群。可口服华法林使凝血酶原国际标准化比值(INR)维持在 2.0～3.0。预防房颤复发,可选用胺碘酮、普罗帕酮、索他洛尔、伊布利特等药物。

4.介入及手术治疗

房颤发作频繁药物治疗无效者,可考虑房室结阻断消融术并安装心脏起搏器。外科治疗如改良 COX 迷宫术与瓣膜置换术同期进行。

第三节　室性心律失常

一、室性期前收缩

室性期前收缩是最常见的心律失常。异位冲动起源于心室。

(一)病因

1.功能性

功能性常见于无器质性心脏病者,其发作与情绪激动、过度疲劳、烟酒过量和喝浓茶、浓咖啡等有关。

2.器质性

器质性可见于各种心脏病,如风湿性心瓣膜病、冠心病、高血压性心脏病、肺心病、甲状腺功能亢进性心脏病、心肌病等。

3.其他

如洋地黄中毒、低血钾等。

(二)临床表现

因患者对室性期前收缩的耐受性不同,症状的轻重程度也不相同。常见的症状有心悸、胸部落空感、咽部发紧或干咳等,部分患者也可出现乏力、头晕。

听诊时室性期前收缩后有较长间歇,期前收缩的第一心音增强,第二心音减弱。可有脉搏短绌。

(三)心电图特征

心电图特征如下:①提前出现宽大畸形的 QRS 波群,时限常超过 0.12s,其前无 P 波;②ST段与 T 波方向与 QRS 主波方向相反(简称“T”主反向);③代偿间歇完全。若期前收缩出现在两个窦性搏动之间,无代偿间歇,称为间位性或插入性室性期前收缩;④室性期前收缩可孤立或规律出现,规律出现时可呈二联律、三联律或成对;⑤若配对间期不固定,长的两个异位搏动间距是最短的两个异位搏动间距的整倍数，且常伴有室性融合波者，为室性并行心律。

(四)治疗

首先应明确室性期前收缩的类型、对血流动力学的影响及与原发病的关系，根据不同临床情况决定是否进行治疗、治疗的方法及要达到的目的。

1.无器质性心脏病

一般不会增加发生心脏病死亡的危险，如无明显症状，不必使用药物治疗。如症状明显，治疗应以消除症状为目的。可给予心理安慰，减轻患者的焦虑不安情绪，避免诱发因素，必要时酌情使用镇静药，或应用β受体阻滞药、美西律、普罗帕酮、莫雷西嗪等。

2.急性心肌缺血

近年来临床研究发现，急性心肌梗死合并原发性心室颤动与室性期前收缩的发生无必然联系，采用经皮介入疗法早期开通梗死相关血管，使原发室颤的发生率明显下降。因此，急性心肌梗死出现室性期前收缩，目前不主张预防性应用抗心律失常药物，早期给予β受体阻滞药可能减少心室颤动的危险。

3.慢性心脏病变

心肌梗死后室性期前收缩应避免应用Ⅰ类抗心律失常药物，使用胺碘酮疗效较好，且致心律失常危险甚低。β受体阻滞药对期前收缩的疗效不显著，但可降低心肌梗死后猝死的发生率和总病死率，可做为首选药物。

二、室性心动过速

室性心动过速简称室速，是发生于希氏束分叉以下的异位心动过速。

(一)病因

室性心动过速多发生于器质性心脏病患者，尤其是心肌梗死时。其次可见于心肌病、严重的心肌炎、心力衰竭等。二尖瓣脱垂、心瓣膜病等也可发生。其他如代谢障碍、洋地黄中毒、电解质紊乱、长Q－T间期综合征、Brugada综合征及低温麻醉等。部分无器质性心脏病患者发生的室速称特发性室速。

(二)临床表现

室速临床症状的轻重取决于：①发作的频率及持续时间；②基础心脏病变及心功能状态。

非持续性室速(发作时间短于30s，能自行终止)的患者常无症状。持续性室速(发作时间超过30s)常伴有明显的血流动力学障碍与心肌缺血，患者可有头晕、气促、乏力及心绞痛，严重者可发生低血压、昏厥、休克。听诊心律轻度不齐，心率100～250次/分，第一心音强度经常变化，可闻第一、第二心音分裂，有室房逆传时可见较强的颈静脉搏动波。

(三)心电图特点

室速的心电图特征：①3个或3个以上的室性期前收缩连续出现；②QRS波群宽大畸形，时限＞0.12s；ST－T方向与QRS波群主波方向相反；③心室率100～250次/分，R－R间期可略不规整；④P波与QRS波群无关，呈房室分离，个别室房逆传会夺获心房；⑤可见心室夺获及室性融合波。房室分离、心室夺获及室性融合波是诊断室速的重要依据。

(四)治疗

室速的治疗原则是有器质性心脏病或有明确诱因应首先对因治疗；无器质性心脏病患者

发生非持续性短暂室速，如无血流动力学障碍，处理原则与室性期前收缩相同；持续性室速发作，无论有无器质性心脏病都应积极处理；有器质性心脏病的非持续性室速亦应治疗。

1.终止发作

(1)室速患者如无明显的血流动力学障碍，利多卡因可做为首选，首次 50～100mg 静脉注射，继而持续静脉滴注，稳定后改用口服药物。

(2)普罗帕酮静脉注射亦十分有效，但不宜用于心肌梗死和心力衰竭的患者。

(3)洋地黄中毒引起的室速可应用苯妥英钠和钾盐治疗，苯妥英钠 125～250mg 稀释后静脉推注，氯化钾稀释后静脉滴注。

(4)胺碘酮 5mg/kg 稀释后静脉注射，如无效，15min 后可重复 1 次，继而以 0.5～1mg/min 速度静脉滴注。

(5)患者有低血压、休克、心绞痛、充血性心力衰竭或脑血流灌注不足等症状时，应立即实施同步直流电复律，但洋地黄中毒者禁用。

2.预防复发

(1)治疗原发病。

(2)药物治疗。选用终止室速有效的药物长期口服，单一药物无效时可选用作用机制不同的药物联合应用。

(3)外科手术。药物难以控制的、威胁生命的顽固性室速可考虑手术治疗。

(4)电学治疗。心内膜病灶局部射频消融术、置入埋藏式自动复律器或除颤器。

(五)特殊类型的室性心动过速

1.加速型心室自主节律

加速型心室自主节律又称缓慢型室速，其发生机制与自律性增高有关。心电图表现为连续发生 3～10 个起源于心室的 QRS 波群，心率常为 60～110 次/分。心动过速的开始与终止呈渐进性，跟随于一个室性期前收缩之后，或当心室起搏点加速至超过窦律时发生。融合波常出现于心律失常的开始与终止，心室夺获也很常见。

本型室速常发生于心脏病患者，特别是急性心肌梗死再灌注期间、心脏手术、心肌病、风湿热与洋地黄中毒。患者一般无症状，不需特殊治疗。若出现血流动力学障碍，可通过提高窦性心律的方法来消除之。

2.尖端扭转型室速

尖端扭转型室速是多形性室速的一个特殊类型，因发作时 QRS 波群的振幅与波峰呈周期性改变，宛如围绕等电位线连续扭转而得名。频率 200～250 次/分。

尖端扭转型室速易进展为心室颤动和猝死。

本型室速的病因可为先天性、电解质紊乱、抗心律失常药物、颅内病变、严重心动过缓等。应寻找和去除导致 Q－T 间期延长的病因和停用有关药物。首先给予静脉注射镁盐(硫酸镁 2g，稀释至 40mL 缓慢静脉注射，继而给予 8mg/min 静脉滴注)。先天性长 Q－T 间期综合征治疗应选用 β 受体阻滞药。

三、心室扑动与心室颤动

心室扑动和心室颤动简称室扑和室颤，为最严重的致命性心律失常。常见于缺血性心脏病，此外，某些抗心律失常药物、严重缺氧、缺血、预激综合征合并快速房颤，电击均可引起。室扑多为室颤的前奏，常为患者临终前的表现，也是猝死常见的表现之一。

(一)临床表现

发生心室扑动和室颤时，血液循环立即停止，患者迅速意识丧失、抽搐、呼吸减慢或停顿，体检大动脉搏动消失、心音消失、血压不能测到。

(二)心电图特征

室扑表现为P、QRS、T波群消失，代之以波幅大而规则的“正弦”样波，频率150～300次/分(通常在200次/分以上)。室颤也表现为P、ORS、T波群不能辨认，代之以形态、振幅、频率极不规则的颤动波，颤动波大称为粗颤，颤动波纤细称为细颤。

(三)治疗

室颤一旦诊断，应立即叩击心前区，进行心脏按压和人工呼吸。有条件者首选非同步直流电复律(电击除颤)。

第四节　扩张型心肌病

各类心肌病中以扩张型心肌病(DCM)最为常见，它是由不同原因引起的一种临床综合征，其特点是左心室或双心室扩张和收缩功能损害。临床表现通常为心力衰竭，且往往是进行性的，常伴心律失常、血栓栓塞及猝死，可发生于疾病的任何阶段。引起DCM的原因很多，如：①心血管疾病：系统性高血压、缺血性心脏病、瓣膜性心脏病、心肌炎、围生期心肌病；②有毒物质：酒精、儿茶酚胺类、蒽环类抗生素、辐射、可卡因；③伴随的全身性疾病：系统性红斑狼疮、结节性多动脉炎、类风湿关节炎、硬皮病、皮肌炎；④肌病：进行性假肥大性肌营养不良、贝克型肌营养不良、强直性肌营养不良、线粒体病；⑤高输出状态：维生素B_1(硫胺素)缺乏、甲状腺功能亢进、严重贫血、动静脉瘘/分流、持续性心动过速。常见原因是缺血性心脏病、瓣膜病性心脏病和病毒性心肌炎。

50%以上DCM无明确病因，称为原发性DCM。谱系研究显示，这些患者中50%～60%有家族史，其中10%～20%可发现致病的基因突变。

一、原发性扩张型心肌病

(一)病理

心脏大、软、重，外观灰白色，心腔扩大以左心室扩大为主，室壁多不增厚，心内膜及心肌可见有纤维瘢痕，心腔内常有附壁血栓，以左心室心尖部多见。组织学改变为非特异性，主要包括心肌细胞肥大、变性及纤维化，肌原纤维含量减少，线粒体增大、增多，嵴断裂或消失，肌质网和横管系统扩张。原发性DCM无炎性细胞浸润。

(二)病理生理

DCM患者因心肌病变使心肌收缩力减弱，心排出量减少，心室舒张和收缩末期容量增多，心腔逐渐扩大，心室舒张末压增高，心房压亦增高，引起肺循环和体循环静脉压增高和淤血。

晚期由于肺小动脉病变和肺小动脉反复血栓栓塞，可出现肺动脉高压，因而右心衰竭可能更明显。心室腔的扩大可引起房室瓣关闭不全，使心力衰竭恶化；由于心排出量的减少，激活交感神经系统和肾素一血管紧张素醛固酮系统，早期对维持心排出量有利，但神经激素持久和过度的活化则引起左心室重构、水钠潴留、周围血管阻力增加，从而加重心力衰竭。

此外，心肌纤维化病变可累及起搏点及传导系统，故可发生各种心律失常。附壁血栓脱落可引起脏器栓塞。

(三)临床表现

起病隐匿，病程早期症状轻微，有些患者仅于体检或因其他疾病就诊时发现心脏扩大或心律失常，进一步检查而发现此病。当病情发展到一定阶段，可出现充血性心力衰竭症状，一般先有左心衰竭，患者往往感到乏力，活动后心悸、气急，症状逐渐加重，最后出现夜间阵发性呼吸困难、端坐呼吸甚至肺水肿。右心衰竭症状多出现在病程后期，患者常有少尿、水肿；若常感腹部不适和食欲缺乏，可能提示肝大和腹腔积液。半数患者感胸部不适，少数患者可有胸痛，有时不易与心绞痛鉴别，可能系心肌缺血、心包病变或肺梗死所致。

体检往往发现有不同程度的心脏扩大和心力衰竭体征，常有安静时心动过速，收缩压可正常或偏低，脉压小，心尖冲动左下移位；左心衰竭时可有交替脉、肺部湿啰音；右心衰竭时有颈外静脉怒张，三尖瓣反流时可见明显的颈外静脉搏动，肝大和搏动，严重右心衰竭时可出现外周性水肿和腹腔积液；左束支传导阻滞时可出现 S_2 逆分裂，肺动脉高压时 P_2 亢进，常可闻及 S_4 奔马律，当心脏失代偿时可出现 S_3 奔马律，合并心动过速时可闻及重叠奔马律。收缩期杂音较为常见，往往由二尖瓣反流所致，三尖瓣反流引起的少见。身体各部位的栓塞可引起相应的症状和体征，常为疾病晚期的并发症。

(四)辅助检查

1.心电图检查

心力衰竭时常有窦性心动过速，也可见到全程房性心动过速和室性心动过速。随访观察可见 R 波进行性变小，室内传导阻滞特别是左束支传导阻滞常见，左心室纤维化可在胸导联出现异常 Q 波；其他非特异性改变有 ST-T 改变，左心房异常易出现 P 波改变，11％患者房颤。非持续性室性心动过速在 24h 动态心电图中极为普遍。

2.胸片

心影增大，以左心室增大为主，可为普大型，心脏搏动弱，心力衰竭者可有肺淤血、肺水肿，右心衰竭时可见胸腔积液和上腔静脉扩张。

3.超声心动图

超声心动图为评估 DCM 的基石，常被用来判定左心室功能损害程度和伴随的瓣膜或心包疾病。DCM 患者超声心动图的特征为左、右心腔明显扩大，以左心室扩大为主，并伴室壁运动普遍减弱，因此二尖瓣舒张期开放幅度相对较小，呈钻石样改变；E 峰与室间隔间距离明显增大，形成“大心腔、小开口”的特征性改变；左心室射血分数(LVEF)减低；心腔内可见附壁血栓。多普勒超声示心腔内血流滞缓，常有二尖瓣反流。

4.心脏核医学检查

核素心肌灌注显像可用于鉴别缺血和非缺血性心脏病，原发性 DCM 患者有时可见补丁样充盈缺损。血池扫描显示左心室舒张末和收缩末容量增加，单侧或双侧心室射血分数降低，室壁活动幅度减弱。

5.MRI

MRI可对心肌病患者的心脏结构提供可靠的、可重复的定量信息，有助于心肌病的分型。DCM患者行MRI检查可见左、右心室扩大，左心室壁厚度通常正常且均匀一致。MRI可对其心室容量、心室壁厚度、左心室功能进行准确定量，以用于评价治疗效果。

用MRI证实一些特殊的心肌病特别有价值，例如致心律失常性右心室心肌病、心内膜弹力纤维增生症、心肌炎、淀粉样变和结节病。MRI有助于识别患者是否存在发生猝死并发症的危险，如可诱发电不稳定和心脏性猝死的替代性纤维变性，亦可用于评估浸润性和炎症性心肌病。

6.心导管和心血管造影

心导管和心血管造影可见左心室舒张末压和肺动脉楔嵌压升高，常有肺动脉高压，严重患者可有右心室扩张和右心室舒张末压、右心房压、中心静脉压升高。左心室造影可见心腔扩大、室壁活动弥散性减弱、射血分数降低、收缩末容量增加，常有二尖瓣反流，有时可见附壁血栓。冠状动脉造影示血管正常。

7.心内膜心肌活检

组织学检查可见符合本病的病理变化，但其特异性不高，难以单独据此做出诊断，但有助于与心肌炎、特异性心肌病相鉴别。

(五)诊断和鉴别诊断

根据左心室扩张伴收缩功能障碍的症状、体征，结合12导联心电图、二维超声心动图，可初步做出诊断。

原发性DCM的诊断必须排除引起心脏扩大和充血性心力衰竭的已知原因，如心包积液、Ebstein畸形、系统性高血压、瓣膜性心脏病以及各种特异性扩张型心肌病伴胸痛患者。若有冠心病危险因素或年龄＞40岁，可考虑做冠状动脉造影以排除冠心病；测定铁和转铁蛋白水平可用于排除血色病；肌酸激酶水平用于排除亚临床的骨骼肌病变。若心电图迅速出现传导障碍并伴有左心室功能不全，要考虑巨细胞性心肌炎的可能。进行性传导障碍不伴明显左心室功能不全时则应高度怀疑结节病、强直性肌营养不良或由核纤层蛋白A/C(laminA/C)基因突变所引起的疾病。

(六)治疗

由于原发性DCM病因不明，故尚无特异性治疗，现有治疗主要是针对心力衰竭。

1.一般处理

限制钠和水的摄入量，避免酒精和其他有毒物质，适度运动以维持活动能力，避免去适应作用(心血管机能下降)和保持身心健康。治疗心力衰竭的诱发因素如感染、贫血等。

2.心力衰竭的治疗

所有DCM患者，从无症状到严重心力衰竭均应使用血管紧张素转换酶抑制剂(ACEI)。当由于不良反应不能耐受ACEI时，可以用血管紧张素受体拮抗剂(ARB)替代治疗。心力衰竭稳定的患者应该使用β受体阻滞剂，从很小剂量开始，逐步增加剂量，在几个月的时间内尽所有的努力去争取达到目标剂量,以改善心室功能、减慢疾病进展、减少住院率;当患者有水肿、症状性低血压或近期心力衰竭处于不稳定状态,需要静脉滴注正性肌力药物治疗时不宜使用β受体阻滞剂,有明显症状的反应性气道疾病、心动过缓或传导阻滞的患者亦不宜使用β受体阻滞剂治疗;对于已经接受 ACEI 治疗的患者,应用β受体阻滞剂同样可以获益,这两种神经激素系统的联合阻滞可以产生作用叠加现象。在长期使用β受体阻滞剂过程中若出现临床状况恶化时,可减量或停用β受体阻滞剂,使用不需要β受体介导的正性肌力药物(例如磷酸二酯酶抑制剂米力农)。地高辛能改善心力衰竭症状,改善生活质量和运动耐量,降低住院率,但不影响病死率。应用利尿剂、ACEI(或 ARB)和β受体阻滞剂治疗的情况下仍然存在心力衰竭症状时可加用地高辛,地高辛亦可以用于治疗心力衰竭合并持续性房颤的患者,但β受体阻滞剂控制心室率特别是运动时心室率效果更好,所以地高辛仅考虑作为控制心率的辅助药物,推荐地高辛血药浓度为 0.5～1.0ng/mL,血药浓度＞1.0ng/mL 将增加病死率。利尿剂在快速改善心力衰竭患者症状方面优于其他药物,可以在几小时或几日内缓解肺水肿和外周性水肿。对于所有曾出现过液体潴留的患者都必须使用利尿剂,常与 ACEI、β受体阻滞剂联合应用。大多首选襻利尿剂,曾经出现过液体潴留但已被纠正者,亦应长期用小剂量利尿剂维持治疗以防复发。抗利尿激素(AVP)拮抗剂托伐普坦类可选择性地阻断介导肾脏集合管抗利尿作用的 V_2受体,减少集合管对水的重吸收,从而增加自由水的排泄,使血钠水平升高,可用于治疗低钠血症。中等剂量的襻利尿剂不能产生预期的消除水肿效果时要考虑利尿剂抵抗,引起的原因有心力衰竭引起肠道水肿或低灌注致吸收不良、肾灌注不足和功能障碍,神经体液系统的激活,钠摄入量过多,使用影响利尿效果的非甾体消炎药(NSAIDs)、环氧化酶 2(COX-2)抑制剂及噻唑烷二酮类胰岛素增敏剂。处理方法为采用静脉多次给药以获得持久的血药浓度,联合使用 2 种作用部位不同的利尿剂如呋塞米(速尿)加美托拉宗,限制饮食中钠的摄入量,停用影响利尿效果的药物,合用增加肾血流的药物(如多巴胺),亦可使用体外超滤或连续性血液透析去除过多的水分。有中、重度心力衰竭症状和近期失代偿的患者可考虑加用小剂量的醛固酮拮抗剂(螺内酯、依普利酮),但必须小心观察高血钾的发生,血钾＞5.0mmol/L和肾小球滤过率＜30mL/min 的患者不宜使用。

心功能为Ⅰ～Ⅳ级而药物治疗无效的心力衰竭患者,若心电图为窦性心律伴 QRS 波增宽(＞0.12s),可行双心室起搏做心脏再同步化治疗(CRT),以恢复双心室同步收缩,缩短心室的机械延迟,减少二尖瓣反流,增加射血分数;CRT 能显著降低患者病死率和住院率、逆转心室重构、改善患者生活质量、提高运动耐量。

终末期心力衰竭患者可考虑心脏移植,5 年存活率可达 75%,心室辅助装置可做为过渡到心脏移植的桥梁。

3.抗凝治疗

房颤、既往发生过脑梗死及超声心动图检测到心腔内有血栓的患者都必须接受抗凝治疗,口服华法林并监测 INR 使其维持在 2.0～3.0。

4.猝死的预防

症状性室速伴昏厥及 LVEF≤30%的患者都应该植入 ICD,以预防心脏性猝死。

二、特异性扩张型心肌病

(一)Takotsubo 综合征

Takotsubo 综合征亦称应激性心肌病、心碎综合征，是心理、生理性应激状态引发的一种急性心肌病，在老年妇女特别多见，血中儿茶酚胺过度升高激发心肌功能障碍是主要机制，大部分患者经过支持治疗能完全康复，有酷似急性心肌梗死的心电图表现和急性胸痛伴左心室功能不全的临床表现，而冠状动脉造影无缺血性病变。

心肌标志物有轻度升高，心脏 MRI 超声心动图及左心室造影显示心尖部和左心室中部处于低动力或无动力状态，基底部心肌收缩增强。如果患者被误诊为急性心肌梗死，接受溶栓可能引起严重出血或死亡，而且还将终身接受冠心病的药物治疗。少数患者有左心室流出道梗阻，若应用正性肌力药物则可使病情恶化。

(二)围生期心肌病

围生期心肌病指妊娠最后 1 个月到产后 6 个月之间发生的心肌病，病因不明，可能与炎症、免疫有关。围生期心肌病在起病初期可有严重血流动力学障碍，表现为劳力性呼吸困难、端坐呼吸及肺动脉、体循环栓塞，必须排除先前存在的心脏病后方可诊断。预后相当乐观，50%以上患者在产后 6 个月内射血分数可恢复至正常或接近正常。本病在再次妊娠时有复发的危险。

(三)心动过速性心肌病

心动过速性心肌病，系因反复发作或持续的心动过速所致的伴有充血性心力衰竭的 DCM，其中与房颤或室上速关系最为密切，这种心肌病的临床表现类似原发性 DCM，但一旦心律失常被控制，左心室功能可明显恢复。伴有房颤或室上性心律失常的患者应当接受有效的治疗(药物或射频消融)，以积极控制心率和恢复正常的窦性心律。由于这种心肌病导致的心功能障碍具可逆性，因此识别和积极治疗这种类型的心肌病在临床上非常重要。

(四)酒精性心肌病

酒精性心肌病是常见的特异性心肌病，临床表现与原发性 DCM 十分相似，它与持续过度的饮酒有关。酒精在敏感个体的作用与剂量相关。引起左心室功能不全的机制不完全清楚，并不是所有人都会发展成心肌病，提示遗传起着一定的作用。

酒精性心肌病好发于 40～60 岁的男性嗜酒者，任何一种酒精饮料都可致病，一般都有 10 年以上的过量饮酒史，长期嗜酒者在症状出现前往往有轻度心功能降低，阵发性房颤是早期常见表现。症状较轻者表现为渐进性运动受限，症状严重者可出现急性暴发性双心室心力衰竭。戒酒是治疗酒精性心肌病的关键，可明显改善患者的心力衰竭症状。继续酗酒者则预后不良。

第五节　肥厚型心肌病

肥厚型心肌病(HCM)的特点是以左心室肥厚为主(也有发生在右心室者)，但往往是不对称性肥厚，且常累及室间隔。典型病例的左心室容量正常或减少。常有左心室流出道收缩期压力阶差。有家族史者主要为常染色体显性遗传，为肌节收缩蛋白基因突变所致。典型的形态学改变包括心肌细胞肥大、排列紊乱和疏松结缔组织增多。心律失常和早年猝死常见。

临床上根据左心室流出道有无梗阻分为梗阻性和非梗阻性两类。亦有根据病变部位分为室间隔肥厚型、心室中部肥厚型、心尖肥厚型和对称性肥厚型。

一、遗传学

HCM 是一种常染色体显性遗传病，共涉及 11 个肌节收缩蛋白基因，＞400 个位点突变，大多数 HCM 是由心脏 β 肌球蛋白重链（MHC）、肌球蛋白一结合蛋白 C 和肌钙蛋白 T 突变基因所致。此外，与心脏代谢有关的两种非肌节蛋白基因的突变，例如磷酸腺苷一活化蛋白酶的 γ_2 调节亚单位 $PRKAG_2$ 和溶酶体关联膜蛋白 2（LAMP-2）可引起青少年心脏糖原贮积症，亦有心肌肥厚。临床表现酷似肌节性 HCM，常伴有预激综合征。

二、病理

左心室肥厚，左心室心腔缩小，心房常扩张和肥厚，左心室不同区域的肥厚程度不均匀，大多数 HCM 患者室间隔和前侧壁肥厚较游离壁后段明显。

组织学改变为心肌肥厚；心肌细胞排列紊乱，失去正常的平行排列，围绕结缔组织成旋涡样；细胞内肌原纤维结构破坏，相互交叉；常有明显纤维化，有时可形成肉眼可见的瘢痕；病变在肥厚的区域之间散在分布，基质结缔组织成分增多。HCM 中普遍存在壁内冠状动脉异常，如管腔缩小、管壁增厚；在广泛心肌纤维化的部位，这种现象特别明显。二尖瓣叶增大、增长，与二尖瓣前叶相对处的左心室内膜壁上常有一纤维斑块，后者是二尖瓣与室间隔碰击所致。

三、病理生理

（一）左心室流出道梗阻

流出道梗阻是由二尖瓣的收缩期前向运动（SAM）和收缩中期与室间隔接触所造成的。

引起 SAM 的机制是左心室射血产生高速射流通过狭窄的流出道流出，将二尖瓣瓣叶吸向室间隔（即漏斗效应）。二尖瓣反流是 SAM 的后果，往往为轻到中度，严重二尖瓣反流很可能有二尖瓣本身异常，例如黏液样变性所致的二尖瓣脱垂。

流出道的压力阶差常呈动态性变化，大部分休息时无 SAM 和流出道梗阻的 HCM 患者，在体力活动时可产生压差，左心室流出道没有压差者仅占 30％。

（二）心肌缺血

研究表明，在无冠心病的情况下，HCM 患者常有局部心肌缺血，其机制为微血管系统及壁内冠状动脉异常，室壁张力增加，心肌肥厚造成毛细血管密度相对不足，导致心肌氧供和氧需之间失去平衡所致。

（三）舒张功能障碍

大多数 HCM 患者有左心室舒张和充盈的异常，可引起劳力性呼吸困难，但不一定与左心室肥厚的程度相关，快速充盈相明显延长并有左心室充盈率降低和充盈量减少。此外，整个充盈过程中心房收缩往往代偿性加强，心肌肥厚、替代性瘢痕形成及间质纤维化、心肌细胞排列紊乱等都能造成心室顺应性下降，舒张功能不全是引起非梗阻性 HCM 患者发生心力衰竭的基本原因。

四、临床表现

半数以上 HCM 患者虽然超声心动图显示有室间隔增厚，但可无症状。临床症状可出现在各年龄段，最常见的症状是呼吸困难，这是由于左心室舒张功能损害使舒张末压增高而导致肺淤血所致，活动后症状明显，偶有端坐呼吸或阵发性夜间呼吸困难；胸痛亦较常见，可为典型或不典型心绞痛，硝酸甘油常不能缓解疼痛，是由于心肌氧供和氧需之间失衡所造成的；昏厥和近乎昏厥亦较常见，为血流动力学异常或心律失常所引起的。少数患者猝死可为首发症状。HCM 的症状在闷热天气常加重，可能是由于体液丧失和血管扩张引起流出道梗阻加重，饱食和饮酒后症状也较明显，发热和贫血可使症状加剧。

流出道无压差的患者体检可无明显异常，但梗阻性 HCM 患者往往有明显体征，心尖冲动常移向左侧，心尖冲动异常有力而弥散，有时在胸骨左缘可扪及收缩期震颤；常可闻及 S_3 和 S_4，有时可有 S_2 逆分裂。梗阻性 HCM 的听诊特征是收缩期杂音，典型的是粗糙的渐增—渐减型杂音，通常始于 S_1 后，在心尖和胸骨左缘之间最易闻及，往往向胸骨下部、腋窝和心底部放射，但不放射到颈动脉。这种杂音的强度和持续时间会发生变化，减弱心肌收缩力（应用β受体阻滞剂）、增加静脉回心血量（迅速下蹲、平卧举腿）和升高动脉压（去氧肾上腺素）的干预能使脉压降低、杂音减弱；与此相反，降低动脉压或减少静脉回心血量（如乏氏动作、含服硝酸甘油）或增加收缩力（如室性期前收缩、应用异丙肾上腺素）可使杂音增强。合并二尖瓣反流时，在心尖区往往可闻及全收缩期吹风样杂音。

五、辅助检查

（一）胸片

心影可正常或扩大，常可发现左心房增大，特别是有明显二尖瓣反流时。

（二）心电图检查

90%～95%HCM 有心电图异常，包括左心室肥厚引起的高电压、ST 段改变、侧壁导联 T 波倒置、左心房增大、深和窄的异常 Q 波、侧壁导联 R 波减小，胸前导联巨大倒置的 T 波是心尖肥厚性 HCM 的特征。HCM 常有室上性心律失常，以房颤最多见，3/4HCM 患者动态心电图可有室性心律失常，1/4 患者有非持续性室速，持续性单形性室速不多见。

（三）超声心动图

1.M 型超声心动图

M 型超声心动图主要特征有：①室间隔肥厚及运动异常；室间隔厚度＞1.5mm，室间隔与左心室厚度比值＞1.5，室间隔运动幅度减低，左心室后壁运动正常或代偿性增强；②二尖瓣收缩期前向运动（SAM），具有重要诊断意义；③收缩早、中期主动脉瓣关闭；④左心室流出道狭窄；⑤舒张功能异常：快速充盈期延长；二尖瓣开放延迟，等容舒张时间延长，即 E－F 斜率减低，E/A 比值＜1；⑥可有左心室腔缩小，左心房增大。

2.二维超声心动图

二维超声心动图有助于全面反映 HCM 的形态学及其功能的改变，较 M 型超声心动图更具有优越性。

3.多普勒超声心动图

多普勒超声心动图对评价 HCM 也很重要，可提供血流动力学信息，有助于鉴别收缩期杂音的来源。可测定流出道的压差,测定二尖瓣关闭不全及严重程度。脉冲多普勒可用来评估HCM患者的舒张充盈性能。

(四)放射性核素扫描

核素心肌灌注显像可直接观察室间隔和游离壁的相对厚度,并评估HCM患者有无心肌缺血。门控核素血池扫描不仅可用来了解左心室的大小,也可评估室间隔和左心室的活动情况,在HCM患者可观察到异常的左心室舒张期充盈。此项检查一般仅用于超声成像不佳时。

(五)MRI

MRI具有空间、时间分辨率高,不受胸壁、骨骼和含氧肺组织的影响,可在心脏任何切面进行三维成像;当超声心动图在技术上遇到困难时可用它来鉴别HCM;它能区别室壁增厚的不同原因。延迟钆增强显像能发现心肌的纤维化或瘢痕部位(室性心律失常的发生基础),有助于对患者猝死的风险进行分层。

(六)心导管检查

梗阻性HCM患者在左心室腔与左心室流出道之间存在收缩期压差(>20mmHg),左心室舒张末压增高。左心室造影示心腔缩小变形,主动脉瓣下呈"S"形狭窄,心室壁增厚,室间隔不规则增厚、突入心腔,左心房也可同时显影。心尖部肥厚型患者造影示"黑桃样"改变。冠状动脉造影正常。由于超声心动图、核素及MRI对本病诊断的特异性及敏感性都较好,临床上已很少需要做此项检查。

六、诊断和鉴别诊断

根据本病的主要症状、体征,结合心电图、超声心动图检查,可初步诊断。如还不能确诊,可做核素、MRI检查以明确诊断,并区分出类型;也应对其直系血缘家族进行有关检查,可以发现一些患者,有时从确诊的家族中使来诊者得到诊断。HCM的体征、症状易与主动脉瓣狭窄、高血压、冠心病、室间隔缺损等疾病相混淆,应注意加以鉴别。

七、治疗

治疗原则是缓解临床症状、预防和治疗并发症、改善左心室舒张期顺应性、减轻左心室流出道狭窄、预防猝死。

(一)一般处理

避免竞技性体育运动或负重,避免使用正性肌力药及扩血管药物,如洋地黄、硝酸甘油等。左心室流出道有压力阶差和有二尖瓣反流的患者,心内膜炎的发生率较高,因而在有菌血症危险时应该用抗生素作预防性治疗。

(二)药物治疗

1.梗阻性HCM

β受体阻滞剂通过减慢心率和减弱心肌收缩力而增加心室充盈、改善心室舒张功能;它能减少心肌氧耗,降低运动时流出道压差;能改善60%~70%患者的胸痛、呼吸困难和昏厥,但症状持续改善者仅占40%,没有证据表明它能降低心脏性猝死的发生率。β受体阻滞剂的剂量须个体化,使心率维持在休息时50~60次/分、剧烈运动时130~140次/分。

钙拮抗剂维拉帕米在治疗HCM中亦有价值,通过抑制Ca^{2+}内流,不仅能减弱心肌收缩力、减慢心率,而且能改善舒张期的顺应性。它能降低休息时和运动时的压差。维拉帕米能改善 HCM 患者的运动耐量，缓解心绞痛的效果好于 β 受体阻滞剂，但症状获持续性改善者＜50%。使用维拉帕米应小心一些肺动脉压力非常高又有明显梗阻的患者对维拉帕米可能很敏感，可以引起肺水肿和猝死。

丙吡胺也可用于治疗梗阻性 HCM，其负性肌力作用可降低压差和改善症状，应与中、小剂量 β 受体阻滞剂合用，以减慢心率和阻断室上性心律失常时的快速房室结传导，在治疗起始阶段必须监测 Q－T 间期；丙吡胺的缺点是有明显的抗胆碱作用，前列腺肥大、青光眼患者忌用。

治疗梗阻性 HCM 通常以 β 受体阻滞剂作起始治疗，如果因不良反应不能耐受 β 受体阻滞剂，则选用维拉帕米。β 受体阻滞剂和维拉帕米合用并无益处，而且可引起心率过慢和(或)血压过低。如果使用 β 受体阻滞剂或维拉帕米后症状仍持续存在，可加用丙吡胺；若药物治疗无效，可考虑非药物治疗如室间隔肌切除术、双腔起搏或室间隔消融。

2.非梗阻性 HCM

最重要的病理生理学异常是严重的舒张期功能不全，β 受体阻滞剂和钙拮抗剂都可用于改善舒张期的充盈，其中以维拉帕米效果较好。利尿剂单用或与 β 受体阻滞剂或维拉帕米联用，可以减轻肺淤血，降低左心室充盈压和改善症状。若患者症状严重，对常规治疗没有反应，心脏移植是唯一的治疗手段。

3.终末期患者

终末期患者主要表现为左心室收缩功能不全，治疗方案类似于其他心脏疾患中的充血性心力衰竭，可给予 β 受体阻滞剂、ACEI 或 ARB 以及利尿剂，可以使用地高辛、螺内酯，可植入 ICD 预防心脏性猝死以作为过渡到心脏移植的桥梁。

4.心律失常的治疗

HCM 中最常见的持续性心律失常是房颤，随年龄增长其发生率有所增加，往往引起病情恶化，常需要积极的治疗干预。阵发性房颤偶尔造成急性临床失代偿，需要紧急电复律或药物复律，胺碘酮对减少房颤复发最有效。对于持续性房颤，常用 β 受体阻滞剂和维拉帕米来控制心率。房颤可引起血栓形成和栓塞，所以必须用华法林行抗凝治疗。使用外科迷宫手术和导管消融做肺静脉电隔离术来治疗 HCM 合并难治性房颤已有少量报道。

5.猝死的预防

既往有持续性室速的患者，致死性事件的年发生率为 10%，然而许多猝死发生于既往无心律失常的患者。与猝死危险相关的临床特征有 HCM 引起猝死的家族史、不能解释的昏厥、动态心电图有非持续性室速、运动中有异常血压反应及严重左心室肥厚(≥3.0cm)。存在 2 个或 2 个以上这些危险标志时，相关的年病死率为 3%～6%。这些患者及有过症状性持续性室性心律失常的患者应该植入心脏复律除颤器(ICD)。存在任何一个危险标志的青少年和年轻人也需考虑 ICD。应劝告 HCM 患者避免竞技性运动和剧烈的体力活动。

(三)非药物治疗

非药物治疗适用于流出道有明显梗阻(压力阶差≥50mmHg)，伴严重心力衰竭症状和功能残疾(相当于心功能Ⅲ～Ⅳ级)，药物治疗无效的患者。

1.经主动脉室间隔肌切除术(Morrow 手术)

经主动脉室间隔肌切除术(Morrow 手术)为外科治疗 HCM 的金标准,可使 95%患者的压差消失或显著降低,能减少二尖瓣反流、减轻症状、改善生活质量。85%患者能长期保持疗效,手术病死率约 1%。某些合并有二尖瓣损害的患者须行二尖瓣置换术。

2.经皮腔内室间隔心肌消融术(PTSMA)

通过导管将 96%~98%酒精 1~3mL 注射到供应肥厚室间隔区域的冠状动脉前降支的间隔支中,造成主动脉下室间隔化学性心肌梗死,使室间隔变薄,流出道扩大,流出道压差降低,二尖瓣反流减少。酒精消融能改善多数患者的心力衰竭症状,病死率为 2%,房室传导阻滞为其主要并发症,导致 5%~25%患者须安装心脏起搏器。有 20%患者由于首次手术后未获得满意结果而需再次做酒精消融,由注射酒精引起的治疗性心肌梗死产生的心肌瘢痕组织是否能导致后续的恶性室性心律失常和猝死,有待进一步研究。对有严重症状的梗阻性 HCM 患者,如果已经植入起搏器(若是 ICD 更好),但仍有严重并发症,或因高龄、既往有开胸手术史或不愿做外科手术者,酒精室间隔消融可能是较好的选择。

3.全自动双腔起搏(DDD)

植入 DDD 亦可用于治疗梗阻性 HCM,常能改善症状,压差平均降低 25%,但亦有报道认为该法仅是安慰剂作用。以下一些特殊情况使用 DDD 比较合适:患者合并有病态窦房结综合征或房室传导阻滞,因明显窦性心动过缓而无法使用β受体阻滞剂治疗者,或存在外科手术和室间隔消融的反指征者(包括高龄、伴并发症或不愿做上述治疗者),以及当地不具备外科手术及施行室间隔消融的条件者。

第六节　急性心力衰竭

一、定义

急性心力衰竭(AHF)指由于急性发作的心功能异常而导致的以肺水肿、心源性休克为典型表现的临床综合征。发病前可以有或无基础心脏病病史,可以是收缩性或舒张性心力衰竭,起病突然或在原有慢性心力衰竭基础上急性加重。AHF 通常危及患者的生命,必须紧急实施抢救和治疗。

二、病因和发病机制

任何原因导致的血流动力学负荷增加(如过多补液、过度劳力等)或心肌缺血、缺氧,导致心肌收缩力急性受损均可引起急性心力衰竭。急性心力衰竭可突然发作,也可以在原有心血管疾病基础上发生和(或)在慢性心力衰竭基础上急性失代偿。通常冠心病、高血压是高龄患者发生 AHF 的主要病因,而年轻人中急性心力衰竭多是由扩张型心肌病、心律失常、先天性心脏病、心脏瓣膜病或心肌炎引起。同时,应特别注意甲状腺疾病、结缔组织疾病、中毒(包括药物、酒精、重金属或生物毒素)等病因。由于心脏血流动力学短期内快速异常,肺毛细血管压短期内急速增高,机体没有足够的时间发挥代偿机制,血管内液体渗入到肺间质和肺泡内形成急性肺水肿。肺水肿早期可因交感神经激活血压升高，但随着病情进展，血管反应减弱，血压逐步下降。

三、临床表现

(一)症状

典型的临床表现为严重呼吸困难，如端坐呼吸，甚或站立，平卧后诱发或加重的咳嗽、干咳或有多量白痰、粉红色泡沫痰、咯血，吸气性肋间隙和锁骨上窝凹陷。情绪紧张、焦虑、大汗淋漓，极重的患者面色苍白、口唇青紫、四肢湿冷、末梢充盈不良、皮肤苍白和发绀。初起血压升高、脉搏快而有力，若未及时处理，20～30分钟后则血压下降、脉搏细速，进入休克而死亡，部分患者表现为心搏骤停。

(二)体征

肺部听诊早期可闻及干性啰音(或喘鸣音)，吸气和呼气相均有窘迫，肺水肿发生后闻及广泛湿啰音；心率增快，可闻及舒张期奔马律、第三心音和肺动脉瓣第二音亢进。

四、治疗

急性心力衰竭一旦发展为肺水肿甚或心源性休克，会在短期内危及患者的生命，抢救治疗要突出“急”字，其包含“及时、准确、系统”的概念。

(一)一般治疗

1.体位

坐位、双腿下垂有利于减少回心血量，减轻心脏前负荷。

2.氧疗

氧疗目标是尽量保持患者的SaO2在95%～98%。方法：①鼻导管吸氧；②开放面罩吸氧；③CPAP和BiPAP：无创通气治疗能更有效地改善肺水肿患者的氧合，降低呼吸做功，减轻症状，减少气管插管的概率，降低病死率；④气管插管机械通气治疗。

3.镇静

AHF时早期应用吗啡对抢救有重要意义。吗啡有强大的镇静作用，能够轻度扩张静脉和动脉，并减慢心率。多数研究表明，一旦建立起静脉通道，则立即静脉注射吗啡每次3～5mg，视患者的症状和情绪，必要时可重复。但昏迷、严重呼吸道疾病患者不用。

(二)静脉注射血管扩张剂

1.硝普钠

硝普钠应用于严重心力衰竭，特别是急性肺水肿、有明显后负荷升高的患者。如高血压性AHF、急性二尖瓣反流等，建议从小剂量起始静脉注射[0.3μg/(kg·min)]逐渐滴定上调剂量，可达5μg/(kg·min)甚或更高。应用时做好避光保存(用棕色或黑色管)，以免化学分解产生氰酸盐，对严重肝肾功能异常的患者更要小心。

2.硝酸甘油

硝酸甘油更适用于有急性冠状动脉综合征的重症心力衰竭患者，没有硝普钠对于冠状动脉血流的“窃血效应”。建议起始剂量为0.14μg/(kg·min)静脉注射，逐渐滴定上调可达4μg/(kg·min)。紧急情况下，亦可先舌下含服或喷雾吸入硝酸甘油每次400～500μg。

3.重组人B型利钠肽

重组人B型利钠肽是一种内源性激素，具有扩张血管、利尿利钠、有效降低心脏前后负荷、抑制ARRS和交感神经系统等作用，可以有效改善AHF患者的急性血流动力学障碍。通常的剂量为1～2μg/kg负荷量静脉注射，然后0.01～0.03μg/(kg·min)，持续静脉注射。

血管扩张剂能有效地扩张血管，增加心脏指数，降低肺动脉楔压，改善患者的症状。然而，静脉使用以上血管扩张剂特别应注意其降低血压的问题，特别是在主动脉瓣狭窄的患者。通常AHF的患者的收缩压低于90～100mmHg时，应慎重使用，对已使用者血压下降至此时，则应及时减量，若进一步下降，则需停药。通常来说，患者的用药后平均血压较用药前降低10mmHg比较合适。对于肝肾功能不全、平时长期高血压的患者，更需注意血压不可较平时降低过多。

(三)静脉注射利尿剂

强效利尿剂(襻利尿剂)是AHF抢救时改善急性血流动力学紊乱的基石。常用的襻利尿剂有呋塞米、布美他尼、托拉塞米，具有强大的利尿利钠作用，能减轻心脏前后负荷，静脉注射还能够扩张血管，降低肺动脉楔压。肺淤血时，呋塞米20～40mg口服，若症状改善不好，利尿效果不佳，增加剂量或静脉注射。肺水肿时，呋塞米每次40～100mg负荷量静脉注射或5～40mg/h持续静脉滴注，每日总量小于500mg。依据患者症状改善，调整剂量和用法。若有利尿剂抵抗，可合用小剂量多巴胺或合用氢氯噻嗪。

利尿剂抵抗指达到水肿完全消除前，利尿剂作用下降和消失的现象。利尿剂效果不佳可能与血容量不足、血压较基础水平下降过多、低钠低氯血症低氧血症、低蛋白血症等有关，可通过纠正这些诱发因素，改变用药途径等纠正。还要注意过度利尿后引起的电解质紊乱、低血容量综合征。

(四)β受体阻滞剂

目前，尚无在急性心力衰竭中应用β受体阻滞剂治疗能够迅速改善症状的研究，通常认为是禁忌证。但是，一些研究证明，AMI时应用β受体阻滞剂能够缓解缺血导致的胸痛，缩小心肌梗死面积。实际应用中对于严重AHF，肺底部有啰音的患者应慎重使用β受体阻滞剂。

目前比较公认的药物有美托洛尔、比索洛尔、卡维地洛。

(五)正性肌力药物

1.强心苷

强心苷(包括洋地黄苷、地高辛和毛花苷C)，主要有正性肌力、降低交感神经活性、负性传导和频率的作用。一般而言，急性心力衰竭并非其应用指征，除非快速心房颤动。急性心力衰竭应使用其他合适的治疗措施(常为静脉给药)，强心苷仅可做为长期治疗措施的开始阶段而发挥部分作用。AHF时，若患者心率快、血压偏低，可静脉注射毛花苷C每次0.2～0.4mg，若患者为快速心房颤动，则可用每次0.4mg，总量不宜超过1.2mg。

口服最常用的是地高辛0.125～0.25mg/d。

2.儿茶酚胺类

多巴酚丁胺起始剂量为2～3μg/(kg·min)持续静脉注射，根据血流动力学监测可逐渐增加至15～20μg/(kg·min)；患者病情好转后，药物应逐渐减低剂量[每两天减少2μg/(kg·

min)]而停药,不可骤停。AHF 伴有低血压时,更宜选用多巴胺,起始剂量为 2～3μg/(kg·min),有正性肌力、改善肾血流和尿量的作用。

3.磷酸二酯酶抑制剂(PDEI)

PDEI 具有正性肌力和外周血管扩张作用,可降低肺动脉压、肺动脉楔压和增加心排出量。可增加室性心律失常的发生,且与剂量相关。通常有米力农和依诺昔酮。

4.钙离子增敏剂

左西孟旦是钙浓度依赖的钙离子增敏剂,半衰期达 80h,可增加心排出量,降低肺毛细血管楔压(PCMP),降低血压。在与多巴酚丁胺的双盲对照试验中,有研究显示,该药在 AHF 中应用时,应注意其降低血压的作用。通常不建议用于收缩压＜85mmHg 的患者。

5.心肌糖苷类

此类药物不宜用于 AMI 心力衰竭的患者。应用指征是心动过速引起的心力衰竭,如通过应用 β 受体阻滞剂未能控制心率的心房颤动患者。

(六)机械辅助治疗

1.动脉内气囊反搏(IABP)

尽早应用于 AMI 严重低血压,甚或心源性休克的患者。

1ABP 可延长收缩压时间,增加动脉舒张压和冠状动脉灌注压,增加冠状动脉血流量 22%～52%,可起到辅助心脏功能的作用。

2.体外膜氧合器(ECMO)

体外膜氧合器是一种临时性的部分心肺辅助系统,通过引流管将静脉血引流到体外膜氧合器内进行氧合,再经过另一根引流管将氧合血泵入体内(静脉或动脉),改善全身组织氧供,可以暂时替代肺的气体交换功能和心脏的泵功能。北京阜外心血管病医院已经对晚期终末期心力衰竭、心源性休克内科治疗无效的患者,成功应用该技术进行支持治疗,有效地维持了患者的心脏功能和血流动力学稳定,部分患者度过了危险期,成功撤机并逐渐恢复心脏功能,部分患者赢得了心脏移植的时间。

3.左心辅助

左心辅助适用于晚期终末期心力衰竭、心源性休克的患者。

4.心脏移植

终末期心力衰竭,内科药物治疗效果不佳或无效,心源性休克内科治疗无效,在 ECMO 或左心辅助循环支持下,等待合适供体,尽早心脏移植。

(七)其他

1.饮食和休息

急性期卧床休息,尽量减少体力活动,缓解后逐渐增加运动量。急性期若血压偏高或正常,则应保持液体出量大于入量,根据胸片肺水肿或淤血改善的情况调整。饮食不宜过多,不能饱餐,控制在 6～7 成饱便可,必要时可静脉补充营养,意即"质高量少"。缓解期亦需严格控制液体的摄入和出入量的平衡。

2.预防和控制感染

感染是 AHF 发生,特别是慢性心力衰竭急性失代偿的重要原因和诱因,应积极预防和控制。

3.保持水、电解质和酸碱平衡

内环境的稳定对于患者 AHF 的纠正，防止恶性心律失常的发生具有重要的意义，应特别注意。不仅要重视钾的变化，同时要重视低钠血症，限钠是有条件的，不要一味强调。

4.基础疾病和合并疾病的处理

如对缺血性心脏病应重视 β 受体阻滞剂的正确使用，积极改善缺血发作是治疗的关键。对高血压引起的 AHF 一方面要积极降低血压，同时还应注意平时血压水平高的患者，不宜突然过度降压，一个“正常”的血压，可能对特定的患者就是低血压，导致肾灌注不足，发生肾衰竭。

(八)缓解期的治疗和康复

(1)加强基础心脏病治疗，如冠心病、高血压等的治疗。

(2)对于慢性心力衰竭的患者，要重视诱因的预防，防止反复发生急性失代偿。

(3)有计划地逐步康复锻炼。

总之，急性心力衰竭作为一种最严重的心血管综合征，其诊断和治疗必须强调整体观念，要系统地考虑患者的机体状况，这样才能获得良好的疗效。

第七节　急性心包炎

急性心包炎通常是心包脏层和壁层急性炎症性纤维化反应。以典型的胸痛、心包摩擦音和特异性心电图表现为特征。

一、病因和病理

急性心包炎几乎都是继发性的，其病因实质上是各种原发的内外科疾病，部分病因至今未明。其中以非特异性、结核性、化脓性和风湿性心包炎较为常见。正常心包腔内约含 50mL 液体，急性炎症反应时，在壁层和脏层之间产生由纤维蛋白、白细胞及少许内皮细胞组成的渗出物，液体无明显增加时为急性纤维蛋白性心包炎。当渗出物中的水分增多时，称为渗出性心包炎。渗出液多为浆液纤维蛋白性，也可为脓性或血性。心包渗液一般可在数周至数月内吸收，但也可发生壁层与脏层粘连、增厚而逐渐形成慢性心包病变。当渗液迅速积聚和(或)渗液量超过一定的水平，心包内压力即急骤上升，妨碍心室舒张和充盈，使心搏量降低，动脉收缩压下降，同时，心包内压力增高也影响血液回流到右心，使静脉压升高，这些改变构成了急性心脏压塞的临床表现。

二、临床表现

(一)胸痛

心前区疼痛为主要症状，也是最初出现的症状。常见于急性特发性心包炎及感染性心包炎的纤维蛋白渗出期；而缓慢发展的结核性或肿瘤性心包炎，疼痛症状可不明显。心前区疼痛的程度和性质不一，轻者仅为胸闷，重者较尖锐，与呼吸运动有关，常因咳嗽、深呼吸或变换体位而加重，这一点与胸膜炎难以鉴别；疼痛位于心前区，可放射到颈部、左肩、左臂及左肩胛区，也可达上腹部;疼痛也可呈压榨样,位于胸骨后。需注意与心肌梗死疼痛相鉴别。心包膜脏层无痛觉神经,左侧第5、6肋间水平面以下的壁层心包膜有痛觉纤维,所以当心包炎累及该部或并有膈胸膜炎时方出现疼痛。心包炎的急性期也可不出现胸痛,尤其是在心肌梗死、心脏外伤和尿毒症伴发的早期心包炎。

(二)呼吸困难

呼吸困难是心包积液时最突出的症状,可能与支气管、肺受压及肺淤血有关。急性心包积液常继发于心肌梗死后心脏破裂、损伤、重症感染,其液体量即使小于150~200mL,只要心包内压力超过20~30mmHg,即可迅速进展为心脏压塞,患者可有端坐呼吸、身体前倾、呼吸浅快、面色苍白、口唇发绀。慢性心包积液除非积液量足够大并压迫周围结构及心腔,否则心脏压塞的体征在相当长的时期内并不出现。与心包积液有关的其他症状反映了渗液对周围结构的影响,包括食管、气管与肺,常见症状有食欲下降、呼吸困难、咳嗽和胸痛。少见症状有咽下困难、呃逆、干咳、声音嘶哑,这表明增多的心包积液分别压迫食管、气管及喉返神经。

(三)全身症状

全身症状可伴有潜在的全身性疾病。根据病因及个体反应不同,全身症状差异较大。感染性心包炎多有毒血症状,如发热、畏寒、多汗、困乏、食欲下降等。非感染性心包炎的毒血症状较轻,肿瘤性者可无发热。

(四)体征

1.心包摩擦音

心包摩擦音是纤维蛋白性心包炎的典型体征。一般在心脏的收缩期和舒张期可听到搔刮样的声音,常位于胸骨左缘第三、四肋间,只存在数小时或数日。由结核、尿毒症或肿瘤引起的可持续数周。一旦心包积液增多,将两层心包隔开,则摩擦音消失。

2.渗液性心包炎体征

心尖冲动微弱或不能触及,常在心实音界内有一段距离,听诊时心音遥远。叩诊时心实音界向左、右两侧扩大,并随体位而变动。

3.心包填塞征

心包填塞征有颈静脉怒张、静脉压升高、肝大、胸腔积液、面部及下肢水肿。患者发生急性心包填塞时,静脉压不断上升,动脉压持续降低,心排出量显著下降,血压低下,可发生休克。

三、辅助检查

(一)实验室检查

在化脓性心包炎时白细胞计数及中性粒细胞增多,心包液涂片或培养可找到致病菌。

(二)X线检查

当心包积液量达300mL以上时,心影可向两侧普遍性增大,并且有上腔静脉影增宽及右心膈角呈锐角,心缘的正常轮廓消失,呈水滴状或烧瓶状,各心缘弓的正常界限消失,心脏随体位而移动。短期内随访X线片心影迅速扩大或缩小,有助于早期诊断。肺野清晰,无充血现象。透视或X线摄影可显示心脏搏动减弱或消失。

(三)心电图检查

1.典型演变分四期

(1)各导联 ST 段呈弓背向下抬高,T 波高,出现在除 aVR 和 V_1 外的所有导联,持续 2 天至 2 周左右;V_6 导联的 ST/T 比值≥0.25;

(2)几天后,各导联 ST 段回复到基线,T 波降低、变平;

(3)T 波呈对称性倒置并达最大深度,无对应导联呈相反的改变(除 aVR 和 V_1 导联直立外),可持续数周、数月或长期存在;

(4)T 波恢复直立,一般在 3 个月内。

2.ST 段移位

因炎症累及和心包,渗液压迫心外膜下心肌,产生心肌损伤和缺血。

3.P－R 段移位

除 aVR 和 V_1 导联外,P－R 段降低,提示心包膜下心房肌受损。

4.QRS 波低电压

与电短路作用,或心包炎纤维素的绝缘作用及周围组织水肿有关。

5.电交替

P、QRS、T 波全部电交替为大量心包积液的特征性表现,但不是唯一的,肺气肿、冠心病等也可出现电交替,应注意鉴别。

6.心律失常

以窦性心动过速多见,部分发生房性心律失常,如房性期前收缩、房性心动过速、心房扑动或心房颤动。还可有不同程度的房室传导阻滞。

(四)超声心动图

对诊断心包积液简单易行,迅速可靠。M 型或二维超声心动图中均可见液性暗区以确定诊断。心脏压塞时的特征为:右心房及右心室舒张期塌陷;吸气时右心室内径增大,左心室内径减小,室间隔左移等。可反复检查以观察心包积液量的变化。

(五)磁共振显像(MRI)

磁共振显像(MRI)能清晰地显示心包积液的容量和分布情况,并可分辨积液的性质,如出血性渗液大多是低信号强度;尿毒症、外伤、结核性液体内含蛋白和细胞较多,可见中或高信号强度。

(六)心包穿刺

抽取渗液做涂片、培养和寻找病理细胞,有助于确定病因。心包液测定腺苷脱氨酶(ADA),活性≥30U/L,对诊断结核性心包炎具有高度特异性。抽液后再注入空气(100～150mL)进行 X 线摄片,可了解心包的厚度,心包面是否规则,心脏大小和形态。

(七)心包检查

凡有心包积液需手术引流时,可先行心包检查,直接观察心包,在可疑区域做心包活检,以提高病因诊断的准确性。

四、诊断和鉴别诊断

(一)诊断

临床上出现胸痛、呼吸困难、心动过速和体静脉淤血征或心界扩大、心包摩擦音,应高度怀疑急性心包炎。结合X线、心电图及心脏超声,即可明确诊断。心包心肌炎多伴心功能异常改变、心肌标志物、肌红蛋白和肿瘤坏死因子等水平升高,闻及第二心音,ST段弓背向下抬高,超声、CT和MRI可示心脏内部结构,心包膜或心内膜心肌活检是主要诊断依据。

(二)鉴别诊断

1.结核性心包炎

结核性心包炎是心包炎中最为常见的一种。多发生于中、青年,表现为多发性浆膜炎,可能同时伴有胸腔积液、腹腔积液。症状有低热、乏力、胸痛、气短、咳嗽和不能平卧等。心包积液可为血性渗出液,查找病原菌多为阴性,但结核菌素试验阳性者为多,红细胞沉降率增快等,有助于诊断。

2.急性非特异性心包炎

急性非特异性心包炎原因未明,可能系病毒引起,也可能是过敏或自身免疫反应的表现。起病急,常先有上呼吸道炎症,几乎所有病例都有胸痛,临床症状类似急性心肌梗死,渗液量可多可少。本症有自限性,病程通常是数日至3周,25%的病例可复发,很少出现心包缩窄。

3.阿米巴性心包炎

阿米巴性心包炎现已少见,病原体在累及心包的同时使肝左叶受损。临床表现为寒战、高热、乏力、消瘦等。心包外影明显增大,抽心包积液为巧克力样,并能发现阿米巴滋养体。

4.尿毒症性心包炎

本病多因重症尿毒症或病之晚期因毒素影响而发病。多为纤维蛋白性心包炎,少数为渗出性或血性心包炎,因治疗困难可变为慢性。具有典型胸痛和心包摩擦音。

五、治疗

急性心包炎及时有效治疗包括原发病的病因治疗和解除心脏压塞的对症治疗,可望获得痊愈。有急性心包炎的初发症状者(尤其是存在中等或大量心包积液者),应住院治疗,以确定病因预防心脏压塞;对有典型的胸痛和心包摩擦音的患者,如疑为病毒性心包炎,可以利用聚合酶链反应和组织化学以进行病因分类;对年轻患者,应依据病史和当前症状,考虑外伤、心肌炎、系统性红斑狼疮、病毒性心包炎或化脓性心包炎;老年患者则须考虑到急性心肌梗死、肺结核,尤其是肿瘤性疾病的可能。

(一)一般治疗

急性期应卧床休息、镇静;呼吸困难者取半卧位、吸氧;加强支持疗法:高热量、高蛋白、高维生素饮食;有水肿时给低盐饮食。

胸痛明显者可止痛,常口服非甾体类抗感染药(NSAIDs),例如阿司匹林、布洛芬,必要时应用吗啡类药物。如对NSAIDs反应较差,可选用秋水仙碱(首日1～2mg,以后0.5～1mg/d,连续3个月),可有效缓解疼痛并预防复发。

胸痛通常在1～2d内缓解,胸膜摩擦音及ST段抬高随即消失。大多数特发性及病毒性心包炎中的轻症病例只需充分治疗1～4d,但治疗的时间是不定的,若存在心包积液,须积液消退后停药。一些患者需使用类固醇(泼尼松 60～80mg/d)治疗 1 周控制疼痛,此后小心减量至基础治疗量长期维持。除非有特殊指征(例如结缔组织疾病、自身反应性疾病或者尿毒症性心包炎)不应使用皮质类固醇,因其可增加病毒复制且减量时可导致复发。在这种情况下,加用秋水仙碱可能是有效的。使用类固醇治疗前必须排除结核性心包炎和化脓性心包炎的可能。对于心包炎仅为全身疾病的局部表现者,除支持对症处理外,尚须针对原发病进行治疗。

(二)针对原发病治疗

结核性心包炎应尽早开始抗结核治疗,常用异烟肼、利福平和吡嗪酰胺,剂量足,直到体温和红细胞沉降率正常、心脏无异常表现、心电图稳定,一般 2～3 个月,改为异烟肼和利福平维持,抗结核药的疗程为 6～9 个月。急性期心包积液较多者,服泼尼松 15～30mg/d,3～4 周后逐渐停药。化脓性心包炎者,根据药敏结果给足量抗生素。特发性心包炎应用糖皮质激素或非甾体抗感染药治疗。尿毒症性心包炎则应血液透析或腹膜透析改善尿毒症,同时服吲哚美辛 25～50mg,2～3 次/天。放射损伤性心包炎可给予泼尼松 10mg 口服,3～4 次/天,停药前应逐渐减量,以防复发。

(三)解除心脏压塞

1.心包穿刺抽液

心包穿刺抽液适用于诊断性穿刺、大量积液有压迫症状、化脓性心包炎及拟行介入性治疗者。心包穿刺抽出脓液和心包腔内注入抗生素。穿刺前应先做超声波检查,确定进针途径及刺入心包积液层厚度。

2.心包腔引流术

穿刺排脓后心包腔积脓和毒血症状未见减轻,或脓液稠厚、穿刺排脓困难,应采用心包切开引流术。一般引流通畅后 4～6 周愈合。

六、预后和预防

急性心包炎的自然病程和预后取决于病因,病毒性心包炎、非特异性心包炎、心肌梗死后或心包切开术后综合征通常是自限性的,临床表现及实验室检查在 2～6 周消退。若心包炎并发于恶性肿瘤、系统性红斑狼疮、尿毒症等则预后差。化脓性或结核性心包炎随着抗生素或抗结核药物疗法及外科手术的进展,预后已大为改善,部分患者遗留心肌损害或发展为缩窄性心包炎。

第八节　缩窄性心包炎

缩窄性心包炎是指心脏被致密厚实的纤维化心包所包围,心脏舒张期充盈受限产生一系列循环障碍的临床病症。

一、病因和病理

缩窄性心包炎可以继发于急性心包炎,病因以结核性占首位,其次为化脓性、创伤性;此外与外科手术、自身免疫(结缔组织)疾病、结节病、心包肿瘤、特发性、放射性心包炎和心脏直视手术引起等有关。

病理变化为心包增厚粘连、脏壁层融合钙化。有时被纤维组织完全填塞成为一个纤维瘢痕组织外壳。心脏大小正常，偶有缩小，心肌可萎缩。心包可出现透明样变性，为非特异性改变。结核性心包炎患者可有结核性肉芽组织或干酪样病变。

二、临床表现

大多患者起病隐匿，判断心包缩窄的时间及临床症状出现的早晚，对预后及外科手术具有重要的指导意义。通常急性缩窄是指 1 年以内发生缩窄者；慢性缩窄是指 1 年以上发生缩窄者。

(一)症状

早期表现为心悸、劳力性呼吸困难，常常出现腹胀、乏力、头晕、食欲减退、咳嗽、体质量减轻和肝区疼痛等；后期出现休息时呼吸困难，甚至端坐呼吸，主要是由于胸腔积液、腹腔积液造成膈肌上抬及肺部充血所致。

(二)体征

肝大、腹腔积液及下肢水肿、脉压变小；慢性肝淤血患者还可出现黄疸、蜘蛛痣和肝掌等表现。心浊音界正常或稍增大。颈静脉怒张是缩窄性心包炎较重要的体征，且在吸气时怒张更为明显，只有舒张早期可见塌陷。可闻及心包叩击音，主要是由于舒张期充盈血流因心包的缩窄而突然受阻并引起心室壁振动所致。常有第二心音分裂、心率较快，可有期前收缩、房扑和房颤等心律失常。少部分患者可出现奇脉。

三、辅助检查

(一)实验室检查

实验室检查可有轻度贫血。病史较长者因淤血性肝硬化常伴有肝功能异常，清蛋白减少，白、球蛋白比值降低。检测胸腔积液或腹腔积液为漏出液。

(二)心电图

多数有低电压、窦性心动过速，少数可有房颤；多个导联 T 波平坦或倒置；有时 P 波增宽或增高呈“二尖瓣型 P 波”或“肺型 P 波”，表现为左、右心房扩大，也可出现右心室肥厚。

(三)X 线检查

心影大小正常或稍大，心影增大可能由于心包增厚或伴有心包积液；左右心缘正常弧弓消失，呈平直僵硬，心脏搏动减弱；上腔静脉明显增宽；部分患者心包有钙化，是既往有急性心包炎的特征性表现；此外可见心房增大。

(四)超声心动图

右心室前壁或左心室后壁振幅变小，可见心包增厚和僵硬；二维超声心动图可显示增厚的心包、室间隔在吸气时膨入左室、突出的舒张早期充盈以及肝静脉和下腔静脉扩张等。

(五)CT 与 MRI 检查

CT 检查对诊断心包增厚具有很高的特异性和分辨率，并能评估心包的形状及心脏大血管的形态，是很有价值的检测手段。MRI 能清晰地显现缩窄性心包炎心包增厚的特征性改变，并能准确测量其厚度及波及范围；同时对心脏大血管形态及内径的异常改变亦可清楚地显示。

(六)心导管检查

通过左、右心导管可同时记录左、右心压力曲线。右心房平均压升高,压力曲线呈“M”形或“W”形;右心室压力升高,曲线呈现舒张早期下陷和舒张晚期的高原波;肺毛细血管楔嵌压也升高。

四、诊断与鉴别诊断

患者有腹腔积液、肝大、颈静脉怒张及 Kussmaul 征、静脉压显著增高等体循环淤血体征,而无显著心脏扩大或瓣膜杂音时,应考虑缩窄性心包炎。结合相关的辅助检查更易确诊。缩窄性心包炎应与限制性心肌病相鉴别。

五、治疗

一旦确诊,应在急性期症状消退后及早行心包剥离手术或心包切除术。缩窄性心包炎多因衰竭、腹腔积液及周围水肿或严重心脏并发症而致残或死亡,如果能及早进行彻底的心包剥离手术,大部分患者可获得满意的效果。手术前应卧床休息、低盐饮食;酌情给予利尿剂;有贫血及血清蛋白降低者,应给予支持疗法,改善一般状况;有活动性结核病者,应积极进行抗结核治疗;对病程较长、心功能减退较明显者,术前或术后可给予强心剂,以免发生心力衰竭;单有心包钙化而无静脉压增高者不需特殊治疗;心肌对强心剂反应差或肝肾功能很差者,不宜手术。

第九节　房室交界性心律失常

房室交界性心律失常包括房室交界性期前收缩、房室交界性逸搏和逸搏心律、非阵发性房室交界性心动过速、房室结折返性心动过速。

一、房室交界性期前收缩

房室交界性期前收缩简称交界性期前收缩,是早于基础心律(多为窦性心律)而提前出现的房室交界区的异位搏动,亦称为房室交界性期前收缩。

(一)病因

交界性期前收缩较少见。可发生于心脏病患者,如缺血性心脏病、风湿性心脏病、心力衰竭患者发生洋地黄中毒、低血钾等。无器质性心脏病表现的患者也可发生交界性期前收缩。

(二)临床表现

除原发病相关的表现外,交界性期前收缩一般无明显症状,偶尔有心悸。

(三)心电图特征

交界性期前收缩可逆行向上传导至心房和顺行向下传导至心室,其传导速度不同,心电图可表现为提前出现逆行 P 波并可引起 QRS 波群,形态与正常窦性 P 波引起的 QRS 波群相似,此时 P'－R 间期<0.12s;也可表现为提前出现 QRS 波群,逆行 P 波重叠在 QRS 波群之中或出现在 QRS 波群之后,此时 R－P'间期<0.20s。交界性期前收缩的代偿间歇完全。

(四)诊断

交界性期前收缩主要通过心电图诊断。

(五)治疗

交界性期前收缩的治疗主要是针对病因或诱因。对于期前收缩频发且症状明显者,可口服β受体阻滞剂或钙通道阻滞剂治疗。

二、房室交界性逸搏和逸搏心律

房室交界性逸搏或逸搏心律是严重缓慢性心律失常(窦性心动过缓和高度或完全性房室传导阻滞)时出现的延迟搏动或缓慢性心律,是房室交界区次级节律点对心动过缓或停搏的替代反应,常不独立存在。

(一)病因

本病类同病态窦房结综合征和高度房室传导阻滞。

(二)临床表现

患者可有心动过缓的相关症状和体征。

(三)心电图特征

房室交界性逸搏多表现为窦性停搏或阻滞的长间歇后,出现一个正常的 QRS 波群,P 波可以阙如或有逆行性 P'波,位于 QRS 波群之前或之后。房室交界性逸搏心律的频率一般为40～60 次/分,QRS 波群形态正常,其前后可有逆行 P'波,或窦性 P 波的频率慢于心室率,形成房室分离。

(四)治疗

针对病因和原发的缓慢性心律失常进行对症治疗。

三、非阵发性房室交界性心动过速

非阵发性房室交界性心动过速是由于房室交界区的自律性增加或形成触发活动而引起的一种呈短阵或持续发作的心动过速。

(一)病因

洋地黄中毒是最常见的病因,也常发生于一些器质性心脏病,如急性心肌梗死、心肌炎、急性风湿热或心脏外科手术后,亦可偶见于正常人。

(二)临床表现

心动过速发作时心率逐渐增快,终止时心率逐渐减慢,不同于阵发性心动过速。心率70～130 次/分,节律相对规则,心率快慢受自主神经张力变化的影响明显。心动过速很少引起明显的血流动力学改变,患者多无症状,少数人可有心悸表现。

(三)心电图特征

心率在 70～130 次/分之间,节律规整,QRS 波群形态正常,逆行 P'波可出现在 QRS 波群之前,此时 P'－R 间期＜0.12s,但多重叠在 QRS 波群之中或出现在 QRS 波群之后,此时R－P'间期＜0.20s。当心动过速频率与窦性心律接近时,由于心室的激动可受到交界区或窦房结心律的交替控制,可发生干扰性房室分离。

(四)诊断

洋地黄中毒或器质性心脏病患者结合临床表现和心电图特征可做出诊断。

(五)治疗

由于不会引起明显的血流动力学异常且通常能自行终止,非阵发性房室交界性心动过速本身不需要特殊处理,治疗上主要是针对基本病因。洋地黄中毒引起者,应立即停用洋地黄药物,同时给予氯化钾。

四、房室结折返性心动过速

房室结折返性心动过速(AVNRT)是指发生在房室结及其周围区域的折返性心动过速,是最常见的阵发性室上性心动过速。房室交界区存在解剖性或功能性、两条或多条传导速度和不应期不同的传导路径是 AVNRT 发生的电生理基础。传导速度快但有效不应期长的一条径路被称为快径路,传导速度慢但有效不应期短的一条径路被称为慢径路,快、慢径路及其周围组织构成 AVNRT 的折返环。正常情况下窦性冲动沿快径路下传,P－R 间期正常。当适时的房早下传时遇到快径路不应期,只能改由慢径路下传。由于慢径路传导缓慢,当激动传到两条径路的共同下端时,原先处于不应期的快径路已有足够的时间恢复兴奋性,激动遂通过快径路传回心房,产生心房回波。此时,慢径路亦脱离了不应期、恢复了应激性,能够使激动再次下传,如此反复折返便产生了心动过速;其折返方向为慢径路前传,快径路逆传,因此也称为慢－快型或常见型 AVNRT,如果折返方向相反则称为快慢型 AVNRT;少数 AVNRT 其两条折返径路均为慢径,称为慢－慢型 AVNRT。后两型也称为少见型 AVNRT。

(一)病因

AVNRT 多发生于无器质性心脏病的正常人,女性多于男性,青少年至 30 岁之间多见。情绪激动、焦虑、紧张、体力劳动、吸烟、饮酒或喝茶过多是常见的诱因。部分女性与月经周期有关。

(二)临床表现

心动过速呈有规律的、突发突止的特点,持续时间长短不一。症状的严重程度取决于发作时的心室率及持续时间以及有无器质性心脏病。阵发性心悸是主要的临床症状,其他症状包括胸闷、无力、头晕、恶心、呼吸困难等。心脏听诊时第一心音强弱恒定,心律绝对规整。

(三)心电图特征

心电图表现为:①心动过速多由房性或交界性期前收缩诱发,其下传的 P'－R 间期显著延长,随之引起心动过速;②R－R 周期规则,心室率在 150～250 次/分之间;③QRS 波群形态和时限多正常,少数因发生功能性束支传导阻滞而使 QRS 波群宽大畸形;④P'波呈逆行性(Ⅱ、Ⅲ,aVF 导联倒置),慢快型 AVNRT 其 P'多埋藏在 QRS 波群中无法辨认,少数位于 QRS 波群终末部分,P'波与 QRS 波关系固定,R－P'间期＜70ms,R－P'间期＜P'－R 间期;快慢型 AVNRT 其 P'位于下一 QRS 波群之前,R－P'间期＞P'－R 间期;慢慢型 AVNRT 其 P'位于 QRS 波群之后,R－P'间期＜P'－R 间期,但 R－P'间期＞70ms;⑤迷走神经刺激可使心动过速终止。

(四)诊断

有阵发性心悸症状且发作表现为突发、突止的特点,应考虑 AVNRT,对于发作短暂而常规心电图难以捕捉者,应行 24h 动态心电图检查以明确诊断。部分患者需进行食管心脏电生理检查,其诊断依据为:①经食管心房刺激可诱发和终止心动过速;②S_1-S_2 期前收缩刺激可显示“房室结双径传导”；③诱发的心动过速符合 AVNRT 的心电图特点。

（五）治疗

1.复律治疗

急性发作期的处理主要是恢复窦性心律，缓解患者症状。应根据患者的基础心脏状况、年龄、既往发作情况以及对心动过速的耐受程度，做出适当的处理。

对于心功能和血压正常的患者，可以首先尝试迷走神经刺激的方法。颈动脉窦按摩（患者取仰卧位，先按摩右侧，无效再按摩左侧，每次 5～10s，切勿同时按摩双侧）、按压眼球、Valsa-val 动作（深吸气后屏住呼吸、再用力作呼气动作）、咽喉刺激诱导恶心、将面部浸于冷水中等可终止心动过速或影响房室传导。初次尝试若无效可以在血流动力学稳定的前提下选用静脉抗心律失常药。对血流动力学不稳定的患者，可以直接进行电复律。

（1）腺苷和钙通道阻滞剂：腺苷为首选治疗药物（6～12mg 静脉注射），其起效快，半衰期短（<6s），不良反应有头晕、恶心、呼吸困难、面部潮红、窦性心动过缓、房室传导阻滞等，通常很快消失。腺苷无效可静脉注射维拉帕米（首次 5mg，无效时间隔 10min 再静脉注射 5mg）或地尔硫䓬（0.25～0.35mg/kg）。上述药物的疗效可达 90%以上。

（2）洋地黄和 β 受体阻滞剂：静脉注射洋地黄可终止心动过速发作，如静脉注射毛花苷 C，首次 0.4～0.8mg，以后每 2～4h 增加 0.2～0.4mg，24h 总量不超过 1.6mg。目前洋地黄已较少应用，但对伴有心功能不全者仍作首选。

β 受体阻滞剂也能终止心动过速，宜选用短效药物如艾司洛尔 50～200μg/（kg·min）。心力衰竭、支气管哮喘患者应避免使用。

（3）普罗帕酮：普罗帕酮 1～2mg/kg，静脉注射。

（4）其他药物：合并低血压者可应用升压药物，如去氧肾上腺素、甲氧明或间羟胺，通过反射性兴奋迷走神经终止心动过速。但老年患者、高血压患者、急性心肌梗死患者等应禁用。

（5）经食管心房调搏术：常能有效终止心动过速。

2.预防复发

患者本人应学会几种兴奋迷走神经而终止心动过速的方法，如 Valsalva 动作、咽喉刺激诱发恶心、冷水浸面等。药物预防可选用长效钙通道阻滞剂或 β 受体阻滞剂，如缓释维拉帕米 240mg/d、长效地尔硫䓬或缓释美托洛尔。也可应用普罗帕酮 100～200mg，3 次/天。

3.根治治疗

射频消融术治疗 AVNRT 安全、有效，且能根治心动过速，应作为药物无效患者的一线治疗。

第十节　继发性高血压

在中国近 2 亿的高血压人群中，约 90%是病因不明的原发性高血压（简称原高），不容忽视的是还有 10%左右是继发性高血压（简称继高），而继高的心脑血管发病率明显高于原高。

因此,一旦确诊继高,部分患者可手术治疗,从而可能治愈高血压;不能手术者,可给予针对原因的药物治疗。因此临床医生在高血压人群中鉴别诊断继高并给予合理治疗更显得意义重要。

一、继发性高血压的病因

(一)肾性高血压

1.肾实质性高血压

肾小球性肾炎、肾盂肾炎、肾盂积水、多囊肾等。

2.肾血管性高血压

主要由多发性大动脉炎、动脉粥样硬化及纤维肌结构不良等原因导致的肾动脉狭窄。

(二)内分泌性高血压

1.肾上腺疾病

原发性醛固酮增多症、嗜铬细胞瘤、库欣综合征等。

2.甲状腺疾病

甲状腺功能亢进、甲状腺功能减退。

3.甲状旁腺疾病

甲状旁腺功能亢进。

4.垂体疾病

肢端肥大症。

(三)药物性高血压

口服避孕药、激素、甘草等。

(四)其他

睡眠呼吸暂停综合征、先兆子痫、主动脉缩窄及其他较少见疾病,如真性红细胞增多症、肾素分泌瘤等。还有一些单基因遗传性高血压疾病(如 Liddle 综合征、Ⅱa 型多发性内分泌腺瘤、糖皮质激素可治性醛固酮增多症等),可通过基因突变筛查进行基因诊断。

二、常见继发性高血压疾病的诊断及治疗

(一)肾实质性高血压

1.病因

肾实质性高血压在继高的病因中占第一位。肾实质性高血压是指由于急、慢性肾小球肾炎或其他原因所致肾实质疾病,使有效肾单位减少,以致高血压。①急性肾小球肾炎:约 80%以上患者有高血压,同时有水肿、蛋白尿(+～+++)、尿常规镜检有红细胞或管型等,一般多在数月内痊愈。但其中相当一部分演变为慢性,10 年内约有 40%仍有蛋白尿,5 年后 20%～30%有氮质血症,肾脏病理发现肾小球内皮细胞或系膜增生、炎症发展或发生肾小球硬化伴肾小管间质继发性病变。老年人预后较差。②慢性肾小球肾炎:常有高血压,必须有蛋白尿且反复尿镜检有红细胞(+～++)。早期血肌酐尚在正常范围内时,少数人就已有高血压,但无急性肾炎史,对这类病可称为隐匿性肾炎。常见有:局灶节段性肾小球硬化、IgA 肾病,小管系膜病变及其他系膜增生型肾炎。随着病情发展,血压明显升高,常伴眼底改变(渗出、出血等)及贫血、心力衰竭等症状,诊断需与原高所致肾功能减退伴蛋白尿及少量红细胞鉴别。③糖尿病

肾病:肾脏是糖尿病微血管病变最常受累的器官之一。病变主要累及肾小球毛细血管基底膜,引起肾小球硬化和肾小动脉硬化。随病情发展逐步累及小管及间质,引起肾盂肾炎和肾乳头坏死。

由于糖尿病肾病起病隐匿,从蛋白尿到肾功能变化平均长达18年,共分4个阶段。

1期:肾脏肥大及功能亢进[肾小球滤过率(GFR)增高];2期:微量清蛋白尿期(30～300μg/min);3期:即临床糖尿病肾病期,GFR下降、明显蛋白尿,常伴除清蛋白外其他尿蛋白如α_1MG、维生素A结合蛋白等增高。由于肾小球硬化,肾糖阈升高,尿糖常规检查阳性率下降,常显阴性;4期:肾衰竭期。

2.治疗

(1)非药物治疗:饮食以低盐、优质蛋白(鱼、鸡蛋、牛奶等)为主;对肾功能减退但无大量蛋白尿者应限制蛋白摄入量(30～40g/d),应正确调整好低蛋白饮食,临床研究显示,蛋白摄入量在0.6g/(kg·d)左右能有效延缓患者GFR或肌酐清除率的下降。另外,中度适量的运动量是有益的;

(2)降压药物治疗:首选阻断肾素－血管紧张素系统的血管紧张素转换酶抑制剂(ACEI)或血管紧张素受体阻滞剂(ARB),可降低球毛细血管内压,改善基底膜通透性,减少蛋白尿,具有降压外还能延缓肾功能恶化的益处。但是,在急性肾炎时应首选钙通道阻滞剂,一般不单用ACEI或β受体阻滞剂。对肾功能减退有大量蛋白尿者,需与一般高血压无此病变者相反,用口服襻利尿剂,如呋塞米(20～40mg,3次/天),利尿效果反较氢氯噻嗪(25mg,3次/天)强。α_1受体阻滞剂＋β受体阻滞剂(阿罗洛尔)、α_1受体阻滞剂(特拉唑嗪、多沙唑嗪等)、中枢α_2受体兴奋剂(可乐定、莫索尼定)、长效二氢吡啶类钙通道阻滞剂(氨氯地平、拜新同)及非二氢吡啶类钙通道阻滞剂(缓释维拉帕米及缓释恬尔心)等,均是可选择的联合用药配伍。对糖尿病肾病者降压比降糖更能减少心血管病死率。其中ACEI在降压的同时能明显降低尿蛋白,保护肾脏,尤其在第1、2期能逆转肾脏损伤。因此,对2型糖尿病患者血压正常但运动后升高、或平时血压升高在边缘水平[如130～139/85～89mmHg(1mmHg＝0.133kPa)]或血压正常者但有亚临床的微量清蛋白尿,即应早服ACEI以保护肾脏。在对2型糖尿病的循证医学研究,目前尚不足以检验ACEI疗效优于其他药物,但是迄今较多的大规模观察研究,如LIEF、NDT等显示ARB(氯沙坦、伊贝沙坦)优于阿替洛尔与氨氯地平,在糖尿病患者新发蛋白尿及肾功能衰退方面较肯定地提示ARB对肾脏的保护作用。因此2007年ESH高血压治疗指南指出,2型糖尿病肾病常规联合用药首选ARB。并且,其他阻断RAS的药物(如ACEI)对肾脏也有同样的保护作用。

(二)肾血管性高血压

1.病因

由一侧或双侧肾动脉主干或大分支狭窄导致肾实质部分或广泛缺血所致高血压,多为急进型高血压(舒张压＞130mmHg,有眼底改变)。常见于肾动脉粥样硬化斑块、多发性大动脉炎、先天性纤维肌性发育不良。75%老年肾动脉狭窄患者由动脉粥样硬化所致,年轻人常见于先天性纤维肌性发育不良及多发性大动脉炎。

部分肾动脉狭窄患者腹部可闻及向单侧传导的杂音,低血钾、球蛋白增多和肾功能进行性减退，肾脏B超发现两侧肾脏长径相差>1.5cm，一侧肾脏有缩小，彩色多普勒超声可探测肾动脉起始处的狭窄。三维增强MRA及螺旋CTA是较敏感的测定方法，高度疑似病例应做肾动脉数字减影血管造影术（金标准）。分侧肾静脉取血比值测定可能对评估狭窄肾动脉的功能有一定价值，决定是否需手术治疗。

2.治疗

解除狭窄（腹主动脉或肾动脉造影后行扩张术及支架放置、血管搭桥术或肾自体移植术）。肾动脉扩张术对某些先天性纤维肌性发育不良疗效好，无须置放支架，而肾动脉斑块引起狭窄者疗效较差，复发率高。降压治疗中ACEI有效，但注意双侧肾动脉狭窄、孤立肾伴肾动脉狭窄或双侧肾小球滤过率低又服利尿剂的条件下慎用。虽然血压明显下降但易引起血肌酐急剧上升，甚至引起急性肾衰竭。AⅡ受体拮抗剂也有同样作用，也应慎用。合用长效钙离子拮抗剂、α受体阻滞剂、中枢α_2受体兴奋药可乐定及β受体阻滞剂或α+β受体阻滞剂都有良效。

（三）肾间质性病变所致高血压

由于炎症、先天性遗传性或代谢间质病变所致高血压，包括慢性肾盂肾炎、痛风肾病、多囊肾等。

早期一般无水肿、高血压，仅查体时发现有氮质血症或尿检有少量蛋白尿和白细胞，常无管型，偶有少量红细胞。24h尿蛋白定量常低于0.5g，尿α_1或α_2微球蛋白增加。在氮质血症之前已有小管功能异常：肾浓缩功能障碍、尿钾丢失增加，引起低钾血症，也有因远曲小管排泄功能缺陷引起高钾血症。晚期GFR下降，小球严重硬化时可有大量蛋白尿、水肿和高血压。

1.慢性肾盂肾炎

慢性肾盂肾炎常有间歇出现尿频、尿急、尿痛、菌尿和尿路结石，除慢性间质性肾炎外，还有肾盏肾盂炎症纤维化及变形。所以，X线下可见双侧肾大小不同，一侧肾脏肾皮质瘢痕、肾盂变形，肾小管重吸收能力差，多尿，而致低钠、低钾（失盐性肾炎、失钾性肾炎），有的病例由于尿酸化功能障碍，可发生继发性肾小管性酸中毒。虽然一侧肾功能明显减退，但血压仅轻中度升高，一般对各种降压药物疗效比肾实质性高血压好。

2.痛风肾病

由于嘌呤代谢紊乱，使终末产物尿酸生成过多。早期仅有轻度腰痛及微量蛋白尿，以后约40%伴轻度水肿，60%血压中度升高。肾小管浓缩功能障碍，尿呈酸性（pH<6.0），结石常呈沙石状，变大时可有肾绞痛及血尿，但X片上多不显影。常伴继发性尿路感染。一般病程10～20年，不及时治疗可致氮质血症。

治疗：①饮食控制：少吃肉食、海鲜、豆类等，多吃蔬菜、水果等，忌酒。多饮水，大于2000mL/d，睡前多饮水；②服用治疗高尿酸血症的药物；③降压药物：禁用任何含噻嗪类利尿剂的复方降压制剂，即使仅服6.25mg/d噻嗪类利尿剂也会使血尿酸轻度升高，吲达帕胺也要禁用。血管紧张素Ⅱ受体拮抗剂（科素亚）虽有轻度降血尿酸（可降0.3～0.5mmol/L）作用，适用于血尿酸偏高或痛风患者，但不足以对消噻嗪类利尿剂的升尿酸作用。有报道，ACEI（如卡托普利）能增加肾尿酸盐排出，但排出过多时促使尿酸盐结石形成。钙通道阻滞剂（CCB）、β受体阻滞剂是可以选用的。

3.多囊肾

多囊肾是一种常染色体显性遗传型囊性肾脏病变。早期肾脏B超可发现肾小囊肿，随着年龄的增长囊肿的数目和大小逐步增加。多数在30岁以后发现，肾脏呈囊状融合性病变，总体积增大。高血压是本病的早期症状，在无氮质血症患者中就已有近60%发现高血压，多囊肾患者大约50%死于肾衰竭，50%死于高血压所致心脑血管事件，因此降压治疗非常重要。

治疗：ACEI、利尿剂、CCB及α_1受体阻滞剂均可使用；囊肿直径＞4cm时可采用囊肿减压术。

(四)内分泌性高血压

1.原发性醛固酮增多症(原醛)

过去对高血压合并低血钾时，首先要考虑是否为原醛。

(1)病因：由于肾上腺皮质球状带腺瘤、增生或癌(少见)，使肾上腺皮质分泌的醛固酮(Aldo)增多，容量性高血压常伴低血钾。近十余年来，诊断技术改进，原醛检出率已由1%左右上升至10%，低血钾已不是早期原醛的诊断标准。

由于早期原醛患者血钾常正常，甚至原醛患者血压重度升高而不伴低血钾。正常血钾的高血压患者，在下列4种情况下，应高度警惕有“原醛”的可能：①当服用利尿剂降压时，出现明显低血钾；②合用3种以上降压药(包括利尿剂)，血压仍难以控制到正常时；③有早发心脑血管疾病的家族史；④腹部CT发现肾上腺有占位性病变。都应停β受体阻滞剂、ACEI(或ARB)2周，利尿剂停4周，同时改服α受体阻滞剂及或加缓释异搏定，查清晨起床活动后2h的血醛固酮和肾素(PRA)，若血Aldo/PRA比值＞240怀疑原醛。腹部肾上腺增强CT有诊断价值，但仍有1/2以上的原醛患者CT(－)，故不能仅凭肾上腺CT来诊断。若血Aldo/PRA比值＞240，腹部肾上腺CT示“双侧肾上腺较饱满或有小结节”时应鉴别是原发性低肾素型高血压病还是原醛增生。鉴别方法：尤其是鉴别微腺瘤及增生，不能光凭CT报告腺瘤。手术发现为增生占28%。10%人群存在无功能的肾上腺肿块，所以不能单凭CT诊断。肾上腺静脉取血对鉴别确诊微腺瘤及增生很可靠，但操作技术难度较大(右肾上腺静脉不易插管成功)，但特异度很高(90%左右)。

(2)治疗：①螺内酯治疗也可同时作为试验，若无条件测血Aldo/PRA比值或肾上腺静脉取血时，口服螺内酯5d(320mg/d)，钠钾代谢紊乱被纠正，可证实是醛固酮增多症。增生型维持量为20～40mg/d，87%能改善血压，但不能治愈。腺瘤患者首选手术治疗；②降压药物：由于原醛是容量依赖性高血压，一般对利尿剂降压反应最佳。因此在安体舒通治疗基础上，加用少量噻嗪类利尿剂常可取得良好的降压效果。其次可选择CCB，有人观察到硝苯地平缓释片每次20mg，3次/天，4周后患者血压、血钾、血Aldo正常。β受体阻滞剂也可合用；③手术：腺瘤及增生患者均可手术。但增生型效果不如腺瘤。有的患者增生与腺瘤同时存在，切除腺瘤后血压也可下降，但仍需服用降压药物才能达到正常血压。患者术后可服用螺内酯20～40mg/d。

2.嗜铬细胞瘤

(1)病因：嗜铬细胞瘤较罕见，对阵发性高血压患者常需考虑鉴别此病。由于肾上腺髓质肿瘤持续或脉冲式释放过多的儿茶酚胺(CA)引起面白、头痛、怕热、消瘦、心动过速(除肾上腺外肿瘤无心动过速)等,约 1/2 为持续性高血压,1/2 为阵发性或持续性高血压阵发性加重,常伴眼底病变并舒张压(DBP)＞130mmHg,表现为急进型高血压,约 1/2 伴糖尿病或糖耐量减低。在体质量指数＜25,年龄＜51 岁的高血压患者中,嗜铬细胞瘤患者的糖尿病患病率为原高患者的 18.9 倍。

鉴别主要依靠尿 CA 测定,超过正常值 2 倍以上才有意义。常需反复测定,尤其阵发性血压升高时应立即排空膀胱,留 24h 尿测 CA。其次,酚妥拉明试验是一种简单的辅助诊断方法,酚妥拉明是肾上腺素能 α 受体阻滞剂。疑嗜铬细胞瘤时当血压持续升高＞170/110mmHg 时可做本试验有助于诊断。快速静脉推注酚妥拉明 5mg＋生理盐水 1～2mL,每分钟测 1～2 次血压,共测 15～20 分钟。阳性:注射 2 分钟内血压迅速下降大于(SBP)35mmHg/(DBP) 25mmHg 并持续 3～5 分钟。正常人 SBP 下降不大于 30mmHg。试验前必须停用镇静剂 24h 及抑交感降压药,如含利舍平的复方降压片 5～7d,避免假阳性。为避免发生低血压反应,试验时应备好肾上腺素以防万一。

肾上腺 B 超发现肿瘤阳性率高达 95%,CT 可见肿瘤多为圆形,中间有液化坏死,一般肿瘤直径＞2.5cm。恶性肿瘤多为异位(肾上腺外)。

(2)治疗:口服酚苄明(α_1 及 α_2 受体阻滞剂)10mg,2～3 次/天,服药数天后可加服 β 受体阻滞剂,普萘洛尔 10mg,3 次/天。但是注意不要先单独服 β 受体阻滞剂以免发生高血压危象。对血压持续升高急症可静脉滴注酚妥拉明(立其丁)(50mg＋250mL 葡萄糖),逐步调节滴速或静脉注射(5mL＋10mL 葡萄糖后静脉注射维持)。对有心动过速不能耐受者可改用拉贝洛尔(α 及 β 受体阻滞剂),静脉注射 50mg 后 50～100mg＋250mL 葡萄糖静脉注射,待血压平稳后改为口服 100mg,2～3 次/天。也可改为口服酚妥拉明＋普萘洛尔。血压下降不满意可加服 ACEI 或 CCB。

3.库欣综合征

由于高血压患者中约半数肥胖,其中绝大多数为单纯性肥胖,但仍需考虑与库欣综合征的鉴别诊断。

(1)诊断:由于肾上腺束状带增生或肿瘤造成糖皮质激素分泌过多,并且常伴不同程度的盐皮质激素和雄激素增加,造成向心性肥胖、高血压(占 80%)、糖耐量异常或糖尿病(1/10 患者合并)、多血质、皮肤紫纹性功能障碍、骨质疏松(占 70%)等,少数人有血钾偏低。

(2)定性诊断:①24h 尿皮质醇(F),高于正常值 2～3 倍才有意义。若正常则可以排除库欣综合征。②血压(上午 8～12h),有无昼夜节律。午夜 1 片法:24h 口服地塞米松 1mg 后,次晨血压不受明显抑制,可诊断为库欣综合征。③地塞米松抑制试验;有助于鉴别腺瘤或增生。小剂量地塞米松试验具有鉴别意义。连续 3d 服用地塞米松 0.75mg,3 次/天,服药后第 2、3d 晨 8h 采血测血皮质醇,第 3、4d 晨收尿。大剂量地塞米松试验(8mg 连用 3 天),若末次服药后 6～8h 抽血,不能抑制到服药前对照日的 50%以下提示腺瘤可能。④血促肾上腺皮质激素(ACTH)测定:腺瘤常降低,尤其清晨。垂体微腺瘤(库欣病)所致肾上腺增生及肾上腺以外如纵隔内生长的肿瘤(异位 ACTH 征)引起的增生常 ACTH 升高并且分泌呈昼夜节律消失,早晨高于正常,午后到晚上仍接近早晨水平,并常被大剂量地塞米松所抑制。肾上腺 CT、B 超及垂体 CT 或 MRI 有助于定位诊断。

(3)治疗:由于大多数为垂体微腺瘤引起的肾上腺皮质增生占库欣综合征的70%左右,因此对这类ACTH依赖皮质醇增多症首先应切除垂体微腺瘤。降压药物可选用利尿剂(排钾+保钾)、β受体阻滞剂、ACEI、CCB及α_2受体兴奋剂(如可乐定)等。

(五)睡眠呼吸暂停综合征(OSAS)

1.病因

睡眠呼吸暂停综合征(OSAS)指睡眠状态下周期性出现口、鼻氧流停止达10s以上,每晚7h睡眠中呼吸暂停及(或)呼吸变浅>30次,平均呼吸暂停或变浅>5次/小时,同时血氧饱和度明显下降(≥40%)。高血压患者有30%合并此病。可分为阻塞型、混合型及中枢型3种。由于呼吸道不通畅,夜间血压至少上升20～30mmHg,收缩压比舒张压更明显。多见中年超重者,男多于女。由于夜间"打鼾"脑部缺氧造成晨起头痛,白天嗜睡,24h动态血压监测(ABPM)无昼夜节律甚至夜间血压明显升高,日间血压正常或轻度升高。本病的发生可能与反复呼吸暂停时动脉血氧饱和度下降、CO_2浓度升高而致交感活性增强有关。

2.治疗

有打鼾、高血压、肥胖者可做多导睡眠图(PSG)监测7～8h,以明确OSAS诊断。

(1)去除OSAS及高血压的共同诱因,如减肥、戒酒等既可改善高血压又可减少呼吸暂停的次数,应当是高血压伴肥胖患者的首选方法。

(2)若有鼻部疾病则应给予相应治疗。对鼻塞的患者睡前用血管收缩剂如麻黄碱等滴鼻。有上呼吸道感染者则应及时控制上呼吸道感染。

(3)睡眠时保持适宜的睡眠体位,改变仰卧位睡眠为侧卧位睡眠。

(4)避免用镇静安眠药,以免造成呼吸抑制而加重病情,可选用呼吸兴奋剂增加通气、减少呼吸暂停次数。

(5)在为OSAS患者选择降压药物的时候,应考虑药物对夜间血压睡眠质量、呼吸、心率及白天情绪的影响。OSAS患者睡眠时经常发生心动过缓甚至心脏停搏,应尽量避免应用可进一步加重心动过缓的降压药物。应于睡前服用短、中效降压药。α和β受体阻滞剂阿罗洛尔(10～15mg,2次/天)、ACEI(西拉普利)既可降低血压,又能减轻OSAS患者的睡眠呼吸障碍。而钙离子拮抗剂对睡眠呼吸暂停并无影响。但利舍平、可乐定均有致嗜睡的不良反应,口服普萘洛尔可增加呼吸暂停的次数。

(6)持续面罩式正压通氧治疗(CPAP)应作为首选治疗手段。大部分患者在CPAP治疗初期难以适应,需要有3～5d的适应期。但通氧治疗后,会出现血压明显下降,症状改善。

(7)外科手术治疗。

第五章　内分泌系统疾病

第一节　原发性甲状腺功能亢进症

甲状旁腺功能亢进症简称甲旁亢,可分为原发性、继发性和三发性3种。原发性甲状旁腺功能亢进症是由于甲状旁腺本身病变(肿瘤或增生)引起的甲状旁腺激素(PTH)合成与分泌过多,通过其对骨与肾的作用,导致血钙增高和血磷降低。主要临床表现为反复发作的肾结石、消化性溃疡、精神改变与广泛的骨吸收。继发性甲旁亢是由于各种原因所致的低钙血症刺激甲状旁腺,使之代偿性分泌过多的PTH,常见于肾功能不全、骨质软化症和小肠吸收不良等。三发性甲旁亢是在继发性甲旁亢的基础上,由于腺体受到持久和强烈的刺激,部分增生组织转变为腺瘤伴功能亢进,自主地分泌过多的PTH,主要见于肾衰竭患者。本文着重介绍原发性甲旁亢。

一、病因和病理

甲旁亢的甲状旁腺组织病理有甲状旁腺腺瘤、增生或腺癌三种。大多数病因不明。

(一)增生

10%～20%的病例为甲状旁腺增生,常累及所有腺体,但可以某个腺体增大为主。外形不规则,无包膜,其中主要也是主细胞。但有时增生组织周围可形成假包膜,易误认为多发性甲状旁腺腺瘤。

(二)腺癌

甲状旁腺癌较少见,可分为功能性和非功能性。伴有功能亢进的甲状旁腺癌占原发性甲旁亢的1%～2%以下,非功能性甲状旁腺癌血清钙和PTH正常。

(三)腺瘤

占总数的75%～80%,绝大多数为单个腺瘤,较少有2个或以上腺瘤。6%～10%甲状旁腺腺瘤可异位于胸腺、心包或食管后。腺瘤体积一般较小,重0.5～5.0g,但也可大至10～20g。有完整的包膜,其中主要是主细胞,有时组织学上腺瘤与增生不易区分。原发甲旁亢可呈家族性发病而不伴有其他内分泌疾病,或是家族性多发性内分泌腺瘤病(MEN)的一部分。

二、病理生理

该病主要特点是相对血钙水平而言有不适当的PTH分泌。由于甲状旁腺大量分泌PTH,使骨钙溶解释放入血,引起高钙血症,开始可为间歇性,大多数患者仅有轻度高血钙(2.7～2.8mmol/L),随后可发生较明显的高钙血症。而由于肿瘤的自主性,血钙过高不能抑制甲状旁腺PTH的分泌,故血钙持续增高。PTH可在肾促进25-(OH)D_3转化为活性更高的1,25-$(OH)_2D_3$,后者可促进肠道钙的吸收,进一步加重高钙血症。从肾小球滤过的钙增多,尿钙排出增加;同时,肾小管对无机磷再吸收减少,尿磷排出增多,血磷降低。PTH促进骨基质分解，黏蛋白、羟脯氨酸等代谢产物自尿排泄增多，形成尿路结石或肾钙盐沉着症，加重肾脏负荷，影响肾功能，严重时甚至发展为肾功能不全。持续增多的PTH，引起广泛骨吸收脱钙等改变，严重时可形成纤维囊性骨炎（棕色瘤）。血钙过高还可导致迁徙性钙化，如肺、胸膜、胃肠黏膜下血管内、皮肤等，如发生在肌腱与软骨，可引起关节部位疼痛。

PTH抑制肾小管重吸收碳酸氢盐，使尿液呈碱性，进一步促使肾结石的形成，同时还可引起高氯血症性酸中毒，后者使游离钙增加，加重高钙血症症状。高浓度钙离子可刺激胃泌素的分泌，胃壁细胞分泌胃酸增加，形成高胃酸性多发性胃、十二指肠溃疡；激活胰腺管内胰蛋白酶原，引起自身消化和胰腺的氧化应激反应，导致急性胰腺炎。

三、临床表现

本病发病高峰在60岁左右，15岁以下发病者罕见，女性多于男性，2∶1～4∶1。本病的主要临床表现可归纳为以下几方面：

（一）骨骼系统

患者早期可出现骨痛，主要发生于腰背部、髋部、肋骨与四肢，局部有压痛。后期主要表现为纤维囊性骨炎，可出现骨骼畸形与病理性骨折，身材变矮，行走困难，甚至卧床不起。部分患者可出现骨囊肿，表现为局部骨质隆起。

（二）泌尿系统

长期高血钙可影响肾小管的浓缩功能，出现多尿、夜尿、口渴等症状，还可出现肾结石与肾实质钙化，反复发作的肾绞痛与血尿。尿路结石可诱发尿路感染或引起尿路梗阻，或进一步发展成慢性肾盂肾炎，影响肾功能。肾钙质沉着症可导致肾功能逐渐减退，最后可引起肾功能不全。

（三）高钙血症

临床表现涉及多个系统，症状的出现和轻重程度与血钙水平升高速度及患者的忍耐性有关。

（1）中枢神经系统可出现记忆力减退，情绪不稳定，淡漠，性格改变，有时由于症状无特异性，患者可被误诊为神经症。

（2）神经肌肉系统可出现倦怠，四肢无力，以近端肌肉为甚，可出现肌萎缩，常伴有肌电图异常。当血清钙超过3mmol/L时，容易出现明显精神症状如幻觉、狂躁，甚至昏迷。

（3）消化系统可表现为食欲减退、腹胀、消化不良、便秘、恶心、呕吐；约5%的患者伴有急性或慢性胰腺炎发作；临床上慢性胰腺炎为甲旁亢的一个重要诊断线索，一般胰腺炎时血钙降低，如患者血钙正常或增高，应考虑有否甲旁亢存在。也可引起顽固性多发性消化性溃疡。

（4）软组织钙化影响肌腱、软骨等处，可引起非特异性关节痛。

（5）皮肤钙盐沉积可引起皮肤瘙痒。

（四）其他

甲旁亢患者可有家族史，常为MEN的一部分，为常染色体显性遗传。可与垂体瘤及胰岛细胞瘤同时存在，即MEN1型。也可与嗜铬细胞瘤及甲状腺髓样癌同时存在，即MEN2A型。另外约1/3的患者属无症状型甲旁亢，或仅有一些非本病特有的症状，经检查血钙而发现。

(五)高钙危象

严重病例可出现重度高钙血症,伴明显脱水,威胁生命,应紧急处理。

四、实验室及辅助检查

(一)血

血清总钙多次超过 2.75mmol/L 或血清游离钙超过 1.28mmol/L 应视为疑似病例。如同时伴有维生素 D 缺乏,肾功能不全或低清蛋白血症,血清总钙可不高,但血清游离钙水平总是增高。血清磷一般降低,但在肾功能不全时血清磷可不低。血清碱性磷酸酶常增高,在骨骼病变比较显著的患者尤为明显。血氯常升高,可出现代谢性酸中毒。

(二)尿

尿钙常增加,但由于 PTH 降低钙的清除率,当血清钙低于 2.87mmol/L 时,尿钙增加可不明显。尿磷常增高,由于受饮食等因素的影响,诊断意义不如尿钙增多。尿羟脯氨酸常增加,与血清碱性磷酸酶增高一样,均提示骨骼明显受累。

(三)血清 PTH 测定

测定血清 PTH 可直接了解甲状旁腺的功能。有免疫放射法以及免疫化学发光法。全分子 PTH1～84 测定是原发性甲状旁腺功能亢进症的主要诊断依据。免疫化学发光法正常范围为 1～10pmol/L,平均值为 3.42pmol/L。本症患者血清 PTH 在 10pmol/L 以上。血 PTH 水平增高结合血清钙值一起分析有利于鉴别原发性和继发性甲旁亢。

(四)X 线检查

X 线表现与病变的严重程度相关。典型表现为普遍性骨质疏松,弥散性脱钙;头颅相显示毛玻璃样或颗粒状,少见局限性透亮区;指(趾)有骨膜下吸收,皮质外缘呈花边样改变;牙周膜下牙槽骨硬板消失;纤维性囊性骨炎在骨的局部形成大小不等的透亮区,长骨骨干多见。腹部平片示肾或输尿管结石、肾钙化。

(五)骨密度测定和骨超声速率检查

显示骨量丢失和骨强度减低。

五、诊断与鉴别诊断

(一)甲旁亢的定性诊断

如患者有反复发作尿路结石、骨痛,骨骼 X 线摄片有骨膜下皮质吸收、囊肿样变化、多发性骨折或畸形等;实验室检查有高血钙、低血磷、血清碱性磷酸酶增高、尿钙增高,诊断基本上可以确定。明确诊断尚需作血清 PTH 测定,并结合血清钙测定,特别在早期、无症状患者,血清 PTH 增高的同时伴有高钙血症是重要的诊断依据。其他原因所致血钙增高时,PTH 分泌被抑制,血清 PTH 常降低或低于可检测范围。

(二)甲旁亢的定位诊断

定性诊断确立之后,尚需颈部超声检查、放射性核素检查如 ^{99m}Tc 甲氧基异丁基异腈(MIBI)扫描、颈部和纵隔 CT 扫描等定位诊断,这对手术治疗十分重要。

(三)鉴别诊断

甲旁亢应与其他引起高钙血症的疾病作鉴别。

恶性肿瘤性高钙血症常见于:①肺、肝、乳腺和卵巢等肿瘤的溶骨性转移。②如肺癌、肾癌等分泌一种蛋白质，可与 PTH 受体结合，产生与 PTH 相似的作用，称为 PTH 相关蛋白（PTHrP），从而引起高钙血症与低磷血症。此类患者其血清 PTH 常降低或低于可检测范围，且常有原发恶性肿瘤的临床表现。但有时肿瘤部位较隐匿，尚未出现症状时即可出现高钙血症。因此，原因不明的高血钙必须除外肿瘤的可能性。

其他引起高钙血症的疾病如结节病、维生素 D 过量等，其血 PTH 正常或降低，皮质醇抑制试验可鉴别。继发性甲旁亢患者血清 PTH 可明显增高，但血清钙常降低，多见于慢性肾功能不全及维生素 D 缺乏症。长期应用噻嗪类利尿药也可引起轻度高钙血症，但停药后可恢复正常。在年轻无症状患者或血 PTH 仅轻度增高者，高钙血症很可能是家族性低尿钙性高钙血症，而不是甲旁亢。

此外，还应与代谢性骨病如骨质疏松症、骨质软化症、肾性骨营养不良等相鉴别。

六、治疗

有症状或有并发症的原发性甲旁亢患者，外科手术效果确切。若高钙血症极轻微，或年老、体弱不能手术，可试用药物治疗。

（一）无症状性甲旁亢者治疗

如血清钙＜3mmol/L，肾功能正常，可定期随访，如有下列情况则需手术治疗：①有骨吸收病变的 X 线表现或骨密度降低；②活动性尿路结石或肾功能减退；③血清钙水平≥3mmol/L；④PTH较正常增高 2 倍以上，⑤严重的精神病、溃疡病、胰腺炎等。

（二）西咪替丁

西咪替丁 200mg 口服，每 6h 一次，可阻滞 PTH 的合成和（或）分泌，血钙可降至正常，可试用于有手术禁忌的患者、手术前准备及急性原发性甲状旁腺危象。

（三）处理高钙危象

甲旁亢患者血清钙＞3.75mmol/L 时，可严重威胁生命，称高钙危象，应予以紧急处理。①大量滴注生理盐水，根据失水情况每天给 4～6L。大量生理盐水一方面可纠正失水，同时因多量钠从尿中排出而促使钙从尿中排出。②二膦酸盐，如帕米膦酸钠 60mg，静脉滴注，用 1 次，或 30mg 每天滴注 1 次，连用 2d。应用时以 10mL 注射用水稀释，加入 1000mL 液体（生理盐水或 5％葡萄糖液）中静脉滴注。也可用唑来膦酸钠 4mg 静脉滴注 15～30min，用 1 次。③呋塞米 40 心 60mg 静脉注射，促使尿钙排出，但同时可导致镁与钾的丧失，应适当补充，避免使用噻嗪类利尿剂。④降钙素可抑制骨质吸收，2～8U/（kg · d）皮下或肌内注射。⑤血液透析或腹膜透析降低血钙，疗效显著。当血清钙降至 3.25mmol/L 以下时，则相对较安全。⑥糖皮质激素（氢化可的松或地塞米松）静脉滴注或静脉滴注。

（四）手术探查和治疗

手术切除腺瘤是该病最佳治疗方法。如四个腺体均增大，提示为增生，则应切除三个腺体，第四个切除 50％，必要时可做冷冻切片。手术时应注意是否存在异位甲状旁腺。如手术成功，血清 PTH 及血液和尿液中钙、磷水平异常可获得纠正。术后低钙血症者只需给予高钙饮食或口服钙剂。但在纤维囊性骨炎患者，由于“骨饥饿”可继发严重的低钙血症，或剩留的甲状旁腺血液供应发生障碍，手术后出现严重低钙血症。如血清钙持续在 2mmol/L 以下，可出现 Chvostek 征与 Trousseau 征，或有手足搐搦，可静脉注射 10％葡萄糖酸钙 10～20mL。必要时,一日内可重复2～3次,或置于5%葡萄糖溶液中静脉滴注。滴注速度取决于低钙症状的程度与对治疗的反应。如2～3d内仍不能控制症状,可加用维生素D制剂。可用骨化三醇0.25～1.0pg/d,作用快,停药后作用消失也快。如同时伴有低镁血症,应加以纠正。

七、预后

血清钙水平是判断手术是否成功的指标。手术成功者,高钙血症和高PTH血症被纠正,不再形成新的泌尿系统结石,术后1～2周骨痛开始减轻,6～12个月症状明显改善,骨结构修复需1心2年或更久。

第二节　甲状旁腺功能减退症

甲状旁腺功能减退症简称甲旁减,是指甲状旁腺激素(PTH)分泌减少和(或)功能障碍的一种临床综合征。在临床上常见的主要有特发性甲旁减、继发性甲旁减、低血镁性甲旁减和新生儿甲旁减,其他少见的包括假性甲旁减、假一假性甲旁减、假性特发性甲旁减等。表现为神经肌肉兴奋性增高、低钙血症、高磷血症与血清PTH减少或不能测得。本症也可由于靶细胞对PTH反应缺陷所致,称为假性甲状旁腺功能减退症。

一、病因及发病机制

PTH生成减少、分泌受抑制或PTH作用障碍三者中任何一个环节的障碍均可引起甲旁减。

(一)PTH生成减少

有继发性和特发性两种原因。前者主要是由于甲状腺或颈部手术误将甲状旁腺切除或损伤所致,也可因甲状旁腺手术或颈部放射治疗而引起。特发性甲旁减以儿童多见,少见于成人,其病因未明,从症状发生到确诊常历时数年,于确诊时甲状旁腺功能已基本丧失。可能与自身免疫有关。患者血中可检出甲状旁腺抗体,并可伴有肾上腺皮质、甲状腺或胃壁细胞抗体。还可伴有其他自身免疫病如原发性甲状腺功能减退症、恶性贫血、特发性肾上腺皮质萎缩所致的Addison病等。家族性甲旁减可有家族史,伴有X连锁隐性遗传或常染色体隐性或显性遗传。

(二)PTH分泌受抑制

严重低镁血症可暂时性抑制PTH分泌,引起可逆性的甲旁减,因为镁离子为释放PTH所必需。缺镁时,血清PTH明显降低或低于可检测范围。补充镁后,血清PTH立即增加。低镁血症还可影响PTH对周围组织的作用。

(三)PTH作用障碍

由于PTH受体或受体后缺陷,使PTH对其靶器官(骨、肾)组织细胞的作用受阻,从而导致PTH抵抗,致甲状旁腺增生和PTH分泌增多,称为假性甲旁减。本病为一种遗传性疾病。

二、病理生理

低血钙和高血磷是甲旁减的临床生化特征。由于PTH缺乏,可导致:①破骨作用减弱,骨吸收降低。②肾脏合成 1,25-$(OH)_2D_3$减少而肠道钙吸收减少。③肾小管钙重吸收降低而尿钙排出增加。但当血清钙降至约 1.75mmol/L 以下时,由于血钙浓度过低,尿钙显著降低甚而低于可检测范围。④肾排磷减少,血清磷增高,磷携带钙离子向骨及软组织沉积,部分患者骨密度增加,因不是成骨细胞活性增加而致的骨生成,且骨转换减慢,所以血清 ALP 正常。血清钙浓度降低(主要是游离钙离子浓度降低)达到一定严重程度时,神经肌肉兴奋性增加,可出现手足搐搦,甚至惊厥。长期低钙血症可引起白内障,基底神经节钙化,皮肤、毛发、指甲等外胚层病变,在儿童可影响智力发育。

三、临床表现

甲状旁腺功能减退症的症状取决于血钙降低的程度与持续时间以及下降的速度。

(一)低钙血症增高神经肌肉应激性

可出现指端或口周麻木和刺痛,手足与面部肌肉痉挛,严重时出现手足搐搦(血清钙一般<2mmol/L),典型表现为双侧拇指强烈内收,掌指关节屈曲,指骨间关节伸展,腕、肘关节屈曲,形成鹰爪状。有时双足也呈强直性伸展,膝关节与髋关节屈曲。发作时可有疼痛,但由于形状可怕,患者常异常惊恐,因此加重手足搐搦。有些轻症或久病患者不一定出现手足搐搦,其神经肌肉兴奋性增高主要表现为面神经叩击征(Chvostek 征)阳性。束臂加压试验(Trousseau 征)阳性,维持血压稍高于收缩压(10mmHg)2～3min,如出现手足搐搦即为阳性。

(二)神经、精神表现

有些患者,特别是儿童可出现惊厥或癫痫样全身抽搐,如不伴有手足搐搦,常误诊为癫痫大发作。手足搐搦发作时也可伴有喉痉挛与喘鸣。常由于感染、过劳和情绪等因素诱发。女性在月经期前后更易发作。除了上述表现外,长期慢性低钙血症还可引起锥体外神经症状,包括典型的帕金森病表现,纠正低血钙可使症状改善。少数患者可出现颅内压增高与视盘水肿。也可伴有自主神经功能紊乱,如出汗、声门痉挛、气管呼吸肌痉挛及胆、肠和膀胱平滑肌痉挛等。慢性甲旁减患者可出现精神症状,包括烦躁、易激动、抑郁或精神病。

(三)外胚层组织营养变性

低血钙引起白内障颇为常见,严重影响视力。纠正低血钙可使白内障不再发展。牙齿发育障碍,牙齿钙化不全,齿釉发育障碍,呈黄点、横纹、小孔等病变。长期甲旁减患者皮肤干燥、脱屑,指甲出现纵嵴,毛发粗而干,易脱落,易患念珠菌感染。血钙纠正后,上述症状能逐渐好转。

(四)其他

转移性钙化多见于脑基底节(苍白球、壳核和尾状核),常对称性分布,出现较早,并可能成为癫痫的重要原因,也是本病特征性表现。其他软组织、肌腱、脊柱旁韧带等均可发现钙化。心电图检查可发现 QT 时间延长,主要为 ST 段延长,伴异常 T 波。脑电图可出现癫痫样波。血清钙纠正后,心、脑电图改变也随之消失。慢性低血钙患者常感无力、头疼,全身发紧,举步困难,张口困难、口吃或吐字不清。智力可减退。

四、检查

(一)实验室检查

1.血钙降低与血磷增高

PTH 不足可使破骨细胞的作用减弱,骨钙动员减少,加之 1,25-$(OH)_2D_3$的生成减少和肾小管对钙的重吸收及排磷减少,所以甲旁减有低血钙及高血磷,仅少数口服制酸剂或饮食中缺磷者的血磷可以正常。

2.尿钙与尿磷减少

甲旁减所致的尿钙减少，较之软骨病的尿钙减少为轻，因为前者系继发于血钙降低，而后者血中 PTH 大多增高，可促使肾小管对钙的重吸收。因 PTH 能抑制肾小管对磷的重吸收，故 PTH 不足时尿磷的重吸收增加而排磷减少。

3.血中 PTH 的测定

临床上绝大多数甲旁减由于 PTH 不足，血中 PTH 低于正常，但部分患者也可在正常范围，因为非甲旁减的低钙血症对甲状旁腺有强烈的刺激作用，其低血钙与血中的 PTH 呈明显的负相关，所以低血钙时血中的 PTH 即使在正常范围，仍提示甲状旁腺有功能减退。然而甲状旁腺分泌无生物活性的 PTH 以及对 PTH 的抵抗所致的甲旁减时，则 PTH 有代偿性的分泌增高，前者可测得 iPTH 增高，后者可测得有生物活性的 PTH 增高。

4.尿中 CAMP 降低

尿中的 cAMP 是 PTH 的一项功能指标，因此，甲旁减患者尿中的 cAMP 大多低于正常。

5.血中碱性磷酸酶正常

血清碱性磷酸酶(ALP)有骨骼变化的甲旁亢患者 ALP 升高。甲旁低患者的 ALP 是正常的。

(二)其他辅助检查

1.心电图检查

显示 ST 段延长、Q－T 间期延长及 T 波改变。

2.影像学检查

头颅 X 线摄片约有 20%显示基底节钙化，少数患者尚有松果体及脉络丛钙化；CT 扫描较之 X 线摄片更敏感，能更早及更多地发现颅内钙化灶。

五、诊断与鉴别诊断

本病常有手足搐搦反复发作史。Chvostek 征与 Trousseau 征阳性。实验室检查如有血钙降低(常低于 2mmol/L)、血磷增高(常高于 2mmol/L)，且能排除肾功能不全者，诊断基本上可以确定。如血清 PTH 测定结果明显降低或低于可检测范围，或滴注外源性 PTH 后尿磷与尿 cAMP 显著增加，诊断可以确定。在特发性甲旁减的患者，临床上常无明显病因，可有家族史。手术后甲旁减常于甲状腺或甲状旁腺手术后发生。

特发性甲旁减尚需与下列疾病鉴别。

(一)假性甲状旁腺功能减退症(PHP)

本病是一种具有以低钙血症和高磷血症为特征的显性或隐性遗传性疾病，典型患者可伴有发育异常、智力发育迟缓、体态矮胖、脸圆，可见掌骨(跖骨)缩短，特别是对称性第 4 与第 5 掌骨缩短。由于 PTH 受体或受体后缺陷，周围器官对 PTH 无反应(PTH 抵抗)，PTH 分泌增加，易与特发性甲旁减鉴别。

假性甲旁减又可分为Ⅰ型与Ⅱ型。静脉滴注 200U PTH 后，尿 cAMP 与尿磷不增加(仍低)为Ⅰ型；尿 CAMP 增加，但尿磷不增加为Ⅱ型。以Ⅰ型最常见，又可分为Ⅰa、Ⅰb、Ⅰc 三个亚型，体外测定表明Ⅰa 型中刺激性 G 蛋白亚基(Gs)活性下降。Ⅰa、Ⅰc 型患者常伴有掌骨、趾骨变短以及营养发育异常的其他特征，Ⅰb 型表型正常。本病的治疗基本上与特发性甲状旁腺功能减退症相同。

(二)严重低镁血症(血清镁低于 0.4mmol/L)

患者也可出现低血钙与手足搐搦。血清 PTH 可降低或低于可检测范围。但低镁纠正后，低钙血症迅即恢复，血清 PTH 也随之正常。

(三)其他

如代谢性或呼吸性碱中毒，维生素 D 缺乏，肾功能不全，慢性腹泻、钙吸收不良等，应加以鉴别。

六、并发症

(一)精神病表现

轻者为癔症样发作，重者表现为重症精神病，这些病者常被误诊送至精神病院治疗，为了防止这种误诊，精神患者应常规地检查血钙与血磷，自从血液生化自动分析仪应用以来，常规检查血钙与血磷已是很容易的事，提高对本病的认识至为重要，在观察患者过程中注意手足搐搦之发生，若发现手足搐搦后，应立即查血钙以证明手足搐搦是否为低钙血症所致，并用钙剂加葡萄糖缓慢静脉注射或滴注，钙剂治疗能使手足搐搦迅速缓解，这种“手足搐搦一低钙血症一钙剂治疗一缓解”的序贯观察对于认识低钙血症之存在，从而进一步按甲旁减检查求得正确诊断是重要的。

(二)癫痫样发作及其他神经症状表现

除了观察低钙血症及其临床表现外，用 X 线或 CT 检查脑组织钙化病变，对诊断很有帮助。

(三)慢性手足搐搦

如发生于儿童，应检查其皮肤是否干燥，脱屑，指甲异常，毛发粗稀，并应进一步检查牙齿之发生，发育和病变，结合慢性低钙血症，可以及早诊断和治疗。

(四)视力欠佳

应检查有无白内障，白内障是不可逆转的，及早治疗可终止其发展。

(五)甲旁减心脏病

重者可发生心力衰竭而死亡，因此要提高警惕，心电图可做为初步检查的方法，无创伤性心功能检查，或彩色多普勒心功能检查可提供更详细的心功能情况。

七、治疗

甲旁减和假性甲旁减是终身性疾病，治疗目的是：①控制症状，包括中止手足搐搦发作，使血清钙正常或接近正常；②减少甲旁减并发症的发生；③避免维生素 D 中毒。

(一)急性低钙血症的治疗

当发生手足搐搦、喉痉挛、哮喘、惊厥或癫痫样大发作时，即刻静脉注射 10%葡萄糖酸钙 10～20mL，注射速度宜缓慢，必要时 4～6h 后重复注射，每日酌情 1～3 次不等。可采用持续静脉滴注 10%葡萄糖酸钙 100mL(含元素钙 900mg，稀释于生理盐水或葡萄糖液 500～1000mL 内，速度以每小时不超过元素钙 4mg/kg 体重为宜)，定期监测血清钙水平，避免发生高钙血症，以免出现致死性心律失常。若发作严重，可短期内辅以地西泮或苯妥英钠肌内注射，以迅速控制搐搦与痉挛。

(二)间歇期处理

1.钙剂

应长期补充，每日服含钙元素1～1.5g的药物钙，以碳酸钙为主(供给1g元素钙需乳酸钙7.7g，葡萄糖酸钙11g，氯化钙3.7g，或碳酸钙2.5g)。维持血钙接近正常水平为宜。孕妇、哺乳妇女和小儿酌加。血钙升高后，磷肾阈相应降低，尿磷排出增加，血磷随之下降，常不需降低血磷的药物。饮食中注意摄入高钙、低磷食物。

2.维生素D及其衍生物

轻症甲旁减患者，经补充钙与限制磷的治疗后，血清钙可基本保持正常，症状控制。症状较重患者则须加用维生素D制剂作为甲旁减低钙血症的二级用药。常用的有：①1,25-$(OH)_2D_3$(骨化三醇)，每粒胶囊含量为0.25μg/d，通常用0.25μg/d，根据血钙升高情况可渐加量到1.5μg/d，该药对肝功能受损者也有效；②1α-$(OH)D_3$主要用于肝功能正常者，摄入后经肝脏25-羟化酶作用转变成1,25-$(OH)_2D_3$发挥作用：③维生素$D_3$3万～10万U/d，甲旁减时肾1α羟化作用减弱，外源性维生素D转变为活性维生素D的过程受到障碍，故需要较大剂量，且起效慢，在体内的清除慢，停药后作用消失需2周至4个月。羟化的活性维生素D疗效迅速且较稳定，口服较方便，停药后3～6d作用即消失，但价格较贵。

用药期间应定期复查血、尿钙水平，及时调整剂量。避免维生素D过量中毒、高钙血症发生。

维生素D与钙剂的剂量可相互调节。增加维生素D剂量可加速肠道钙吸收，钙剂可相应减少；增加钙剂也可增加肠道钙吸收，可相应减少维生素D的补充。甲旁减时，肾小管重吸收钙减少，肾小球滤出钙的排泄量增加，在血钙正常条件下(如2.35mmol/L)即出现明显的高尿钙，因而甲旁减用钙剂和维生素D治疗的目标为减轻、控制临床症状，而不是将血钙提到正常范围，宜将血清钙保持在2.0～2.25mmol/L之间。如此可防止手足搐搦发作，同时使尿钙不至过高，以避免尿路结石、肾钙质沉积、肾功能减退，并防止维生素D中毒。

3.补镁

对伴有低镁血症者，应立即补充镁，如25%的硫酸镁10～20mL加入5%葡萄糖盐水500mL中静脉滴注，剂量视血镁过低程度而定。低镁血症纠正后，低钙血症也可能随之好转。

4.甲状旁腺移植

对药物治疗无效或已发生各种并发症的甲旁减患者可考虑同种异体甲状旁腺移植治疗，但寻找供体困难。

八、预防

在甲状腺及甲状旁腺手术时，避免甲状旁腺损伤或切除过多，以预防继发性甲旁减的发生。

第三节　库欣综合征

库欣综合征(Cushing 综合征)为各种病因造成肾上腺分泌过多糖皮质激素(主要是皮质醇)所致病症的总称,其中最多见者为垂体促肾上腺皮质激素(ACTH)分泌亢进所引起的临床类型,称为库欣病(Cushing 病)。

一、病因

临床上以下丘脑一垂体病变致 Cushing 综合征常见,一般按病因分类。

皮质醇症按其病因和垂体、肾上腺的病理改变不同可分成下列四种:

(一)医源性皮质醇症

长期大量使用糖皮质激素治疗某些疾病可出现皮质醇症的临床表现,这在临床上十分常见。这是由外源性激素造成的,停药后可逐渐复原。但长期大量应用糖皮质激素可反馈抑制垂体分泌 ACTH,造成肾上腺皮质萎缩,一旦急骤停药,可导致一系列皮质功能不足的表现,甚至发生危象,故应予注意。长期使用 ACTH 也可出现皮质醇症。

(二)垂体性双侧肾上腺皮质增生

双侧肾上腺皮质增生是由于垂体分泌 ACTH 过多引起。其原因:①垂体肿瘤。多见嗜碱细胞瘤,也可见于嫌色细胞瘤;②垂体无明显肿瘤,但分泌 ACTH 增多。一般认为是由于下丘脑分泌过量促肾上腺皮质激素释放因子(CRF)所致。临床上能查到垂体有肿瘤的仅占 10%左右。这类病例由于垂体分泌 ACTH 已达一反常的高水平,血浆皮质醇的增高不足以引起正常的反馈抑制,但口服大剂量地塞米松仍可有抑制作用。

(三)垂体外病变引起的双侧肾上腺皮质增生

支气管肺癌(尤其是燕麦细胞癌)、甲状腺癌、胸腺癌、鼻咽癌及起源于神经嵴组织的肿瘤有时可分泌一种类似 ACTH 的物质,具有类似 ACTH 的生物效应,从而引起双侧肾上腺皮质增生,故称异源性 ACTH 综合征。这类患者还常有明显的肌萎缩和低血钾症。病灶分泌 ACTH 类物质是自主的,口服大剂量地塞米松无抑制作用。病灶切除或治愈后,病症既渐可消退。

(四)肾上腺皮质肿瘤

大多为良性的肾上腺皮质腺瘤,少数为恶性的腺癌。肿瘤的生长和分泌肾上腺皮质激素是自主性的,不受 ACTH 的控制。由于肿瘤分泌了大量的皮质激素,反馈抑制了垂体的分泌功能,使血浆 ACTH 浓度降低,从而使非肿瘤部分的正常肾上腺皮质明显萎缩。此类患者无论是给予 ACTH 兴奋或大剂量地塞米松抑制,皮质醇的分泌量不会改变。肾上腺皮质肿瘤尤其是恶性肿瘤时,尿中 17 酮类固醇常有显著增高。

二、临床表现

库欣综合征有数种类型:①典型病例。表现为向心性肥胖、满月脸、多血质、紫纹等,多为库欣病、肾上腺腺瘤、异位 ACTH 综合征中的缓进型。②重型。主要特征为体重减轻、高血压、水肿、低血钾性碱中毒,由于癌肿所致重症,病情严重,进展迅速,摄食减少。③早期病例。

以高血压为主，肥胖，向心性不够典型，全身情况较好，尿游离皮质醇明显增高。④以并发症为主就诊者，如心力衰竭、脑卒中、病理性骨折、精神症状或肺部感染等，年龄较大，库欣综合征易被忽略。⑤周期性或间歇性。机制不清，病因难明，一部分病例可能为垂体性或异位ACTH性。

典型病例的表现如下：

(一)向心性肥胖、满月脸、多血质外貌

面圆而呈暗红色，胸、腹、颈、背部脂肪甚厚。至疾病后期，因肌肉消耗，四肢显得相对瘦小。多血质与皮肤菲薄、微血管易透见有时与红细胞数、血红蛋白增多有关(皮质醇刺激骨髓红细胞增生)。

(二)全身肌肉及神经系统

肌无力，下蹲后起立困难。常有不同程度的精神、情绪变化，如情绪不稳定、烦躁、失眠，严重者精神变态，个别可发生类偏狂。

(三)皮肤表现

皮肤薄，微血管脆性增加，轻微损伤即可引起瘀斑。常见于下腹两侧、大腿外侧等处出现紫纹(紫红色条纹，由于肥胖、皮肤薄、蛋白分解亢进、皮肤弹性纤维断裂所致)，手、脚、指(趾)甲、肛周常出现真菌感染。异位ACTH综合征者及较重Cushing病患者皮肤色素沉着、颜色加深。

(四)心血管表现

高血压常见，与肾素一血管紧张素系统激活，对血管活性物质加压反应增强，血管舒张系统受抑制及皮质醇可做用于盐皮质激素受体等因素有关。同时，常伴有动脉硬化和肾小球动脉硬化。长期高血压可并发左心室肥大、心力衰竭和脑血管意外。由于凝血功能异常、脂代谢紊乱，易发生动静脉血栓，使心血管并发症发生率增加。

(五)对感染抵抗力减弱

长期皮质醇分泌增多使免疫功能减弱，肺部感染多见；化脓性细菌感染不容易局限化，可发展成蜂窝织炎、菌血症、感染中毒症。患者在感染后，炎症反应往往不显著，发热不明显，易于漏诊而造成严重后果。

(六)性功能障碍

女性患者由于肾上腺雄激素产生过多以及皮质醇对垂体促性腺激素的抑制作用，大多出现月经减少、不规则或停经；痤疮常见；明显男性化(乳房萎缩、生须、喉结增大、阴蒂肥大)者少见，如出现，要警惕肾上腺皮质癌。男性患者性欲可减退，阴茎缩小，睾丸变软。

(七)代谢障碍

大量皮质醇促进肝糖原异生，并有拮抗胰岛素的作用，减少外周组织对葡萄糖的利用，肝葡萄糖输出增加，引起糖耐量减低，部分患者出现类固醇性糖尿病。明显的低血钾性碱中毒主要见于肾上腺皮质癌和异位ACTH综合征。低血钾使患者乏力加重，引起肾浓缩功能障碍。部分患者因潴钠而有水肿。病程较久者出现骨质疏松，脊椎可发生压缩畸形，身材变矮。儿童患者生长发育受抑制。

三、各种类型的病因及临床特点

(一)库欣病

最常见,约占库欣综合征的70%,多见于成人,女性多于男性,儿童、青少年亦可患病。垂体病变最多见者为ACTH微腺瘤(直径<10mm),约见于80%库欣病患者。大部分病例在切除微腺瘤后可治愈;ACTH微腺瘤并非完全自主性,仍可被大剂量外源性糖皮质激素抑制,也可受CRH(促ACTH释放激素)兴奋。约10%患者为ACTH大腺瘤,伴肿瘤占位表现,可有鞍外伸展。少数为恶性肿瘤,伴远处转移。少数患者垂体无腺瘤,而呈ACTH细胞增生,可能原因为下丘脑功能紊乱。双侧肾上腺皮质弥散性增生,主要是产生糖皮质激素的束状带细胞增生肥大,有时分泌雄激素的网状带细胞亦增生;一部分患者呈结节性增生。

(二)异位ACTH综合征

临床上可分为两型:

1.缓慢发展型

肿瘤恶性度较低,如类癌,病史可数年,临床表现及实验室检查类似库欣病。

2.迅速进展型

肿瘤恶性度高,发展快,临床不出现典型库欣综合征表现,血ACTH,血、尿皮质醇升高特别明显。

(三)肾上腺皮质腺瘤

占库欣综合征的15%～20%,多见于成人,男性相对较多见。腺瘤呈圆形或椭圆形,直径大多3～4cm,包膜完整。起病较缓慢,病情中等度,多毛及雄激素增多表现少见。

(四)肾上腺皮质癌

占库欣综合征5%以下,病情重,进展快。瘤体积大,直径5～6cm或更大,肿瘤浸润可穿过包膜,晚期可转移至淋巴结、肝、肺等处。呈现重度库欣综合征表现,伴显著高血压,可见低血钾、碱中毒。可同时产生雄激素,女性呈多毛、痤疮、阴蒂肥大。可有腹痛、背痛、侧腹痛,体检有时可触及肿块,转移至肝者伴肝大。

(五)原发性色素性结节性肾上腺病

表现为不依赖ACTH的双侧肾上腺小结节性增生。患者多为儿童或青年,一部分患者的临床表现同一般库欣综合征;另一部分为家族性,呈显性遗传,往往伴面、颈、躯干皮肤及口唇、结膜、巩膜着色斑及蓝痣,还可伴皮肤、乳房、心房黏液瘤,睾丸肿瘤,垂体生长激素瘤等,称为Carney综合征。患者血中ACTH低或测不到,大剂量地塞米松不能抑制。肾上腺体积正常或轻度增大,含许多结节,小者仅显微镜下可见,大者直径可达5mm,多为棕色或黑色,也可为黄棕色、蓝黑色。发病机制目前已知与蛋白激酶A的调节亚基1α(PRKARIA)发生突变有关。在多种肽类激素及神经递质的G蛋白偶联膜受体信号转导通路中,PRKARIA对蛋白激酶A的活性起抑制性调控作用,当其发生突变时,信号转导通路被激活,于是体内多种组织出现功能增强,细胞增生。

(六)不依赖ACTH的肾上腺大结节性增生

双侧肾上腺增大,含有多个直径在5mm以上的良性结节,一般为非色素性。垂体CT、MRI检查皆无异常发现。病情进展较腺瘤患者为缓。其病因现已知与ACTH以外的激素、神经递质的受体在肾上腺皮质细胞上异位表达有关，包括抑胃肽(GIP)、黄体生成素/绒膜促性腺激素(LH/HCG)等的受体。这些受体在被相应配体激活后使肾上腺皮质产生过量的皮质醇。受体异位表达所致的库欣综合征有一些特点，如 GIP 引起者餐后皮质醇分泌增多，而在清晨空腹时血皮质醇浓度并不高，甚而偏低；LHHCG 所致者库欣综合征的症状在妊娠期及绝经后出现。

四、诊断与鉴别诊断

(一)诊断依据

(1)临床表现有典型症状体征者，从外观即可做出诊断，但早期的以及不典型病例，特征性症状不明显或未被重视，而以某一系统症状就医者易于漏诊。

(2)各型库欣综合征共有的糖皮质激素分泌异常皮质醇分泌增多，失去昼夜分泌节律，且不能被小剂量地塞米松抑制。①血浆皮质醇昼夜节律，正常成人早晨 8 时均值为(276±66)nmol/L(范围 165～441nmol/L)；下午 4 时均值为(129.6±52.4)nmol/L(范围 55～248nmol/L)；午夜 12 时均值为(96.5±3.1)nmol/L(范围 55～138nmol/L)。患者血皮质醇浓度早晨高于正常，晚上不明显低于清晨(表示正常的昼夜节律消失)。②尿游离皮质醇多在 304nmol/24h 以上[正常成人尿排泄量为 130～304nmol/24h，均值为(207±44)nmol/24h)]，因其能反映血中游离皮质醇水平，且少受其他色素干扰，诊断价值优。③小剂量地塞米松抑制试验：每 6h 口服地塞米松 0.5mg，或每 8h 服 0.75mg，连服 2d，第二天尿 17－羟皮质类固醇不能被抑制到对照值的 50%以下，或尿游离皮质醇不能抑制在 55nmol/24h 以下；也可采用一次口服地塞米松法：测第 1d 血浆皮质醇作为对照值，当天午夜口服地塞米松 1mg，次日晨血浆皮质醇不能抑制到对照值的 50%以下。

(二)病因诊断

甚为重要，不同病因患者的治疗不同，需熟悉掌握上述各型的临床特点，配合影像学检查，血、尿皮质醇增高程度，血 ACTH 水平(增高或仍处于正常范围提示为 ACTH 依赖型，如明显降低则为非 ACTH 依赖型)及地塞米松抑制试验结果，往往可做出正确的病因诊断及处理。最困难者为库欣病和异位 ACTH 综合征中缓慢发展型的鉴别；需时时警惕异位 ACTH 综合征的可能性，患者血 ACTH，血、尿皮质醇增高较为明显，大剂量地塞米松抑制试验抑制作用较差。胸部病变占异位 ACTH 综合征的 60%左右，常规摄 X 线胸片，必要时做胸部 CT 薄层(5mm)检查，如仍未发现病变做腹部影像学检查。

(三)鉴别诊断

(1)肥胖症患者可有高血压、糖耐量减低、月经少或闭经，腹部可有条纹(大多数为白色，有时可为淡红色，但较细)。尿游离皮质醇不高，血皮质醇昼夜节律保持正常。

(2)酗酒兼有肝损害者可出现假性库欣综合征，包括临床症状，血、尿皮质醇分泌增高，不能被小剂量地塞米松抑制，在戒酒一周后，生化异常即消失。

(3)抑郁症患者尿游离皮质醇、17-羟皮质类固醇、17-酮类固醇可增高，也不能被地塞米松正常地抑制，但无库欣综合征的临床表现。

五、治疗

应根据不同的病因进行相应的治疗。

(一)库欣病

(1)经蝶窦切除垂体微腺瘤为治疗本病的首选疗法。大部分患者可找到微腺瘤,摘除瘤后可治愈,少数患者手术后可复发。手术创伤小,并发症较少,术后可发生暂时性垂体。肾上腺皮质功能不足,需补充糖皮质激素,直至垂体一肾上腺功能恢复正常。

(2)如经蝶窦手术未能发现并摘除垂体微腺瘤或某种原因不能做垂体手术,对病情严重者,宜作一侧肾上腺全切,另一侧肾上腺大部分或全切除术,术后作激素替代治疗。术后应做垂体放疗,最好用直线加速器治疗。如不作垂体放疗,术后发生 Nelson 综合征的可能性较大,表现为皮肤黏膜色素沉着加深,血浆 ACTH 明显升高,并可出现垂体瘤或原有垂体瘤增大。

对病情较轻者以及儿童病例,可做垂体放疗,在放疗奏效之前用药物治疗,控制肾上腺皮质激素分泌过度。

(3)对垂体大腺瘤患者,需作开颅手术治疗,尽可能切除肿瘤,但往往不能完全切除。为避免复发,可在术后辅以放射治疗。

(4)影响神经递质的药物可做辅助治疗,对于催乳素升高者,可试用溴隐亭治疗。此外,还可用血清素拮抗药赛庚啶,γ一氨基丁酸促效剂丙戊酸钠治疗本病以及 Nelson 综合征,可取得一些效果。

(5)经上述治疗仍未满意奏效者可用阻滞肾上腺皮质激素合成的药物,必要时行双侧肾上腺切除术,术后激素替代治疗。

(二)肾上膝腺瘤

手术切除可获根治,与开腹手术比较,经腹腔镜切除一侧肿瘤可加快术后的恢复。腺瘤大多为单侧性,术后需较长期使用氢化可的松(每日约 20～30mg)或可的松(每日 25.0～37.5mg)作替代治疗,因为长时期高皮质醇血症抑制垂体及健侧肾上腺的功能。在肾上腺功能逐渐恢复时,可的松的剂量也随之递减,大多数患者于 6 个月至 1 年或更久可逐渐停用替代治疗。

(三)肾上腺腺癌

应尽可能早期手术治疗。未能根治或已有转移者用肾上腺皮质激素合成阻滞药物治疗,减少肾上腺皮质激素的产生量。

(四)不依赖 ACTH 的小结节性或大结节性

双侧肾上腺增生行双侧肾上腺切除术,术后做激素替代治疗。

(五)异位 ACTH 综合征

应治疗原发性恶性肿瘤,视具体病情做手术、放疗和化疗。如能根治,Cushing 综合征可以缓解;如不能根治,则需要用肾上腺皮质激素合成阻滞药。

(六)阻滞肾上腺皮质激素合成的药物

1.米托坦(米托坦,o,P'一DDD)

可使肾上腺皮质束状带及网状带萎缩、出血、细胞坏死,主要用于肾上腺癌。开始每天2～6g,分 3～4 次口服,必要时可增至每日 8～10g,直到临床缓解或达到最大耐受量,以后再减少至无明显不良反应的维持量。用药期间为避免肾上腺皮质功能不足,需适当补充糖皮质激素。不良反应有食欲减退、恶心、嗜睡、眩晕、头痛、乏力等。

2.美替拉酮(SU4885)

能抑制肾上腺皮质11-β羟化酶,从而抑制皮质醇的生物合成,每天2～6g,分3～4次口服。不良反应可有食欲减退、恶心、呕吐等。

3.氨鲁米特

此药能抑制胆固醇转变为孕烯醇酮,故皮质激素的合成受阻,对肾上腺癌不能根治的病例有一定疗效。每日用量为0.75～1.0g,分次口服。

4.酮康唑

可使皮质类固醇产生量减少,开始时每日1000～1200mg,维持量每日600～800mg。治疗过程中需观察肝功能,少数患者可出现严重肝功能损害。

(七)Cushing综合征患者进行垂体或肾上腺手术前后的处理

一旦切除垂体或肾上腺病变,皮质醇分泌量锐减,有发生急性肾上腺皮质功能不全的危险,故手术前后需要妥善处理。于麻醉前静脉注射氢化可的松100mg,以后每6h 1次100mg,次日起剂量渐减,5～7d可视病情改为口服生理维持剂量。剂量和疗程应根据疾病的病因、手术后临床状况及肾上腺皮质功能检查而定。

六、预后

经有效治疗后,病情可望在数月后逐渐好转,向心性肥胖等症状减轻,尿糖消失,月经恢复,甚至可受孕。精神状态也有好转,血压下降。如病程已久,肾血管已有不可逆损害者,则血压不易下降到正常。癌的疗效取决于是否早期发现及能否完全切除。腺瘤如早期切除,预后良好。Cushing病患者治疗后的疗效不一,应定期观察有无复发,或有无肾上腺皮质功能不足。如患者皮肤色素沉着逐渐增深,提示有Nelson综合征的可能性。

第四节　腺垂体功能减退症

腺垂体功能减退症是一种或数种腺垂体激素分泌不足或缺失所导致的综合征。垂体分为2个部分:前叶和后叶。后叶为神经垂体,本身不合成激素,但是分泌由下丘脑合成的2种激素,血管升压素和缩宫素。前叶即腺垂体,分泌促甲状腺激素(TSH)、尿促卵泡素(FSH)、黄体生成素(LH)、生长激素(GH)、促肾上腺皮质激素(ACTH)、泌乳素(PRL),作为沟通下丘脑和靶腺的桥梁,受下丘脑调控并影响全身内分泌腺体功能。

典型的腺垂体功能减退症不难诊断,症状和体征在轻症时不明显或没有特征,很容易被忽略,多以疲乏无力或异常的精神状态就医。垂体功能减退也可能是无法解释的异常检验数据和生命体征危险的原因。

一、病因和发病机制

腺垂体功能减退的病因主要是下丘脑病变和垂体本身病变。由下丘脑损伤所致,则为继发性腺垂体功能减退;如病变发生在垂体,则属原发性腺垂体功能减退。此外,若垂体柄损伤,切断了两者间的联系,也导致该症发生。

(一)肿瘤

垂体肿瘤是造成该症最常见的原因,约占该病的50%。体积较大的腺瘤压迫周围正常垂体组织,垂体前叶分泌激素的细胞遭到破坏,发生功能失调。破坏可殃及部分或全部垂体激素。若肿瘤向上生长,下丘脑因受压迫或损伤可造成继发性功能减退。此时,下丘脑的调节激素不足或缺失,干扰了垂体前叶激素的正常分泌。此外,若压迫到垂体柄,也可造成腺垂体功能减退。虽然尸检和磁共振检查表明垂体腺瘤的患病率高达10%~20%,但是表现出临床症状者极为罕见。

下丘脑及其邻近区域的肿瘤如颅咽管瘤等,可压迫下丘脑,引起腺垂体激素释放激素分泌减少,导致腺垂体功能减退。

(二)腺垂体缺血坏死

缺血性损伤很早即被认为是腺垂体功能减退症的原因之一。最典型的例子即为希恩综合征。怀孕期间,由于泌乳素细胞增生和肥大,使得垂体体积增加。当血容量减少时,向垂体供血的血管收缩,继而发生痉挛,导致垂体坏死。坏死的程度取决于出血的多少。30%经历过产后出血的女性会患上不同程度的垂体功能减退。这些患者还可能患有肾上腺功能不足、甲状腺功能减退、闭经、尿崩症和哺乳障碍(缺少乳汁)。

(三)外伤

严重头颅外伤可导致垂体前叶功能不足和尿崩症。有闭合性头部外伤史者应给予重视。脑外伤患者在损伤后3个月乃至12个月内会伴有一定程度的垂体功能减退。几乎所有由此造成的垂体功能不足患者都曾在创伤后出现过意识丧失,且大约半数患者伴随颅骨骨折。

其他原因还包括自身免疫性疾病、浸润性疾病、放射治疗损伤、感染等。此外,生理或心理状态会扰乱调节激素的合成和分泌,从而影响下丘脑—垂体轴。

二、病理

根据病因而异。产后大出血、休克引起者,垂体前叶呈大片缺血性坏死,垂体动脉有血栓形成。久病者垂体缩小,大部分为纤维组织,仅留少许较大嗜酸性粒细胞和少量嗜碱性粒细胞。靶腺如性腺、肾上腺皮质、甲状腺等呈不同程度的萎缩。

三、临床表现

临床表现与垂体激素原发性缺乏或靶腺体功能不足密切相关。症状出现与否及严重程度取决于激素缺乏的程度和速度。垂体功能减退通常会合并数种激素缺乏,但很少累及全部垂体激素。而终末腺体激素分泌不足可认为是靶器官继发性功能缺乏。临床表现依激素缺乏的种类,表现为下丘脑—垂体—肾上腺轴、下丘脑—垂体—甲状腺轴、下丘脑—垂体—性腺轴功能减退,并涉及生长发育及乳汁分泌。不仅如此,原发病灶,垂体肿瘤,会引起头痛、视神经受压、眼球运动障碍等,进一步侵犯下丘脑可出现类似下丘脑综合征反应。

(一)促性腺激素缺乏

由促性腺激素缺乏引起的性功能异常远较其他激素缺乏常见。绝经前女性促性腺激素缺乏可表现为月经紊乱,可从规律的无排卵月经直到绝经。此外,可见潮热、乳房萎缩、性欲减退、阴道干燥和性交困难、阴毛和腋毛脱落、外阴及子宫萎缩,尤以希恩综合征表现明显。绝经后女性通常表现为头痛或视觉异常,原因在于激素缺乏或肿瘤损伤。男性患者常表现为性欲减退、不同程度的勃起障碍、精液减少、肌肉无力和疲乏倦怠。长期性腺功能减退的男性患者出现头发稀疏、睾丸变软、乳房女性化。青春期前发病的患者依激素缺乏的程度可表现为青春期发育延迟或发育不全。此外，低 FSH、LH 和雌激素水平致骨密度降低，增加了罹患骨质疏松的风险，应引起注意。

(二)ACTH 不足

ACTH 不足的特征在于皮质醇的分泌下降。醛固酮分泌不受影响，因其分泌不受 ACTH 调节，而取决于肾素一血管紧张素系统。ACTH 缺乏的症状和体征严重时很可能是致命的，具体包括肌痛、关节痛、疲劳、头痛、体重下降、食欲减退、恶心、呕吐、腹痛、精神或意识状态改变、皮肤皱缩、腋毛和阴毛稀疏、慢性贫血、稀释性低钠血症、低血糖、低血压乃至休克。该症的症状和原发性肾上腺功能不全几乎相似，但该症无色素沉着且多无低血钠、高血钾发生。

(三)TSH 缺乏

由 TSH 分泌减少所致的继发性甲状腺激素缺乏，表现出与原发性甲状腺功能减退相似的症状，仅病情较轻微。TSH 缺乏的症状和体征包括疲劳、虚弱、体重增加、皮下组织增厚、便秘、怕冷、精神状态改变、记忆力衰退及贫血等，偶可有幻觉、躁狂等精神症状。体格检查可能会发现心动过缓、深肌腱反射延缓及眶周水肿。先天性患者类似克汀病，身材矮小、智力低下，发育不全。

(四)GH 缺乏

单纯性生长激素缺乏，以儿童期最为常见，可引发侏儒症，但体型比例均匀；在成人，则不会造成明显改变，多不易觉察。表现为虚弱、伤口不愈、运动耐力下降和不愿交际。此外，GH 缺乏亦导致肌肉减少和脂肪增加，由于发展缓慢，也不易发觉。由于缺乏 GH 的糖异生作用，拮抗胰岛素的效应下降，患者可，能会出现空腹低血糖。

(五)PRL 缺乏

PRL 缺乏非常罕见。肿瘤生长致使 PRL 合成下降，继而影响乳汁分泌。这些肿瘤仅在产后才表现得明显。任何影响下丘脑、垂体柄的病变都会减弱由下丘脑分泌的多巴胺对垂体 PRL 的正常抑制作用，导致 PRL 反跳性增高，出现高泌乳素血症，表现为溢乳、月经紊乱、性功能减退。

值得警惕的是垂体功能减退危象。各种应激如感染、腹泻、寒冷、急性心肌梗死、脑血管意外、手术、外伤等，均可在全垂体功能减退的基础上诱发垂体危象。临床表现多样，可出现高热、循环衰竭、休克、呕吐、头痛、抽搐、昏迷等严重危急症状。

四、实验室检查

腺垂体功能情况可通过其所支配的靶腺功能状态反映，生长激素缺乏和肾上腺皮质功能减退往往需要兴奋试验以进一步确诊。

(一)性腺功能

女性有血雌二醇水平降低，没有排卵及基础体温改变，阴道涂片未见雌激素作用的周期性改变：男性见血睾酮水平降低或正常低值，精液检查精子数量减少，形态改变，活动度差，精液量少。

(二)肾上腺皮质功能

24 小时尿 17—羟皮质类固醇及游离皮质醇减少，血浆皮质醇浓度降低，但节律正常，葡萄糖耐量试验示血糖低平曲线。

(三)甲状腺功能

血清总 T_4、游离 T_4 均降低，而总 T_3、游离 T_3 可正常或降低。

(四)腺垂体分泌激素

如 FSH、LH、TSH、ACTH、GH、PRL 均减少，但因垂体激素呈脉冲式分泌，故宜相隔 15～20 分钟连续抽取等量抗凝血液 3 次，等量相混后送检测。

同时测定垂体促激素和靶腺激素水平，可以更好地判断靶腺功能减退为原发性或继发性。对于腺垂体内分泌细胞储备功能可采用兴奋试验，如 GnRH、TRH、CRH、GHRH 等下丘脑激素来探测垂体激素的分泌反应。腺垂体联合兴奋试验(TRH、GnRH、胰岛素低血糖)结果若低于正常，有判断意义，但正常低值也属异常。应当指出，有时结果可与正常范围重叠，ACTH 试验对于判别原发性或继发性肾上腺皮质功能减退症有重要意义。胰岛素低血糖激发试验忌用于老年人、冠心病、有惊厥和黏液性水肿的患者。

对于腺垂体—下丘脑病变，CT、MRI 检查较蝶鞍 X 线更为精确，尽可能了解病变部位、大小、性质及其对邻近组织侵犯程度。对于非颅脑病变也可通过胸部 X 线片、胸腹部 CT、MRI 来检查。肝、骨髓和淋巴结等活检可用于判断原发性疾病的原因。

五、诊断和鉴别诊断

(一)诊断

腺垂体功能减退症的诊断应包括评价内分泌状态的功能诊断和病因诊断。重视病史的采集，可以获得关键线索：产后大出血、产后泌乳减少、产后闭经、阴毛和腋毛脱落，多提示希恩综合征；头部外伤史、颅内感染、手术等提示腺垂体组织可能遭到破坏。完整的体格检查也是必需的，应包括甲状腺触诊、生殖器视诊，在神经和眼的检查中尤其应关注视力、眼球运动及双颞侧偏盲等。

(二)鉴别诊断

垂体功能减退必须与其他疾病鉴别，包括神经性厌食症、慢性肝病、肌强直性营养不良、多内分泌腺体自身免疫病等。

六、治疗

(一)病因治疗

腺垂体功能减退症可由多种原因引起，应针对病因治疗。肿瘤患者可选择手术、放疗和化疗；对于鞍区占位性病变，首先必须解除压迫及破坏作用，减轻和缓解颅内高压症状。对于出血、休克而引起缺血性垂体坏死，关键在于预防，加强产妇围生期监护，及时纠正产科病理状态。患者宜进高热量、高蛋白、高维生素膳食，注意维持水、电解质平衡，不宜过多饮水，尽量避免感染、过度劳累和应激刺激。

(二)激素替代治疗

腺垂体功能减退症采用相应靶腺激素替代治疗能取得满意效果，可改善精神和体力活动，改善全身代谢及性功能，防治骨质疏松，但需要长期、甚至终身维持治疗，治疗需因人而异。应激情况下需适当增加糖皮质激素剂量。所有替代治疗宜经口服给药，下述药物剂量为生理剂量供参考：左甲状腺素 50～150μgd，甲状腺干片 40～120 mg/d，氢化可的松 20～30 mg/d，泼尼松 5～7.5 mg/d，炔雌醇 5～20μg/d，妊马雌酮（结合型雌激素）0.625～1.25mg/d（月经周期第 1～25d），甲羟孕酮（甲羟孕酮）5～10mg/d（月经周期第 12～25d）以形成人工周期性月经。丙酸睾酮每周 50mg，肌内注射，对男子性腺功能减退症有效，十一酸睾酮 40mg，每日 3 次口服，但应防治前列腺癌的发生。

治疗过程中应先补充糖皮质激素，再补充甲状腺激素，以防肾上腺危象的发生。对于老年人、冠心病、骨密度低的患者，甲状腺激素宜从小剂量开始，并缓慢递增剂量。一般不必补充盐皮质激素。除儿童垂体性侏儒症外，一般不必应用人 GH。GH 可使骨骼肌肉生长，减少体内脂肪量，但应防止肿瘤生长。

有生育需要者，女性可先用雌激素促进子宫生长，再周期性应用雌激素和黄体酮 3～4 个月诱导月经，然后可用 HMG75～150IU/d，持续两周，刺激卵泡生长，并肌内注射 HCG2000IU 诱导排卵；男性可用 HCG2000IU 肌内注射，一周 3 次，持续 4 个月，然后肌内注射 HMG75IU，一周 3 次，以期精子形成。

（三）垂体危象处理

首先给予静脉推注 50％葡萄糖液 40～60mL 抢救低血糖，继而补充 5％葡萄糖盐水，每 500～1000mL 中加入氢化可的松 50～100mg 静脉滴注，以解除急性肾上腺功能减退危象。有循环衰竭者按休克原则治疗，有感染败血症者应积极抗感染治疗，有水中毒者主要应加强利尿，可给予泼尼松或氢化可的松。低温与甲状腺功能减退有关，可给予小剂量甲状腺激素，并用保暖毯逐渐加温。禁用或慎用麻醉剂、镇静药、催眠药或降糖药等。

七、预后

腺垂体功能减退症为慢性终身性疾病，预后视病因而不同。垂体瘤引起者预后较差，患者可发生严重视力障碍及颅内压增高现象。产后大出血患者预后较好，如及时适当的激素替代治疗，患者生活和工作能力可望接近正常，但如不及时诊断和治疗，往往丧失劳动力，并可因多种原因诱发危象。

第五节　生长激素缺乏性侏儒症

生长激素缺乏性侏儒症（又称垂体性侏儒症）。是指自儿童期起病的腺垂体生长激素缺乏而导致生长发育障碍。其病因可为特发性或继发性；可由于垂体本身疾病所致（垂体性），也可由于下丘脑功能障碍导致垂体生长激素缺乏（下丘脑性）；可为单一性生长激素缺乏，也可伴有腺垂体其他激素缺乏。本病多见于男性。

生长激素（GH）是人体促进生长的主要因素。影响身高的因素很多，在儿童、青少年时期，垂体 GH 分泌不足或缺乏，患者的生长都会出现明显障碍。其他原因还有营养不良、种族遗传、社会心理因素、多种躯体疾病包括内分泌与非内分泌性疾病等。如果身高低于同民族、同年龄的30%以下，或成人身高小于120cm，就是侏儒症。

故无论是下丘脑或垂体周围病变致GHRH-GH生成或输出障碍（如垂体性侏儒症），或GH受体缺陷（如Laron侏儒症）或周围组织对IGF不敏感（如非洲侏儒）均可致生长迟缓，身材矮小。

一、病因和发病机制

(一)特发性生长激素缺乏性侏儒症

病因不明，可能由于下丘脑，垂体及其IGF轴功能的异常，导致生长激素（GH）分泌不足所引起。1/3的患者为单纯缺GH，2/3的患者同时伴垂体其他激素缺乏。约3/4的患者在接受生长激素释放激素（GHRH）治疗后，GH水平升高，生长加速，从而明确了大部分患者的病因在下丘脑。分子生物学研究已明确这些患者存在决定下丘脑，垂体发育的转录因子基因突变，或GHRH受体基因的突变。转录因子突变多表现为复合性垂体激素缺乏，如GH、PRL、TSH、促性腺激素。

(二)继发性生长激素缺乏性侏儒症

本病可继发于下丘脑，垂体肿瘤，最常见者为颅咽管瘤、神经纤维瘤；颅内感染（脑炎、脑膜炎）及肉芽肿病变；创伤、放射损伤等均可影响下丘脑一腺垂体功能，引起继发性生长激素缺乏性侏儒症。

(三)生长激素不敏感综合征

本综合征是由于靶细胞对GH不敏感而引起的一种矮小症。本病多呈常染色体隐性遗传。其病因复杂多样，多数为GH受体基因突变（Laron综合征），少数因GHR后信号转导障碍、IGF-1基因突变或IGF-1受体异常引起。

二、临床表现

(一)躯体生长迟缓

本病患者出生时身长、体重往往正常，数月后躯体生长迟缓，但常不被发觉，多在2～3岁后与同龄儿童的差别愈见显著，但生长并不完全停止，只是生长速度极为缓慢，即3岁以下低于每年7cm、3岁至青春期每年不超过4～5cm。体态一般尚匀称，成年后多仍保持童年体形和外貌，皮肤较细腻，有皱纹，皮下脂肪有时可略丰满，营养状态一般良好。成年身高一般不超过130cm。

(二)性器官不发育或第二性征缺乏

患者至青春期，性器官不发育，第二性征阙如。男性生殖器小，与幼儿相似，睾丸细小，多伴隐睾症，无胡须；女性表现为原发性闭经，乳房不发育。单一性GH缺乏者可出现性器官发育与第二性征，但往往明显延迟。

(三)智力与年龄相称

智力发育一般正常，学习成绩与同年龄者无差别，但年长后常因身材矮小而抑郁寡欢，不合群，有自卑感。

(四)骨骼发育不全

X线摄片可见长骨均短小，骨龄幼稚，骨化中心发育迟缓，骨骺久不融合。

(五)Laron 侏儒症

患者有严重 GH 缺乏的临床表现，如身材矮小，肥胖，头相对较大，鞍鼻，前额凸出，外生殖器和睾丸细小，性发育延迟。但血浆 GH 水平正常或升高，IGF-1、胰岛素样生长因子结合蛋白-3(IGFBP3)和生长激素结合蛋白(GHPB)降低。本病患者对外源性 GH 治疗无反应，目前唯一有效的治疗措施是使用重组人 IGF-1 替代治疗。

(六)颅内占位效应

继发性生长激素缺乏性侏儒症由鞍区肿瘤所致者可有局部受压及颅内压增高的表现，如头痛、视力减退与视野缺损等。

三、诊断与鉴别诊断

(一)生长激素缺乏性侏儒症的主要诊断依据

(1)身材矮小，身高年均增长＜4cm，为同年龄同性别正常人均值－2SD(标准差)以下，以及性发育缺失等临床特征。

(2)骨龄检查较实际年龄落后 2 年以上。

(3)GH 激发试验：测定随机血标本 GH 浓度对诊断无价值，临床上将 CH 激发试验中 GH 峰值变化作为诊断 GHD 的一种重要依据，包括运动、胰岛素低血糖、左旋多巴、精氨酸、可乐定等激发手段。本病患者经兴奋后 GH 峰值常低于 5μg/L，而正常人则可超过 10μg/L。

(4)自主性血清 CH 分泌测定：每隔 20min 采血，连续 12～24h，计算平均 GH 分泌量、脉冲数及幅度。

(5)GH 刺激肝脏分泌 IGF-1：GH 的促进生长作用大部分是由循环中的 IGF-1 介导，因此测定 IGF-1 水平可反映 GH 的分泌状态。

(6)IGFBP3 测定：已发现 6 种 IGFBP，分别称为 IGFBP1～6，其中 IGFBP3 占 92％，可反映 GH 的分泌状态。

生长激素缺乏性侏儒症确诊后，尚需进一步寻找致病原因。应作视野检查、蝶鞍 CT 或 MRI 等除外肿瘤。特发性者临床上无明显原因。

(二)鉴别诊断

(1)全身性疾病所致的侏儒症儿童期心脏、肝、肾、胃肠等脏器的慢性疾病和各种慢性感染如结核、血吸虫病、钩虫病等，均可导致生长发育障碍。可根据其原发病的临床表现加以鉴别。

(2)青春期延迟生长发育较同龄儿童延迟，十六七岁尚未开始发育，因而身材矮小，但智力正常，无内分泌系统或全身性慢性疾病的证据，血浆中 GH、IGF-1 正常。一旦开始发育，骨骼生长迅速，性成熟良好，最终身高可达正常人标准。

(3)呆小病甲状腺功能减退症发生于胎儿或新生儿，可引起明显生长发育障碍，称为呆小病。患者除身材矮小外，常伴有甲状腺功能减退症的其他表现，智力常迟钝低下，配合甲状腺功能检查鉴别不难。

(4)先天性卵巢发育不全综合征(Turner 综合征)此综合征是由于缺失一个 X 性染色体而引起的先天性性分化异常疾病，患者表型为女性，体格矮小，性器官发育不全，常有原发性闭经，伴有颈蹼、肘外翻等先天性畸形。血清 GH 水平不低。典型病例染色体核型为 45，XO。

四、治疗

(一)人生长激素

重组人 GH(rhGH)临床治疗生长激素缺乏性侏儒症效果显著。治疗剂量一般为每周 0.5～0.7U/kg，分 6～7 次于睡前 30～60min 皮下注射效果较好。初用时，身高增长速度可达每年 10cm，以后疗效渐减。注射 rhGH 的局部及全身不良反应极少，有报告可引起血清 T_4降低、TSH 降低。如伴有甲状腺功能减退，或 rhGH 治疗中出现甲状腺功能减退，影响 CH 促生长作用时，需先给予甲状腺激素替代治疗。

(二)生长激素释放素(GHRH1－44)

24μg/kg 体重，每晚睡前皮下注射，连续 6 个月，可使生长速度明显增加，疗效与 rhCH 相似，适用于下丘脑性 GH 缺乏症。

(三)胰岛素样生长因子－1

近年已用于治疗 GH 不敏感综合征。早期诊断、早期治疗者效果较好，每日皮下注射 2 次，每次 40～80μg，生长速度每年可增加 4cm 以上。不良反应有低血糖等。

(四)同化激素

睾酮有促进蛋白质合成作用，对 GH 缺乏性侏儒症虽能于使用初期身高增加，但因同时有促进骨骺提早融合作用而致生长停止，患者最终身材仍然明显矮小，疗效很不理想。人工合成的同化激素有较强的促进蛋白质合成作用而雄激素作用较弱，故可促进生长，并可减轻骨骺融合等不良反应。临床上常用苯丙酸诺龙，一般可在 12 岁后小剂量间歇应用，每周 1 次，每次 10～12.5mg，肌内注射，疗程以 1 年为宜。有时第 1 年内可长高 10cm 左右，但以后生长减慢，最终身材仍矮小。

(五)人绒毛膜促性腺激素

能促使黄体的形成与分泌，或促进睾丸间质细胞分泌睾酮，只适用于年龄已达青春发育期、经上述治疗身高不再增长者，每次 500～1000U，肌内注射，每周 2～3 次，每 2～3 个月为一疗程，间歇 2～3 个月，可反复应用 1～2 年。过早应用可引起骨骺融合，影响生长，男孩可引起乳腺发育。

继发性生长激素缺乏性侏儒症应针对原发病进行治疗。

五、预后

(1)若该病不能及时诊断和治疗，将会导致成年后身材显著矮小、心血管疾病发生率升高，而且有相当多病例伴有性腺发育不良、中枢性甲状腺功能低下、促肾上腺皮质激素(ACTH)缺乏症。因此，不能得到医治的生长激素缺乏性侏儒症(GHD)将会严重地影响今后的工作、学习、婚姻、心理和生活质量等，如能得到早期治疗，可以将身高达到正常人高度范围内。另外，对维持肌肉活力、改善心脏功能、延缓衰老、防治骨质疏松、治疗肥胖等也起着重要作用。

(2)下丘脑－垂体部位肿瘤引起者，可出现视力减退，视野缺损，后期可出现颅内压力增高的表现，以及嗜睡、抽搐。

第六节 血脂异常和脂蛋白异常血症

血脂异常指血浆中脂质量和质的异常。由于脂质不溶或微溶于水，在血浆中必须与蛋白质结合以脂蛋白的形式存在，因此，血脂异常实际上表现为脂蛋白异常血症。血脂异常少数为全身性疾病所致（继发性），多数是遗传缺陷与环境因素相互作用的结果（原发性）。血脂异常可做为代谢综合征的组分之一，与多种疾病如肥胖症、2 型糖尿病、高血压、冠心病、脑卒中等密切相关。长期血脂异常可导致动脉粥样硬化、增加心脑血管病的发病率和病死率。随着生活水平提高和生活方式改变，我国血脂异常的患病率已明显升高。我国成人血脂异常患病率为 18.6%，估计患者数 1.6 亿。防治血脂异常对延长寿命、提高生活质量具有重要意义。

一、血脂和脂蛋白概述

（一）血脂、脂蛋白和载脂蛋白

血脂是血浆中的中性脂肪（三酰甘油和胆固醇）和类脂（磷脂、糖脂、固醇、类固醇）的总称。

血浆脂蛋白是由蛋白质[载脂蛋白（Apo）]和三酰甘油、胆固醇、磷脂等组成的球形大分子复合物。应用超速离心方法，可将血浆脂蛋白分为 5 大类：乳糜微粒（CM）、极低密度脂蛋白（VLDL）、中间密度脂蛋白（IDL）、低密度脂蛋白（LDL）和高密度脂蛋白（HDL）。这 5 类脂蛋白的密度依次增加，而颗粒则依次变小。此外，还有脂蛋白(a)[Lp(a)]。各类脂蛋白上述 4 种成分的组成及其比例不同，因而其理化性质、代谢途径和生理功能也各有差异。

载脂蛋白是脂蛋白中的蛋白质，因其与脂质结合在血浆中转运脂类的功能而命名。已发现有 20 多种 Apo。常用的分类法是 Alaupovic 提出的 ABC 分类法，按载脂蛋白的组成分为 ApoA、B、C、D、E。由于氨基酸组成的差异，每一型又可分若干亚型。例如，ApoA 可分 AⅠ、AⅡ、AⅣ；ApoB 可分 B48、B100；ApoC 可分 CⅠ、CⅡ、CⅢ；ApoE 有 EⅠ、EⅢ等。载脂蛋白除了与脂质结合形成水溶性物质、成为转运脂类的载体以外，还可参与酶活动的调节以及参与脂蛋白与细胞膜受体的识别和结合反应。

（二）脂蛋白及其代谢

人体脂蛋白有两条代谢途径：外源性代谢途径指饮食摄入的胆固醇和三酰甘油在小肠中合成 CM 及其代谢过程；内源性代谢途径是指由肝脏合成的 VLDL 转变为 IDL 和 LDL，以及 LDL 被肝脏或其他器官代谢的过程。此外，还有一个胆固醇逆转运途径，即 HDL 的代谢。

1.乳糜微粒 CM

颗粒最大，密度最小，富含三酰甘油，但 Apo 比例最小。CM 的主要功能是把外源性三酰甘油运送到体内肝外组织。由于 CM 颗粒大，不能进入动脉壁内，一般不致引起动脉粥样硬化，但易诱发急性胰腺炎；CM 残粒可被巨噬细胞表面受体所识别而摄取，可能与动脉粥样硬化有关。

2.极低密度脂蛋白 VLDL

颗粒比 CM 小，密度约为 1，也富含三酰甘油，但所含胆固醇、磷脂和 Apo 比例增大。VLDL 的主要功能是把内源性三酰甘油运送到体内肝外组织，也向外周组织间接或直接提供胆固醇。目前多认为 VLDL 水平升高是冠心病的危险因素。

3.低密度脂蛋白 LDL

颗粒比 VLDL 小,密度比 VIDL 高,胆固醇所占比例特别大,ApoB100 占其 Apo 含量的 95%。LDL 的主要功能是将胆固醇转运到肝外组织,为导致动脉粥样硬化的重要脂蛋白。经过氧化或其他化学修饰后的 LDL,具有更强的致动脉粥样硬化作用。LDL 为异质性颗粒,其中 LDL3 为小而致密的 LDL(sLDL)。由于小颗粒 LDL 容易进入动脉壁内,且更容易被氧化修饰,所以具有更强的致动脉粥样硬化作用。

4.高密度脂蛋白 HDL

颗粒最小,密度最高,蛋白质和脂肪含量约各占一半,载脂蛋白以 ApoAⅠ和 ApoAⅡ为主。HDL 的生理功能是将外周组织包括动脉壁在内的胆固醇转运到肝脏进行代谢,这一过程称为胆固醇的逆转运,可能是 HDL 抗动脉粥样硬化作用的主要机制。

(三)血脂及其代谢

1.胆固醇

食物中的胆固醇(外源性)主要为游离胆固醇,在小肠腔内与磷脂、胆酸结合成微粒,在肠黏膜吸收后与长链脂肪酸结合形成胆固醇酯。大部分胆固醇酯形成 CM,少量组成 VLDL,经淋巴系统进入体循环。内源性胆固醇在肝和小肠黏膜由乙酸合成而来,碳水化合物、氨基酸、脂肪酸代谢产生的乙酰辅酶 A 是合成胆固醇的基质,合成过程受 3 羟基－3 甲基戊二酰辅酶 A(HMG－CoA)还原酶催化。循环中胆固醇的去路包括构成细胞膜,生成类固醇激素、维生素 D、胆酸盐,储存于组织等。未被吸收的胆固醇在小肠下段转化为类固醇随粪便排出。排入肠腔的胆固醇和胆酸盐可再吸收经肠肝循环回收肝脏再利用。

2.三酰甘油

外源性三酰甘油来自食物,消化、吸收后成为乳糜微粒的主要成分。内源性三酰甘油主要由小肠(利用吸收的脂肪酸)和肝(利用乙酸和脂肪酸)合成,构成脂蛋白(主要是 VLDL)后进入血浆。血浆中的三酰甘油是机体恒定的能量来源,它在 LPL 作用下分解为 FFA 供肌细胞氧化或储存于脂肪组织。脂肪组织中的脂肪又可被脂肪酶水解为 FFA 和甘油,进入循环后供其他组织利用。

二、分类

(一)表型分类

根据各种脂蛋白升高的程度将脂蛋白异常血症分为 5 型,其中第Ⅱ型又分为 2 个亚型,共 6 型。其中Ⅱa、Ⅱb 和Ⅳ型较常见。分类不涉及病因,称为表型分类。

临床上也可简单地将血脂异常分为高胆固醇血症、高三酰甘油血症、混合性高脂血症和低高密度脂蛋白胆固醇血症。

(二)基于是否继发于全身系统性疾病分类

分为原发性和继发性血脂异常两大类。继发性血脂异常可由全身系统性疾病所引起,也可由于应用某些药物所引起。原发性血脂异常占血脂异常的绝大多数,因遗传基因缺陷,或与环境因素相互作用引起。原发性和继发性血脂异常可同时存在。

(三)基因分类

相当一部分血脂异常患者存在一个或多个遗传基因缺陷,由基因缺陷所致的血脂异常有明显的遗传倾向,多具有家族聚集性,称为家族性脂蛋白异常血症,如家族性混合型高脂血症、家族性高三酰甘油血症、家族性高胆固醇血症等。原因不明的称为散发性或多基因型脂蛋白异常血症。

三、病因和发病机制

顾好脂蛋白代谢过程极为复杂,不论何种病因,若引起脂质来源、脂蛋白合成、代谢过程关键酶异常或降解过程受体通路障碍等,均可能导致血脂异常。

(一)原发性血脂异常

家族性脂蛋白异常血症是由于基因缺陷所致。某些突变基因已经阐明,如家族性脂蛋白脂酶(LPL)缺乏症和家族性 ApoCⅡ缺乏症可因为 CM、VLDL 降解障碍引起Ⅰ型或Ⅴ型脂蛋白异常血症;家族性高胆固醇血症由于 LDL 受体缺陷影响 LDL 的分解代谢,家族性 ApoB100 缺陷症由于 LDL 结构异常影响与 LDL 受体的结合,二者主要表现为Ⅱa 型脂蛋白异常血症等。

大多数原发性血脂异常原因不明,认为是由多个基因与环境因素相互作用的结果。临床上血脂异常常与肥胖症、高血压、糖耐量异常或糖尿病等疾病相伴发生,与胰岛素抵抗有关,称为代谢综合征。血脂异常可能参与上述疾病的发病,至少是其危险因素,或与上述疾病有共同的遗传或环境发病基础。有关的环境因素包括不良的饮食习惯、体力活动不足、肥胖、年龄增加以及吸烟、酗酒等。

(二)继发性血脂异常

1.全身系统性疾病

如糖尿病、甲状腺功能减退症、库欣综合征、肝肾疾病、系统性红斑狼疮、骨髓瘤、过量饮酒等引起血脂异常。

2.药物

如噻嗪类利尿剂、β 受体拮抗剂等。长期大量使用糖皮质激素可促进脂肪分解、血浆 TC 和 TG 水平升高。

四、临床表现

血脂异常可见于不同年龄、性别的人群,8 患病率随年龄而增高,高胆固醇血症高峰在 50～69 岁,50 岁以前男性高于女性,50 岁以后女性高于男性。某些家族性血脂异常可发生于婴幼儿。多数血脂异常患者无任何症状和异常体征,而于常规血液生化检查时被发现。血脂异常的临床表现主要如下。

(一)黄色瘤、早发性角膜环和脂血症眼底改变

由于脂质局部沉积所引起,其中以黄色瘤较为常见。黄色瘤是一种异常的局限性皮肤隆起,颜色可为黄色、橘黄色或棕红色,多呈结节、斑块或丘疹形状,质地一般柔软,最常见的是眼睑周围扁平黄色瘤。早发性角膜环出现于 40 岁以下,多伴有血脂异常。严重的高三酰甘油血症可产生脂血症眼底改变。

(二)动脉粥样硬化

脂质在血管内皮下沉积引起动脉粥样硬化,引起早发性和进展迅速的心脑血管和周围血管病变。某些家族性血脂异常可于青春期前发生冠心病,甚至心肌梗死。严重的高胆固醇血症有时可出现游走性多关节炎。严重的高三酰甘油血症(尤其超过10mmol/L)可引起急性胰腺炎。

五、实验室检查

血脂异常是通过实验室检查而发现、诊断及分型的。测定空腹(禁食12～14h)血浆或血清TC、TG、LDL－C和HDL－C。抽血前的最后一餐应忌食高脂食物和禁酒。

六、诊断与鉴别诊断

(一)诊断

详细询问病史,包括个人饮食和生活习惯、有无引起继发性血脂异常的相关疾病、引起血脂异常的药物应用史以及家族史。体格检查须全面、系统,并注意有无黄色瘤、角膜环和脂血症眼底改变等。血脂检查的重点对象包括:①已有冠心病、脑血管病或周围动脉粥样硬化病者;②有高血压、糖尿病、肥胖、过量饮酒以及吸烟者;③有冠心病或动脉粥样硬化家族史者,尤其是直系亲属中有早发冠心病或其他动脉粥样硬化证据者:④有皮肤黄色瘤者;⑤有家族性高脂血症者。从预防的角度出发,建议20岁以上的成年人至少每5年测定一次血脂,40岁以上男性和绝经期后女性每年进行血脂检查;对于缺血性心血管疾病及其高危人群,则应每3～6个月测量一次。首次发现血脂异常时应在2～4周内复查,若仍属异常,则可确立诊断。

(二)分类诊断

根据前述进行表型分类,并鉴别原发性血脂异常和继发性血脂异常。对原发性家族性脂蛋白异常血症可进行基因诊断。

七、治疗

纠正血脂异常的目的在于降低缺血性心血管疾病(冠心病和缺血性脑卒中)的患病率和病死率。TC、LDL－C、TG和VLDL－C增高是冠心病的危险因素,其中以LDL－C最为重要,而HDL－C则被认为是冠心病的保护因素。

(一)治疗原则

1.继发性血脂异常

应以治疗原发病为主如糖尿病、甲状腺功能减退症经控制后,血脂有可能恢复正常。但是原发性和继发性血脂异常可能同时存在,如原发病经过治疗正常一段时期后,血脂异常仍然存在,考虑同时有原发性血脂异常,需给予相应治疗。

2.治疗措施

应是综合性的生活方式干预是首要的基本的治疗措施,药物治疗需严格掌握指征,必要时考虑血浆净化疗法或外科治疗,基因治疗尚在探索之中。

3.防治目标水平治疗

血脂异常最主要的目的在于防治缺血性心血管疾病。

(1)首先根据是否有冠心病或冠心病等危症以及有无心血管危险因素,结合血脂水平来综合评估心血管病的发病危险,将人群进行血脂异常危险分层。危险性越高,则调脂治疗应越积极。

低危患者指10年内发生缺血性心d血管病危险性<5%；中危患者指10年内发生缺血性心血管病危险性为5%～10%；高危患者为冠心病或冠心病等危症，10年内发生冠心病的危险性为10%～15%；极高危患者指急性冠状动脉综合征，或缺血性心血管病合并糖尿病。

冠心病等危症是指非冠心病者10年内发生主要冠状动脉事件的危险与已患冠心病者同等，新发和复发缺血性心血管事件的危险大于15%，包括：①有临床表现的冠状动脉以外动脉的动脉粥样硬化，包括缺血性脑卒中、周围动脉疾病、腹主动脉瘤和症状性颈动脉病（如短暂性脑缺血）等；②糖尿病；③有多种危险因素其发生主要冠状动脉事件的危险相当于已确立的冠心病，心肌梗死或冠心病死亡的10年危险大于20qo。

血脂异常以外的心血管病主要危险因素包括：①高血压（血压≥140/90mmHg或已接受降压药物治疗）；②吸烟；③低HDL－C血症[HDL－C<1.04mmol/L(40mg/d1)]；④肥胖[体重指数(BMI)≥28kg/m²]；⑤早发缺血性心血管病家族史（一级男性亲属发病时<55岁或一级女性亲属发病时<65岁）；⑥年龄（男性≥45岁，女性>55岁）。HDL－C≥1.55mmol/L(60mg/dL)为负性危险因素，它的出现可抵消一个危险因素。

此外，代谢综合征的存在也增加了发生心血管病的危险。

(2)根据血脂异常患者心血管病危险等级指导临床治疗措施及决定TC和LDL－C的目标水平。此外，血清TC的理想水平是<1.70mmol/L(150mg/dL)，HDL－C的理想水平为≥1.04mmol/L(40mg/dL)。

(二)生活方式干预

(1)医学营养治疗为治疗血脂异常的基础，需长期坚持。根据血脂异常的程度、分型以及性别、年龄和劳动强度等制订食谱。饮食中减少饱和脂肪酸摄入（<总热量的7%）和胆固醇摄入（<200mg/d），补充植物固醇（plantsterols，2g/d）和可溶性纤维（10～25g/d）。

(2)增加有规律的体力活动控制体重，保持合适的BMI。

(3)其他戒烟、限盐、限制饮酒，禁烈性酒。

(三)药物治疗

1.常用调脂药物

(1)n－3脂肪酸制剂：n－3(ω－3)长链多不饱和脂肪酸是海鱼油的主要成分，作用机制尚不清楚，可能与作用于PPARs并降低ApoB分泌有关。可降低TC和轻度升高HDL－C，对TC和LDL－C无影响。适应证为高三酰甘油血症和以三酰甘油升高为主的混合性高脂血症。常用剂量为0.5～1g，每天3次口服。鱼油腥味所致恶心、腹部不适是常见的不良反应。有出血倾向者禁用。

(2)苯氧芳酸类（贝特类）：激活过氧化物酶体增生物激活受体(PPAR)α，刺激IPL、ApoAⅠ和ApoAⅡ基因表达，抑制ApoCⅢ基因表达，增强LPL的脂解活性，促进VLDL和TG分解以及胆固醇的逆向转运。主要降低血清TG、VLDL－C，也可在一定程度上降低TC和LDL－C，升高HDL－C。适应证为高三酰甘油血症和以三酰甘油升高为主的混合性高脂血症。主要制剂如下：非诺贝特（fenofibrate）0.1g，每天3次或微粒型0.2g，每天1次；苯扎贝特0.2g，每天3次或缓释型0.4g，每晚1次。吉非贝齐和氯贝丁酯因副作用大，临床上已很少应用。主要副作用为胃肠道反应；少数出现一过性肝转氨酶和肌酸激酶升高，如明显异常应及时停药:可见皮疹、血白细胞减少。贝特类能增强抗凝药物作用,两药合用时需调整抗凝药物剂量。禁用于肝肾功能不良者以及儿童、孕妇和哺乳期妇女。

(3)HMG－CoA还原酶抑制剂(他汀类):竞争性抑制胆固醇合成过程中的限速酶(HMC－CoA还原酶)活性,从而阻断胆固醇的生成,而上调细胞表面的LDL受体,加速血浆LDL的分解代谢。主要降低血清TC和LDL－C,也在一定程度上降低TG和VLDL,轻度升高HDL－C水平。适应证为高胆固醇血症和以胆固醇升高为主的混合性高脂血症。他汀类药物是目前临床上最重要、应用最广的调脂药物。主要制剂和每天剂量范围为:洛伐他汀10～80mg,辛伐他汀5～40mg,普伐他汀10～40mg,氟伐他汀10～40mg,阿托伐他汀10～80mg,瑞舒伐他汀10～20mg。除阿托伐他汀和瑞舒伐他汀可在任何时间服药外,其余制剂均为每晚顿服。目前临床应用的他汀类副作用较轻,少数患者出现腹痛、便秘、失眠、转氨酶升高、肌肉疼痛、血清肌酸激酶升高,极少数严重者横纹肌溶解而致急性肾衰竭。他汀类与其他调脂药(如贝特类、烟酸等)合用时可增加药物不良反应,联合应用时应小心;不宜与环孢素、雷公藤、环磷酰胺、大环内酯类抗生素以及吡咯类抗真菌药(如酮康唑)等合用。儿童、孕妇、哺乳期妇女和准备生育的妇女不宜服用。

(4)烟酸类:烟酸属B族维生素,作用机制未明,可能与抑制脂肪组织脂解和减少肝脏中VLDL合成和分泌有关。能使血清TG、VLDL－C降低,TC、LDL－C及Lp(a)也降低,HDL－C轻度升高。适应证为高三酰甘油血症和以三酰甘油升高为主的混合性高脂血症。主要制剂有:烟酸0.2g,每天3次日服,渐增至1～2g/d。主要副作用为面部潮红、瘙痒、高血糖、高尿酸及胃肠道症状,偶见肝功能损害,有可能使消化性溃疡恶化。禁用于慢性肝病和严重痛风,慎用于溃疡病、肝毒性和高尿酸血症,一般难以耐受,现多已不用。烟酸缓释片能显著改善药物耐受性及安全性,从低剂量开始,渐增至理想剂量,推荐剂量为1～2g,每晚一次用药。阿昔莫司(氧甲吡嗪)0.25g,每天1～3次,餐后口服,副作用较少。

(5)胆酸螯合剂(树脂类);属碱性阴离子交换树脂,在肠道内与胆酸不可逆结合,阻碍胆酸的肠肝循环,促使胆酸随粪便排出,阻断其胆固醇的重吸收;A上调肝细胞膜表面的LDL受体,加速由胆固醇合成胆酸,增加血中LDL清除,降低TC和LDL－C。适应证为高胆固醇血症和以胆固醇升高为主的混合性高脂血症。主要制剂及每天剂量范围为:考来烯胺(消胆胺)4～16g/d,考来替泊(降胆宁)5～20g/d,从小剂量开始,1～3个月内达最大耐受量。主要副作用为恶心、呕吐、腹胀、腹痛、便秘。也可干扰其他药物的吸收,如叶酸、地高辛、贝特类、他汀类、抗生素、甲状腺素、脂溶性维生素等。

(6)肠道胆固醇吸收抑制剂:依折麦布口服后被迅速吸收,结合成依折麦布－葡萄醛甘酸,作用于小肠细胞刷状缘,抑制胆固醇和植物固醇吸收;促进肝脏LDL受体合成,加速LDL的清除,降低血清LDL－C水平。适应证为高胆固醇血症和以胆固醇升高为主的混合性高脂血症,单药或与他汀类联合治疗。常用剂量为10mg,每天1次。常见副作用为胃肠道反应、头痛及肌肉疼痛,有可能引起转氨酶升高。

(7)普罗布考:通过渗入到脂蛋白颗粒中影响脂蛋白代谢,而产生调脂作用。可降低TC和LDL－C,而HDL－C也明显降低,但认为可改变后者的结构和代谢,使其逆向转运胆固醇的功能得到提高。适应证为高胆固醇血症,尤其是纯合子型家族性高胆固醇血症。常用剂量为 0.5g，每天 2 次口服。常见副作用为恶心。偶见心电图 QT 间期延长，为最严重的不良反应。

2.调脂药物的选择

药物选择须依据患者血脂异常的分型、药物调脂作用机制以及药物的其他作用特点等。

(1)高胆固醇血症：首选他汀类，如单用他汀不能使血脂达到治疗目标值可加用依折麦布或胆酸螯合剂，强化降脂作用，但联合用药的临床证据仍然较少。

(2)高三酰甘油血症：首选贝特类，也可选用烟酸类和 n－3 脂肪酸制剂。对于重度高 TG 血症可联合应用贝特类和 n－3 脂肪酸制剂。

(3)混合型高脂血症：如以 TC 与 LDL－C 增高为主，首选他汀类；如以 TG 增高为主则选用贝特类，当血清 TG≥5.65mmol/L(500mg/d)，应首先降低 TC，以避免发生急性胰腺炎的危险；如 TC、LDL－C 与 TG 均显著升高或单药效果不佳，可考虑联合用药。他汀类与贝特类或烟酸类联合使用可明显改善血脂谱，但肌病和肝脏毒性的可能性增加，应予高度重视，尤其是吉非贝特，应避免与他汀类联合应用；其他贝特类特别是非诺贝特与他汀类联合应用发生肌病的可能性较少，但仍应注意监测肌酶，贝特类最好在清晨服用，而他汀类在夜间服用，以最小化峰剂量浓度。他汀类单用无法控制 TG 时，与 n－3 脂肪酸制剂联用可进一步降低 TG 水平，安全性高、耐受性好。

(4)低 HDL－C 血症：可供选择药物相对较少。烟酸为目前升高 HDL－C 水平较为有效的药物，升高 HDL－C 幅度为 15%～35%。他汀类和贝特类升高 HDL－C 幅度一般限于 5%～10%。

(四)其他治疗措施

1.血浆净化治疗

有创治疗，价格昂贵，需每周重复，仅用于极个别对他汀类药物过敏或不能耐受的严重难治性高胆固醇血症者。

2.手术治疗

在少数情况下，对非常严重的高胆固醇血症，如纯合子家族性高胆固醇血症或对药物无法耐受的严重高胆固醇血症患者，可考虑手术治疗，包括部分回肠末段切除术、门腔静脉分流术和肝脏移植术等。

调脂治疗一般是长期的，甚至是终生的。不同个体对同一治疗措施或药物的疗效和副作用差异很大。药物治疗过程中，应监测血脂水平以指导治疗，必须监测不良反应，定期检查肌酶、肝功能、肾功能和血常规等。

八、预防和预后

普及健康教育，提倡均衡饮食，增加体力活动及体育运动，预防肥胖，并与肥胖症、糖尿病、心血管疾病等慢性病防治工作的宣教相结合，以降低血脂异常的发病率。经积极的综合治疗，本症预后良好。

第七节　原发性醛固酮增多症

原发性醛固酮增多症简称原醛症，是由肾上腺皮质病变致醛固酮分泌增多并导致水、钠潴留及体液容量扩增继而血压升高并抑制肾素一血管紧张素系统所致。以往认为其患病率约占高血压患者的0.4%～2.0%，近年发现在高血压患者中原发性醛固酮增多症患病率为10%左右。

一、病因

病因尚不甚明了，根据病因病理变化和生化特征，原醛症有五种类型

(一)肾上腺醛固酮腺瘤(APA)

发生在肾上腺皮质球状带并分泌醛固酮的良性肿瘤，即经典的Conn综合征，是原醛症主要病因，临床最多见的类型，占65%～80%，以单一腺瘤最多见，左侧多于右侧；双侧或多发性腺瘤仅占10%个别患者可一侧是腺瘤，另一侧增生，瘤体直径1～2cm之间，平均1.8cm，重量多在3～6g之间，超过10g者少见，肿瘤多为圆形或卵圆形，包膜完整，与周围组织有明显边界，切面呈金黄色，腺瘤主要由大透明细胞组成，这种细胞比正常束状带细胞大2～3倍，光镜下显示肾上腺皮质球状带细胞，网状带或致密细胞，以及大小不同的“杂合细胞”，“杂合细胞”表现了球状带和束状带细胞的特点，有些腺瘤细胞可同时存在球状带细胞弥散性增生，电镜下瘤细胞的线粒体嵴呈小板状，显示球状带细胞的特征，醛固酮瘤的成因不明，患者血浆醛固酮浓度与血浆ACTH的昼夜节律呈平行，而对血浆肾素的变化无明显反应，此型患者其生化异常及临床症状较其他类型原醛症明显且典型。

(二)特发性醛固酮增多症(IHA)

简称特醛症，即特发性肾上腺皮质增生，占成人原醛症10%～30%，而占儿童原醛症之首，近年来发病率有增加趋势，其病理变化为双侧肾上腺球状带的细胞增生，可为弥散性或局灶性，增生的皮质可见微结节和大结节，增生的肾上腺体积较大，厚度，重量增加，大结节增生于肾上腺表面可见金色结节隆起，小如芝麻，大如黄豆，结节都无包膜，这是病理上和腺瘤的根本区别，光镜下可见充满脂质的细胞，类似正常束状带细胞，结节大都呈散在分布，也可呈簇状，特醛症的病因还不清楚，特醛症组织学上具有肾上腺被刺激的表现，而醛固酮合成酶基因并无突变，但该基因表达增多且酶活性增加，有的学者认为，特醛症的发病患者的球状带对ATⅡ的过度敏感，用ACEI类药物，可使醛固酮分泌减少，还有的学者提出特醛症发病机制假说：中枢神经系统中某些血清素能神经元的活性异常增高，刺激垂体产生醛固酮刺激因子(ASF)，β内啡肽β—END)和α—黑色素细胞刺激激素(α—MSH)过多，致使肾上腺皮质球状带增生，分泌大量的醛固酮，研究还发现，血清素拮抗药赛庚啶可使此种类型患者血中醛固酮水平明显下降，提示血清素活性增强，可能与本症的发病有关，但尚无证据表明前述任何一种前阿片黑素促皮质激素原(POMC)产物在特醛症患者血循环中达到可刺激球状带细胞功能的浓度，特醛症患者的生化异常及临床症状均不如APA患者明显，其中血醛固酮的浓度与ACTH的昼夜节律不相平行。

(三)糖皮质激素可抑制性醛固酮增多症(GRA)

又称地塞米松可抑制性醛固酮增多症(DSH),是一种特殊类型的原醛症,约占1%,多于青少年起病,可为家族性或散发性,家族性者以常染色体显性方式遗传,肾上腺呈大,小结节性增生,其血浆醛固酮浓度与ACTH的昼夜节律平行,本症的特点是,外源性ACTH可持续刺激醛固酮分泌,而小剂量地塞米松可抑制醛固酮的过量分泌,并使患者的血压,血钾和肾素活性恢复正常,其发病的分子生物学机制研究发现,编码醛固酮合成酶的基因和编码11β—羟化酶的基因发生非对等交换,并产生了一个新的嵌合基因,嵌合基因的5'端为11β羟化酶受ACTH调节的序列,其3'端则为醛固酮合成酶的编码序列,嵌合基因转录翻译产物具有醛固酮合成酶的活性,但因其5'端含有受ACTH调节的序列,可导致醛固酮的合成和分泌受ACTH的调节并主要在束状带表达,当使用外源性皮质激素时,因反馈抑制了垂体ACTH的分泌,嵌合基因的表达水平下降,醛固酮的分泌也降低,故给患者外源性地塞米松,可较满意地控制病情。

(四)原发性肾上腺皮质增生(PAH)

约占原醛症的1%,发现有4例介于APA和IHA之间的病例,其病理形态上与IHA相似,可为单侧或双侧肾上腺球状带增生,但其生化改变与APA相似,本症对螺内酯治疗有良好的反应,肾上腺单侧或次全切除可纠正醛固酮过多的症状和生化异常。

(五)醛固酮生成腺癌(APC)

它是肾上腺皮质腺癌的一种类型,占原醛症的1%～2%,可见于任何年龄段,但以30～50岁多发。

在文献中也有将异位醛固酮分泌腺瘤和癌归入原醛症中的一个类型,极为罕见,可发生于肾脏,肾上腺残余组织或卵巢。

二、病理生理

过量醛固酮引起潴钠、排钾,细胞外液扩张,血容量增多,血管壁内及血循环钠离子浓度增加,血管对去甲肾上腺素的反应加强等原因引起高血压。细胞外液扩张,引起体内排钠系统的反应,肾近曲小管重吸收钠减少,心钠肽分泌增多,从而使钠代谢达到近于平衡的状态,此种情况称为对盐皮质激素的“脱逸”现象。大量失钾引起一系列神经、肌肉、心脏及肾的功能障碍。细胞内钾离子丢失后,钠、氢离子增加,细胞内pH下降,细胞外液氢离子减少,pH上升呈碱血症。碱中毒时细胞外液游离钙减少,加上醛固酮促进尿镁排出,故可出现肢端麻木和手足搐搦。醛固酮还可直接作用于心血管系统,对心脏结构和功能有不良影响。

三、临床表现

原醛症的发展可分为以下阶段:①早期:仅有高血压,无低血钾症状,醛固酮分泌增多及肾素系统受抑制,导致血浆醛固酮/肾素比值上升;②高血压,轻度钾缺乏期:血钾轻度下降或呈间歇性低血钾或在某种诱因下(如用利尿药)出现低血钾;③高血压,严重钾缺乏期。主要临床表现如下。

(一)高血压

为最常出现的症状,随着病情进展,血压渐高,对常用降血压药效果不及一般原发性高血压,部分患者可呈难治性高血压,出现心血管病变、脑卒中。

(二)神经肌肉功能障碍

1.肌无力及周期性瘫痪

血钾愈低,肌肉受累愈重。常见诱因为劳累,或服用氢氯噻嗪、呋塞米等促进排钾的利尿药。麻痹多累及下肢,严重时累及四肢,甚而出现呼吸、吞咽困难。

2.肢端麻木,手足搐搦

在低钾严重时,由于神经肌肉应激性降低,手足搐搦可较轻或不出现,而在补钾后,手足搐搦变得明显。

(三)肾脏表现

(1)慢性失钾致肾小管上皮细胞呈空泡变性,浓缩功能减退,伴多尿,尤其夜尿多,继发口渴、多饮。

(2)常易并发尿路感染。

(3)尿蛋白增多,少数发生肾功能减退。

(四)心脏表现

1.心电图呈低血钾图形

QT 间期延长,T 波增宽、降低或倒置,U 波明显,T、U 波相连成驼峰状。

2.心律失常

较常见者为阵发性室上性心动过速,最严重时可发生心室颤动。

(五)其他表现

儿童患者有生长发育障碍,与长期缺钾等代谢紊乱有关。缺钾时胰岛素的释放减少,作用减弱,可出现糖耐量减低。

四、实验室检查

(一)血、尿生化检查

1.低血钾

一般在 2～3mmol/L,严重者更低。低血钾往往呈持续性,也可为间歇性。早期患者血钾正常。

2.高血钠

血钠一般在正常高限或略高于正常。

3.碱血症

血 pH 和 CO_2结合力为正常高限或略高于正常。

4.尿钾高

在低血钾条件下(低于 3.5mmol/L),尿钾仍在 25mmol/24h 以上。

(二)尿液检查

(1)尿 pH 为中性或偏碱性;

(2)尿比重较为固定而减低,往往在 1.010～1.018 之间,少数患者呈低渗尿;

(3)部分患者有蛋白尿,少数发生肾功能减退。

(三)醛固酮测定

血浆醛固酮浓度及尿醛固酮排出量受体位及钠摄入量的影响,立位及低钠时升高。原醛症中血浆、尿醛固酮皆增高。正常成人参考值:/血浆醛固酮卧位时 50～250pmoIL,立位时 80～970pmol/L(血浆醛固酮 pmol/L 换算成 ng/dl 时除以 27.7);尿醛固酮于钠摄入量正常时为 6.4～86nmol/d,低钠摄入时为 47～122nmol/d,高钠摄入时为 0～13.9nmol/d。原醛症伴严重低血钾者,醛固酮分泌受抑制,血、尿醛固酮增高可不太严重,而在补钾后,醛固酮增多更为明显。

(四)肾素、血管紧张素Ⅱ测定

患者血浆肾素、血管紧张素Ⅱ基础值降低,有时在可测范围之下。正常参考值前者为(0.55±0.09)pg/(mL·h),后者为(26.0±1.9)pg/mL。经肌内注射呋塞米(0.7mg/kg 体重并在取立位 2 小时后,正常人血浆肾素、血管紧张素Ⅱ较基础值增加数倍,兴奋参考值分别为(3.48±0.52)pg/(mL·h)及(45.0±6.2)pg/mL,原醛症患者兴奋值较基础值只有轻微增加或无反应。醛固酮瘤患者肾素,血管紧张素受抑制程度较特发性原醛症更显著。血醛固酮水平增高而肾素、血管紧张素Ⅱ水平降低为原醛症的特点,血浆醛固酮(ng/dl)/血浆肾素活性[ng/(mL·h)]比值大于 30 提示有原醛症的可能性,大于 50 具有诊断意义。

五、诊断与病因诊断

高血压及低血钾的患者,血浆及尿醛固酮高,而血浆肾素活性、血管紧张素Ⅱ降低,螺内酯能纠正电解质代谢紊乱并降低高血压,则诊断可成立。须进一步明确病因,主要鉴别醛固酮瘤及特发性原醛症,也需考虑少见的病因。醛固酮瘤一般较特醛症者为重,低血钾、碱中毒更为明显,血、尿醛固酮更高。

(一)动态试验(主要用于鉴别醛固酮瘤与特醛症)

上午直立位前后血浆醛固酮浓度变化:正常人在隔夜卧床,上午 8 时测血浆醛固酮,继而保持卧位到中午 12 时,血浆醛固酮浓度下降,和血浆 ACTH、皮质醇浓度的下降相一致;如取立位时,则血浆醛固酮上升,这是由于站立后肾素。血管紧张素升高的作用超过 ACTH 的影响。特醛症患者在上午 8 时至 12 时取立位时血浆醛固酮上升明显,并超过正常人,主要由于患者站立后血浆肾素有轻度升高,加上此型对血管紧张素的敏感性增强所致;醛固酮瘤患者在此条件下,血浆醛固酮不上升,反而下降,这是因为患者肾素一血管紧张素系统受抑制更重,立位后也不能升高,而血浆 ACTH 浓度下降的影响更为明显。

(二)影像学检查

可协助鉴别肾上腺腺瘤与增生,并可确定腺瘤的部位。肿瘤体积较大,直径达 5cm 或更大者,提示肾上腺癌。

1.肾上腺 B 超检查

对直径大于 1.3cm 的醛固酮瘤可显示出来,小腺瘤则难以和特发性增生相鉴别。

2.肾上腺 CT 和 MRI

高分辨率的 CT 可检出小至直径为 5mm 的肿瘤,但较小的肿瘤如果完全被正常组织所包围时,则检出较为困难。特醛症在 CT 扫描时表现为正常或双侧弥散性增大。MRI 也可用于醛固酮瘤的定位诊断,有认为 MRI 对醛固酮瘤检出的敏感性较 CT 高,但特异性较 CT 低。

(三)肾上腺静脉血激素测定

如上述方法皆不能确定病因,可行肾上腺静脉导管术,采双侧肾上腺静脉血测定醛固酮/

皮质醇比值，此法有助于确定单侧或双侧肾上腺醛固酮分泌过多。

六、鉴别诊断

对于有高血压、低血钾的患者，鉴别诊断至为重要，误诊将导致错误的治疗。需加以鉴别的疾病有以下数类。

(一)非醛固酮所致盐皮质激素过多综合征

患者呈高血压、低血钾性碱中毒，肾素一血管紧张素系统受抑制，但血、尿醛固酮不高，反而降低。按病因可再分为2组。

1.真性盐皮质激素过多综合征

患者因合成肾上腺皮质激素酶系缺陷，导致产生大量具盐皮质激素活性的类固醇(去氧皮质酮DOC)。应采用糖皮质激素补充治疗。

(1)17一羟化酶缺陷：出现以下生化及临床异常。①性激素(雄激素及雌激素)的合成受阻，于女性(核型为46，XX者)引起性幼稚症，于男性(核型为46，XY者)引起假两性畸形。②糖皮质激素合成受阻，血、尿皮质醇低，血17一羟孕酮低，血ACTH升高。③盐皮质激素合成途径亢进，伴黄体酮、DOC、皮质酮升高，引起潴钠、排钾、高血压、高血容量，抑制肾素一血管紧张素活性，导致醛固酮合成减少。

(2)11β一羟化酶缺陷：引起以下生化及临床症状。①血、尿皮质醇低，ACTH高。②雄激素合成被兴奋，男性呈不完全性性早熟，伴生殖器增大；女性出现不同程度男性化，呈假两性畸形。③11β一羟化酶阻滞部位前的类固醇：DOC产生增多，造成盐皮质激素过多综合征。

上述两种酶系缺陷皆伴有双侧肾上腺增大，可被误诊为增生型醛固酮增多症，甚至有误行肾上腺切除术者。

2.表象性盐皮质激素过多综合征(AME)

其病因为先天性11β一羟类固醇脱氢酶(11β一HSD)缺陷。表现为严重高血压，低血钾性碱中毒，多见于儿童和青年人。可发生抗维生素D的佝偻病，此由于盐皮质激素活性所致高尿钙。此病用螺内酯治疗有效，但此药的抗雄激素及抗孕激素作用限制了其长期应用，尤其是儿童、少年患者。用地塞米松部分患者可奏效。糖皮质激素受体(GR)与盐皮质激素受体(MR)的结构相近，皮质醇可与MR结合，并使之激活，但在正常时，于肾小管上皮细胞处11一β一HSD使皮质醇转变为可的松而失去活性。而在AME中，11β一HSD有缺陷，皮质醇得以作用于MR，引起盐皮质激素过多的临床表现。患者尿17一羟及游离皮质醇排出量远较正常为低，但血浆皮质醇正常，这是由于皮质醇的灭活、清除减慢，每日分泌量减少。此外，尿中可的松代谢物/皮质醇代谢物比值降低。

(二)Liddle综合征

此为一常染色体显性遗传疾病，患者高血压、肾素受抑制，但醛固酮低，并常伴低血钾，用螺内酯无效，表明病因非盐皮质激素过多。阻止肾小管上皮细胞重吸收钠并排泄钾的药物，如阿米洛利、氨苯蝶啶可纠正低血钾，降低血压。此症的病因为上皮细胞钠通道异常，突变使通道处于激活状态，导致钠重吸收过多及体液容量扩张。

(三)伴高血压、低血钾的继发性醛固酮增多症

肾素活性过高所致继发性醛固酮增多症可伴高血压、低血钾，需与原醛症鉴别。肾素过多

症又可分为原发性或继发性。原发性者由分泌肾素肿瘤所引起，继发性者因肾缺血所致。

1.分泌肾素的肿瘤

多见于青年人，高血压、低血钾皆甚为严重，血浆肾素活性特高。则则肿瘤可分为两类：

(1)肾小球旁细胞肿瘤。

(2)Wilms瘤及卵巢肿瘤。

2.继发性肾素增高

所致继发性醛固酮增多包括：

(1)高血压病的恶性型，肾普遍缺血，伴肾素水平增高，部分患者可呈低血钾，血压高，进展快，常有氮质血症或尿毒症。一般无碱中毒，由于肾功能不良，可有酸中毒。

(2)肾动脉狭窄所致高血压，进展快，血压高，在上腹中部或肋脊角区可闻及血管杂音。由全身性、多发性大动脉炎所致者，可在颈部、腋部听到血管杂音，或一侧桡动脉搏动减弱或不能触及。放射性核素肾图示患者肾功能异常。肾动脉造影可确诊。

(3)一侧肾萎缩，也可引起严重高血压及低血钾。

七、并发症

原醛患者因其肾素分泌被抑制可并发一种相对良性的高血压，如高血压长期持续存在，可致心，脑，肾损害，长期低血钾也可致心脏受累，严重者可致心室颤动，据报道在58例原醛患者中34%的患者有心血管并发症，15.5%的患者发生脑卒中，其中6.9%为脑梗死，8.6%为脑出血，并发冠心病者9.4%，尿毒症1.9%，脑卒中13.2%(脑梗死5.79%，脑出血9.4%)。

八、治疗

醛固酮瘤的根治方法为手术切除。特发性增生者手术效果差，应采用药物治疗。有时难以确定为腺瘤或特发性增生，可先用药物治疗，继续观察，定期作影像学检查，有时原来未能发现的小腺瘤，在随访过程中可显现出来。

(一)手术治疗

切除醛固酮腺瘤。术前宜用低盐饮食、螺内酯做准备，以纠正低血钾，并减轻高血压。每日螺内酯120～240mg，分次日服，待血钾正常，血压下降后，减至维持量时，即进行手术。术中静脉滴注氢化可的松100～300mg，术后逐步递减，约一周后停药。腺瘤手术效果较好，术后电解质紊乱得以纠正，多尿、多饮症状消失，大部分患者血压降至正常，其余患者血压也有所下降。

(二)药物治疗

对于不能手术的肿瘤患者以及特发性增生型患者，用螺内酯治疗，用法同手术前准备。长期应用螺内酯可出现男子乳腺发育、阳痿，女子月经不调等不良反应，可改为氨苯蝶啶或阿米洛利，以助排钠潴钾。必要时加用降血压药物。

钙拮抗药可使一部分原醛症患者醛固酮产生量减少，血钾和血压恢复正常，因为醛固酮的合成需要钙的参与。对特醛症患者，血管紧张素转换酶抑制剂也可奏效。

对GRA，可用糖皮质激素治疗，通常成人用地塞米松每日0.5～1mg，用药后3～4周症状缓解，一般血钾上升较快而高血压较难纠正，可加用其他降血压药治疗，如钙拮抗药等。于儿童，地塞米松的剂量约为0.05～0.1mg/(kg·d)，也可用氢化可的松12～15mg/m^{2}体表面积，分 3 次服用，后者对儿童生长发育的影响较小。

醛固酮癌预后不良，发现时往往已失去手术根治机会，化疗药物如米托坦、氨鲁米特、酮康唑等可暂时减轻醛固酮分泌过多所致的临床症状，但对病程演进无明显改善。

九、预防

醛固酮增多症平预防要做到

(1)摄食正常钾、钠固定饮食。

(2)于适应钾、钠固定饮食 2～3d 后，第 3～4d 留 24h 尿测定钾、钠，同时测定血钾，血钠及二氧化碳结合力。

(3)首先根据患者的具体情况，制订出每日主粮的摄入量(主糖中不能采用加碱或发酵粉制作的面粉)。

(4)安排副食时，先将 K^+ 的需需要量予以保证。再将适量的氯化钠作为调味品以补足钠的总需要量。

第八节　原发性慢性肾上腺皮质功能减退症

原发性慢性肾上腺皮质功能减退症又称 Addison 病，由于双侧肾上腺绝大部分被毁所致。继发性者由下丘脑，垂体病变引起。

一、病因

(一)感染

肾上腺结核为常见病因，常先有或同时有其他部位结核病灶如肺、肾、肠等。肾上腺被上皮样肉芽肿及干酪样坏死病变所替代，继而出现纤维化病变，肾上腺钙化常见。肾上腺真菌感染的病理过程与结核性者相近。艾滋病后期可伴有肾上腺皮质功能减退，多为隐匿性，一部分可有明显临床表现。坏死性肾上腺炎常由巨细胞病毒感染引起。严重脑膜炎球菌感染可引起急性肾上腺皮质功能减退症。严重败血症，尤其于儿童可引起肾上腺内出血伴功能减退。

(二)自身免疫性肾上腺炎

两侧肾上腺皮质被毁，呈纤维化，伴淋巴细胞、浆细胞、单核细胞浸润，髓质一般不受毁坏。大多数患者血中可检出抗肾上腺的自身抗体。近半数患者伴其他器官特异性自身免疫病，称为自身免疫性多内分泌腺体综合征(APS)，多见于女性；而不伴其他内分泌腺病变的单一性自身免疫性肾上腺炎多见于男性。APSⅠ型见于儿童，主要表现为肾上腺功能减退，甲状旁腺功能减退及黏膜皮肤白念珠菌病，性腺(主要是卵巢)功能低下，偶见慢性活动性肝炎、恶性贫血。此综合征呈常染色体隐性遗传。APSⅡ型见于成人，主要表现为肾上腺功能减退、自身免疫性甲状腺病(慢性淋巴细胞性甲状腺炎、甲状腺功能减退症、Craves 病)、Ⅰ型糖尿病，呈显性遗传。

(三)其他较少见病区

恶性肿瘤转移，淋巴瘤，白血病浸润，淀粉样变性，双侧肾上腺切除，放射治疗破坏，肾上腺酶系抑制药如美替拉酮、氨鲁米特、酮康唑或细胞毒药物如米托坦(o,P'－DDD)的长期应用，血管栓塞等。

肾上腺脑白质营养不良症为先天性长链脂肪酸代谢异常疾病，脂肪酸β－氧化受阻，累及神经组织与分泌类固醇激素的细胞，致肾上腺皮质及性腺功能低下，同时出现神经损害。

二、临床表现

(一)发病缓慢

可能在多年后才引起注意。偶有部分病例，因感染、外伤、手术等应激而诱发肾上腺危象，才被临床发现。

(二)色素沉着

皮肤和黏膜色素沉着，多呈弥散性，以暴露部，经常摩擦部位和指(趾)甲根部、瘢痕、乳晕、外生殖器、肛门周围、牙龈、口腔黏膜、结膜为明显。色素沉着的原因为糖皮质激素减少时，对黑色素细胞刺激素(MSH)和促肾上腺皮质激素(ACTH)分泌的反馈抑制减弱所致。部分患者可有片状色素脱失区。继发性肾上腺皮质功能减退症患者的MSH和ACTH水平明显降低，故均无色素沉着现象。

(三)乏力

乏力程度与病情轻重程度相平行，轻者仅劳动耐量差，重者卧床不起。系电解质紊乱，脱水，蛋白质和糖代谢紊乱所致。

(四)胃肠道症状

如食欲缺乏、恶心、呕吐、上腹、右下腹或无定位腹痛，有时有腹泻或便秘。多喜高钠饮食。经常伴有消瘦。消化道症状多见于病程久，病情严重者。

(五)心血管症状

由于缺钠，脱水和皮质激素不足，患者多有低血压(收缩压及舒张压均下降)和直立性低血压。心脏较小，心率减慢，心音低钝。

(六)低血糖表现

由于体内胰岛素拮抗物质缺乏和胃肠功能紊乱，患者血糖经常偏低，但因病情发展缓慢，多能耐受，症状不明显。仅有饥饿感、出汗、头痛、软弱、不安。严重者可出现震颤、视力模糊、复视、精神失常、甚至抽搐，昏迷。本病对胰岛素特别敏感，即使注射很小剂量也可以引起严重的低血糖反应。

(七)精神症状

精神不振、表情淡漠、记忆力减退、头昏、嗜睡。部分患者有失眠，烦躁，甚至谵妄和精神失常。

(八)肾上腺危象

患者抵抗力低下，任何应激性负荷如感染、外伤、手术、麻醉等均可诱发急性肾上腺皮质功能减退性危象。

(九)其他

对麻醉剂，镇静剂甚为敏感，小剂量即可致昏睡或昏迷。性腺功能减退，如阳痿，月经紊乱等。

(十)原发病表现

如结核病,各种自身免疫疾病及腺体功能衰竭综合征的各种症状。

三、实验室检查

(一)血液生化

可有低血钠、高血钾。脱水严重时低血钠可不明显,高血钾一般不重,如甚明显需考虑肾功能不全或其他原因。少数患者可有轻度或中度高血钙(糖皮质激素有促进肾、肠排钙作用),如有低血钙和高血磷则提示同时合并有甲状旁腺功能减退症。脱水明显时有氮质血症,可有空腹低血糖,糖耐量试验示低平曲线。

(二)血常规检查

常有正细胞正色素性贫血,少数患者合并有恶性贫血。白细胞分类示中性粒细胞减少,淋巴细胞相对增多,嗜酸性粒细胞明显增多。

(三)激素检查

1.基础检查

血、尿皮质醇,尿17-羟皮质类固醇测定常降低,但也可接近正常。

2.ACTH兴奋试验

静脉滴注ACTH25U,维持8h,观察尿17-羟皮质类固醇和(或)血皮质醇变化,正常人在兴奋第一天较对照日增加1～2倍,第二天增加1.5～2.5倍。快速法适用于病情较危急,需立即确诊,补充糖皮质激素的患者。在静脉滴注人工合成ACTH(1～24)0.25mg前及后30min测血浆皮质醇,正常人血浆皮质醇增加276～552nmol/L。对于病情较严重,疑有肾上腺皮质功能不全者,同时用静脉滴注(或静脉滴注)地塞米松及ACTH,在注入ACTH前、后测血浆皮质醇,如此既可进行诊断检查,又可同时开始治疗。

3.血浆基础ACTH测定

明显增高,超过55pmol/L,常介于88～440pmol/L(正常人低于18pmol/L),而继发性肾上腺皮质功能减退者,ACTH浓度降低。

(四)影像学检查

X线摄片、CT或MRI检查于结核病患者可示肾上腺增大及钙化阴影。其他感染、出血、转移性病变在CT扫描时也示肾上腺增大,而自身免疫病所致者肾上腺不增大。

四、诊断

本病需与一些慢性消耗性疾病相鉴别。最具诊断价值者为ACTH兴奋试验,本病患者示储备功能低下,而非本病患者,经ACTH兴奋后,血、尿皮质类固醇明显上升(有时需连续兴奋2～3d)。

对于急症患者有下列情况应考虑肾上腺危象:所患疾病不太重而出现严重循环虚脱,脱水、休克、衰竭,不明原因的低血糖,难以解释的呕吐,体检时发现色素沉着、白斑病、体毛稀少、生殖器发育差。

五、鉴别诊断

(一)继发性慢性肾上腺皮质功能减退症

五色素沉着,且皮色变浅,甚至苍白无华,水盐代谢紊乱较轻,血糖波动大,低血糖倾向明显;兼有多腺体功能障碍;血浆 ACTH 明显降低。

(二)瑞尔黑变病

原因不明,可能与暴晒、化妆品、自主神经功能紊乱及营养缺乏有关。面部色素沉着,好发于额、颧、颈侧等易外露部位,伴轻度毛细血管扩张和毛囊角化,皮损面有粉状鳞屑;肾上腺皮质功能正常。

(三)其他疾病

17—KS 约有 1/3 来自男性睾丸,且肝硬化、营养不良,肾功能不全及慢性消耗性疾病患者尿中排出量亦降低,而肥胖或尿量多者排出量又升高,故应摒除上述疾病或影响因素。慢性肝病、血色病、黑棘皮病及慢性铅、汞、砷中毒等,亦可致色素沉着,但不具本病特征,加之辅以有关检测自可鉴别。

六、治疗

(一)基础治疗

使患者明了疾病的性质,应终身使用肾上腺皮质激素。

1.糖皮质激素替代治疗

根据身高、体重、性别、年龄、体力劳动强度等,确定一合适的基础量。宜模仿生理性激素分泌昼夜节律在清晨睡醒时服全日量的 2/3,下午 4 时前服余下的 1/3。于一般成人,每日剂量开始时约氢化可的松 20～30mg 或可的松 25～37.5mg,以后可逐渐减量,约氢化可的松 15～20mg 或相应量的可的松。在有发热等并发症时适当加量。

2.食盐及盐皮质激素

食盐的摄入量应充分,每日至少 8～10g,如有大量出汗、腹泻时应酌情加大食盐摄入量,大部分患者在服用氢化可的松和充分摄盐下即可获满意效果。有的患者仍感头晕、乏力、血压偏低,则需加用盐皮质激素,可每日口服 9α—氟氢可的松,上午 8 时一次口服 0.05～0.1mg。如有水肿、高血压、低血钾则减量。

(二)病因治疗

如有活动性结核者,应积极给予抗结核治疗。补充替代剂量的肾上腺皮质激素并不影响对结核病的控制。如病因为自身免疫病者,则应检查是否有其他腺体功能减退,如存在,则需作相应治疗。

(三)肾上腺危象治疗

为内科急症,应积极抢救。

(1)补充液体:典型的危象患者液体损失量约达细胞外液的 1/5,故于初治的第 1、2d 内应迅速补充生理盐水每日 2000～3000mL。对于以糖皮质激素缺乏为主、脱水不甚严重者补盐水量适当减少。补充葡萄糖液以避免低血糖。

(2)糖皮质激素:立即静脉滴注氢化可的松 100mg,使血皮质醇浓度达到正常人在发生严重应激时的水平。以后每 6h 加入补液中静脉滴注 100mg,第 2、3d 可减至每日 300mg,分次静脉滴注。如病情好转,继续减至每日 200mg,继而 100mg。呕吐停止,可进食者,可改为口服。

(3)积极治疗感染及其他诱因。

(四)外科手术或其他应激时治疗

在发生严重应激时,应每天给予氢化可的松总量约300mg或更多。大多数外科手术应激为时短暂,故可在数日内逐步减量,直到维持量。较轻的短暂应激,每日给予氢化可的松100mg即可,以后按情况递减。

第六章　血液系统疾病

第一节　自身免疫性溶血性贫血

自身免疫性溶血性贫血（AIHA）是一组 B 淋巴细胞功能异常亢进，产生抗自身红细胞抗体，使红细胞破坏增加而引起的贫血。有时红细胞的破坏能被骨髓红细胞生成所代偿，临床上不发生贫血，即仅有自身免疫性溶血（AIH）。也有部分患者仅可测及抗自身红细胞抗体（AI），而无明显溶血迹象。当机体既产生抗自身红细胞抗体，又产生抗自身血小板抗体（甚至白细胞抗体），进而同时出现贫血和血小板减少（或全细胞减少）时，称为 Evans。国外报道本病约占溶血性疾病总数的 1/3；国内 AIHA 的发病率仅次于阵发性睡眠性血红蛋白尿症（PNH），占获得性溶血性贫血疾患的第二位。女性多于男性，以青壮年为多。

一、发病机制

自身免疫性贫血的发病机制尚未明了，可能与下列因素有关。

（一）病毒感染

可激活多克隆 B 细胞或化学物质与红细胞膜相结合而改变其抗原性等，均可导致自身抗体的产生。

（二）淋巴组织感染或肿瘤

胸腺疾病及免疫缺陷等因素，使机体失去免疫监视，不能识别身处细胞而利于自身抗体的产生。

（三）T 细胞平衡失调

检查发现，自身免疫性溶血性贫血的患者有抑制性 T 细胞的减少和功能障碍，也有辅助性 T 细胞特定亚群的活化，使相应的 B 细胞反应过剩而发生自身免疫性溶血性贫血。此类患者 T 细胞亚群 $CD4^+$ 显著降低，$CD8^+$ 升高，$CD4^+/CD8^+$ 比值降低。

二、病理生理特点

无论何种因素导致发生 AIHA 的异常自身抗体，可有完全抗体和不完全抗体两种。

（一）完全抗体

属 IgM，其可在血循环中直接结合到红细胞膜上，主要通过激活补体导致溶血。单个ⅠgM分子或两个紧密相连的ⅠgM 分子，可促进补体 C1q 与红细胞结合，继之产生 C3b 碎片，与单核－吞噬细胞的 C3b 受体结合，致敏红细胞被吞噬而发生血管外溶血反应。此外补体通过经典途径活化终末复合物 C5～C9 可直接损伤红细胞膜，发生离子渗透，最后致红细胞肿胀、溶破，为血管内溶血反应。常见于冷抗体型 AIHA 中的特发性冷性血红蛋白尿，偶见于冷凝集素综合征。

(二)不完全抗体

常为IgG,其吸附在红细胞膜上,从而改变了红细胞的性能,使红细胞形态改变为球形。变形的红细胞在单核－吞噬系统内被巨噬细胞大量吞噬而破坏。此种红细胞的破坏形式为血管外溶血,主要见于温抗体型AIHA。单核－吞噬细胞系统包括脾内游离及固定的巨噬细胞、肺泡巨噬细胞、肝内Kupffer细胞等。这些细胞的膜表面具有IgG的Fc受体,能与IgG致敏红细胞膜上的IgG_1和IgG_3的Fc片段结合。每个巨噬细胞上IgG的Fc受体数量约有1×10^6,受体数目可随巨噬细胞的活跃程度而增减。致敏红细胞被巨噬细胞吞噬而告终,但红细胞破坏的速度除与红细胞膜表面吸附的IgG的数量有关外,还与红细胞膜上IgG的亚型有关。IgG_3致敏的红细胞发生溶血的程度比IgG_1致敏的红细胞明显严重。IgG激活补体的作用并不强,但红细胞表面的C3活化后,即使只有少数补体结合,也可被致敏。在红细胞被吞噬过程中IgG与C3有协同作用,但在吞噬过程不同阶段所起的作用是互不相同的。吞噬过程包括"识别""附着""摄入"三个阶段。其中"识别"由IgG－Fc受体及C3b受体共同介导;"附着"主要依赖C3b受体;而"摄入"则主要依赖IgG－Fc受体。C3的"附着"作用加上IgG的促进"摄入",产生巨噬细胞效应,加强巨噬细胞对致敏红细胞的滞留作用,加速红细胞在脾内破坏,而致严重溶血反应。

(三)红细胞单纯被补体致敏

常仅"附着"于巨噬细胞表面不被"摄入",可能不被吞噬。同时血清中存在C3灭活剂,可使红细胞膜上的C3b分解为C3c和C3d而与巨噬细胞分离,从而仅发生轻微的溶血或者不发生溶血反应。

(四)脾

在正常情况时既是产生抗体的场所之一,也是破坏衰老红细胞的场所之一,它对正常的红细胞不会构成威胁。血液流经脾白髓淋巴组织边缘带时,边缘带中的淋巴细胞虽然不是巨噬细胞,但它可对严重损伤衰老的红细胞具有机械性过滤效应。红细胞离开边缘带进入红髓的狭窄管系,最后穿过血窦内皮细胞间直径仅有3μm的小孔时,对红细胞的变形能力是一种考验,具有轻微损伤的红细胞均被捕获,使之破坏而发生溶血。所以脾在AIHA的溶血反应中具有重要的地位。

(五)溶血反应

红细胞破坏的速率与以下因素有关。

1.红细胞膜上抗体数目

与红细胞破坏的速率密切相关,可推测自身溶血程度和疗效;

2.红细胞膜上抗体亚型

IgG_3致敏的红细胞其破坏速率明显大于IgG_1致敏的红细胞;

3.红细胞膜上抗体的存在时间

不同病例同样数量的致敏的红细胞,其生存时间各不相同;

4.红细胞膜上抗体的种类

红细胞膜同时被IgG和C3致敏,可加速脾对红细胞的清除率,其破坏速度明显大于单纯IgG或者C3致敏的红细胞;

5.巨噬细胞的活动度

巨噬细胞膜上的 IgG－Fc 受体的数日可随巨噬细胞的活跃程度而增减。

三、诊断

(一)临床表现

AIHA 临床表现呈多样化,发病的速度、溶血的程度、病程的变异性都很大。可有溶血的征象,如乏力、贫血、黄疸、尿色改变、脾大等。发生溶血危象时出现,腰背痛、寒战、高热、昏厥、血红蛋白尿等。部分患者可呈长期隐匿状态,遇诱因时发作。症状和体征视溶血发生的程度和缓急而异。

1.温抗体型 AIHA

可继发于多种疾病,见于任何年龄,以中青年为主。大约 1/4 患者除具有 AIHA 的临床溶血表现外,还具有原发性疾病的征象。

2.冷凝集素综合征

此型与寒冷的环境有着密切的关系。在寒冷的冬季病情常常加重,表现为末梢肢体的发绀、雷诺现象,肢体加温或天气转暖后缓解。部分病例可有溶血危象。

3.阵发性冷性血红蛋白尿症

与寒冷接触后数分钟或数小时突然发病。表现为急性溶血和血红蛋白尿,是以血管内溶血为特征的少见疾病。持续时间可数小时,或者数日缓解。由梅毒引起者可伴有雷诺现象。

(二)实验室检查

1.直接抗人球蛋白试验(Coombs 试验)

此试验是直接检测患者血清中红细胞表面的抗体和(或)补体成分的存在,是明确 AIHA 的最有效的重要实验室指标。少数 AIHA 有典型的临床表现并对激素治疗有效,但直接 Coombs 试验阴性。可能是红细胞膜上吸附抗体过少,不足以引起直接 Coombs 试验阳性。

2.间接抗人球蛋白试验

是以正常人 Rh 基因的 O 型红细胞标准试剂,分别与患者血清孵育,然后将吸附过的“O”型红细胞作直接抗人球蛋白试验。阳性结果说明患者血清中存在有游离抗体或补体。仅有少数 AIHA 为阳性。

3.酶处理红细胞凝集素试验

是用酶处理红细胞的方法以检测血清中游离抗体的有效方法。

4.冷凝集素滴度试验

此试验在 0℃时检查患者血浆对正常 ABO 相容的含有 I 抗原的红细胞的凝集作用。冷凝集素滴度是抗体在受冷时仍能凝集正常红细胞的最高稀释度,绝大多数继发于冷凝集素病的免疫性溶血患者的冷凝集素滴度大于 1∶10000

(三)诊断要点

(1)有溶血性贫血的临床及实验室检查的特点,并可有原发病的表现。

(2)末梢血涂片见较多球形红细胞。

(3)直接 Coombs 试验阳性,自身抗体类型为 IgG 和(或)C3。

(4)糖皮质激素治疗或脾切除治疗有效。

(5)除外其他溶血性贫血疾病。

(四)鉴别诊断

1.阵发性睡眠性血红蛋白尿(PNH)

为慢性持续性血管内溶血,可出现血红蛋白尿发作,常在睡眠时加重;酸溶血试验和糖水试验阳性;尿含铁血黄素试验阳性,而Coombs试验阴性。CD35和CD59表达增高。

2.遗传性球形细胞增多症

多为自发幼发病,自身红细胞溶血试验阳性,加入葡萄糖后可明显纠正;Coombs试验阴性。

3.血栓性血小板减少性紫癜(TTP)

有不同程度的出血表现和神经、精神系统的异常表现;血涂片可见较多破碎红细胞和畸形红细胞;Coombs试验阴性。血清ADAMTS13活性明显减少。

四、治疗

(一)一般治疗

除非存在溶血危象或重度贫血或情况紧急方可输血外,应尽量避免输血。如需输血,应输洗涤红细胞,输血速度应缓慢,并密切观察,防止溶血反应。积极治疗原发病。

(二)药物治疗

1.糖皮质激素

为首选治疗,可用泼尼松每天1~2mg/kg,分2次口服,待血红蛋白正常并稳定后,在血红蛋白及网织红细胞监测下,每周逐渐减量,至15~20mg/d后,改为每2~3周减药1次,至10mg/d并维持2~3个月,再缓慢减量至停药:病情急重者可用氢化可的松静脉滴注。

2.免疫抑制剂

对糖皮质激素及脾切除无效、脾切除有禁忌、泼尼松维持量超过10mg/d者,可给硫唑嘌呤50mg,2次1日,口服,有效者可予硫唑嘌呤25mg,隔日1次1周或2次1周,维持半年,用药4周无效者停用。也可用环磷酰胺100mg/d或环孢素每天4mg/kg,分次次口服。免疫球蛋白0.4g/kg加入5%葡萄糖氯化钠注射液500mL中静脉滴注,1次/日,连续5d,可有暂时效果。

3.达那唑

每次0.2g,2~3次/天,口服,可单独使用或与糖皮质激素合用。

(三)手术治疗

应用足量糖皮质激素3周仍无效,或所需泼尼松维持量超过10mg/d者,应考虑脾切除。

五、病情观察

(1)确诊为本病者,予以糖皮质激素治疗时,应重点观察治疗后溶血是否控制,黄疸是否消退,血红蛋白是否逐渐恢复正常,评估治疗疗效。一般AIHA经治疗后有效者可见溶血逐渐控制,黄疸逐渐消退,贫血改善,尿色转清,血红蛋白浓度上升直至恢复正常。网织红细胞比例下降,血清胆红素浓度和血乳酸脱氢酶转为正常。激素治疗过程中,应及时检测患者血糖和血压变化,出现类固醇性糖尿病高病血压者,应及时加用降血糖药物和抗高血压药物并降低激素用量。

(2)根据患者的临床特点、体征,结合实验室检查,尤其是直接抗人球蛋白试验(Coombs试验)阳性,诊断即可明确。多数患者经足量糖皮质激素治疗后,临床症状好转,1周左右血红蛋白即开始上升,每周升高20～30g/L,以后表现为红细胞数恢复正常。如糖皮质激素治疗无效或有明显不良反应,可换用免疫抑制剂,注意检测血常规,以便调整治疗用药。上述治疗无效的,可考虑行脾切除治疗。治疗后如溶血控制,黄疸基本消退,血红蛋白基本恢复正常,患者可出院,门诊随访。

第二节　阵发性睡眠性血红蛋白尿症

阵发性睡眠性血红蛋白尿症(PNH)是一种获得性克隆性造血干细胞疾病,是由于红细胞(RBC)膜获得性缺陷、对激活的补体异常敏感引起的慢性血管内溶血。由于异常克隆起源于造血干细胞,异常克隆与正常造血干细胞并存且两者比例不同、异常克隆缺陷程度不同,致PNHRBC并非为性质均一的细胞群体,所以临床表现变化多端。以与睡眠有关的、间歇发作性血红蛋白尿为特征,可伴有全细胞减少和反复血栓形成。

本病发病男性多于女性,发病高峰年龄为20～40岁,发生率占溶血性贫血的1/4～1/2,并不少见。

一、病因与发病机制

近年来已阐明PNH的发病分子基础,是因为细胞表面缺乏一组膜蛋白称为糖基化磷脂酰肌醇(GPI)锚连蛋白。由于PIG－A基因突变导致GPI锚连蛋白合成途径受阻,致使主要的补体调节蛋白C3转化酶衰变加速因子(DCF,CD55)和反应性溶血膜抑制物(MIRL,CD59)缺乏,对补体溶血敏感,发生溶血性贫血和全血细胞减少。

二、病理生理特点

PNH患者各种异常血细胞缺乏GPI锚连蛋白是其产生多种临床症状的基础,现分述如下。

(一)红细胞的变化

红细胞表面缺乏两种重要的补体调节蛋白是其对补体敏感性异常增高的最主要的原因。C3转化酶衰变加速,可与C3b或C4b结合,防止补体的继续激活和放大:膜攻击复合物抑制因子(MACIF)或称反应性溶血膜抑制物,可防止C9的聚合和膜攻击复合物C5b－9的形成。PNH红细胞缺乏这些蛋白,因而对补体异常敏感而导致溶血。

(二)白细胞的变化

PNH患者的中性粒细胞也缺乏CD55、CD59,因而对补体敏感而导致溶血。异常中性粒细胞还缺乏其他GPI锚连蛋白,碱性磷酸酶和Ⅲ型Fcγ受体(FcRγⅢb,CD16b),前者对细胞功能的影响还不清楚,后者有清除血循环中免疫复合物的作用。单核细胞表面的CD14(内毒素结合蛋白受体)在PNH也缺乏,内毒素或脂多糖通过CD14激活单核细胞产生肿瘤坏死因子,PNH细胞此功能受损。淋巴细胞的5′－核苷酸酶也是GPI连接蛋白,PNH患者中一部分B淋巴细胞和T淋巴细胞也可受累。总之,PNH患者容易遭受感染,总体抗感染能力可能降低。

(三)血小板的变化

PNH患者的血小板也缺乏CD59,因此有更多的含C9聚合物的复合体附着在膜上,引起囊泡化,使较多的原在内层的酸性磷脂暴露在外表面,增加了因子Va、Xa的作用面,遂有较多凝血酶原变为凝血酶,这是PNH患者容易发生栓塞的一个原因。另外,PNH患者单核细胞缺乏尿激酶型纤溶酶原激活剂受体(uPAR,也是一种GPI锚连蛋白),使局部产生的纤溶酶不足,血凝块稳同,增加栓塞倾向。总之,PNH患者的多种临床表现,大都可用细胞膜缺少多种GPI锚连蛋白分别解释。

三、诊断

(一)诊断分型

我国目前制订的PNH诊断标准及再障－PNH综合征的诊断标准如下:

1.PNH诊断标准

(1)临床表现符合PNH。

(2)实验室检查:Ham试验、糖水试验、蛇毒因子溶血试验、尿潜血(或尿含铁血黄素)等4项试验中,凡符合下列任何一种情况,即可诊断:①两项以上阳性;②一项阳性,但须具备下列条件:2次以上阳性,或1次阳性,但操作正规,有阴性对照,结果可靠,即时重复仍阳性者;有溶血的其他直接或间接证据,有肯定的血红蛋白尿出现;能除外其他溶血,特别是遗传性球形红细胞增多症、自身免疫性溶血性贫血、G－6－PD缺乏症和阵发性冷性血红蛋白尿症等。

2.再障－PNH综合征诊断标准

凡再障转化为PNH,或PNH转化为再障,或兼有两病特征者,均属再障－PNH综合征。为表明两病发生先后,或兼有两病特征,临床表现以何者为主,可将本综合征再分为以下4种情况,能分辨者应予标明。

(1)再障－PNH:指原有肯定的再障(而非未能诊断的PNH早期表现),转为可确定的PNH,再障的表现已不明显。

(2)PNH－再障:指原有肯定的PNH(而非下述的第四类),转为明确的再障,PNH的表现已不明显。

(3)PNH伴有再障特征:指临床及实验室检查所见均说明病情仍以PNH为主,但伴有一个或一个以上部位骨髓增生低下,巨核细胞、网织红细胞不增高等再障表现者。

(4)再障伴有PNH特征:只临床及实验室检查所见均说明病情仍以再障为主,但伴有PNH的有关化验结果阳性者。

(二)临床表现

发病隐匿,病程迁延,病情轻重不一。

1.血红蛋白尿

多数患者在病程不同时期可发生肉眼血红蛋白尿,尿液外观为酱油色、红葡萄酒样、浓茶色或啤酒色,伴乏力、胸骨后及腰腹疼痛、发热等,腹痛为痉挛性,持续1～2d。血红蛋白尿一般早晨较重,下午较轻,常与睡眠有关,可因上呼吸道感染、输血、劳累、情绪激动、手术、酸性药物，甚至服用铁剂可诱发。

2.贫血、感染及出血

几乎所有患者都有不同程度的贫血，表现为无力、头晕、面色萎黄、心悸、气短。感染较常见，如支气管、肺、泌尿生殖道等感染，与中性粒细胞减少及功能缺陷有关。可因血小板减少而出现出血倾向。

3.血栓形成

可见于下肢静脉、肝静脉、门静脉和心脏处。可出现肝大、黄疸、腹腔积液等。

4.其他

肾功能受损、长期溶血并发胆石症等。

(三)实验室检查

(1)血常规：可有不同程度的贫血，网织红细胞增高。因血红蛋白尿使铁丢失过多，表现为小细胞低色素性贫血。白细胞及血小板可减少，呈全血细胞减少。合并血管内血栓形成时，血片中可见红细胞碎片。

(2)骨髓象：多数患者骨髓象增生活跃，尤以幼红细胞为甚。再障危象时增生低下或再生障碍。

(3)尿含铁血黄素检查(Rous 试验)：阳性，血红蛋白尿发作时尿潜血试验强阳性。

(4)酸溶血试验(Ham 试验)：阳性。

(5)糖水试验(蔗糖溶血试验)：本病多呈阳性。其他血液病亦可出现假阳性，但红细胞溶血不超过 5%。

(6)热溶血试验阳性。

(7)蛇毒因子溶血试验：阳性。

(8)红(白)细胞：CD55、CD59 阴性细胞＞5%。

(9)Coombs 试验阴性。

(10)冷凝集素试验阴性。

(四)鉴别诊断

1.自身免疫性溶血性贫血

尤其是阵发性冷性血红蛋白尿或冷凝集素综合征。可有血红蛋白尿，Coombs 试验阳性，CD55、CD59 正常。

2.缺铁性贫血

为小细胞低色素贫血，但无血红蛋白尿发作，骨髓穿刺可鉴别。

3.再生障碍性贫血

全血细胞减少，骨髓增生低下，肝脾、淋巴结不大，网织红细胞减少。但两者之间可相互转化。

4.行军性血红蛋白尿症

亦有血红蛋白尿，但本病有剧烈运动或长途行军史；一般无贫血，酱油色尿持续数小时，休息后可缓解；PNH 相关的实验室检查均阴性。

四、治疗

常规治疗仍以肾上腺皮质激素、雄激素、免疫抑制剂及支持治疗为主。

(一)输血

可提高血红蛋白水平,维持组织需氧,抑制红细胞生成,间接减少补体敏感的红细胞。但需严格掌握输血指征,主张输注洗涤红细胞。

(二)糖皮质激素

可减少溶血发作。一般泼尼松 30～60mg/d,溶血缓解后减量,维持量不少于 3 个月。

(三)雄激素

丙酸睾酮,100mg 肌内注射,1 次/天或司坦唑醇 2mg,口服,3 次/天,疗程 2～3 个月。

(四)铁剂

因反复溶血发作,可并发缺铁,故应补充铁剂。但少数患者铁剂的应用可诱发血红蛋白尿,可能因为应用铁剂使补体敏感红细胞生成增加并破坏所致。

(五)右旋糖酐

6%低分子右旋糖酐静脉滴注,能使溶血暂时减轻,血红蛋白尿停止,但疗效短暂。

(六)免疫抑制剂

可减少 T 细胞对正常细胞凋亡的促进作用,使正常干细胞再生。可应用环孢素、环磷酰胺 ATG(抗胸腺细胞球蛋白)治疗。

(七)化疗

由于 PNH 是克隆性疾病,通过化疗杀灭 PNH 克隆,使正常克隆逐步取代 PNH 克隆,达到治疗目的。

(八)细胞因子

单系集落刺激因子(G－CSF)或粒－单系集落刺激因子(GM－CSF)可促进三系血细胞的增生。高剂量 EPO 可使 PNH 患者溶血减轻。

(九)骨髓移植

适用于难治性、耐肾上腺皮质激素或有激素禁忌证者。

五、病情观察

(1)诊断不明确者,应根据患者的临床症状,行相关的检查明确诊断;诊断明确者,可予以上述治疗。治疗过程中,注意观察患者的症状是否控制,评估治疗疗效,如溶血是否控制,贫血是否改善,血红蛋白是否恢复至正常。同时,需注意观察有无治疗药物本身(如糖皮质激素)的严重不良反应,以便调整或换用免疫抑制剂治疗。

(2)根据患者的诊断要点,结合病史、实验室检查明确诊断。可给予上述治疗。采用糖皮质激素治疗者,可根据患者症状是否控制来考虑逐渐减量。治疗效果不佳者,可换用免疫抑制剂治疗,并根据患者白细胞数的变化,调整治疗用药的剂量;如治疗有效,症状基本控制,贫血减轻,则可嘱患者带药出院,门诊随访。

第三节 纯红细胞再生障碍性贫血

纯红细胞再生障碍性贫血(PRCA)简称纯红再障,是骨髓红细胞系列选择性再生障碍所致的一组少见综合征。发病机制多数与自身免疫有关。其主要特征为骨髓红系祖细胞增生减低,网织红细胞显著减少或阙如。

一、病因与发病机制

(1)胸腺瘤及其他实体瘤。

(2)病毒感染:微小病毒 B_{19}、肝炎病毒、EB 病毒、巨细胞病毒、艾滋病病毒等。

(3)淋巴增生性疾病。

(4)药物影响:苯妥英钠、硫唑嘌呤、抗感染药、普鲁卡因胺、异烟肼等。

(5)自身免疫性疾病:系统性红斑狼疮等。

(6)发病与免疫有关:有红细胞生成抑制因子和(或)红细胞生成素抑制因子,或 T 细胞功能异常抑制红系祖细胞。

二、诊断

(一)分型

纯红细胞再生障碍性贫血通常分为先天性和获得性两大类。

1.先天性纯红细胞再生障碍性贫血

多发生在 1 岁半以下小儿,可合并轻度畸形。

2.获得性纯红细胞再生障碍性贫血

(1)继发性纯红细胞再生障碍性贫血:常因服用药物,如氯霉素、氯磺丙脲和硫唑嘌呤等所致。也有因输血后肝炎或妊娠后继发者。又有所谓急性纯红细胞再生障碍性贫血(急性红系造血停滞),继发于细菌或病毒感染,如 B,微小病毒,常为自限性。继发于胸腺瘤的百分率各家报道不等。近年发现用红细胞生成素患者,可因产生红细胞生成素中和抗体继发本病。

(2)原发性纯红细胞再生障碍性贫血:多与异常免疫有关。自身抗体作用在定向干细胞或红细胞生成素受体上,或原发产生红细胞生成素的自身抗体。贫血症状对免疫抑制剂治疗有反应,实验室检查发现淋巴细胞比例及免疫球蛋白异常。

(二)临床表现

1.先天性纯红再障

(1)新生儿到 2 岁内发生贫血,并进行性加重,不伴出血症状和黄疸。患儿生长发育迟缓,少数有先天性指(趾)畸形,部分有肝脾大。

(2)化验检查:患者骨髓红系祖细胞不但数量减少,而且质量异常;网织红细胞明显减少。血清、尿中红细胞生长素水平不降低。

2.急性获得性纯红再障

与感染、药物或营养因素有关,在慢性溶血性贫血的病程中遇到病毒感染,特别是微小病毒 B,感染,可选择性抑制红系祖细胞,称为溶血性贫血的再障危象。慢性溶血性贫血患者出现疲乏无力和苍白突然加重应警惕再障危象的发生。

3.慢性获得性纯红再障

多发生于成人，但很多与儿童红系再生障碍有联系，可继发于胸腺瘤、自身免疫性疾病、恶性淋巴瘤等。皮肤黏膜苍白是最初检查时的唯一体征。一些患者可有胸腺瘤。

(三)实验室检查

常伴多种免疫学异常，如免疫球蛋白增高或降低、单株免疫球蛋白及血清多种抗体阳性、Coombs 试验阳性等，胸部 X 线或 CT 可见部分患者有胸腺瘤。

(四)诊断标准

1.临床表现

(1)有贫血症状和体征，如心悸、气短、苍白等。

(2)无出血、无发热。

(3)无肝、脾大。

2.实验室检查

(1)血常规：血红蛋白低于正常值；网织红细胞<1%，绝对值减少；白细胞计数及血小板计数均在正常范围内(少数患者可有轻度白细胞或血小板减少)；白细胞分类正常；红细胞及血小板形态正常。

(2)血细胞比容较正常减少。

(3)MCV、MCH、MCHC 在正常范围内。

(4)骨髓象：骨髓红细胞系统各阶段显著低于正常值。幼稚红系应<5%，粒细胞系及巨核细胞系的各阶段在正常范围内。红系严重减少时，粒系的百分比相对增加，但各阶段比例正常。个别患者的巨核细胞可以增多。三系细胞无病态造血，且罕有遗传学异常，本病无髓外造血。

(5)Ham 试验及 Coombs 试验阴性，尿 Rous 试验阴性(频繁输血者 Rous 试验可阳性)。血清铁、总铁结合力及铁蛋白可增加。有些患者 IgG 增高。

3.其他

(1)部分患者有胸腺瘤。有些继发性患者发病前有氯霉素或苯等接触史，有的患者合并恶性肿瘤或自身免疫性疾病(如系统性红斑狼疮)或其他血液病(如慢性淋巴细胞白血病)。

(2)先天性患者发病早，可伴先天畸形，父母常为近亲结婚。

(3)个别 MDS 以纯红再障形式为最初表现，染色体核型异常。儿童患者应注意与急性淋巴细胞白血病前期鉴别。

纯红再障的诊断要点是血常规及骨髓象红系统明显减少。其他各项检查是为与其他贫血相鉴别。

(五)鉴别诊断

1.幼儿时期的其他贫血

血网织红细胞缺乏与骨髓红系再生障碍是纯红再障的特征，可与幼儿时期其他贫血相鉴别。腺苷脱氨酶活性升高有助于先天性纯红再障的肯定诊断。

2.其他严重贫血患者

网织红细胞严重减少而白细胞总数和血小板计数正常;骨髓红系前体细胞缺乏但粒细胞和巨核细胞形态正常;骨髓细胞的细胞遗传学研究正常。这些表现可将纯红再障与其他贫血相鉴别。

三、治疗

(一)一般治疗

停用可疑的药物,控制存在的感染。维生素 B_{12} 或叶酸缺乏者应给予相应治疗。药物或感染相关的纯红细胞再生障碍性贫血,在停用药物或控制感染 1～3 周后出现缓解。输注红细胞是改善症状的主要措施,伴有免疫性溶血性贫血时,输注洗涤红细胞。重组人红细胞生成素可能有效,常附带另外的药物以提高其作用效果。最初应给予大剂量。成年患者可试用雄激素。

(二)手术治疗

伴有胸腺瘤者,应尽可能行胸腺切除术,但切除不伴有胸腺瘤的正常大小的胸腺对治疗纯红再障毫无帮助。胸腺瘤的患者在术后 4～8 周造血恢复正常。胸腺瘤的切除可能增加免疫抑制治疗的效果。绝大部分患者脾切除术治疗无效。

(三)免疫抑制疗法

对于原发性纯红细胞再生障碍性贫血,以及继发性纯红细胞障碍性贫血对原发病治疗后仍反应不佳的患者,应主要应用免疫抑制剂,直到得到缓解。

1.糖皮质激素

糖皮质激素和输血是先天性纯红再障的标准治疗手段。泼尼松起始剂量每日 1mg/kg,口服,如无效可应用甲泼尼龙冲击治疗。约 40%患者在 4 周后出现缓解。治疗效果可通过每周进行网织红细胞计数和测定血红蛋白水平来监测。一旦血细胞比容达到 0.35,泼尼松的剂量即可逐渐减少,直到最终停用药物。如果患者对泼尼松治疗 2～3 个月无效者应快速减量至每日 20～30mg。对泼尼松治疗无效者,可选用其他免疫抑制剂,如环孢素、环磷酰胺、抗胸腺细胞球蛋白、CD20 单抗等。

2.环磷酰胺

可单独应用,也可配合小剂量泼尼松。开始可每日口服 50mg,如果白细胞和血小板计数允许,可每周或每 2 周增加 50mg,最多每日 150mg 直到出现缓解或产生骨髓抑制。治疗产生反应的平均时间为 11～12 周。

3.环孢素

诱导病情缓解的时间性可能较细胞毒药物短,每日 5～8mg/kg,可同时给予泼尼松每日 20～30mg。经常在 2～4 周出现病情缓解,缓解后环孢素和泼尼松逐渐减量。如果治疗 3～4 个月后无缓解,应停用该药,选用其他免疫抑制剂。

4.ALG(抗淋巴细胞球蛋白)/ATC

对其他免疫抑制无效者可给予 ATG 静脉输注,20mg/kg,共 7d。最好同时联用泼尼松每日 20～30mg。

(四)免疫球蛋白

大剂量丙种球蛋白 0.4g/kg 体重,静脉滴注,连续 5d。活动性或近期的 B19 病毒感染,应给予含特异性抗体的 IgG 治疗，可清除病毒感染和恢复造血。

(五)血浆置换术

可除去血浆中的致病抗体，应联合泼尼松或环孢素。

(六)造血干细胞移植

只限于其他疗法难以控制，并有 HLA 相合供者的患者。

四、病情观察

(1)纯红再障由于病程长、病情轻，一般门诊治疗即可。门诊治疗时，应定期观察临床症状如头晕乏力、面色苍白等是否有所缓解，网织红细胞是否有所升高。如纯红再障病情加重，应及时将患者收住入院治疗，重点观察患者症状体征与血常规的变化，观察对输血的依赖程度，是否存在继发感染。

(2)依据患者的上述特点，可以诊断本病并予以相应的治疗，如用糖皮质激素等。治疗有效者 1～8 周后可有网织细胞的升高。长期使用环孢素治疗的患者，应定期检测环孢素血药浓度，通过调整环孢素用量以保持血药浓度在 200μg/mL 以上。

第四节 真性红细胞增多症

真性红细胞增多症(PV)是由于多能造血干细胞克隆性异常，导致红系细胞异常增生为主的一种慢性骨髓增生性疾病。其特点为起病缓慢、病程冗长、皮肤黏膜暗红、脾大，红细胞及全血容量绝对增多，伴白细胞、血小板增多，血黏度增高，常出现神经系统及血液循环功能障碍及出血和血栓形成等并发症。发病高峰年龄集中在 50～60 岁，因此是一种中老年性病症，男性患者稍多于女性。

一、病因与发病机制

PV 是一种以克隆性红细胞增多为主的骨髓增生性疾病，90%～95%患者都可发现 JAK2V617F 基因突变。JAK2V617F 突变的发现是研究 BCR/ABL 阴性的 eMPDs 发病机制的重大突破。JAK2V617F 是一种组成性激活的酪氨酸激酶，能导致相应信号传导途径的激活，并且能在小鼠诱导出相应的疾病表型。JAK2V617F 的发现已经对 cMPDs 的诊断、分子学发病机制和分子靶向治疗的研究产生重大影响。但其具体作用机制尚有待进一步研究。

二、诊断

(一)临床表现

1.起病

常隐匿起病，部分病例因体检血常规测定偶被发现。至少 30%的患者有症状，按发生频率的高低，依次为头痛、虚弱、瘙痒、头晕和出汗。

2.多血质表现

占 60%，表现为皮肤、黏膜呈显著暗红色，以鼻尖、面颊、唇、舌、耳、肢端(指、趾及大、小鱼际)为著，眼结膜充血、血管曲张等。

3.神经系统

占 71.4%,由于血容量增多,血液黏滞度增高,导致全身各脏器血流缓慢、组织缺氧,出现头痛、头晕、眩晕、耳鸣、四肢麻木和胀痛、感觉障碍、瘫痪、舞蹈病,严重者发生意识障碍,甚至发生痴呆。视觉障碍表现为视物模糊、复视、一过性失明等。幻觉、健忘、失眠、抑郁等精神症状也可出现,上述症状除与血黏度升高相关外,与血小板增多及腔隙性脑梗死也有一定的关联。

4.栓塞和血栓形成

约有 1/3 的患者可发生血栓,常见部位包括四肢、脑、肠系膜和冠状动脉。其中以脑受累最多见,表现为一过性脑缺血发作或脑梗死;其次为心脏冠状动脉、下肢深静脉和脾脏累,少数可出现四肢动脉血栓形成。此外,还可出现肺、肝静脉和下腔静脉血栓形成,肝静脉或下腔静脉血栓可出现 Budd－Chiari 综合征,真性红细胞增多症是此综合征的重要病因之一。如果同时合并血小板显著增多,可出现红斑性肢痛症,严重时发生肢端发绀,甚至坏疽。

5.出血倾向

占 40%,由于血管充血、内膜损伤以及血小板第Ⅲ因子减少、血块回缩不良等原因,可有出血倾向。齿龈出血多见,也可出现鼻出血、皮肤出血点和瘀斑及消化道出血,有时可见创伤或手术后出血不止,少数患者可并发脑出血。不适当使用消炎镇痛药可致血小板功能受抑,更易诱发出血。

6.消化性溃疡和皮肤瘙痒

消化性溃疡的发病率是普通人群的 4～5 倍。本病嗜碱粒细胞也增多,嗜碱粒细胞含有组胺,大量释放后可刺激胃壁细胞,导致消化性溃疡发生,也可能是刺激皮肤引起瘙痒的原因。

7.肝脾大

患者可有肝大,大多为轻度。后期可导致肝硬化,称为 Masse 综合征。多有脾大,通常为轻至中度大,晚期伴骨髓纤维化时脾大可达盆腔。患者常伴两腿不适或胀痛。也可发生脾梗死,引起脾周围炎。

8.高尿酸血症

本病由于骨髓细胞呈现高代谢状态,蛋白分解加速,高尿酸血症常见,部分病例可出现继发性痛风、肾结石及肾功能损害。

9.高血压

占 78.3%,大多为轻至中度。Caisbock 综合征指本病合并高血压而脾不大。

(二)实验室检查

1.血常规

红细胞计数为(6～10)×10^{12}/L,血红蛋白可高达 170～240g/L,血细胞比容≥0.50。约 3/4 患者白细胞增多,常达(10～30)×10^9/L,有核左移,常有 1%～2%的中晚幼粒细胞。嗜碱粒细胞增多,晚期合并骨髓纤维化时,幼稚粒细胞进一步增多,甚至出现少数原始和早幼粒细胞。约有 70%出现中性粒细胞碱性磷酸酶活性增高。2/5 的病例有血小板增多(300～1000)×10^9/L,血涂片中可见巨大和畸形血小板。部分患者血小板功能异常,如黏附性和聚集性降低。晚期合并骨髓纤维化时,血小板可以逐渐下降,甚至出现血小板减少。

2.骨髓增生

活跃或明显活跃,红系增生尤著。同时伴有粒及巨核细胞系增生,粒红比例下降,脂肪组织减少。铁染色示细胞内、外铁均减少,甚至消失。晚期活检有骨髓纤维化。

3.红细胞容量明显升高

此项检查是确诊红细胞增多的重要指标。在合并门静脉高压症时,由于血容量的增加,可以出现红细胞计数、血红蛋白含量和血细胞比容正常的假象。在缺铁的时候,也可以出现类似现象。此时,进行红细胞容量检测,则可确诊。

4.血及尿中红细胞生成素水平

正常或降低,明显低于继发性红细胞增多症患者。

5.血清溶菌酶水平

在某些患者轻度增高。多数患者的血尿酸增加,约 2/3 患者有高组胺血和高组胺尿症。由于细胞代谢增加,血清维生素 B_{12} 水平及维生素 B_{12} 结合力常增加。

6.血浆容量

一般正常或稍低。总血容量增多及红细胞容量明显增多。血液黏滞度增高。

7.血氧饱和度

绝大多数患者动脉血氧饱和度正常,此可与因缺氧所致的继发性红细胞增多症鉴别。

(三)诊断

诊断标准

1.临床表现

①多血质表现(皮肤、黏膜呈绛红色,尤以两颊、口唇、眼结膜、手掌等处为著);②脾大;③高血压或病程中有过血栓形成。

2.实验室检查

①多次血红蛋白≥180g/L(男)或≥170g/L(女),红细胞数≥6.5×10^{12}/L(男)或≥6×10^{12}/L(女);②红细胞容量>39mL/kg(男)或>27mL/kg(女);③血细胞比容增高≥0.54(男)或≥0.5(女);④无感染及其他原因引起白细胞多次>11×10^{9}/L;⑤血小板多次>300×10^{9}/L;⑥外周血中性粒细胞碱性磷酸酶染色(NAP)积分>100;⑦骨髓增生明显活跃或增生活跃,粒、红与巨核细胞三系均增生,尤以红系为主。

3.能除外继发性或相对性红细胞增多症

具有上述 1 中任何两项,加 2 中①和②两项,再加 3 可诊断为真性红细胞增多症。如无检查红细胞容量条件时,具有上述 1 中①和②两项,加 2 中①(标准改为男性多次血红蛋白≥200g/L,女性≥190g/L)及有③～⑥中任何四项,再加 3 方可诊断真性红细胞增多症。

(四)鉴别诊断

真性红细胞增多症应与继发性及相对性红细胞增多症鉴别。

1.与相对性红细胞增多症的区别

在于 PV 无引起血容量减少血液浓缩的病因。

2.与其他红细胞绝对增多疾病的区别

在于 PV 无缺氧、白细胞和血小板可增高,脾大,骨髓三系增生,NAP 积分增高,内源性红系集落形成。

3.与其他慢性骨髓增生性疾病的区别

在于:①PV 无 Ph 染色体/BCR/ABL 融合基因,有别于慢性粒细胞白血病;②PV 红系增多,血小板虽可增多,但<1000×10^9/L,有别于特发性血小板增多症。

4.特发性红细胞增多症

有以下特点,可与 PV 鉴别:①红细胞增多,HCT 增高;②白细胞和血小板数正常;③脾大;④可有血栓形成,较 PV 少;⑤PaO_2正常;⑥无其他引起绝对红细胞量增多的病因,又不符合 PV 诊断条件。

三、治疗

目前,本病尚无根治手段,大多采用综合治疗,其目的在于抑制骨髓造血功能,使血容量及红细胞容量尽快接近正常,以期病情缓解,减少并发症的发生。

(一)静脉放血

2～3 次 1 周,每次 200～400mL 静脉放血,直至红细胞数在 6×10^{12}/L 以下,血细胞比容在 0.5 以下。此方法可以使红细胞容量降低、缓解症状,但不能降低白细胞和血小板,也不能缓解顽固性皮肤瘙痒及痛风发作。放血后有引起红细胞及血小板反跳性增高及诱发血栓形成的可能。较年轻的患者(<50 岁)无血栓病史,较适合放血疗法;对老年患者、有心脑血管病及血栓病史者,放血可能引起血栓并发症,应慎重,一次不宜超过 200～300mL,间隔期可稍延长。放血后应静脉输注低分子右旋糖酐或血浆,并保障充分的大量的,一次放血 250mL,其中铁含量为 125mg,反复放血可造成缺铁,应适量补充,但补铁应慎重,因可促使红细胞短期内迅速增加而加重病情。使用血细胞分离机大量单采红细胞时应以同样速率补充与单采红细胞等容积的同型血浆或羧甲淀粉。为了降低血液黏滞性,应补充血容量,以防止放血后血栓形成的危险。

(二)化学治疗

1.羟基脲

羟基脲是治疗真性红细胞增多症最常使用的骨髓抑制剂,因其对骨髓抑制的作用持续时间短,所以需连续使用。每日剂量 15～20mg/kg,白细胞维持在(3.5～5)$\times10^9$/L,用药期间需监测白细胞和血小板。羟基脲作用时间短,当发生明显骨髓抑制时,停药数日或数周血细胞计数便可回升,故相对安全性较好。羟基脲发生骨髓纤维化及病死率与静脉放血者相似,而血栓栓塞并发症则明显降低,仅 6%,故羟基脲常和静脉放血结合使用。

2.烷化剂

烷化剂可引起白血病,但较放射性核素小。开始剂量:环磷酰胺为 100～150mg/d,白消安、美法仑、苯丁酸氮芥为 4～6mg/d;缓解后停用 4 周,然后可给予维持量,环磷酰胺每日 50mg,或白消安等每日或隔日 2mg。期间应密切监测血常规,不宜长期应用。长期应用有致癌作用,促进继发性白血病、淋巴瘤及其他恶性肿瘤的发生。

3.三尖杉碱

此类药物包括三尖杉碱和高三尖杉碱,剂量均为 2mg/d,静脉滴注或肌内注射,10～14d 为 1 个疗程,一般在停药后 1～2 个月血常规降至正常,疗效大多维持 3～6 个月,少数可维持

1年以上。复发后再次用药通常仍有效。达到缓解的平均时间为60d,中数缓解期超过18个月。上述治疗过程中应密切监测血常规,注意心脏毒性。

4.α－IFN

α－IFN有抑制细胞增生作用。有研究显示,α－IFN在体外对PV患者骨髓非EPO依赖性BFU－E集落生长有抑制作用。剂量为300万U/次,3次/周,皮下注射,疗程至少6～12个月。IFN可缓解顽固性皮肤瘙痒。α－IFN可做为真性红细胞增多症有效的缓解和支持治疗。

(三)对症治疗

应用骨髓抑制剂或静脉放血可以使真性红细胞增多症的许多症状得到缓解,但对瘙痒症状的控制有时并不理想。通过抑制骨髓可使病情得到控制,瘙痒可减轻或消失,但有些患者瘙痒仍是难以控制的,常因沐浴或淋雨加重,故建议沐浴不要太频繁;应用补骨脂素和紫外光的光化学治疗对控制病情也有帮助;抗组胺药的疗效并不确切,也有人建议用阿司匹林或赛庚啶;α－干扰素对某些患者有效。

四、病情观察

(一)诊断明确者

门诊随访时应观察病情有无进展,有无并发症出现;接受治疗者症状是否缓解,有无不良反应;反复放血者有无缺铁表现;接受^{32}P或骨髓抑制药物治疗者应定期检测血常规,及时调整药物剂量。

(二)诊断不明确者

对于疑似本病但不够诊断标准者不应急于进行治疗,而应详细询问病史并进行相关检查排除相对性红细胞增多症及继发性红细胞增多症。对症状较明显者可予对症处理,并嘱患者定期复查,动态观察血常规变化情况及脾大的进展。

(三)红细胞

增多症门诊观察治疗者,可有目的地选择相关检查,明确诊断。根据患者具体情况决定治疗方案,初始治疗一般1周检测血常规,病情稳定后改为2周,并相应调整药物剂量。每月评估治疗疗效,症状是否缓解,肿大的脾是否缩小。治疗无效或症状加重,则复查骨髓涂片及活检,并考虑更改治疗方案。

第五节　遗传性球形红细胞增多症

遗传性球形红细胞增多症(HS)为常染色体遗传性疾病。是一组以红细胞丧失其薄的双凹圆盘形状,而变厚趋于球形改变为特征的疾病。由于红细胞膜先天性缺陷伴有球形红细胞明显增多和红细胞渗透脆性增多而被正常脾破坏,是一较常见的溶血性贫血。目前认为,遗传性球形红细胞增多症有两种遗传方式。一是常染色体显性遗传:常见,切脾治疗有效;二是常染色体隐性遗传:是近年发现的一种少见类型,切脾只部分有效,国内各地均有这种病例发现。

一、诊断要点

(一)临床表现

1.病史

半数以上病例有阳性家族史,一般幼年患病,到青中年时期症状加重时才引起重视。

2.症状与体征

(1)贫血:多为轻、中度贫血。

(2)黄疸:可随溶血的程度而波动。因感染、劳累等因素加重。胆石症为最常见并发症,可出现阻塞性黄疸。

(3)肝脾大:脾大的程度不一,大多数为中度大,脾大多数伴肝大,其程度比脾轻。

(4)再生障碍危象:大多为感染诱发,其特征为:突然发热,腹痛、呕吐,血压下降,甚至休克;贫血迅速加重,同时白细胞和血小板也显著减少,网织红细胞计数下降,骨髓造血功能受到抑制。

(5)溶血危象:一般与病毒性疾病相关,典型者见于儿童期。一般是轻度的,其特征为黄疸、脾大、血细胞比容下降、网织红细胞增多。

(6)巨幼细胞贫血危象:发生于叶酸需求量增高的HS患者,如妊娠的患者、成长中的儿童和再障危象恢复期的患者。

(7)骨骼畸形(如头颅畸形、多指症等)与性发育不全者少见。

(二)实验室检查

1.血红蛋白检测

轻至中度降低,白细胞与血小板均正常。网织红细胞增高,一般5%~20%,但再障危象时降低。平均红细胞血红蛋白浓度(MCHC)增高35%~38%。

2.外周血片

可见胞体小、染色深、中心淡染区消失的小球形红细胞20%~30%,有时可见有核红细胞。

3.骨髓检查

骨髓象呈增生性贫血的表现,以晚幼红细胞为主。

4.红细胞渗透脆性试验

为最有价值的检查方法,HS患者在0.5%~0.75%盐水浓度时开始溶血(正常对照为0.45%);0.4%时完全溶血(正常对照组为0.3%)。

5.自体溶血试验

在37℃条件下,患者血清与红细胞共同孵育48小时,正常人溶血<2%,HS患者可达20%~30%,加葡萄糖或ATP可以纠正。自体溶血试验有助于发现轻型患者。

6.酸化甘油溶解试验(AGLT50)

灵敏度高,阳性率可达100%,可做为HS的初筛试验。正常人的AGLT50为30分钟,HS患者常<150秒。但应排除假阳性。

(三)诊断标准

1.临床表现

(1)贫血轻重不等,于再障危象或溶血时加重,多表现为正细胞高色素性贫血。

(2)黄疸或轻或重。

(3)脾呈轻至中度大,多同时有肝大,常有胆囊结石。

(4)半数以上病例有阳性家庭史,多呈常染色体显性遗传。

2.实验室检查

(1)具备溶血性贫血的实验室检查特点。

(2)外周血可见胞体小、染色深、中心淡染区消失的小球形红细胞,数量可从 1%～2%到 60%～70%,大多在 10%以上(正常人<5%)。

(3)红细胞渗透脆性试验(OF):如开始溶血在 0.5%以下,但高于对照管 0.08%以上亦有诊断意义。如常温下试验结果正常,经 24 小时温育后渗透脆性增加,开始溶血浓度较正常人对照高出 0.08%以上,亦可认为有诊断意义。

(4)自体溶血试验(孵育 48 小时):溶血>5%,温育前先加入葡萄糖或 ATP 可明显减少溶血。

(5)酸化甘油溶解试验(AGLT50):阳性(150 秒以内)。

(6)SDS 聚丙烯酰胺凝胶电泳进行红细胞膜蛋白分析:部分病例可见收缩蛋白等膜骨架蛋白缺少。

二、治疗

轻型患者一般不需要治疗,积极防治感染。

(一)脾切除

可以治愈或缓解大多数 HS 患者的贫血。鉴于婴幼儿期脾切除后发生败血症的风险高,尽可能推迟到 5～9 岁行脾切除。无证据表明进一步延迟脾切除手术是有益的。

(二)成分输血

发生再障危象时。

(三)其他

补充叶酸,以防叶酸缺乏。

三、病情观察

(一)诊断明确者

门诊随访时应观察病情有无进展,有无并发症出现;接受治疗者症状是否缓解,有无不良反应。

(二)诊断不明确者

对于疑似本病但不够诊断标准者不应急于进行治疗,而应详细询问病史并进行相关检查,并嘱咐患者定期复查,动态观察血常规变化情况及脾大的进展。

(三)疗效观察

1.临床缓解

贫血及溶血症状消失,血红蛋白男性≥120g/L、女性≥100g/L,网织红细胞降至 3%以下,随访 1 年以上无复发者。

2.明显进步

溶血及贫血较前显著改善，血红蛋白保持 70g/L 以上，网织红细胞降至 8%以下，不再输血，随访 1 年以上病情稳定者。

3.无效

临床症状及血常规未能达到明显进步标准者。

4.复发

指脾切除后有效，以后血常规又恶化者。

第六节　白细胞减少症

白细胞减少症是指外周血白细胞计数 $<4\times10^9/L$。白细胞减少都是由于中性粒细胞减少所造成。外周血中粒细胞绝对值低于 $1.5\times10^9/L$ 称为粒细胞减少症，常使患者对细菌和真菌感染的易感性增加。

一、病因

(一)感染

细菌感染、病毒感染、立克次体及原虫感染等。

(二)理化因素

物理因素如电离辐射，化学因素如苯、二甲苯、其他化学溶剂和药物等。

(三)血液病

如白血病、再障、恶性组织细胞增多症、骨髓增生异常综合征等。

(四)结缔组织病

系统性红斑狼疮。

(五)内在缺陷引起

遗传性粒细胞及周期性粒细胞减少症。

(六)过敏性疾病

异性蛋白或抗生素引起的过敏性休克。

(七)原因不明

慢性获得性白细胞减少。

(八)其他

脾大、门静脉高压症、Felty 综合征、晚期骨髓纤维化、脾功能亢进等。

二、发病机制

(一)生成减少

(1)造血组织减少：再生障碍性贫血。

(2)骨髓被肿瘤细胞浸润，同时可伴纤维组织增生。

(3)放疗和化疗抑制骨髓粒细胞生成。

(4)粒细胞无效造血:巨幼细胞贫血、骨髓增生异常综合征。

(5)病毒感染抑制骨髓造血。

(二)破坏过多

1.免疫性

系统性红斑狼疮、新生儿同种免疫性粒细胞减少症、药物性免疫性粒细胞减少等。

2.非免疫性

恶性组织细胞增生症、脾功能亢进、严重败血症等。

3.分布异常

假性白细胞减少,见于异体蛋白反应及内毒素血症。

4.释放障碍

罕见,见于惰性白细胞综合征。

三、诊断

(一)临床表现

起病较缓慢,少数患者可无症状,检查血常规时才发现。多数患者可有头晕、乏力疲困、食欲减退及低热等表现。有的患者可反复感染,如口腔炎、上呼吸道感染、支气管炎、肺炎等。有的患者无反复感染表现。同期性粒细胞减少症表现为每隔 3 周左右发生一次粒细胞减少,每次 3～5 日,发作时有粒细胞减少症的症状。

(二)实验室检查

1.血常规

红细胞和血小板计数视原发病而定。白细胞计数$<4\times10^9$/L,可伴不同程度的粒细胞减少,淋巴细胞相对增多。胞浆中可见中毒颗粒。

2.骨髓象

生成减少所致者,骨髓多呈粒系受抑;破坏增多所致者,粒系增生活跃,粒细胞系统呈成熟障碍。

3.骨髓培养

再生障碍性贫血时,CFU－GM、CFU－E 等均明显减低;骨髓增生异常综合征时,常显示 CFU－GM 等集落数减少而集簇增加。

4.肾上腺素试验

可证实有无分布异常,如为阳性即可诊断为假性白细胞减少。

5.血清溶菌酶测定

如溶菌酶滴度升高提示中性粒细胞或单核细胞破坏过多。

(三)诊断与鉴别诊断

根据患者临床表现及血常规、骨髓象,诊断并不困难。但要注意,由于白细胞生理性变异较大,必须反复定期复查血常规方可确定。并注意详细询问病史,尤其是感染史、用药史、化学药物及放射线接触史等。注意与低增生性白血病、再生障碍性贫血相鉴别。这两种疾病常伴有贫血及血小板减少,骨髓检查最具鉴别价值。

四、治疗

(一)病因治疗

药物所致者立即停药,巨幼细胞贫血给予叶酸及维生素 B_{12} 治疗。

(二)对症治疗

病因不明,有反复感染者,应及时控制感染,并注意预防感染。

(三)可试用促白细胞生成药

1.利血生

10～20mg,3 次/天。

2.维生素 B_4

10～20mg,3 次/天。

3.鲨肝醇

20～25mg,3 次/天。

4.碳酸锂

0.25g,3 次/天。

5.肾上腺皮质激素

可用于免疫介导所致白细胞减少,剂量为 1mg/(kg · d),白细胞升高可试行减量,维持正常水平时可停药。

五、病情观察

(1)诊断明确的患者应根据其实验室检查结果以及有无感染的征象,予以相应的治疗。治疗中重点观察治疗后血常规变化是否好转,尤其是白细胞计数是否恢复正常,临床症状是否改善。注意观察有无感染。如有感染,则应注意观察抗生素治疗后,感染是否控制,评估治疗效果,并可根据患者的相关临床征象,调整治疗用药。

(2)根据患者的具体症状,尤其是上述实验室检查的结果,可明确诊断。有明确原因的,如由化疗药物或放疗引起的,应注意停用相关药物或避免接触射线。明确诊断后,可进一步根据患者的血常规变化,采取积极的治疗。如为白细胞轻度减少,又无感染的证据,骨髓检查无明显异常的,可随访观察;如为白细胞明显减少,则应予以升高白细胞的药物。治疗有效者,如血白细胞、中性粒细胞逐步恢复正常,感染已被有效控制,则可予以出院。门诊密切随访。

六、病历记录

(一)门急诊病历

记录患者就诊时间及主要临床特点,有无乏力的症状,有无急性咽炎等感染的表现,有无特殊服药史,有无接触射线史和化学毒物史,体检记录相关感染的体征,辅助检查记录血常规和白细胞分类、骨髓检查等结果。

(二)住院病历

详尽记录患者门急诊及外院的诊疗经过,详尽记录患者的诊断依据、鉴别诊断要点。病程记录应反映患者治疗后的病情变化、治疗疗效;如有病情恶化或需用较为贵重的药物,经治医师应记录与其亲属的谈话过程,并以签字为据。

七、注意事项

（一）医患沟通

如诊断明确，应告知患者或其亲属白细胞减少症的病因及特点、发生原因、常规治疗药物与疗程及疗效。如需使用 G－CSF 等药物，由于费用较高，应事先与患者及亲属讲明。

（二）经验指导

（1）因白细胞正常的生理波动以及检测技术上的原因，应定期反复检查血常规和白细胞分类，以免因一次检测的误差而导致误诊和治疗的不及时。

（2）白细胞减少症的诊断并不困难，但值得注意的是，在白细胞减少症的恢复期，由于骨髓代偿性增生，可导致未完全成熟的幼稚白细胞提前释放入血，而易被误诊为白血病，此点尤应为年轻的内科医师所重视。

（3）对于经济困难的患者，可考虑用糖皮质激素（如地塞米松）或用大剂量维生素 B_6 静脉滴注，也可取得较好的疗效。如为免疫因素引起的白细胞减少症，而一般升高白细胞药物治疗无效的可选用糖皮质激素，如泼尼松 10～20mg，3 次/天，口服，应用 4 周后无效的，应停药。

（4）如疑有感染，应行胸部 X 线检查，反复行咽拭子、血、尿、粪便等培养及药敏试验，以便明确感染的性质和部位；即使病因未明，亦应以足量的广谱抗生素做经验性治疗，待病原体及药敏明确后再调整抗生素，一般可应用氨基糖苷类和 β－内酰胺类抗生素联合治疗，考虑合并真菌感染者应及时加用氟康唑或两性霉素 B。

第七节　粒细胞缺乏症

粒细胞缺乏症是由不同病因引起的中性粒细胞缺乏的一组综合征。中性粒细胞绝对值低于 $1.5\times10^9/L$ 时称为粒细胞减少。当中性粒细胞绝对值低于 $0.5\times10^9/L$ 时，称为粒细胞缺乏症。常伴严重感染，病情危重，是内科急症之一。

一、病因

（一）原发性

病因不明。

（二）继发性

（1）药物：保泰松、吲哚美辛、半合成青霉素、磺胺、甲巯咪唑、硫氧嘧啶、氯丙嗪、免疫抑制剂等。

（2）离子射线辐射。

（3）血液病：重型再障、急性白血病等。

二、发病机制

（一）粒细胞生成受抑制

见于应用免疫抑制剂及受离子射线照射。

(二)免疫机制

多数患者有既往服用药物史，当再次服用时，出现免疫反应导致粒细胞破坏，方式如下：①药物吸附于中性粒细胞表面，产生抗粒细胞抗体；②药物或药物代谢产物与中性粒细胞膜结合，诱发针对上述抗原的抗体，继之活化补体，杀灭粒细胞；③诱生自身抗体。

(三)其他

药物引起的高敏反应，与患者特异质有关。既往有结缔组织病、过敏和药物不良反应的年老女性易发生。

三、诊断

(一)临床表现

(1)早期粒细胞减少时可有头晕、乏力等症状。

(2)出现粒细胞缺乏时，突然高热、寒战、头痛，常见急性咽炎、扁桃体炎，具有特征性的黏膜坏死、肺炎等。

(3)有时出现皮肤、直肠、肛门及阴道感染，严重者出现败血症，甚至引起感染性休克，危及生命。

(4)粒细胞缺乏时感染不易控制，常引起感染中毒性休克，最后全身衰竭致死。

(5)体征视感染部位而定，全身感染可有肝脾大；部分患者可呈中毒性肝炎伴黄疸、皮疹等，局部炎症常伴有相关部位的淋巴结肿大。

(二)实验室检查

1.血常规

(1)红细胞及血红蛋白，早期多正常；

(2)白细胞计数明显减少，常＜2×10^9/L，中性粒细胞绝对值＜0.5×10^9/L甚至阙如，淋巴细胞或单核细胞可相对或绝对增高，中性粒细胞胞浆中可见中毒颗粒及空泡；

(3)血小板计数早期正常，并发败血症时常降低。

2.骨髓检查

(1)粒细胞严重受抑制中幼粒细胞阙如，仅见少量原始及早幼粒细胞，红系及巨核系多正常。

(2)由免疫介导的粒细胞缺乏，可见粒系成熟障碍。

3.血清溶菌酶测定

中性粒细胞破坏过多时水平增高，粒细胞成熟障碍时常降低。

4.骨髓培养

CFU－GM等集落数明显减少，BFU－E、CFU－E及CFU－MK多正常。

(三)诊断

外周血中性粒细胞绝对值＜0.5×10^9/L，有造成粒细胞缺乏的病因，即可诊断。

(四)鉴别诊断

1.急性再生障碍性贫血

除有粒细胞缺乏外，尚有严重贫血及血小板减少、出血等表现，骨髓检查示三系均增生低下。

2.低增生性白血病

外周血常示粒细胞缺乏，血常规示全血细胞减少。骨髓检查可见原始细胞>20%，红系及巨核系严重受抑。

四、治疗

(1)去除病因。

(2)严密消毒隔离措施。

(3)积极控制感染：寻找病原菌并做药敏试验，根据结果选择敏感药物。

(4)加强支持治疗：注意水电解质平衡，应用丙种球蛋白增强免疫功能。

(5)应用集落刺激因子提升粒细胞。

(6)应用肾上腺皮质激素：在有效控制感染的前提下，对药物引起的粒细胞缺乏患者，短期应用可改善中毒症状，抑制免疫反应，待粒细胞回升即可停用。

五、病情观察

(1)注意观察有无感染，如有感染则应注意观察抗生素治疗后，感染是否控制，评估治疗效果，并根据患者的相关临床征象，调整治疗用药。

(2)根据患者的具体症状，尤其是实验室检查的结果，可明确诊断。如为粒细胞缺乏，或有明确的感染证据，患者应住院，应用粒细胞集落刺激因子或单核－吞噬细胞集落因子等治疗，并可根据药物敏感试验结果及经治医师的临床经验选用抗生素治疗。治疗有效者，如中性粒细胞逐步恢复正常，感染已被有效控制，则可予出院，门诊密切随访。

第八节　急性白血病

急性白血病(AL)是造血细胞恶性克隆性病变，以骨髓和其他造血组织中原始和幼稚细胞异常增生为特点，以贫血、出血、感染及白血病细胞浸润各组织、脏器为主要临床表现。

我国急性白血病的发病率为1/10万，成人以AML为主，儿童以ALL为主。

一、病因与发病机制

人类白血病的病因尚不完全清楚，可能与以下因素有关。

(1)病毒：成人T细胞白血病是由人类T淋巴细胞病毒－I(HTLV－I)所引起。

(2)电离辐射：研究表明全身或者大面积照射，可使骨髓抑制和机体免疫力缺陷，染色体发生断裂和重组，染色体双链DNA有可逆性断裂。

(3)化学因素：苯的致白血病作用已经得到肯定，乙双吗啉、氯霉素、保泰松亦可能有致白血病的作用。

(4)遗传因素。

(5)其他血液病：某些血液病最终可能发展成为急性白血病，如慢性粒细胞白血病、真性红细胞增多症、原发性血小板增多症、骨髓增生异常综合征等。

二、分型

急性白血病主要分为急性淋巴细胞白血病(ALL)和急性非淋巴细胞白血病(ANLL)或急性髓细胞性白血病(AML)。

(一)形态学(FAB)分型

1.AML

(1)M_1(急性粒细胞白血病未分化型):骨髓中原始细胞(Ⅰ型+Ⅱ型)占非红细胞的比例>0.09,原始细胞过氧化酶或苏丹黑染色阳性率>0.03,早幼粒及以下阶段细胞或单核细胞<0.10。

(2)M_2(急性粒细胞白血病部分分化型):分为两种亚型。①M_{2a}:骨髓中原始粒细胞占非红细胞的0.03～0.89,早幼粒及以下阶段粒细胞>0.10,单核细胞<0.20。②M_{2b}:骨髓中原始粒细胞和早幼粒细胞明显增多,以异常中幼粒细胞增生为主>0.30(常有核仁及明显的核、浆发育不平衡)。

(3)M_3(急性早幼粒细胞白血病):骨髓中以异常的多颗粒的早幼粒细胞为主,其胞核大小不一,胞浆中有大小不等的颗粒,Aure小体易见。该类细胞>0.30(非红系细胞)。分为两种亚型:①M_{3a}(粗颗粒型):嗜苯胺蓝颗粒粗大、密集或融合。②M_{3b}(细颗粒型):嗜苯胺蓝颗粒细小、密集。

(4)M_4(急性粒一单核细胞白血病):分为四个亚型。①M_{4a}:原始和早幼粒细胞增生为主,原、幼单核和单核细胞>0.20(非红系细胞)。②M_{4b}:原、幼单核增生为主,原始和早幼粒细胞>0.20(非红系细胞)。③M_{4c}:原始细胞既有粒细胞系,又有单核细胞系形态特点,该类细胞>0.30(非红系细胞)。④M_4E_o:除上述特点外,还有粗大而圆的嗜酸颗粒及着色较深的嗜碱颗粒,占0.05～0.30(非红系细胞),又称为急性粒一单核细胞白血病嗜酸细胞增多型。

(5)M_5(急性单核细胞白血病):分为两种亚型。①M_{5a}(未分化型):骨髓中原始单核细胞(Ⅰ型+Ⅱ型)(非红系细胞)>0.80。②M_{5b}(部分分化型):骨髓中原始和幼稚单核细胞(非红系细胞)>0.30,原始单核细胞(Ⅰ型+Ⅱ型)<0.80。

(6)M_6(红白血病):骨髓中红细胞系>0.50,伴形态异常,非红细胞系原粒细胞(Ⅰ型+Ⅱ型)或原始+幼稚单核细胞>0.30;如血片中原粒细胞或原单细胞>0.05,骨髓非红系细胞中原粒细胞或原始+幼稚单核细胞>0.20。

(7)M_7(急性巨核细胞白血病):应符合以下条件。①外周血中原巨核(小巨核)细胞。②骨髓中有巨核细胞>030。③原巨核细胞有电镜血小板过氧化物酶染色或单克隆抗体证实。④骨髓细胞少,往往干抽,活检有原始和幼稚巨核细胞增多,网状纤维增加。

2.ALL三种亚型

(1)L_1:原始和幼稚淋巴细胞以小细胞为主。

(2)L_2:原始和幼稚淋巴细胞以大细胞为主,大小不一,核型不规则。

(3)L_3:原始和幼稚淋巴细胞以大细胞为主,大小较一致,有明显空泡。

ALL分类强调了白血病细胞表面抗原标志,将ALL分为B细胞急性淋巴细胞白血病(B—ALL)、T细胞急性淋巴细胞白血病(T—ALL)和Burkit—cell Leukemia,不再分为L_1、L_2和L_3型。

(二)WHO 分类

WHO 提出的髓系和淋巴系肿瘤分类法，综合了 FAB 分类、欧美淋巴分型修订方案(和 REAL 分型)的优点，将急性白血病分类如下。

1.急性髓系白血病(AML)的 WHO 分类

(1)有再现性染色体易位的 AML：①AML 伴 t(8;21)(q22;q22)AML1(CBF－α)/ETO。②急性早幼粒细胞白血病[t(15;17)(q22;q11～12)，PML/RARα 及变异型]。③AML 伴 11q23(MLL)异常嗜酸粒细胞[inv(16)(p13q22)或 t(16;16)(pl3;q11)，CBFβ/MYH11]。④AML伴 11q23(MILL)异常。

(2)AML 伴多系病态造血：①有骨髓增生异常综合征病史。②无骨髓增生异常综合征病史。

(3)治疗相关的 AML 和 MDS。

(4)无法归类的 AML：①AML 微分化型(M_0)；②AML 未分化型(M_1)；③AML 部分分化型(M_2)；④急性粒－单核细胞白血病(M_4)；⑤急性单核细胞白血病(M_5)；⑥急性红白血病(M_6)；⑦急性巨核细胞白血病(M_7)；⑧急性嗜碱粒细胞白血病；⑨急性全髓增生伴骨髓纤维化。

2.急性淋巴细胞白血病(ALL)的 WHO 分类

(1)前 B 细胞急性淋巴细胞性白血病(细胞遗传学亚型)：①t(9;22)(q34;q11)BCR/ABL；②11q23MLL 重组；③t(1;19)(q23;p13)E2A/PBX1；④t(12;21)(p12;q22)ETV/CBF－α。

(2)前 T 细胞急性淋巴细胞性白血病。

(3)Burkitt 细胞白血病。

三、诊断

(一)临床表现

急性白血病的发病可隐匿、缓慢，亦可急骤。

1.贫血

70％患者以贫血为首发表现，常是进行性加重，与出血程度不成比例。

2.出血

初诊时半数患者有出血现象，如皮肤瘀点、瘀斑和牙龈出血、鼻出血，严重者可合并颅内出血。

3.发热

半数患者以发热为早期表现，常为感染所致。常见有呼吸道感染、肺部感染、肠炎、肛周脓肿等。

4.浸润

白血病细胞大量增生可有多脏器浸润而表现不同的症状。

(1)淋巴结和肝脾大：淋巴结肿大以 ALL 多见。纵隔淋巴结肿大常见于 T 细胞急性淋巴细胞白血病。可有轻至中度肝脾大。

(2)骨骼和关节：常有胸骨下端局部压痛。可出现关节、骨骼疼痛，尤以儿童多见。发生骨髓坏死时，可以引起骨骼剧痛。

(3)中枢神经系统白血病(CNSL):轻者表现为头痛、头晕,重者有呕吐、颈项强直,甚至抽搐、昏迷。以 ALL 最常见,儿童尤甚,其次为 M_4、M_5 和 M_2。

(4)口腔和皮肤:皮肤浸润可出现蓝灰色斑丘疹或皮肤粒细胞肉瘤,局部皮肤隆起、变硬,呈紫蓝色皮肤结节,也可表现齿龈浸润肿胀呈灰白色,常见于 M_5 亚型。

(5)眼部:眼眶骨膜下浸润可呈绿色瘤,将眼球向外推出,多见 M_1、M_2 亚型。

(6)睾丸:病变睾丸可无症状,但可单侧或双侧弥散性肿大,质硬。多见于急性淋巴细胞白血病化疗缓解后的男性幼儿或青年,是仅次于 CNSL 的白血病髓外复发的根源。

(二)实验室检查

1.血常规

多数患者白细胞增高,部分患者白细胞减少。初诊时 80%患者存在轻至中度贫血,一般为正细胞正色素性,血小板多数减少。血涂片分类检查可见数量不等的原始和(或)幼稚细胞。

2.骨髓象

绝大多数呈增生明显活跃或极度活跃,相应系列的白血病细胞大于骨髓有核细胞总数的 20%,多数大于 60%~70%。少数骨髓细胞增生低下,原始细胞低于 40%。此类患者往往同时有外周血白细胞的减少,红系、巨核系细胞增生受抑制。

3.细胞化学

为鉴别 AML 和 ALL,常规做过氧化物酶或苏丹黑染色;为区别粒系和单核系应做酯酶染色;疑 M_6 者可行糖原染色;为诊断 M,则应做过氧化物酶染色,并在电镜下观察。

4.免疫学检测

用淋巴系统单抗 CD3、CD4、CD8、CD20、CD19 进行流式细胞仪检测显示数量异常,用粒单系单抗 CD33、CD13、CD14 可见表达异常。

5.特殊检查

(1)染色体检查:白血病常伴有特异的染色体改变,具有分型诊断及指导预后的价值。如 M_3 亚型有 t(5;17)、i(17q);M_4 Eo 亚型有 inv(16)、de(16);M_5 亚型有(9;11)、t(9;11)、t(8;16);M_7 亚型有 inv(3)。

(2)分子生物学检查在 M_2、M_7 中髓过氧化酶基因(MP0)表达最高。t(15;17)(q22;q22)易位形成的 PML/RARα 融合基因是诊断和鉴别 M_3 的特异标志。

(三)诊断要点

凡外周血和(或)骨髓中原始细胞在非红系中≥20%,除外类白血病反应即可诊断。

(四)鉴别诊断

1.类白血病反应

通常有病因(感染、中毒、肿瘤等)可查。白细胞分类中以成熟细胞为主,可见中毒颗粒,NAP 积分明显增高,一般无贫血和血小板减少,病因去除后血常规即恢复正常。

2.再生障碍性贫血

少数白细胞不增高的白血病(尤其是 M_3)、低增生性白血病,周围血常规易与之混淆。急性白血病常有胸骨压痛,多有肝、脾、淋巴结肿大,骨髓检查可准确鉴别。

3.骨髓增生异常综合征(MDS)

MDS 中的难治性贫血伴原始细胞增多(RAEB)及难治性贫血伴原细胞增多转变型(RAEB－t),临床和周围血常规酷似急性白血病,但骨髓检查原始细胞＜30％,有助鉴别。

4.某些感染引起的白细胞异常

如传染性单核细胞增多症,血常规中出现异形淋巴细胞,形态与原始细胞不同,血清中嗜异性抗体效价逐步上升、病程短、可自愈。传染性淋巴细胞增多症、百日咳、风疹等病毒感染时,血中淋巴细胞增多,但淋巴细胞形态正常,病程为良性,骨髓象原始幼稚细胞均不增多。

5.急性粒细胞缺乏症恢复期

骨髓中原、幼粒细胞增多。但多有明确病因,血小板正常,原、幼粒细胞中无 Auer 小体及染色体异常。短期内骨髓成熟粒细胞恢复正常。

四、治疗

白血病确诊后,医师应根据患方意愿、经济能力和疾病特点,选择并设计最佳、完整、系统的方案治疗。适合造血干细胞移植(HSCT)者抽血做 HLA 配型。

(一)化学治疗

化学治疗是目前治疗白血病最重要和首先采用的方法。近年来,急性白血病治疗已有显著进展。化学治疗使成人急性髓细胞白血病和成人急性淋巴细胞白血病完全缓解(CR)率分别达 60％～85％和 72％～77％。

1.化疗治疗的策略

(1)诱导缓解治疗:目标是使患者迅速获得完全缓解。所谓完全缓解,即白血病的症状和体征消失。血常规:Hb≥100g/L(男)或 90g/L(女性及儿童),中性粒细胞绝对值≥1.5×10^9/L,血小板≥100×10^9/L,外周血白细胞分类无白血病细胞;骨髓象:原粒细胞＋早幼粒细胞(原单核＋幼单核细胞或原淋巴＋幼淋巴细胞)≤5％。M_3除了原粒细胞＋早幼粒细胞≤5％,还应无 Auer 小体,红细胞及巨核细胞系列正常,无髓外白血病。理想的 CR 时,应更强调染色体水平和基因水平的改善,白血病的免疫学、细胞遗传学和分子生物学异常标志均应消失。

(2)早期、联合、充分、间歇和分阶段化疗:是急性白血病化疗的重要原则。联合化疗方案的药物组成应遵循:①作用于细胞周期不同阶段的药物;②各药物间有相互协同作用,以最大杀灭白细胞;③各药物不良反应不重叠,减少对重要脏器的损伤。

(3)白血病细胞增生周期为 5 日左右,故每个疗程化疗须持续 7～10d,以使处于各增生期的白血病细胞都有机会被药物杀灭。每个疗程结束后,应间歇 2～3 周再进入第二个疗程。白血病细胞大部分处于增生周期,疗程中易被化疗杀灭。难以被化疗杀灭的休止期(G_0期)白血病细胞将在疗程间歇时补充进入增生周期。故疗程之间的间歇有利于残留白血病细胞被下一个疗程化疗药物所杀灭。因大部分白血病细胞株的倍增时间较长,白血病细胞恢复慢于正常造血的恢复,所以,适当的间歇时间对正常造血恢复有利。

(4)缓解后治疗:目的是争取患者长期无病生存(DFS)和痊愈。白血病未治疗时体内白血病细胞数量估计为 $10^{10}\sim10^{13}$个,经诱导缓解治疗达到 CR 标准时体内仍有相当于 $10^8\sim10^9$个白血病细胞,并且,髓外某些隐蔽之处仍可有白血病细胞浸润。因此,必须进行 CR 后治疗,以进一步杀灭残存、隐蔽的白血病细胞,以防止复发,延长缓解和无病生存期。其主要方法为化疗和 HSCT。

2.急性淋巴细胞白血病的化学治疗

急性淋巴细胞白血病患者的诱导缓解治疗经典方案是 VP 方案，即长春新碱 1～2mg 静脉注射，每周 1 次，加泼尼松每日 40～60mg 口服，直到缓解为止。儿童完全缓解率高达 80%～90%，成人的完全缓解率仅 50%。该方案复发率比较高，需在 VP 方案上加门冬酰胺酶（VLP 方案）或柔红霉素（VDP 方案）或四种药物同时应用（VLDP 方案）。VLDP 方案不仅减低了复发率，而且可使成人完全缓解率提高到 72%～77.8%。

全国白血病学术讨论会建议，完全缓解后巩固强化 6 个疗程：第 1、4 疗程用原诱导方案；第 2、5 疗程用依托泊苷（VP－16，75mg/m^2 静脉注射，第 1～3d）及阿糖胞苷（100～150mg/m^2 静脉滴注，第 1～7d）；第 3、6 疗程用大剂量甲氨蝶呤，1～1.5g/m^2，第 1 日静脉滴注，维持 24h，停药后 12h 以四氢叶酸钙解救（6～9mg/m^2，肌内注射每 6h 1 次，共 8 次）。因为大剂量 MTX 可以通过血－脑屏障，可以替代鞘内注射。有人主张成人 ALL 巩固强化间歇期尚需用巯嘌呤和甲氨蝶呤交替长期口服。维持治疗阶段可选用上述方案，逐步延长间歇期，治疗 3～5 年。

3.急性非淋巴白血病的化学治疗

目前，常用标准的诱导缓解方案是 DA 方案，缓解率可达 85%。国内常用另一方案是 HOAP，平均缓解率约 60%。近年常用 HA 方案，缓解率可接近 DA 方案。但总的缓解率不如急性淋巴细胞白血病，且诱导过程中一定要通过粒细胞极度缺乏时期后，才有可能进入缓解期。

我国血液病学者发现，全反式维 A 酸可使 M_3 白血病诱导缓解，其缓解率可达 85%。但缓解后单用维 A 酸巩固强化治疗易复发，故宜与其他化疗联合治疗或交替维持治疗。此外，我国学者临床试用三氧化二砷对 M3 型诱导完全缓解率可达 65%～98%，对复发的患者也有很好的疗效。M_3 有合并 DIC 倾向者要使用肝素治疗。

巩固治疗方法有：①原诱导方法巩固 4～6 个疗程；②以中剂量阿糖胞苷为主的强化治疗，阿糖胞苷可单用，也可加其他药物（如柔红霉素、安吖啶、米托蒽醌等）；③用与原诱导治疗方案无交叉耐药的新方案（如 VP－16 加米托蒽醌等）。每 1～2 个月化疗 1 次，共计 1～2 年。以后停用化疗，密切随访，如有复发再行治疗。

4.中枢神经系统白血病的治疗

中枢神经系统白血病是最常见的髓外白血病，以急性淋巴细胞白血病尤为突出。通常在急性淋巴细胞白血病缓解后开始预防性鞘内注射甲氨蝶呤，每次 10mg，2 次/周，共 3 周。如临床出现颅内压增高、脑膜刺激征或脑神经受损的表现，脑脊液压力升高并找到白血病细胞，中枢神经系统白血病诊断即可肯定。则应用甲氨蝶呤每次 10～15mg 缓慢鞘内注射，2 次 1 周，直到脑脊液细胞数及生化检查恢复正常，然后改用每次 5～10mg 鞘内注射，每 6～8 周 1 次，随全身化疗结束而停用。若甲氨蝶呤疗效欠佳，可改用阿糖胞苷 30～50mg/m^2 鞘内注射，2 次 1 周。同时，可考虑头颅部放射线照射脊髓，但对骨髓抑制较严重。

5.老年急性白血病的治疗

老年患者对化疗耐受差，过度虚弱患者无法接受联合化疗，常规化疗方案中剂量减少。宜用小剂量阿糖胞苷（或三尖杉碱）静脉滴注治疗，直至缓解。

6.睾丸白血病治疗

药物对睾丸白血病疗效不佳,必须放射治疗,即使一侧睾丸肿大,也须采用两侧同时放射治疗。

7.难治性和复发性白血病的治疗

难治性白血病的诊断依据如下:①标准诱导缓解方案2个疗程未达到完全缓解(CR)者;②首次CR后半年内复发者(早期复发);③首次CR后半年复发(晚期复发),但再用原诱导方案治疗无效者;④复发2次以上者。凡符合上述任意一条者即为难治性白血病。

复发是指在CR期骨髓或血液中又出现原已看不到的白血病细胞(原粒细胞≥5%),称为血液学复发(或髓内复发)。白血病细胞在其他部位出现称为髓外复发。第1次CR后6个月内复发者为早期复发,第1次CR后6个月以上或第2次CR后4个月以内复发者为晚期复发。

(1)难治性和复发AML的治疗:①HDAra－C联合化疗,对年龄55岁以下、支持条件较好者,可选用。②启用新药联合化疗,如氟达拉滨、阿糖胞苷(Ara－C)和G－CSF＋IDA(去甲氧柔红霉素)(FLAG＋L);或托泊替康＋环磷酰胺(CTX)＋Ara－C＋VP－16等。③对于年龄偏大或继发性AML,可采用预激化疗。④HSCT,除HLA相和的HSCT外,还包括HLA部分相和或半相和的移植。⑤免疫治疗,非骨髓造血干细胞移植(NST)、DLI(供者淋巴细胞输注)、髓系单克隆抗体等。

(2)难治性和复发ALL的治疗:首先,应考虑选用新的抗癌药物,并且要与其他抗癌药物联合应用以提高疗效;其次,可考虑采用中、高剂量Ara－C或MTX治疗,对于再次达CR后的此类患者,若有条件应早行造血干细胞移植。常用的有以下治疗方案。①HD－MITX,从200mg/m^2开始,于数周内增至6g/m^2,以甲酰四氢叶酸钙(亚叶酸钙)或门冬酰胺酶(L－ASP)解救,CR率达33%～75%。②以HD－Ara－C为基础的方案,HD－Ara－C用药一般为12h 1次,共4～12次,每疗程累积剂量12～36g/m^2。③以HD－CTX为基础的方案。④VAD方案,不良反应轻,易耐受。

(二)造血干细胞移植

儿童非高危级急性淋巴细胞白血病因化疗效果较好,不必在第1次缓解后进行造血干细胞移植。大多数急性白血病患者[除伴有t(15;17)的急性早幼粒细胞白血病],年龄在50岁以下,只要有HLA匹配的供者都应该在第1次缓解期内进行造血干细胞移植。

(三)一般治疗

1.防治感染

白血病患者常伴有粒细胞减少,特别是在化疗、放疗期间出现的粒细胞缺乏持续时间较长,因此防治感染非常重要。应加强基础护理,强调口咽、肛门周围和饮食的清洁卫生。有条件时应将患者置于洁净室中治疗。化疗前有局灶性感染要予以根除。体温＞38℃者,应仔细查找感染灶和检测病原菌,病原菌未明确前可经验性试用抗生素治疗,待培养及药敏结果回报后再调整用药。发热、感染严重者,可应用大剂量丙种球蛋白。细胞因子G－CSF或GM－CSF用于粒细胞缺乏者,疗效较好。

2.控制出血

白血病患者出血的主要原因是血小板减少，因此，补充血小板是较有效的措施。使周围血小板数至少维持在 20×10^9/L 以上，同时应用止血药物。如果出血系由 DIC 引起（如 M_3），应给予当的抗凝治疗。鼻或牙龈出血可用填塞或吸收性明胶海绵局部止血。

3.纠正贫血

严重贫血可输入红细胞悬液，改善患者的明显缺氧。但白细胞淤滞时，不宜马上输红细胞以免进一步增加血黏度。争取白血病缓解是纠正贫血最有效的方法。

4.高尿酸血症的处理

血尿酸＞420mg/L 时，应给予别嘌醇 0.1g，每日 3 次口服，抑制尿酸形成；给予碳酸氢钠碱化尿液；补充液体保证足够尿量，防止尿酸积聚在肾小管，损伤肾。

5.高白细胞血症

当循环血液中白细胞＞200×10^9/L 时，患者可产生白细胞淤滞症。表现为呼吸困难，甚至呼吸窘迫、反应迟钝、颅内出血等。高白细胞血症不仅增加患者的早期病死率，也增加髓外白血病的发病率和复发率。因此，当白细胞＞100×10^9/L 时，就应该紧急使用血细胞分离机，单采清除过高的白细胞，同时给予化疗药物和水化。无此条件的，给予羟基脲 2～3g/d，或小剂量联合化疗，待白细胞降至 30×10^9/L 以下时给予标准方案化疗。注意预防高尿酸血症、酸中毒、电解质紊乱、凝血功能异常等并发症。

6.营养支持治疗

白血病是严重消耗性疾病，特别是化疗、放疗的不良反应可引起患者消化道黏膜炎及功能紊乱，因此应该注意补充营养，维持水、电解质平衡，给予患者高蛋白、高热量、易消化食物，必要时给予静脉营养。

五、病情观察

(1)观察患者的症状、体征特点，重点观察化疗后患者的症状、体征是否缓解或减轻，如齿龈肿胀、皮肤结节或肿块可否消失；皮肤、黏膜出血是否减轻；如有中枢神经系统累及的，则观察治疗后患者的头痛、呕吐、抽搐等症状是否改善或消失；有肺部感染或有牙龈炎、肛周炎的则应观察抗感染治疗后炎症是否控制。治疗中，应定期随访血常规、骨髓象、血液生化、脑脊液等，以评估治疗疗效。同时，化疗过程中，应注意观察有无化疗药物的不良反应，以便及时对症处理。

(2)白血病一经诊断，患者均须住院治疗，并进一步行 FAB 分型，有条件时应行 MICM 分型，以选择合适的治疗方案。治疗中应观察患者的症状、体征是否缓解，定期复查血常规、骨髓象，一般每个疗程结束，均须复查骨髓象，以判断化疗方案是否有效。治疗效果不明显或无效的，可换用其他化疗方案；注意有无化疗药物本身的不良反应，以便及时处理；证实有肺部感染或有牙龈炎、肛周脓肿等，则予强力抗生素，控制感染，并行粪、尿、血等细菌培养，以指导选用敏感抗生素；证实有中枢神经系统累及的，应予相应的治疗；如有条件，在第一次化疗取得缓解后，可行骨髓移植治疗；治疗后完全缓解，可予以出院，出院后均应复查骨髓象和染色体、融合基因等，以了解患者的具体情况，并应告知患者定期门诊随访、定期化疗，以巩固疗效。

第九节　慢性粒细胞白血病

慢性粒细胞白血病(CML)是一种发生在早期多能造血干细胞的恶性骨髓增生性疾病,其临床特征是外周血白细胞持续进行性增高,骨髓和外周血各期幼稚和成熟的粒细胞显著增多,以中、晚幼粒细胞为主,脾大。95%的患者骨髓细胞有特征性细胞遗传学异常(费城染色体阳性 Ph+)、BCR/ABL 融合基因阳性。CML 在我国占全部白血病的 18%～20%,居白血病第 3 位。全球发病率为 1/10 万,发病率随年龄而增加,年龄中位数为 45 岁,50～60 岁为高峰,男性略多于女性。

一、病因与发病机制

(一)病因

CML 病因未明,电离辐射能增加 CML 的发病率;化学毒物及药物可诱发急性白血病,但引起 CML 者甚少,仅有 DNA 拓扑异构酶Ⅱ抑制剂致 t(9;22)阳性白血病的少数报道;家族中多发 CML 病例罕见。故遗传病因尚无证据,相反,CML 已被认为是一种获得性疾病。

(二)发病机制

90%以上的 CML 患者的血细胞中出现 Ph 染色体、t(9;22)(q34;q11),形成 ber/abl 融合基因,其编码的蛋白为 p210,可使酪氨酸激酶活性显著增强,激活癌基因 ras、cmye、bcl－2 等影响细胞增生分化、凋亡,抑制正常造血而发病。

二、诊断

(一)分型

1.慢性期(CP)

(1)无症状或有低热、乏力、多汗、体重减轻等非特异性表现。

(2)外周血白细胞计数增高,主要为中性中、晚幼和杆状核粒细胞。原粒细胞＋早幼粒细胞＜10%嗜酸和嗜碱粒细胞增多,可有少量有核红细胞。

(3)骨髓增生明显至极度活跃,以粒系增生为主,中、晚幼粒细胞和杆状核粒细胞增多,原始粒细(Ⅰ型＋Ⅱ型)＜10%。

(4)美国 NCI 提出的标准是骨髓及外周血中原始细胞＋早幼细胞＜5%。

(5)90%Ph 染色体阳性。

(6)ber/abl(融合基因应用特异性强灵敏度高的检测技术检测)阳性率 90%～100%。

(7)CFU－GM 与正常骨髓相似或明显增加。

2.加速期(AP)

(1)不明原因的发热、贫血、出血加重和(或)骨骼疼痛。

(2)脾进行性增大。

(3)对传统的抗 CML 药物无效。

(4)外周血和(或)骨髓原始细胞＞10%或 20%。

(5)外周血嗜碱粒细胞＞20%。

(6)骨髓中有显著的胶原纤维增生。

(7)出现 Ph 以外的其他染色体异常。

(8)ber/abl 基因阳性。

(9)p53 基因重排,p53 基因点突变或过量表达。

(10)CFU－GM 增生和分化缺陷、集簇增多,集簇和集落的比值增高。

3.急变期具有下列之一者可诊断为急变期(BP 或 BC)

(1)外周血中原始粒细胞＋早幼粒细胞＞30％。

(2)骨髓中原始粒细胞＋早幼粒细胞＞50％。

(3)原始粒细胞Ⅰ型＋Ⅱ型)或原淋巴细胞＋幼淋巴细胞或原单＋幼单在外周血或骨髓中＞20％。

(4)骨髓外原始细胞浸润。

(5)CFU－GM 培养呈小簇生长或不生长。

(二)临床表现

多数起病缓慢,早期常无自觉症状,患者可因健康体检或检查其他疾病时才发现血常规异常或脾大而被确诊。有些患者因乏力、多汗、体重减轻、低热等非特异的症状就诊。90％患者脾大,程度不一,肋下可触及巨脾,质硬常有明显切迹。可有轻中度肝大,淋巴结肿大少见。胸骨常有压痛,以胸骨柄下端为著,是由白血病细胞大量浸润所致。眼底视网膜浸润,可见到视网膜血管迂曲扩张,并可见呈片状的出血斑以及白色浸润中心。白细胞极度增高时(如＞100×10^9/L)可发生“白细胞淤滞症”,表现为呼吸窘迫、头晕、言语不清、中枢神经系统出血、阴茎异常勃起等表现。另外,比较少见的有:高尿酸血症可诱发急性痛风关节炎及尿酸性肾病;巨脾并发脾梗死或脾周围炎时,出现左上腹、左胸背及左肩痛,常随呼吸加重;皮肤瘙痒、痤疮性荨麻疹、胃及十二指肠溃疡的系列症状;中性粒细胞皮肤浸润致痛性结节,即 Sweet 综合征。

(三)实验室检查

1.血常规

白细胞显著增高,常超过 20×10^9/L,约半数患者＞100×10^9/L,血涂片以中幼粒细胞及成熟粒细胞为突出。原始粒和早幼粒细胞不超过 5％。嗜碱和嗜酸粒细胞绝对数增多。随病情发展,红细胞和血红蛋白下降。血小板正常或中度增加,随病情进展,部分患者血小板下降,甚至＜100×10^9/L。

2.骨髓象

增生明显活跃或极度活跃,红系、粒系、巨核系普遍增生,以粒系突出,粒红比例明显增高可达(15～20)∶1。粒系各阶段均增加,以中晚幼粒细胞显著。原始粒＋早幼粒细胞不超过 10％(慢性期)。嗜碱和嗜酸粒细胞增加更显著,可超过 20％。疾病晚期红系明显受抑。巨核细胞早期增多,晚期减少。骨髓易干抽。骨髓活检各系细胞增生旺盛。疾病过程中有不同程度的骨髓纤维化。

3.组织化学与生物化学中性粒细胞碱性磷酸酶(NAP)

在 90％CML 患者,活性明显减少。血清尿酸、溶菌酶、乳酸脱氢酶、维生素 B_{12} 往往增高。

4.染色体检查

90%以上患者可发现 Ph 染色体，是 CML 的标记染色体，可存在于所有血细胞中。慢性期，大约 70%的患者为典型的 t(9;22)(q34;q11)，另有 20%患者可表现为特殊的核型，如 t(Ph)－Y、t(Ph)＋8 等。当进入加速期或急变期时，约 75%患者合并 Ph 染色体以外的染色体核型异常，主要有 22q－、P＋8 及＋19 等。

5.分子生物学检查

大多数患者 ber/abl 融合基因阳性。

6.免疫表型检测

慢性期 CD34、CD33 或 HLA－DR 阳性率略高于正常；CD15、CD11b 阳性率明显增高。加速期、急变期 CD34、CD33 或 HLA－DR 明显高于正常(并先于细胞形态学改变)。

(四)诊断

最具诊断价值的是胸骨压痛和(或)自发疼痛；其次为脾明显大。

(五)鉴别诊断

1.类白血病反应

常并发于严重感染、恶性肿瘤等基础疾病，并有相应原发病的临床表现。类白血病反应一般白细胞多为 $50\times10^9/L$，很少＞$200\times10^9/L$。嗜碱粒细胞不增多，中性粒细胞有中毒颗粒，NAP 积分明显增高，Ph 染色体阴性。原发病去除后，类白血病反应亦随之消失。

2.原发性骨髓纤维化

虽然两者均有显著脾大，但原发性骨髓纤维化患者外周血白细胞数一般比 CML 少，多不超过 $30\times10^9/L$，且波动不大。NAP 阳性。外周血有核红细胞、泪滴形红细胞较明显。Ph 染色体阴性。骨髓常干抽，骨髓活检证实有骨髓纤维化。

3.其他原因引起的脾大

血吸虫病、慢性疟疾、黑热病、肝硬化、脾功能亢进等均有脾大。但各病均有各自原发病的临床特点，并且血常规及骨髓象无 CML 的改变，Ph 染色体阴性等。

三、治疗

(一)单药治疗

1.羟基脲

起效快，但持续时间短。常用剂量为 3g/d，分 3 次口服，待白细胞减至 $20\times10^9/L$ 时，剂量减半。降至 $10\times10^9/L$ 时，改为维持量(0.5～1)g/d。本药不良反应少，为当前首选的化疗药物和基础治疗药物。

2.白消安(马利兰)

初始剂量 4～6mg/d。待白细胞数降至 $20\times10^9/L$ 时应停药，待稳定后改小剂量(每 1～3d 2mg)，使白细胞保持在 $(7\sim10)\times10^9/L$。本药起效慢，不良反应多。目前，国内已将其作为二线药物。

3.其他药物

砷剂、靛玉红、异靛甲、美法仑和高三尖杉酯碱亦有效。

(二)联合化疗

两种或两种以上抗白血病的口服药联合应用,或序贯用药,或选用治疗 AML 的化疗方案,如 MA、HA。

(三)干扰素-α

该药通过直接抑制 DNA 多聚酶活性和干扰素调节因子(IRF)的基因表达,从而影响自杀因子(Fas)介导的凋亡;还增加 Ph 阳性细胞 HLA 分子的表达量,有利于抗原递呈细胞和 T 细胞更有效地识别 c 剂量(300~500)万 U/(m^2 · d),皮下或肌内注射,每周用 3~7 次,持续用数月至数年不等。由于此药起效慢,因此,对白细胞增多显著者,宜在第 1~2 周并用羟基脲或小剂量阿糖胞苷(Ara-c)。干扰素-α 可使 50%~70%患者获血液学缓解(HCR,指血常规、骨髓象恢复正常);10%~26%的患者可获显著细胞遗传学缓解(MCR,指骨髓 Ph1 阳性细胞<35%),但 ber-abl 融合基因 mRNA 仍然阳性;获 MCR 者生存期延长。常见不良反应为畏寒、发热、疲劳、厌食、恶心、头痛、肌肉及骨骼疼痛。同时并用对乙酰氨基酚、苯海拉明等可减轻不良反应,但部分患者常需减量,约 25%的患者因无法耐受而停药。与 Ara-C 联合使用可提高有效率,其 HCR、MCR 和完全细胞学缓解(CCR,Ph 阳性细胞为 0)分别为 67%、27%和 7%,但不良反应也增加。近期使用聚乙烯乙二醇(PEG)干扰素,每周用药 1 次,结果表明,其能够减轻不良反应。

(四)伊马替尼

伊马替尼(STI571)为 2-苯胺嘧啶衍生物,能特异性阻断 ATP 在 abl 激酶上的结合位置,使酪氨酸残基不能磷酸化,从而抑制 bcr/abl 的增生。伊马替尼除了抑制细胞内酪氨酸激酶 abl 和 bcrabl 之外,还可以抑制其他两种酪氨酸激酶,即 PDGF-R 和 e-Kit。伊马替尼适用于治疗 Ph1(ber-abl)阳性的慢性期、加速期、急变期 CML。给药方式为每日 1 次,口服给药,进餐时服用,并饮大量的水。慢性期 CML 患者剂量为 400mg/d。加速期或急变期 CML,剂量为 600~800mg/d。在应用该药时,应注意外周血常规和肝功能的变化。中性粒细胞减少和血小板减少是重要的血液学方面的不良反应。其他方面的不良反应有恶心、呕吐、腹泻、肌痛、肌肉痉挛及皮疹。表皮水肿是最常见的不良反应,主要为眼眶周围或者下肢水肿。

(五)异基因造血干细胞移植

这是目前普遍认可的根治性标准治疗。骨髓移植应在 CML 慢性期待血常规及体征控制后尽早进行,患者年龄以 45 岁以下为宜。在慢性期第 1 年内进行移植,5 年无病生存率可达到 60%~80%。移植物抗宿主病(GVHD)是异基因造血干细胞移植的致命并发症,20%~30%的患者死于移植相关病。年龄是影响移植预后的主要原因,CML 患者接受异基因造血干细胞移植的极限年龄为 50 岁。加速期、急变期进行异基因造血干细胞移植的存活率分别是 40%和 20%,明显低于慢性期者。也可考虑非清髓造血干细胞移植(NST)。NST 为降低预处理强度的 allo-SCT,由于其移植相关的病死率低,对部分患者尤其对年龄较大不适合常规移植者已取得了初步较好的效果。

(六)其他治疗

1.白细胞淤滞症的紧急处理

(1)白细胞单采,适用于白细胞数过高、>100×10^9/L 或妊娠者,可缓解症状、减少化疗杀伤的白血病细胞数，从而减少尿酸生成，但持续时间短、费用高。用血细胞分离机分离去除白细胞，一次单采可降低外周血循环白细胞数的1/3～1/2，症状严重不能缓解者可每日分离1～2次至症状改善；孕妇也适用此法。

(2)羟基脲，为防止大量白血病细胞溶解引起的心、肾并发症，要注意水化和碱化尿液，并保证每日尿量大于2000mL。

2.脾区放射治疗

目前，脾区放射偶用于伴有胀痛的巨脾，以缓解症状，但不能改变病程。

(七)CML急性变的治疗

1.髓系急性变者

可采用ANLL方案化疗，急性淋巴细胞白血病变可按ALL方案治疗。

2.伊马替尼

HCR、MCR和CCR分别为8%、16%和7%。且疗效维持短暂。

3.allo－SCT

复发率高达60%，长期DFS仅15%～20%。对于重回慢性期后做移植者，其效果同AP。

四、病情观察

(1)诊断不明确者，应根据患者的症状、体征行血常规、骨髓检查，以尽快明确诊断。诊断明确者，可予以相应的化疗。治疗中，重点观察患者的症状是否改善，脾大是否缩小，血常规、骨髓象是否恢复，是否达到完全缓解，评估治疗效果；注意观察有无骨髓抑制、胃肠道不良反应等，以便及时调整治疗用药及用药剂量。

(2)诊断明确者，则根据患者的具体情况，予以药物治疗，注意监测、随访治疗效果，以便根据治疗反应，及时调整有关治疗方法；慢性粒细胞白血病初始可住院治疗，待病情控制后，带药回家治疗，定期门诊复查。治疗期间，应每周至少检查血常规和白细胞分类1次、每1～2个月复查骨髓1次、每3个月复查染色体和ber/abl融合基因1次。无论患者是否完全缓解，均需长期随访。如为加速期或为急变期，则应加强相关的治疗，并按急性白血病的治疗方案进行治疗。

第十节　慢性淋巴细胞白血病

慢性淋巴细胞白血病(CLL)简称慢淋，是一种起源于淋巴细胞系统的肿瘤性疾病，是由于单克隆性小淋巴细胞凋亡受阻、存活时间延长而大量积聚在骨髓、血液、淋巴结和其他器官，最终导致正常造血功能衰竭的低度恶性疾病，其特点为成熟形态的淋巴细胞在体内积聚，使血液和骨髓中淋巴细胞增多，肝脾、淋巴结肿大，最后累及淋巴系统以外的其他组织，95%以上的CLL为CD5阳性的B细胞型，3%～5%为T细胞型。CLL在我国发生率较低，仅占慢性白血病的10%，日本和印度与我国相似。

近年来，随着我国人口老龄化及多种因素的影响，CLL患者似有增多趋势，欧洲、澳大利亚、北美白人以及黑色人种的发病率是中国、印度及日本的 20～30 倍，占慢性白血病的 50%或更多，患者多为老年人，中位发病年龄 65～70 岁，30 岁以下者极为罕见，但 20%～30%病例于 55 岁前发病，年发病率约 3/10 万。男女之比约为 2∶1。

一、病因

现仍无确凿证据证实接触化学物质和射线、饮食、吸烟、病毒感染和自身免疫性疾病为本病的高危因素，但患者一级和二级亲属淋巴系统恶性肿瘤发病率增高。许多家族尚存在患者后代发病年龄更早、病情更重的现象。经治和未治患者第二肿瘤发病率增高。

二、诊断

(一)分型

分期的目的在于帮助选择治疗方案及估计预后。CLL 最早以及最常用的分期标准包括 Binet 和 Rai 分期。

1.慢性淋巴细胞白血病的 Binet 分期

(1)A：血和骨髓中淋巴细胞增多，<3 个区域的淋巴组织肿大，中位存活期>10 年。

(2)B：血和骨髓中淋巴细胞增多，≥3 个区域的淋巴组织肿大，中位存活期 7 年。

(3)C：除与 B 期相同外，尚有贫血(Hb：男性<120g/L，女性<110g/L)或血小板减少(<100×10^9/L)，中位存活期 2 年。

2.慢性淋巴细胞白血病的 Pad 分期

(1)0 期：仅有外周血及骨髓淋巴细胞绝对值增多。

(2)Ⅰ期：0 期伴淋巴结肿大。

(3)Ⅱ期：0 期伴脾和(或)肝大，伴或不伴淋巴结肿大。

(4)Ⅲ期：0 期伴贫血(血红蛋白<110g/L)。

(5)Ⅳ期：0 期伴血小板减少(PLT<100×10^9/L)。

0 期属低危组，中位生存时间在 150 个月以上，通常仅随诊观察，不予治疗。Ⅰ、Ⅱ期属中危组，中位生存时间分别为 101 个月及 90 个月，如淋巴结、肝、脾之一明显肿大，应开始治疗。Ⅲ～Ⅳ期属高危组，中位生存期仅 19 个月，必须立即积极治疗。

(二)临床表现

1.典型 B 细胞慢淋

起病缓慢，早期常无症状，可在体检或血常规检查时偶然发现，另一些则因淋巴结或肝脾大而被发现。肿瘤本身可引起疲倦、乏力、盗汗、消瘦等症状。

(1)淋巴结肿大：80%的 CLL 患者诊断时有无痛性淋巴结肿大，是 CLL 最常见的体征，多在颈部、锁骨上及腋窝淋巴结，随着病情的进展，可由小变大，由少增多，由局部至全身。肿大的淋巴结具表面光滑、无粘连、可活动、质地硬、无压痛等特点。腹腔淋巴结可引起腹痛、泌尿道梗阻和肾盂积水，纵隔淋巴结肿大可引起咳嗽、声音嘶哑及呼吸困难等。扁桃体、泪腺、唾液腺受累时，可产生 Mikulicz 综合征。

(2)肝脾大：脾大常见，占 40%，轻至中度增大，晚期可达盆腔，偶可发生脾梗死或脾破裂；肝大占 10%左右，程度不如脾，当明显增大伴肝功能损害时，常提示晚期。

(3)结外损害：10%患者有皮肤表现，较慢性粒细胞白血病多见，呈散在性红色或紫红色斑丘疹，系白血病细胞的皮肤浸润所致。也可有非浸润性皮肤损害，如皮肤瘙痒、色素沉着、红斑、剥脱性皮炎。胃及小肠浸润常见，可见食欲缺乏、腹胀、消化不良、黑便、腹泻等。肺部浸润主要有弥散性结节、粟粒状浸润及胸腔积液。胸腔积液常为血性，也可因淋巴梗阻发生乳糜胸腔积液。骨骼病变常见的有脱钙及骨质稀疏，溶骨少见。病理检查60%以上患者肾双侧性白血病细胞浸润，但一般病变轻微，约20%患者有蛋白尿及显微镜血尿。神经系统病变有斑点状脑浸润，甚至结节性脑瘤形成，也可发生脑膜、第Ⅵ对脑神经、下丘脑垂体及周围神经病变，颅内压可增高。

(4)免疫缺陷表现：由于免疫异常致免疫功能减退而发生各种感染，最常见的感染有呼吸道、皮肤、胃肠道、泌尿系统及血液系统症等。带状或单纯疱疹发生率较高。患者易有化脓性感染如肺炎等，也有伴发第二种恶性肿瘤，尤以皮肤及结肠肿瘤。同时伴发弥散性组织细胞性淋巴瘤者，称为Richter综合征，发生率约3.3%。此外，也可伴发类风湿关节炎及重症肌无力等。

(5)自身免疫性溶血性贫血：约8%的患者可并发自身免疫性贫血。

2.T细胞慢性淋巴细胞白血病

临床特点是起病迅速、肝脾大、淋巴细胞中度增多，常侵犯中枢神经系统、性腺及真皮深部，对治疗反应差，生存时间短。

(三)实验室检查

1.血常规

白细胞总数升高，大多为$(30\sim100)\times10^9/L$，以成熟小淋巴细胞为主，占60%～90%，淋巴细胞绝对值$>5\times10^9/L$。淋巴细胞绝对值为$(3\sim5)\times10^9/L$时，应多次查血常规，可见少数幼稚淋巴细胞和个别原始淋巴细胞。中性粒细胞百分率降低。随着病情的发展，血小板减少、贫血逐渐明显。8%的患者可出现免疫性溶血性贫血。

2.骨髓检查

(1)骨髓象：骨髓增生活跃，淋巴细胞显著增多，占30%以上，形态基本与外周血一致，原始淋巴细胞一般不超过1%～2%。红系、粒系及巨核细胞均减少，伴有溶血时，幼红细胞可代偿性增生。细胞化学、糖原染色(PAS)部分细胞呈阴性反应，部分呈颗粒状阳性。中性粒细胞碱性磷酸酶积分不一定增高，在早期甚至降低，此特征与急性淋巴细胞白血病不同。

(2)骨髓病理：骨髓增生极度活跃，分化成熟的小淋巴细胞均一性、弥散或结节性增生，粒、红、巨核系细胞极少或缺乏。有的骨髓增生较活跃，小淋巴细胞呈间质性或结节性或结节加间质性(混合性)弥散型浸润，粒、红、巨核系细胞不同程度减少。弥散型提示病程进展迅速，预后较差。

3.免疫学检查

40%～50%患者正常免疫球蛋白减少。约5%的患者血清中出现单克隆球蛋白高峰，IgM型多见，可伴有高黏滞血症和冷球蛋白血症，20%的病例可有抗人球蛋白试验阳性。IgG及IgA较少见。少数患者可出现重链病或轻链型蛋白尿。

4.免疫表型

淋巴细胞具有单克隆性。源于B细胞者，其轻链只有κ或λ链中的一种，小鼠玫瑰花结实验阳性,膜表面免疫球蛋白(SmIg)弱阳性(IgM 或 IgD),CD5、CD19、CD20、CD21 阳性;CD10、CD22 阴性。源于 T 细胞,其绵羊玫瑰花结实验阳性,CD2、CD3、CD7、CD8(或 CD4)阳性。CD38 高表达为不良预后因素。ZAP－70 是 T 细胞的标志性抗原,正常的 T 细胞其含量较高,而在 B 细胞中不存在或表达极低,但在部分慢淋患者的 B 细胞中发现有 ZAP－70 异常高表达。有 B 细胞 ZAP－70 高表达的慢淋患者预后差。

5.染色体及基因突变

研究表明,50%～80%的患者有染色体异常。13q－、12 三体、11q－患者,中位存活期分别为 133、114、79 个月。免疫球蛋白可变区(IgV)基因突变发生在约 50%的 CLL 病例中,此类病例生存期长;而无 IgV 突变者预后较差,约 17%的 B 系 CLL 存在 p53 缺失,此类患者对烷化剂和抗嘌呤类药物耐药,生存期短,中位存活期为 32 个月。

6.淋巴结病理

淋巴结结构破坏,由弥散浸润的小淋巴细胞替代。组织学和低度恶性的小细胞性淋巴瘤完全相同,病理上两者不能分别。

7.影像学检查

B 超、CT 可检出肿大的深部淋巴结及肝脾大,X 线胸片可检出胸腔内肿大淋巴结,为分期提供依据。

(四)诊断

符合以下 3 项即可诊断。

(1)外周血白细胞增多＞10×10^9/L,淋巴细胞绝对值≥5×10^9/L。

(2)骨髓增生,淋巴细胞≥40%,幼淋细胞＜10%,原淋细胞＜2%。

(3)除外引起淋巴细胞增多的其他疾病。

(五)鉴别诊断

1.成人良性淋巴细胞增多症

常见于病毒、细菌感染及自身免疫性疾病、甲状腺功能亢进症、脾切除术后。

2.淋巴瘤细胞白血病

与 CLL 易混淆者通常由滤泡或弥散性小裂细胞型淋巴瘤转化而来,具有原发病淋巴瘤的病史,细胞常有核裂并呈多形性;淋巴结和骨髓病理活检显示明显滤泡结构;免疫表型为 SmLg、FMC7 和 CD10 强阳性,CD5 阴性。

3.幼淋巴细胞白血病(PLL)

病程较 CLL 为急,脾明显增大,淋巴结肿大较少,白细胞数往往很高,血常规和骨髓象有较多的带核仁的幼淋巴细胞:PLL 细胞高表达 FMC7、CD22 和 SmLg;CD5 阴性;小鼠玫瑰花结实验阴性。

4.毛细胞白血病(HCL)

全血细胞减少伴脾大者诊断不难,但有部分 HCL 的白细胞升高达$(10\sim30)\times10^9$/L,这些细胞有纤毛状胞浆突出物、酒石酸抵抗的酸性磷酸酶染色反应阳性,CD5 阴性,高表达 CD25、CD11e 和 CD103。

5.伴绒毛淋巴细胞的脾淋巴瘤(SLVL)

为原发于脾的一种恶性淋巴瘤,多发生于老年人,脾大明显,白细胞数为(10～25)×10^9/L,血和骨髓中出现数量不等的绒毛状淋巴细胞,1/3～1/2 的患者伴有血、尿单克隆免疫球蛋白增高。免疫标志为 CD5、CD25、CD11e 和 CD103 阴性;CD22 和 CD24 阳性。脾切除有效,预后较好。

三、治疗

CLL 呈惰性病程,目前不能用药治愈,即使早期治疗也不能延长患者生存期。因此,一般早期 CLL 患者无须治疗,定期复查即可。当出现以下表现时才有治疗指征:①贫血和(或)血小板减少;②有体重减少≥10%、极度疲劳、发热(>38℃)超过 2 周、盗汗等明显症状;③脾明显增大或伴脾疼痛;④淋巴结明显肿大或伴压迫症状;⑤淋巴细胞倍增时间小于 6 个月;⑥转为幼淋巴细胞白血病或 Richter 综合征。

(一)化学治疗

1.单药化疗

常用的药物为肾上腺皮质激素、苯丁酸氮芥(CLB)和氟达拉滨。

(1)肾上腺皮质激素:可用泼尼松 40～60mg,连用 1 周,后逐渐减量至停用。

(2)烷化剂苯丁酸氮芥(CLB):完全缓解率 15%,部分缓解率 65%。有连续和间断两种用法。连续应用:口服(2～4)mg/d,逐渐加量至(6～8)mg/d,待淋巴细胞减少 50%时减量,稳定后予维持量;间断应用:(0.1～0.175)mg/(kg·d),连用 4d,每 2～4 周为 1 个疗程。根据血常规决定疗程。

(3)氟达拉滨:是目前最有效的单剂治疗药物,它是单磷酸腺苷氟化物,干扰腺苷代谢,对难治性 CLL 有效。使用剂量一般为(25～30)mg/(m^2·d),维持 30min,连续 5d 静脉滴注,每 4 周 1 个疗程,有效率 50%～80%,包括 38%完全缓解。口服 40mg/(m^2·d)即可达到标准静脉剂量 25mg/(m^2·d)的作用强度。最常见的不良反应是骨髓抑制,血液学表现为中性粒细胞减少、贫血和血小板减少。其他不良反应如胃肠道反应多为轻、中度。口服的耐受性与静脉制剂相似。初治优于复治。

(4)其他药物:克拉屈滨(2-CdA)和喷司他丁(DCF)、阿糖胞苷、依托泊苷及烷化剂环磷酰胺等。

2.联合化疗

(1)CLBL+泼尼松 CLBL:0.1～0.175mg/(kg·d),连用 4d,泼尼松 80mg,连用 5d,每2～4 周为 1 个疗程,重复至缓解或骨髓抑制。治疗的总有效率为 80%。

(2)含氟达拉滨联合化疗方案:氟达拉滨+环磷酰胺,氟达拉滨+米托蒽醌,氟达拉滨+CLBL。均不比单剂应用氟达拉滨优越。

(3)环磷酰胺+长春新碱+泼尼松(COP)方案:环磷酰胺 300～400mg/(m^2·d),连用 5d,长春新碱 2mg,第 1d,泼尼松 40mg,5d,每 3～4 周为 1 个疗程。完全缓解率可达 25%,部分缓解率 50%。

(4)环磷酰胺+长春新碱+多柔比星+泼尼松(CHOP)方案。COP 方案+多柔比星 25mg/(m^2·d),第 1d,进展期 CLL 患者用 CHOP 方案生存期比用 COP 方案者延长。

(二)生物治疗

1.干扰素—α

早期CLL应用干扰素—α有1/4～1/2可获得部分缓解,但完全缓解者少。在化疗缓解后应用干扰素维持治疗能延长患者生存期。

2.白细胞介素-2

近50%CLL患者细胞表现表达CD25(IL-2受体),应用IL-2可使CLL淋巴细胞暂时中度降低和脾脏回缩,但IL-2不良反应较大。

3.单克隆抗体

(1)Alemtuzumab(Campath—1H):是人源化的鼠抗人CD52单克隆抗体。CD52广泛分布在正常的B淋巴细胞、T淋巴细胞、单核细胞、吞噬细胞和B淋巴细胞及T淋巴细胞瘤细胞表面,阳性率达68%～76%,但造血干细胞无表达。在慢性淋巴细胞白血病(CLL)细胞表面尤为丰富,几乎全部CLL细胞表面均有CD52的表达,在红细胞、血小板和干细胞表面则检测不到。所以,可将CD52作为CLL靶向治疗的靶点。用法:静脉输注30mg/d,每周3次,共12周。Campath—1H对1/3氟达拉滨耐药的CLL患者有效,但对肿瘤负荷高的淋巴结肿大患者效果差,其不良反应主要为骨髓抑制和免疫抑制所致的感染、出血和贫血,以及血清病样的过敏反应。

(2)利妥昔单抗(美罗华):是人鼠嵌合型抗CD20单克隆抗体。CD20位于B淋巴细胞表面,是B淋巴细胞表面分化抗原。它主要参与调节B淋巴细胞的增生与分化,在免疫系统起重要作用,表达在前B细胞和成熟B细胞,抗原不会出现程度较大的脱落。因此,可将CD20作为治疗B细胞淋巴瘤的靶点。单药用法为375mg/m^2,每周1次,连续4周,静脉输注。对CLL有效,但由于CLL中$CD20^+$细胞负荷大,效果不显著,故与化疗药物联合应用,效果更佳,也适用于嘌呤类药物治疗后CLL微小残留病灶的清除,其不良反应主要为过敏反应。

(3)鼠抗人CD5单克隆抗体:单独应用或与免疫毒素或放射性核素偶联后治疗CLL,仅能使患者外周血淋巴细胞一过性中度降低,对肿大淋巴结、肝、脾的疗效甚微。

(4)其他生物治疗:细胞周期蛋白抑制剂Flavopiridol。其他单克隆抗体有抗HLA—DR抗体、抗CD40抗体、TRAIL受体DR_4和DR_5直接的抗体、抗体类似分子目标CD37、白细胞介素-2(IL-2)受体配体免疫毒素Ontak等。

(三)化疗与免疫的联合治疗

(1)氟达拉滨、环磷酰胺和利妥昔单抗作为治疗CLL患者的一线治疗方案,研究表明可达71%的CR率,其中57%达到了分子学缓解。

(2)氟达拉滨和Alemtuzumab联合治疗。

(四)造血干细胞移植

骨髓移植治疗CLL作用有限,因为CLL患者大多超过50岁,不宜行异基因骨髓移植。在缓解期,采用自体干细胞移植治疗CLL可获得较理想的结果,体内的微小残留病灶可转阴,但随访至4年时约50%复发。因患者多为老年人,常规移植的方案相关毒性大、并发症多,近年来,以氟达拉滨为基础的非清髓性干细胞移植(NST),降低了移植方案的相关毒性病死率,可望提高存活比例。

(五)放射治疗

当局部淋巴结明显肿大影响邻近器官功能、脾高度增大、神经受侵犯、重要脏器或骨骼被浸润者时,可应用放射治疗,包括全身放疗(TBI)、全淋巴照射(TNI)和局部照射,可改善全身症状,延长生存期。可与其他方法一起进行序贯治疗。

(六)放射免疫治疗(RIT)

肿瘤放射免疫导向治疗现在已成为一种系统的特异靶向性的肿瘤治疗手段,具有优于放疗和化疗对肿瘤细胞选择性杀伤的特点,正受到人们的广泛关注。

(七)其他治疗

由于低丙种球蛋白血症、中性粒细胞缺乏以及患者高龄,因此极易发生感染。严重感染常为致死原因,应积极用抗生素控制感染。反复感染者可静脉注射丙种球蛋白。淋巴细胞单采可暂时性降低外周血淋巴细胞,减轻器官浸润,增加血红蛋白和血小板数量。并发自身免疫性溶血性贫血或血小板减少性紫癜者,可用糖皮质激素治疗。若仍无效且脾大明显者,可考虑脾切除。手术后红细胞、血小板可能回升,但血中淋巴细胞变化不大。

四、病情观察

(一)诊断不明确者

可根据患者的具体临床表现,行血常规、骨髓等检查,以明确诊断。诊断明确者,可根据患者的具体征象,尤其是慢性淋巴细胞白血病的临床分期,给予化疗。治疗过程中,重点是观察治疗效果,临床症状是否改善血常规、骨髓象是否恢复,有无感染等并发症,以便及时治疗。

(二)诊断明确者

诊断明确后即可根据患者的临床表现、病期,给予治疗。0 期患者可不予治疗;Ⅰ期以上的均需治疗,主要是化学治疗,如有明显纵隔淋巴结肿大发生压迫症状或有巨脾者,可考虑采用局部或纵隔、脾区放射治疗。治疗期间,应每周检查血常规和白细胞分类一次、每 1～2 个月复查骨髓一次;有染色体及免疫分型异常者,还要定期复查染色体及免疫分型。慢淋白血病起病初期可住院治疗,待病情控制后,可带药回家治疗,定期门诊复查。

(三)疗效标准

1.完全缓解

①临床症状消失;②淋巴结及肝脾大回缩至正常;③白细胞$\leqslant 10\times10^9/L$,淋巴细胞绝对值$<4\times10^9/L$;④Hb 及血小板正常;⑤骨髓淋巴细胞$<40\%$。

2.部分缓解

①临床症状减轻;②淋巴结及肝、脾大缩小一半以上;③白细胞、淋巴细胞和骨髓中淋巴细胞降至治疗前 50%以下;④Hb 和血小板较治疗前增加$>50\%$。

(四)无缓解

各项指标均未达部分缓解标准或者恶化。

第十一节 骨髓增生异常综合征

骨髓增生异常综合征(MDS)是一组起源于造血干(祖)细胞,以血细胞病态造血、高风险向急性白血病转化为特征的难治性血细胞质、量异常的异质性疾病。MDS是老年性疾病,约80%的患者年龄大于60岁,男、女均可发病。国内报道发病率为0.25/10万。贫血是最常见的临床症状,许多患者还有感染、出血。

一、病因与发病机制

(一)病因

MDS发病原因尚未明确,但从细胞培养、细胞遗传学、分子生物学及临床研究均证实,MDS是一种源于造血干/祖细胞水平的克隆性疾病。其病因与白血病相似。MDS发病可能与逆转录病毒作用或细胞原癌基因突变、抑癌基因缺失或表达异常等因素有关。继发性MDS患者常有明显的发病诱因,此外,MDS多发生于中老年,是否年龄可降低细胞内修复基因突变功能亦可能是致病因素之一。

(二)发病机制

通过G－6－PD同工酶、限制性片段长度多态性分析等克隆分析技术研究发现,MDS是起源于造血干细胞的克隆性疾病。异常克隆细胞在骨髓中分化、成熟障碍,出现病态造血,在骨髓原位或释放入血后不久被破坏,导致无效造血。部分MDS患者可发现有原癌基因突变(如N－ras基因突变)或染色体异常(如＋8、－7.5q－等)这些基因异常可能也参与MDS的发生和发展、MDS终末细胞的功能,如中性粒细胞超氧阴离子水平、碱性磷酸酶也较正常低下。

二、诊断

(一)分型

1.按病因分类

(1)原发性MDS:无明确病因。

(2)继发性MDS:多见于长期放化疗、自身免疫病、肿瘤等。

2.按形态学分类

(1)FAB分型:FAB协作组确立了MDS的分型标准,其最重要的诊断标准之一是三系造血细胞中至少有两系存在发育异常,即病态造血。

1)难治性贫血(RA):贫血,偶有患者粒细胞减少、血小板减少而无贫血,网织红细胞减少,红细胞和粒细胞形态异常,血片中原始细胞＜1%;骨髓增生活跃或明显活跃,红系增生病态造血表现,粒系和巨核系病态造血少见,原始细胞＜5%。

2)环状铁粒幼细胞性难治性贫血(RAS):骨髓中环状铁粒幼细胞占有核细胞的15%以上,余同RA。

3)原始细胞增多的难治性贫血(RAEB):血常规有二系或全血细胞减少,多数粒系病态造血现象,原始细胞＜5%;骨髓增生明显活跃,原始细胞5%～20%。

4)转变中的RAEB(RAEB－t):血常规及骨髓似RAEB,但具有下述三种现象之一:外周血中原始细胞≥5%;骨髓中原始细胞>20%;而<30%;幼粒细胞出现 Auer 小体。

5)慢性粒单核细胞白血病(CMML):骨髓和外周血中的原始细胞与 RAEB 相同,外周血中单核细胞增多,细胞绝对值>1×10^9/L。

(2)WHO 分型:世界卫生组织(WHO)颁布了新的 MDS 的分型标准。

1)难治性贫血(RA):血常规显示仅贫血,白细胞和血小板常正常,无原始细胞或<1%,无 Auer 小体:骨髓中仅红系病态,原始细胞<5%,环状铁粒幼细胞<15%,无 Auer 小体。

2)环状铁粒幼细胞性难治性贫血(RAS,RARS):血常规与骨髓象同 RA,但骨髓中环状铁粒幼细胞≥15%。

3)难治性血细胞减少伴多系病态造血(RCMD):血常规表现为二系或全血细胞减少,有病态造血,单核细胞<1×10^9/L,原始细胞<1%,无 Auer 小体;骨髓象示≥二系髓系细胞有病态造血(≥10%病态细胞),无 Auer 小体,原始细胞<5%,环状铁粒幼细胞<15%,骨髓中环状铁粒幼细胞≥15%应诊断为 RCMD-RS。

4)原始细胞过多的难治性贫血(RAEB):①RAEB-1,血常规示三系血细胞不同程度的减少,都有病态造血现象,无单核细胞增多<1×10^9/L,原始细胞<5%,无 Auer 小体;骨髓象示一系或多系病态,原始细胞 5%~9%,无 Auer 小体。②RAEB-2,血常规示三系血细胞不同程度的减少,都有病态造血现象,无单核细胞增多<1×10^9/L,原始细胞 5%~19%,Auer 小体(±);骨髓象示一系或多系病态,原始细胞 10%~19%,Auer/小体(±)。

5)MDS 不能分类(MDS-U):为 MDS 但不符合 RA、RAS、RCMD、RAEB 诊断标准。表现为中性粒细胞减少或血小板减少,无贫血,无原始细胞或<1%,无 Auer 小体;骨髓象示增生亦可减低,病态造血现象限于粒系或巨核系之一,原始细胞<5%,无 Auer 小体。

6)5q-综合征:指 MDS 具有 5q-为唯一的细胞遗传学异常。特点:①主要见于中老年女性;②难治性大细胞贫血;③血小板数多为正常或增多;④无 Auer 小体,血中原始细胞<5%;⑤骨髓增生,红系病态,巨核细胞数正常或增多,核分叶少,原始细胞<5%,无 Auer 小体;⑥5q-为唯一异常核型。

(二)临床表现

MDS 临床表现无特异性,最常见贫血症状,为缓慢进行性面色苍白、乏力,活动后心悸气短。在老年人,贫血常使原有的慢性心、肺疾病加重。严重的粒细胞缺乏可降低患者抵抗力,表现为反复发生的感染及发热。严重的血小板降低可致皮肤瘀斑、鼻出血、牙龈出血及内脏出血。少数患者可有关节肿痛、发热、皮肤血管炎等症状,多伴有自身抗体类似风湿病。

(三)实验室检查

1.外周血常规

90%以上的 MDS 患者都有贫血。常有一两系或全血细胞减少,偶可有白细胞增多。血涂片可见幼稚细胞、巨大红细胞、小巨核细胞或其他病态细胞。

2.骨髓象

增生大多明显活跃,少数呈增生低下。多数有两系病态造血,如粒、红细胞类巨幼样变,小巨核细胞增多等。

3.骨髓活检

多与骨髓象相似，有时可发现幼稚前体细胞异常定位(ALIP)。

4.染色体

40%～80%的MDS患者可检出染色体异常，呈非随机性，与AML患者相似，常见为+8、-5/5q、-7/7q-、9q-、20q-、21q-。其中-5/5q、-7/7q-多见于继发于化疗、放疗的MDS患者，7号染色体异常预后较差。

5.基因改变

临床上报道较多的有以下几种。①ras基因突变，主要以N-ras为主，是MDS预后不良的一个指标，②凋亡相关蛋白：临床研究较多的是bcl-2、e-mye、fas基因及其蛋白；③axl基因，为一种受体酪氨酸激酶基因，在MDS患者中，约70%表达增加；④其他基因，包括erb-A、erb-B重排、降钙素甲基化、p15基因甲基化等，在MDS患者中都有较高的发生率。但其在发病机制中的作用尚有待明确。

6.造血祖细胞体外集落培养

MDS患者的体外集落培养常出现集落“流产”，形成的集落少或不能形成集落。粒-单核祖细胞培养常出现集落减少而集簇增多，集簇/集落比值增高。说明MDS患者多向造血祖细胞及其以下的造血祖细胞增生分化均有异常。

(四)诊断

(1)临床表现。

(2)骨髓中至少有二系病态造血表现。

(3)外周血一系、二系或全血细胞减少，偶见白细胞增多，可见有核红或巨大红细胞及其他病态造血表现。

(4)除外其他引起病态造血的疾病，如红白血病、急性非淋巴细胞白血病M_2b、骨髓纤维化、慢性粒细胞白血病、特发性血小板减少性紫癜、巨幼细胞贫血、溶血性贫血等。除外其他全血细胞减少性疾病，如再生障碍性贫血、阵发性睡眠性血红蛋白尿等。

(5)已经有骨髓原始细胞增多的MDS(如RAEB、RAEBT)诊断一般不难，骨髓原始细胞不增多的MDS，特别是RA和RARS，则有时难以确诊，必要时，需寻求血细胞形态学以外的依据。

(6)原发性MDS的诊断要点：①不明原因的顽固性血细胞减少，常为全血细胞减少。仅有一种血细胞减少者，应随诊3～6个月，观察血常规的变化动态；②骨髓有核细胞增生程度增高或正常，造血细胞有明确的发育异常形态改变，常累及至少两系造血细胞(一般为红系和巨核系)，仅累及一系者，亦应随诊3～6个月；③常用抗贫血药物(维生素B_{12}、维生素B_6、叶酸)治疗时无效；④既往无接受抗癌化疗和(或)放射治疗的历史；⑤能够排除已知可有类似血细胞形态异常的各种原发疾患。

(7)对于诊断困难的病例，以下的实验室检查结果有助于确诊：①骨髓组织切片显示造血细胞空间定位紊乱，或ALIP(+)；②有非随机性-5/5q-、-7/7q-、+8、20q-等MDS常见的核型异常；③血细胞克隆性分析提示单克隆造血；④SCD(-)，或有其他造血细胞周期延长的证据；⑤造血细胞有ras或fms等MDS可有的癌基因异常。

(五)鉴别诊断

1.再生障碍性贫血

慢性再生障碍性贫血(CAA)常需与MDS(RCMD)鉴别。后者的网织红细胞可正常或升高,外周血可见到有核红细胞,骨髓病态造血明显,早期细胞比例不低或增加,有特征性克隆性染色体核型改变,而CAA无上述异常,巨核细胞缺乏。

2.阵发性睡眠性血红蛋白尿症(PNH)

也可出现全血细胞减少和病态造血,但PNH检测可发现$CD55^{+}$、$CD59^{+}$细胞减少、酸溶血试验、蛇毒溶血试验、糖水溶血试验阳性及血管内溶血的改变。而MDS无上述异常。

3.巨幼细胞贫血

血中叶酸和(或)维生素B_{12}减少,叶酸及维生素B_{12}治疗有效。

4.原发性血小板减少性紫癜(ITP)

骨髓中巨核细胞成熟障碍,无病态巨核细胞,糖皮质激素治疗有效。

三、治疗

多年来,用于治疗MDS的常用方法包括诱导分化治疗、造血生长因子应用,联合化学治疗(化疗)、造血干细胞移植等。虽然这些治疗有一定的疗效,但约半数以上的患者由于感染、出血等并发症或转化为急性白血病而于3～4年内死亡。近年,某些新的治疗措施开始用于临床,取得一定疗效。

(一)支持治疗

对于低危MDS和高危但不适宜接受强烈化疗的MDS患者,支持治疗仍是一项重要治疗手段。支持治疗的目标是减少病痛和死亡,并保证一定的生活质量。如贫血严重者定期输用浓缩红细胞。血小板$<(20\sim30)\times10^{9}/L$且出血倾向明显者可输用血小板。合并感染者有指征地使用抗感染治疗,必要时辅用静脉丙种球蛋白输注。因反复输血而有铁负荷过多征象者可予去铁治疗等等。

(二)去铁治疗

在MDS患者由于长期反复输血而累积接受铁达到5g(约累积输用25个单位红细胞),患者无急或慢性失血等失铁情况,而且其病情仍需继续长时间定期输血时,应考虑去铁治疗。方法是去铁铵20～40mg/kg,静脉滴注维持12h,每周输5～7次。准备给予去铁铵治疗之前需做听力测验和眼科检查。去铁治疗的目标是使血清铁蛋白降低至$<1000\mu g/L$。治疗过程中当血清铁蛋白降低至$<2000\mu g/L$时,去铁铵剂量应减少至25mg/kg以下。去铁铵治疗开始后1个月,应同时给予维生素C,每日100～200mg,在开始输注去铁铵时服用。在去铁铵治疗期间应注意听力和眼科检查,至少每年进行一次。

(三)促造血治疗

造血生长因子主要应用于低危组MDS患者,能使部分患者改善造血功能。在各种造血生长因子中,以红细胞生成素(EPO)应用最为广泛且安全。在EP0基础上联合应用G－CSF、GM－CSF可进一步提高疗效,但应注意是否会促进MDS向急性白血病转化,应根据患者的具体病情确定合理有效的方案。

(四)免疫抑制剂治疗

在一些 MDS 患者中,T 淋巴细胞通过释放抑制性细胞因子而产生骨髓抑制作用,应用免疫抑制剂可以改善病情。一般来说,对低增生、原始细胞不增多的 MDS,可考虑应用免疫抑制药如 ATG 或环孢素治疗。但对原始细胞增多的 MDS 应考虑应用清除恶性克隆的治疗方法。

(五)沙利度胺

沙利度胺(又称反应停)是一种免疫调节剂,可促进 Th,转向 Th,,从而抑制与凋亡有关的 TNF-α、IL-1、IL-6 等细胞因子的产生,也可以看成是抗凋亡剂。MDS 时骨髓中常存在血管生成因子增多与血管增生,沙利度胺的抑制血管生成作用也有益于 MDS 患者。骨髓中原始细胞较少者疗效较好。

(六)诱导分化治疗

1.维 A 酸类

维 A 酸类系非特异性分化诱导剂,用得最多的是全反式维 A 酸(ATRA),还有 9－顺式与 13－顺式维 A 酸,它们在体外对髓系造血祖细胞与白血病细胞克隆均具有作用,然而,用于 MDS 时临床疗效则远不如用于急性早幼粒细胞白血病时。

2.维生素 D_3 类

20 世纪 80 年代发现,维生素 D_3 有诱导细胞分化、抑制增生与调节免疫功能的作用,有人曾试用于治疗骨髓纤维化与白血病,有一定疗效,后转用于本病,认为特别适用于低中度恶性患者。为预防可能发生的高钙血症,用量常偏小。有人认为这可能是影响疗效的原因之一。据报道,近年研制的 $1,25(OH)_2$－16 烯－23 炔 D_3 疗效更好而不会引起高钙血症。

3.联合诱导分化剂治疗

一般联合方案是小剂量 ATRA(10mg,每日 3 次)、小剂量阿糖胞苷(LD－Ara－C,15mg,12 小时肌内注射 1 次)、小剂量阿克拉霉素(LD－Acla,5mg 加生理盐水 100mL 静脉滴注,每日 1 次)。上药连用 15～21 日为 1 个疗程,每疗程间歇 10d。

4.砷剂三氧化二砷(ATO)

是一种新型的抗肿瘤药物。有报道认为,其作用机制为诱导肿瘤细胞分化、凋亡、抑制肿瘤血管形成。ATO 的用法为:0.25mg/(kg·d),每周用 5d,治疗 2 周后间隔 2 周,开始下一个疗程。据报道,可达到一定的血液学指标的缓解。

(七)清除骨髓增生异常综合征异常克隆细胞

对于 MDS 异常增生细胞,联合化疗适用于原始细胞异常增多的高危型 MDS;造血干细胞移植治疗在 MDS 治疗中的应用,已取得良好的疗效。

1.化学治疗

细胞毒性化疗药物清除 MDS 恶性克隆,是治疗高危型 MDS 常用的方法。根据化疗药物剂量不同分为两类:小剂量化疗和标准剂量化疗。小剂量化疗主要用于患者年龄较大以及合并严重非血液系统疾病者。小剂量阿糖胞苷的使用较多,多数报道有效率在 40%左右,但与不治疗者相比,患者生存期无延长。标准剂量联合化疗适用于一般情况较好、相对较年轻的高危 MDS 或转化为急性粒细胞白血病的患者。应用标准的急性粒细胞白血病诱导缓解方案治疗高危型 MDS,完全缓解率可达 50%左右,但疗效维持时间短,治疗相关病死率高。

2.造血干细胞移植

造血干细胞移植是目前唯一可以治愈 MDS 的手段，但有风险大、费用昂贵等缺点。对近年来 MDS 造血干细胞移植的回顾分析显示：30%～40%的患者通过异基因移植能够得到治愈，接受 HLA 全相合供体干细胞移植的早期患者治疗效果最好，大约 75%的患者将长期无病生存，异基因移植的主要局限是 MDS 患者年龄较大，其中位年龄约为 65 岁，年龄较大的患者对异基因移植的耐受差，并且复发率较高。恰当的移植时机仍然不甚明了，一些学者建议，在 MDS 的早期移植可能会更有助于提高长期的疗效。MDS 的自体造血干细胞移植，其疗效似乎不大，原因是移植含有潜在的恶性细胞克隆，分选收获不含恶性克隆的多克隆造血干细胞进行移植是成功的关键。非清髓异基因移植也就是利用供体细胞的免疫活性来清除受体的恶性克隆，重建健康造血。

目前，这种治疗主要用于年龄大、体弱和不能进行常规异基因移植的 MDS 患者，或者经过异体移植又复发的患者。脐血移植在一些 MDS 中亦获成功，脐血异基因移植能明显地减轻移植物抗宿主病，脐血所含干细胞较少，需要进行体外的扩增来达到成人重建造血所需的干细胞，尚需要进一步的研究。

四、病情观察

(1)诊断明确，应进一步明确 MDS 类型，并按上述治疗方案进行治疗。治疗过程中，应注意复查血常规、骨髓象，主要观察患者的症状是否改善，贫血是否纠正，病情有无变化，评估治疗疗效；如采用化疗或其他治疗者，应注意观察血常规，了解有无骨髓抑制以及胃肠道的不良反应。诊断不明确者，应根据患者的症状、体征，行血常规、骨髓检查等，以明确诊断。

(2)根据患者的具体症状、体征、结合血常规和骨髓检查等，可帮助诊断本病。诊断有困难的，应注意与有关疾病相鉴别。诊断明确者，可给予相应治疗。治疗中，注意复查血常规、骨髓染色体核型及基因表达，了解病情发展情况，评估治疗疗效，并根据患者的治疗情况，调整治疗剂量或用药。如为难治性贫血伴原始细胞增多(RAEB)、转变中的难治性贫血伴有原始细胞增多(RAEB－T)、慢性粒单白血病(CM－MoL)，可予小剂量化疗，注意观察治疗本身的不良反应。有异基因骨髓移植指征的，可根据医院的实际条件及患者的经济能力，予以异基因骨髓移植。治疗有效者可见症状体征改善，贫血逐渐纠正，血小板数升高，白细胞分类中见幼稚细胞减少消失，输血间隔时间延长。

第十二节　多发性骨髓瘤

多发性骨髓瘤(MM)是最常见的恶性浆细胞病，以单克隆 IgG、IgA 和(或)轻链大量分泌为特征。其他恶性浆细胞病包括原发性巨球蛋白血症(IgM 异常分泌增多)、重链病和原发性淀粉样变性。多发性骨髓瘤是单克隆浆细胞异常增生的恶性疾病，异常浆细胞(骨髓瘤细胞)浸润骨骼、软组织并产生异常单克隆免疫球蛋白(M 蛋白)或使多肽链亚单位合成增多，引起骨骼破坏、贫血和肾功能损害，而正常免疫球蛋白减少致免疫功能异常。多发性骨髓瘤在欧美等国家的发病率高且有明显增高的特点，在美国其发病率为3/10万～9.6/10万，黑人发病率高，约为白人的2倍。在我国，据北京、上海、天津从医院病例统计看，其发病率＜1/10万。本病多发于40～70岁的中老年人，98%的患者年龄在40岁以上，男性多于女性，男女比例为1.5：1。

一、诊断

(一)临床表现

1.由瘤细胞浸润引起的临床表现

骨骼病变、贫血。

(1)骨骼病变：骨质疏松、溶骨病变、骨痛、骨瘤、骨肿块和病理性骨折，多见于胸骨、肋骨、颅骨、腰椎骨及盆骨。X线片可见骨质疏松、穿凿样溶骨病变、病理性骨折。

(2)贫血和出血倾向：几乎所有患者都有不同程度的贫血，也可有出血倾向，以鼻出血、牙龈出血和皮肤紫癜多见。

2.由M蛋白引起的临床表现

可见反复感染、肾损害、高黏滞综合征、淀粉样变性。

(1)由于正常免疫球蛋白合成减少、免疫功能缺陷，患者常发生反复感染，特别是普通荚膜菌感染，如肺炎链球菌肺炎、化脓菌感染及泌尿系统感染甚至败血症。

(2)肾功能损害：75%的患者尿中有单克隆轻链(本周蛋白)，并可出现水肿、管型尿，甚至出现肾衰竭。

(3)高黏滞性综合征：10%的患者有高黏滞综合征表现，由于广泛的溶骨性病变致高血钙及大量M蛋白致高黏滞血症。患者常出现头昏、眩晕、共济失调、视力障碍、眼花、耳鸣，并可突然发生意识障碍，还可有手指麻木及冠状动脉供血不足、心力衰竭等症状。

(4)淀粉样变性：35%的患者有淀粉样变性表现，如腕管综合征、肾病综合征、吸收不良、巨舌、心肌病。

(二)实验室检查

1.血常规

轻、中度贫血，多属正细胞正色素性贫血。血涂片中红细胞呈缗钱状排列，可伴有少数幼粒、幼红细胞。血沉显著增快。白细胞、血小板早期正常，晚期有全血细胞减少，如发现骨髓瘤细胞在血中大量出现并超过2.0×10^{9}/L者，称为浆细胞白血病。

2.骨髓

骨髓瘤细胞的出现系MM的主要特征，骨髓瘤细胞至少占非红系有核细胞数的15%。骨髓瘤细胞以原始和幼稚浆细胞为主，大小形态不一，成堆出现。胞浆呈灰蓝色，多核(2～3个核)，核内有核仁1～4个，核旁淡染区消失，偶见嗜酸性球状包涵体(Russel小体)或大小不等的空泡。

3.骨髓病理

骨髓腔内为灰白色瘤组织所填充，正常造血组织减少。骨小梁破坏，病变可侵犯骨皮质，使骨质疏松，骨皮质变薄或被腐蚀，易发生病理性骨折。当癌组织穿破骨皮质，可浸润骨膜及周围组织。骨髓活检标本在显微镜下观察，按瘤组织多少及分布情况可分为四类。①间质性：有少量瘤细胞散在分布于骨髓间质中；②小片性：骨髓腔内瘤组织呈小片状；③结节性：瘤细胞分布呈结节状；④弥散性：骨髓腔内大量瘤细胞充满骨髓腔。

4.血液生化异常

血清异常球蛋白增多而清蛋白正常或减少，75％的患者血清或尿液在蛋白电泳时可见一浓而密集的染色带，扫描呈现基底较窄单峰突起的M蛋白。可出现高钙血症，血磷可增高，血清碱性磷酸酶正常或轻度增加，血清β_2－微球蛋白及血清乳酸脱氢酶活力高于正常。骨髓瘤患者的血清白细胞介素6(IL-6)和CRP呈正相关。尿本周蛋白半数阳性。游离轻链测定对MM的诊断，尤其是有早期诊断和疗效判断的意义。血清蛋白酶体水平是MM患者预后的独立预测因素。

5.染色体与基因

20％～50％的多发性骨髓瘤患者具有克隆性染色体异常。其中64％为超二倍体数目异常，涉及多种染色体三体。3号染色体三体是其中最常见的一种。13号染色体部分或完全缺失是MM最早发现的染色体异常，在MM中较常见，是重要的预示生存期短的预后指标，但对治疗反应无影响。最近发现，70个基因与多发性骨髓瘤早期死亡有关，30％属于1号染色体。

6.骨骼X线检查

可见多发性、溶骨性穿凿样的骨质缺损区、骨质疏松、病理性骨折。少数早期患者可无骨骼X线表现。γ－骨显像是近年来检查骨质异常的手段之一，可一次显示周身骨骼，较X线敏感，可早于X线3个月出现异常征象。

(三)诊断标准

(1)骨髓中浆细胞＞15％，且有形态异常(骨髓瘤细胞)。

(2)血清中有大量的M蛋白(IgG＞35g/L，IgA＞20g/L，IgM＞15g/L，IgD＞2g/L，IgE＞2g/L)或尿中本周蛋白＞1g/24h。

(3)无其他病因的溶骨性病变或广泛的骨质疏松。除外反应性浆细胞增多症及意义未明的单克隆免疫球蛋白血症，符合1＋2＋3、1＋3或1＋2者即可诊断。

(四)多年来一直沿用 Durie－Salmon 诊断标准

1.主要标准

(1)浆细胞瘤由组织活检证实。

(2)骨髓中浆细胞＞30％。

(3)单克隆免疫球蛋白IgG＞35g/L或IgA＞20g/L或尿中轻链≥1g/24h(除外淀粉样变性)。

2.次要标准

(1)骨髓中浆细胞占10％～30％。

(2)单克隆免疫球蛋白水平低于上述水平。

(3)有溶骨性病变。

(4)正常免疫球蛋白IgM＜0.5g/L，IgA＜1g/L或IgG＜6g/L。

(五)WHO 诊断 MM 标准

诊断MM要求具有至少一项主要标准和一项次要标准，或者具有至少三项次要标准而且其中必须包括(1)项和(2)项。患者应有与诊断标准相关的疾病进展性症状。

1.主要标准

(1)骨髓浆细胞增多(>30%)。

(2)组织活检证实有浆细胞瘤。

(3)M 成分:血清 IgG>35g/L 或 IgA>20g/L 或本周蛋白尿>1g/24h。

2.次要标准

(1)骨髓浆细胞增多(10%~30%)。

(2)M 成分存在但水平低于上述水平。

(3)有溶骨性病变。

(4)正常免疫球蛋白减少 50%以上:IgM<0.5g/L,IgA<1g/L 或 IgG<6g/L。

(六)临床分期

1.Durie-Salmon 分期

(1)Ⅰ期:符合以下四项:①血红蛋白>100g/L;②血清钙正常;③X 线检查无异常发现;④M 蛋白水平 IgG<50g/L,IgA<30g/L,尿中轻链<4g/24h。

(2)Ⅱ期:介于Ⅰ期和Ⅲ期之间。

(3)Ⅲ期:符合一项或以上:①血红蛋白<85g/L;②高钙血症>2.98mmol/L(12mg/dl);③进展性溶骨病变;④M 蛋白水平 IgG>70g/L,IgA>50g/L,尿中轻链>12g/24h。

注:每期又分为 A 组和 B 组:A 组肾功能正常;B 组肾功能不正常(血肌酐>176.8μmol/L)。

2.ISS 分期

根据患者的血清 β_2-微球蛋白(β_2-M)和清蛋白(ALB)水平,骨髓瘤的国际分期系统(ISS)将骨髓瘤分为三期。

(1)Ⅰ期:β_2-M<35mg/LALB≥35g/L。

(2)Ⅱ期:β_2-M<35mg/LALB<35g/L 或 β_2-M35~55mg/L。

(3)Ⅲ期:β_2-M>55mg/L。

二、治疗

(一)支持治疗及对症治疗

主要针对贫血、高钙及高尿酸血症、溶骨性骨破坏、肾功能不全及高黏滞血症等的治疗。这些并发症可严重影响患者的生存与预后,因此,应积极予以处理,以提高患者的生存质量。主要治疗措施如下。

1.纠正贫血

一般情况下应通过输注红细胞,使血红蛋白维持在 80g/L 以上。应用红细胞生成素(EPO)3000U/次,隔日 1 次或每周 2~3 次,皮下注射,有助于改善贫血。

2.骨质破坏的治疗

二磷酸盐有抑制破骨细胞的作用,常用帕米磷酸二钠,每月 1 次,60~90mg,静脉滴注,可减少疼痛。部分患者出现骨质修复,改善生活质量,因此,对于有骨痛的 MM 患者应常规推荐使用。经常而适当的活动有助于患者改善症状,疼痛严重时可适当服用镇痛药。服用钙剂或维生素 AD 亦有助于减轻骨质破坏。放射性核素内照射有控制骨损害、减轻疼痛的疗效。

3.肾功能损害的防治

保证液体的输入量，有利于轻链、尿酸、钙等物质的排除，及时纠正泌尿系感染。对急性少尿和急性肾小管坏死的患者应行血液透析。

4.高尿酸血症及高钙血症的治疗

黄嘌呤氧化酶抑制剂能够减轻血和尿中的尿酸水平，高尿酸血症者口服别嘌醇 300～600mg/d，可有效降低血尿酸水平。高钙血症常合并肾功能不全和脱水，因此，首先要纠正脱水，应充分补液，也可以给予中等剂量的利尿剂，保证每 8 尿量在 2000mL 以上。

5.高黏滞血症

血浆置换可以迅速减轻高黏滞血症的症状，但血液黏滞度常同临床症状和体征不相平行，因此，要根据体征和眼底检查决定是否应该行血浆置换，而不能根据血液黏度水平决定。

(二)抗肿瘤化疗

1.初治可选 MP 方案

美法仑＋泼尼松，有效率 50％。美法仑 10mg/(m^2·d)，泼尼松 2mg/(kg·d)，均口服 4 日。每 4 周重复 1 次，至少 1 年。

2.M_2 方案

卡莫司汀＋环磷酰胺＋美法仑＋泼尼松＋长春新碱。卡莫司汀 25mg/m^2，环磷酰胺 400mg/m^2，长春新碱 1.4mg/m^2，均第 1d 静脉注射；美法仑 2mg3 次/天，泼尼松 40mg，均口服 14d，21d 为 1 个疗程。

3.初治无效或经 M_2、MP 方案治疗无效的称为难治性 MM

目前多采用挽救方案一 VAD 方案(长春新碱＋多柔比星＋地塞米松)：长春新碱 0.5mg/d，多柔比星 10mg/d，地塞米松 40mg/d，均第 1～4d，17～20d，静脉滴注。

(三)免疫治疗

包括细胞因子疗法(如干扰素、IL-2)的应用和单克隆抗体疗法(抗 IL 与单抗)。干扰素有抗肿瘤作用，单用有效率为 10％～13％；与 MP 或 M_2 合用，有效率可达 80％。

(四)造血干细胞移植

化疗无法治愈多发性骨髓瘤，应争取早期行造血干细胞移植治疗。于化疗诱导缓解后进行移植，效果较好。如无合适的供者，则可做自身外周造血干细胞移植，如能进行纯化的自身 $CD34^+$ 细胞移植，则可减少骨髓瘤细胞污染，提高疗效。

(五)沙利度胺(反应停)

沙利度胺有抑制新生血管生长的作用，近年用来治疗多发性骨髓瘤取得了一定疗效。用法为 50～600mg/d，分 2～3 次口服，对部分骨髓瘤患者治疗有效。本品可致畸胎，妊娠妇女禁用。

(六)沙利度胺衍生物来那度胺联合化疗

雷那度胺 25mg/d，口服，第 1～21d，地塞米松 40mg 第 1～4d、第 9～12d、第 17～20d(第 5 疗程起仅用于第 1～4d)，每 28d 为 1 个疗程。总反应率为 58％。Lenalidomide/Dex 方案对初治 MM 可取得很高的疗效(治疗反应＞90％，CR＋很好的 PR 达 38％)，对复发或难治性 MM 的疗效显著(30％CR)，耐受性好。

(七)靶向治疗

1.蛋白酶体抑制剂硼替佐米(Bz)

蛋白酶体抑制剂是一种治疗MM的靶向性药物,具有抑制核转录因子κB的活性。此外,还能增强MM细胞对肾上腺皮质激素或传统细胞毒药物的敏感性,从而促进这些药物的抗肿瘤活性。硼替佐米是第一个进入临床研究的蛋白酶体抑制剂,在难治和(或)复发MM患者中;硼替佐米单药治疗较单用地塞米松可显著延长生存期,且对随后的造血干细胞移植无不良影响。治疗方案为Bz1.3mg/m2,第1、4、8、11d,每3周为1个周期,最多6个周期,2个周期未达到部分缓解(PR)或4个周期未达到完全缓解(CR)的患者口服Dex40mg(常规第1～4d,第8～11d,第17～20d),疗效按EBMT标准评价,其主要治疗反应(CR＋PR＋MR)率为85%。Bz作为诱导治疗不影响随后自体造血干细胞的动员和采集。

2.其他靶向治疗

针对骨髓瘤细胞与骨髓微环境相互作用相关的细胞因子及其信号通路而设计相应的靶向治疗药物,是当前MM领域研究的主要热点,而且可能为MM的治疗带来新的突破。

(八)其他联合治疗

1.DVD方案

脂质体多柔比星(PLD)40m/m^2,静脉注射,第1日;长春新碱2mg,静脉注射,第1日;地塞米松40mg/d,静脉注射或口服,第1～4d,第9～12d,第17～20d。28d后重复治疗。DVD方案治疗的患者总反应率达82.4%,与传统VAD(多柔比星＋长春新碱＋地塞米松)方案相比,DVD方案疗效与VAD相当,可以较快达到最大反应,不需要中心静脉置管,降低了感染危险,缩短了化疗所需住院时间。而且不良反应少,尤其表现为心脏毒性小,骨髓抑制作用轻。可以成为MM一线化疗方案。

2.MPT方案

美法仑0.25mg/(kg·d),泼尼松2mg/(kg·d),均口服4d,每6周重复治疗,共12个疗程;沙利度胺100～400mg,口服,每日1次,直到美法仑和泼尼松治疗结束。平均整体存活是51.6个月,MP组是33.2个月,美法仑100mg/m^2(MEL100)组是38.3个月。MPT组患者较少出现早期毒性死亡,治疗最初3个月的病死率在MP组为7%,在MPT组为2%,在MEL100组为9%。但MPT组比MP组有较高的中性粒细胞过低症。

3.VMDT方案

Bz1.0mg/m^2,第1、4、8、11d,美法仑0.15mg/kg,第1～4d,地塞米松12mg/m^2,第1～4d、第17～20d,沙利度胺100mg/d,28日1个周期。

4.VMPT方案

Bz1.3mg/m^2,第1、4、15、22d,美法仑6mg/m^2,第1～5d,泼尼松60mg/m^2,第1～5d,沙利度胺50mg,第1～35d。每35日重复1个疗程。PR67%,包括43%患者获得了至少较好的部分缓解。VMPT是有效的、缓解率较高的补救治疗措施,且神经毒性的发生率很低。

三、病情观察

(1)诊断不明确者,可根据患者的临床表现行血常规、骨髓、血蛋白电泳、免疫功能检查及X线检查、尿本周蛋白测定等,以尽快明确诊断。诊断明确者,应予以化学治疗。治疗中,主要观察病情有无变化，症状是否改善，尿本周蛋白是否减少，以评估治疗疗效果。同时，应注意观察有无化疗的不良反应，如有无骨髓抑制、胃肠道不良反应等，以便及时调整治疗用药。

(2)诊断确立后，临床上就应根据患者的具体情况，予以化学治疗，并根据患者的症状，予以相应的对症处理。多发性骨髓瘤治疗期间，应每周至少检查血常规 2 次以上、白细胞分类 1 次，每 2 周复查生化全套 1 次，每月应复查骨髓穿刺、蛋白电泳、免疫全套各 1 次，以判断所用化疗方案是否有效，观察患者的症状体征是否好转、各项生化指标是否恢复，浆细胞比例有无下降，从而调整患者的化疗方案。

参考文献

[1]孙雪茜.内科常见病治疗精要[M].北京:中国纺织出版社有限公司,2022.07.

[2]马路,温权,钟玉霞,等.实用内科疾病诊疗[M].济南:山东大学出版社,2021.10.

[3]陈强,李帅,赵晶,等.实用内科疾病诊治精要[M].青岛:中国海洋大学出版社,2021.12.

[4]黄忠.现代内科诊疗新进展[M].济南:山东大学出版社,2022.04.

[5]耿海林,刘玉苓,赵春玲,等.临床内科疾病诊疗思维与实践[M].哈尔滨:黑龙江科学技术出版社,2022.04.

[6]马立兴,张诒凤,王超颖,等. 消化内科诊疗常规[M]. 哈尔滨:黑龙江科学技术出版社,2022.04.

[7]胡春荣.神经内科常见疾病诊疗要点[M].北京:中国纺织出版社,2022.02.

[8]徐玮,张磊,孙丽君,等.现代内科疾病诊疗精要[M].青岛:中国海洋大学出版社,2020.12.

[9]黄佳滨.实用内科疾病诊治实践[M].北京:中国纺织出版社有限公司,2021.07.

[10]金琦.内科临床诊断与治疗要点[M].北京:中国纺织出版社有限公司,2020.12.

[11]王为光.现代内科疾病临床诊疗[M].北京:中国纺织出版社有限公司,2021.02.

[12]张西亭.实用内科疾病诊治理论与实践[M].世界图书出版西安有限公司,2021.07.

[13]赵淑堂.临床内科常见病理论与诊断精要[M].哈尔滨:黑龙江科学技术出版社,2021.08.

[14]李忠娥,丁玉红,王宁,等.内科常见病鉴别与治疗[M].哈尔滨:黑龙江科学技术出版社,2021.06.

[15]孙辉,庞如意,来丽萍,等.临床内科疾病诊断思维[M].北京:科学技术文献出版社,2021.06.